Psychopneumologie

Monika Tempel · Paul Köbler
(Hrsg.)

Psychopneumologie

Praxisleitfaden für Medizin und Psychologie

Mit 52 Abbildungen und 45 Tabellen

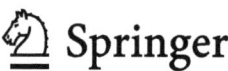 Springer

Hrsg.
Monika Tempel 🆔
die LungenCouch®
Regensburg, Bayern, Deutschland

Paul Köbler
Universitätsklinik für Psychosomatische
Medizin und Psychotherapie
Paracelsus Medizinische Universität
Klinikum Nürnberg, Nürnberg, Deutschland

ISBN 978-3-662-71756-1   ISBN 978-3-662-71757-8 (eBook)
https://doi.org/10.1007/978-3-662-71757-8

Die Deutsche Nationalbibliothek verzeichnet diese Publikation in der Deutschen Nationalbibliografie; detaillierte bibliografische Daten sind im Internet über https://portal.dnb.de abrufbar.

Geleitwort

„Die Psyche atmet mit"

Psychische Begleiterscheinungen bei chronischen Lungenerkrankungen sind ein entscheidender, jedoch oft unterschätzter Aspekt in der pneumologischen Versorgung. Studien belegen, dass psychische Symptome – von erhöhter Ängstlichkeit und Depressivität bis hin zu klinisch relevanten Komorbiditäten – bei Betroffenen häufig auftreten und einen erheblichen negativen Einfluss auf den Krankheitsverlauf haben können. Diese psychischen Faktoren beeinflussen häufig nicht nur die Lebensqualität, sondern können auch mit häufigeren Krankenhausaufenthalten, einer verminderten körperlichen Leistungsfähigkeit und sogar erhöhter Mortalität assoziiert sein. Speziell krankheitsbezogene Ängste, wie die Angst vor Atemnot oder Angst vor körperlicher Aktivität, können zu einem Vermeidungsverhalten („Fear Avoidance") führen und damit auch den Erfolg therapeutischer Maßnahmen, insbesondere einer pneumologischen Rehabilitation, erheblich beeinträchtigen.

Für einige Erkrankungen, wie beispielsweise die Chronisch-Obstruktive Lungenerkrankung (COPD), liegen bereits umfassende Erkenntnisse zu psychischen Komorbiditäten und ihren Folgen vor. Darüber hinaus zeigen Studien, dass psychotherapeutische Verfahren, insbesondere die kognitive Verhaltenstherapie, sowie rehabilitative Maßnahmen dazu beitragen können, psychische Komorbiditäten effektiv zu reduzieren und die Lebensqualität von Betroffenen zu stabilisieren. Dagegen besteht bei anderen Lungenerkrankungen, wie beispielsweise den interstitiellen Lungenerkrankungen (ILD), noch Forschungsbedarf zu psychischer Begleitsymptomatik. Eine weiterführende wissenschaftliche Auseinandersetzung ist notwendig, um die individuelle Wirksamkeit verschiedener Therapieansätze zu bewerten und gezielt zu optimieren.

Angesichts der oben beschriebenen Zusammenhänge ist es unerlässlich, psychische Aspekte systematisch bei pneumologischen Erkrankungen zu berücksichtigen. Auch internationale Fachgesellschaften, wie die American Thoracic Society (ATS) und die European Respiratory Society (ERS), betonen zunehmend die Bedeutung psychischer Faktoren in der pneumologischen Versorgung und empfehlen in einschlägigen Richtlinien beispiels-weise den routinemäßigen Einsatz von Screening-Fragebögen zur Erfassung von Angst und Depression im Rahmen der pulmonalen Rehabilitation. Dies verdeutlicht die Rele-vanz eines interdisziplinären Ansatzes, der neben den physiologischen auch psychische Aspekte berücksichtigt.

Um das Thema „Lunge und Psyche" in Wissenschaft und Praxis aufzuwerten und sichtbarer zu machen, wurde im Jahr 2022 innerhalb der Deutschen Gesellschaft für Pneu-mologie und Beatmungsmedizin (DGP) die Arbeitsgemeinschaft „Psychopneumologie" gegründet. Der wissenschaftliche Fokus der AG liegt auf der Erfassung und Analyse psy-chischer Symptome (wie beispielsweise krankheitsspezifischer Ängste und Depressivität) bei pneumologischen Erkrankungen. Zudem wird untersucht, wie psychische Prozesse die Wahrnehmung der Symptome, das Krankheitsverhalten und den Verlauf chronischer Lungenerkrankungen beeinflussen. Ein weiterer wichtiger Schwerpunkt der AG liegt auf den Auswirkungen dieser psychischen Prozesse auf die Behandlungsergebnisse, ins-besondere im Kontext der pneumologischen Rehabilitation. Darüber hinaus wird auch die biopsychosoziale Grundlagenforschung im Bereich pneumologischer Erkrankungen vorangetrieben.

Die Berücksichtigung psychischer Aspekte in der Pneumologie stellt einen wichtigen Schritt hin zu einer umfassenden, multidisziplinären Versorgung chronisch Erkrankter dar. Es bleibt zu hoffen, dass die Forschung auf diesem Gebiet weiter voranschreitet und die Erkenntnisse zunehmend Eingang in die klinische Praxis finden. Das vorliegende Buch leistet einen substanziellen Beitrag hin zu einer verstärkten Berücksichtigung psychischer Aspekte in der pneumologischen Versorgung.

Der Abschnitt „**Pneumologische Grundlagen**" schafft eine solide Basis zum Ver-ständnis chronischer Lungenerkrankungen und verdeutlicht die medizinischen Rahmen-bedingungen, innerhalb derer psychische Begleiterscheinungen wirken. Im Abschnitt zu den „**Psychopneumologischen Grundlagen**" werden differenziert die Wechselwirkungen zwischen psychischen Faktoren und pneumologischen Aspekten beleuchtet und zentrale theoretische Konzepte dieses interdisziplinären Feldes vermittelt.

Besonderen praktischen Mehrwert bietet der Teil „**Psychopneumologische Beglei-tung im Krankheits- und Behandlungsverlauf**", der konkrete Handlungsperspektiven für die klinische Versorgung aufzeigt. Dabei wird auch die Bedeutung einer strukturierten psychologischen Diagnostik im Rahmen der pneumologischen Behandlung betont. Abge-rundet wird das Buch durch den „**Praxisteil: Tools und Tipps**", der nützliche Instrumente und methodische Empfehlungen für den Alltag von Behandelnden bereithält.

Das Buch liefert nicht nur wertvolle Erkenntnisse, sondern schafft auch das Bewusst-sein für die dringende Notwendigkeit, die körperliche und psychische Gesundheit von Betroffenen gleichermaßen zu fördern, um so die Lebensqualität der Betroffenen nachhaltig zu verbessern.

Berlin   Prof. Dr. Nikola Stenzel
Bischofswiesen   Prof. Dr. Klaus Kenn
im Jahr 2025

Vorwort

Aus der Praxis für die Praxis

Von diesem Motto haben wir uns als Herausgeberin und Herausgeber bei der Zusammenstellung des vorliegenden Buches leiten lassen.

Wer im ärztlichen oder psychologischen Praxisalltag die emotionalen Belastungen von Menschen mit chronischen oder onkologischen Lungenerkrankungen wirksam behandeln möchte, kann zwar inzwischen zunehmend auf Studienergebnisse aus dem Bereich der psychopneumologischen Grundlagenforschung zurückgreifen. Was fehlt, ist eine praxistaugliche Anleitung zum Einsatz von bewährten Instrumenten und Interventionen.

Eine solche Praxisanleitung legen wir Ihnen, liebe Leserin, lieber Leser, hiermit vor – im Wissen um die teilweise unsichere Evidenz und um die Ergänzungsbedürftigkeit der Empfehlungen. Wir haben uns dennoch zur Veröffentlichung entschieden, weil psychisch belastete Menschen mit chronischen und onkologischen Lungenerkrankungen von engagierten Behandlerinnen und Behandlern profitieren. Gesundheitsfachkräfte aus Medizin und Psychologie können mithilfe dieses Praxisleitfadens aus den bisherigen Erkenntnissen der Psychopneumologie das jeweils passende Angebot für das individuelle Problem auswählen.

Wir danken allen, die ihren unverzichtbaren Beitrag zu diesem Buch geleistet haben: Den Erkrankten und deren Angehörigen für ihre Offenheit und ihr Vertrauen; den Autorinnen und Autoren für ihre gehaltvollen Ausführungen und Rückmeldungen; Frau Prof. Nikola Stenzel und Herrn Prof. Klaus Kenn für das freundliche Geleitwort; unseren klinischen Lehrerinnen und Lehrern für ihr Vorbild (namentlich: Herrn Prof. Michael Pfeifer, Herrn Prof. Thomas, Loew, Herrn Dr. Siegfried Stephan, Frau Dr. Astrid Neuy-Lobkowicz, Herrn Prof. Wolfgang Söllner, Frau Prof. Christiane Waller und Frau Dr. Susanne Gutberlet); dem Springer-Verlag, unserem Lektor, Herrn Hinrich Küster, sowie Frau Jeevitha Juttu (stellvertretend für das Produktionsteam) für die konstruktive Zusammenarbeit und unseren Familien für ihre Geduld.

Ein besonderes Dankeschön widmen wir Herrn Dr. Wolfgang Reier für seine initiale Mitwirkung an diesem Buchprojekt. Last but not least gilt unser Dank Herrn Prof.

Dr. Christoph Fisser, der die pneumologischen Grundlagen prägnant und verständlich beigetragen hat. Ohne seine kompetente und zuverlässige Mitwirkung wäre dieser Praxisleitfaden nicht zustande gekommen.

Allen Leserinnen und Lesern wünschen wir eine anregende Lektüre und gute Erfahrungen beim Transfer in die Behandlungspraxis.

Regensburg	Monika Tempel
Nürnberg	Paul Köbler
im Frühjahr 2025	

Inhaltsverzeichnis

Teil III Psychopneumologische Begleitung im Krankheits- und Behandlungsverlauf

11 Patientenreisen und Versorgungspfade bei chronischen und onkologischen Lungenerkrankungen

Herausgeber- und Autorenverzeichnis

Über die Herausgeber

Monika Tempel Ärztin mit Arbeitsschwerpunkt Psychopneumologie, langjährige Tätigkeit als Konsiliar-Liaison-Ärztin für Psychosomatik und Psychoonkologie in der Lungenfachklink Donaustauf. Zertifizierte Zusatzqualifikationen u. a. in Logotherapie und Existenzanalyse (DGLE), Autogenem Training und Hypnotherapie (DGäEHAT), Psychoonkologie (DKG), Pain Care Management, Ethikberatung im Gesundheitswesen (AEM), Ernährungsmedizin (KÄB). Mitgliedschaften in der AG Psychopneumologie der Deutschen Gesellschaft für Pneumologie und Beatmungsmedizin (DGP) und der AG Psychopneumologie des Deutschen Kollegiums für Psychosomatische Medizin (DKPM), in der Deutschen Gesellschaft für Logotherapie und Existenzanalyse (DGLE), der Deutschen Gesellschaft für ärztliche Entspannungsmethoden, Hypnose, Autogenes Training und Therapie (DGäEHAT) und der Ärztegesellschaft für Präventivmedizin und klassische Naturheilverfahren (KÄB). Engagement im Wissenschaftlichen Beirat der Patienten-Organisation Alpha-1 Deutschland (Bereich Krankheitsverarbeitung, Angehörige) und im Wissenschaftlichen Beirat der Patienten-Bibliothek (Bereich Psychopneumologie).

Dr. Paul Köbler Diplom-Psychologe und Psychologischer Psychotherapeut (TP), Promotion am Universitätsklinikum Carl Gustav Carus der Technischen Universität Dresden (Dr. rer. medic.) zum psychopneumologischen Thema „Einstellungen und Erleben in Bezug auf Tod und Sterben: Eine Betrachtung des transdiagnostischen Wertes für psychische Belastung und Wohlbefinden bei Patient:innen mit chronisch obstruktiven Lungenerkrankungen (COPD)". Seit 2013 Psychologe am Klinikum Nürnberg (in der Klinik für Psychosomatische Medizin und Psychotherapie) und dort seit 2014 in der konsiliarischen Versorgung auf den pneumologischen Stationen des Klinikums tätig. Seit 2018 Betreuung der Nürnberger Integrierten Psychosomatischen Akutbetten (NIPA) mit Schwerpunkt Pneumologie und Gastroenterologie.

Seit 2019 zudem in eigener ambulanter psychotherapeutischer Praxis in Fürth niedergelassen. Zertifizierter Psychoonkologe nach Kriterien der Deutschen Krebsgesellschaft (DKG). Mitglied im Deutschen Kollegium für Psychosomatische Medizin (DKPM) sowie im Psychodynamischen Institut Nürnberg (pin).

Autorenverzeichnis

Andrea Blankenheim Operative Intensivmedizin, Intermediate Care, Uniklinik RWTH Aachen, Aachen, Deutschland

Dr. phil. Teresa Deffner Anästhesiologie, Intensivmedizin, Universitätsklinikum Jena, Jena, Deutschland

Dr. med. Sandra Delis Pneumologie, Palliativmedizin, Geriatrie, Helios Klinikum Emil-von-Behring, Berlin, Deutschland

PD Dr. med. Johannes Ehler Anästhesiologie, Intensivmedizin, Universitätsklinikum Jena, Jena, Deutschland

Prof. Dr. med. Christoph Fisser Caritas Klinik St. Maria, Fachklinik Donaustauf, Donaustauf, Deutschland;
Klinik und Poliklinik für Innere Medizin II, Universitätsklinik Regensburg, Regensburg, Deutschland

Dr. med. Christian Grah Pneumologie, Lungenkrebszentrum, Gemeinschaftskrankenhaus Havelhöhe, Berlin, Deutschland

Sabine Habicht Patientenverlag Sabine Habicht, Lindau am Bodensee, Deutschland

Dr. rer. medic. Paul Köbler Universitätsklinik für Psychosomatische Medizin und Psychotherapie, Paracelsus Medizinische Universität, Klinikum Nürnberg, Nürnberg, Deutschland

Dr. phil. Katrin Müller Bewegung und Gesundheitsförderung, TU Chemnitz Institut für Angewandte Bewegungswissenschaften, Chemnitz, Deutschland

Dr. med. Wiebke Nehls Palliativmedizin, Geriatrie, Helios Klinikum Emil-von-Behring, Berlin, Deutschland

David Nothdurfter M. Sc. Psychologische Hochschule Berlin, Berlin, Deutschland

PD Dr. med. Mariel Nöhre Klinik für Psychosomatik und Psychotherapie, Medizinische Hochschule Hannover, Hannover, Deutschland

Prof. Dr. phil. Nikola M. Stenzel Psychologische Hochschule Berlin, Berlin, Deutschland

Dr. med. M.A. Gerhard Sütfels Abteilung Sozialpsychiatrie, Suchtmedizin und Psychotherapie, DGD Klinik Hohe Mark, Oberursel (Taunus), Deutschland

Monika Tempel die LungenCouch®, Regensburg, Deutschland

Dr. phil. Karin Vitzthum Vivantes Institut für Tabakentwöhnung und Raucherprävention, Berlin, Deutschland

Prof. Dr. med. Christiane Waller Universitätsklinik für Psychosomatische Medizin und Psychotherapie, Paracelsus Medizinische Universität, Klinikum Nürnberg, Nürnberg, Deutschland

Prof. Dr. med. Martina de Zwaan Klinik für Psychosomatik und Psychotherapie, Medizinische Hochschule Hannover, Hannover, Deutschland

Teil I
Pneumologische Grundlagen

Anatomie und Funktionsweise des respiratorischen Systems

1

Christoph Fisser

Inhaltsverzeichnis

C. Fisser (✉)
Caritas Klinik St. Maria, Fachklinik Donaustauf, Donaustauf, Deutschland
E-Mail: christoph.fisser@klinik.uni-regensburg.de

Klinik und Poliklinik für Innere Medizin II, Universitätsklinik Regensburg, Regensburg, Deutschland

© Der/die Autor(en), exklusiv lizenziert an Springer-Verlag GmbH, DE, ein Teil von Springer Nature 2026
M. Tempel und P. Köbler (Hrsg.), *Psychopneumologie,*
https://doi.org/10.1007/978-3-662-71757-8_1

Kap. 1 legt dar

- Welche Bedeutung die Anatomie des respiratorischen Systems auf die Atemphysiologie im Alltag hat
- Wie der Gasaustausch funktioniert und wie eine Veränderung der Physiologie des respiratorischen Systems zu einer respiratorischen Insuffizienz führen kann
- Wie eine Therapie anhand der Pathophysiologie die Symptomlast lindern kann
- Warum sowohl somatische als auch psychische Faktoren die Symptomlast beeinflussen

1.1 Bedeutung des respiratorischen Systems

Für die meisten Lebewesen ist Sauerstoff ein elementarer Bestandteil des Lebens. Beim Menschen findet die Sauerstoffaufnahme über die Lunge statt, während Kohlenstoffdioxid an die Umwelt abgegeben wird. Täglich atmen wir ca. 22.000-mal, was einer verarbeiteten Luftmenge von ca. 10.000 l entspricht. Verantwortlich für den Gasaustausch sind die kleinsten Einheiten der menschlichen Lunge, die *Alveolen* (Lungenbläschen). Zusammengenommen ergeben die etwa 300 Mio. Alveolen eine Fläche, die der eines Tennisplatzes entspricht. Der in den Alveolen aufgenommene Sauerstoff dient als Grundlage der aeroben Energiegewinnung. Die Energiekraftwerke des Menschen, die *Mitochondrien*, benötigen Sauerstoff zur Bildung von Adenosintriphosphat, dem universellen Energiespeicher des menschlichen Körpers.

Neben Sauerstoff ist das respiratorische System kontinuierlich verschiedenen inhalierbaren *Noxen* (Schadstoffen) ausgesetzt. Daher bedarf es effizienter Schutzmechanismen. Die Flimmerhärchen des respiratorischen Epithels können Noxen abhalten, bzw. durch die *mukoziliäre Clearance* (Selbstreinigung der Bronchien) aus der Lunge transportieren. Die Schleimhäute enthalten verschiedene Abwehrzellen, darunter solche die Immunglobuline produzieren, die dem Schutz vor Infektionen dienen. Zusätzlich verhindert der Hustenreflex regelmäßig das Einsaugen schädigender Partikel (Aspiration). Neben diesen Schutzmechanismen trägt die ausgeatmete Luft zur Stimmbildung bei, indem sie die Stimmlippen in Vibrationen versetzt. Die Stimme spiegelt häufig unsere aktuelle psychische Verfassung wider.

Aus medizinischer Sicht sind viele Volkskrankheiten wie z. B. die chronisch obstruktive Lungenerkrankung (COPD), Asthma bronchiale oder Pneumonien mit einer Schädigung der Lunge assoziiert. Aber auch in anderen Bereichen der Medizin wie z. B. der Intensivmedizin, bei respiratorischer Insuffizienz mit Beatmung und Sauerstofftherapie, wird die Bedeutung der Atemwege evident. Weitere Überschneidungen gibt es mit sämtlichen Fachgebieten der Medizin wie z. B. Hals-Nasen-Ohren-Heilkunde (obere Atemwege), Kardiologie (pulmonale Hypertonie, Dyspnoe), Nephrologie (pulmo-renale Syndrome), Gastroenterologie (hepato-pulmonales Syndrom) und Rheumatologie (Lungenfibrose bei rheumatischen Erkrankungen).

Bei allen genannten Erkrankungen spielt die Atmung eine zentrale Rolle. In der ambu-lanten Versorgung tritt eine Einschränkung der Atmung in Form von Dyspnoe bei etwa 25 % der Betroffenen auf (Berliner et al. 2016).

Die Atmung findet in der Regel autonom statt, kann aber auch bewusst kontrolliert werden. Verschiedene psychische und somatische Erkrankungen können die Atmung maß-geblich beeinflussen wie z. B. Angst- und Panikstörungen oder COPD. Die Möglichkeit, die Atemregulation bewusst zu beeinflussen, eröffnet Ansätze, um positive Effekte sowohl auf körperliche als auch auf psychische Komponenten zu erzielen.

1.2 Anatomie des respiratorischen Systems

Funktionell lassen sich die Atemwege in die oberen Atemwege, den Luftleitungsweg und die unteren Atemwege, in denen vorwiegend der Gasaustausch stattfindet, unterteilen.

1.2.1 Obere Atemwege

Die oberen Atemwege, auch als extrathorakale Luftwege bezeichnet, dienen der Erwär-mung, Befeuchtung sowie der Reinigung der inspirierten Luft. Anatomisch lassen sich die oberen Atemwege wie folgt untergliedern:

- Nase und Mund inkl. Nasen-/Mundhöhle und Nasennebenhöhlen,
- *Pharynx* (Rachen),
- *Larynx* (Kehlkopf).

Das Ende der oberen Atemwege und der Beginn der unteren Atemwege markiert die *Trachea* (Luftröhre). Die Anfeuchtung und Erwärmung der Luft kann durch die gut durch-blutete, große Oberfläche der oberen Atemwege, v. a. *Cavitas nasi* (Nasenhöhle), erreicht werden. Die Schleimhäute enthalten sowohl sekretorische Zellen (Becherzellen, Drüse-nepithel) als auch Flimmerzellen (zilientragende Zellen). Die Flimmerhärchen dienen dem mechanischen Abfangen von größeren Partikeln, während die Becherzellen *Muzine* (Schleim) produzieren. Dieses Sekret wird durch die Flimmerzellen in Richtung des Rachens transportiert. Dieser Selbstreinigungsprozess nennt sich *mukoziliäre Clearance*. Es wird ca. 10–20 ml/Tag dieses Sekrets produziert, bestehend überwiegend aus Wasser und Muzinen.

Eine weitere Funktion der *Concha nasalis* (Nasenmuschel) ist das Riechen, welches im Bereich der oberen Nasenmuscheln erfolgt. Die *Sinus paranasales* (Nasennebenhöh-len) setzen sich aus *Sinus frontalis* (Stirnhöhle), *Sinus sphenoidalis* (Keilbeinhöhle), *Sinus maxillaris* (Kieferhöhle) und *Sinus ethmoidales* (Siebbeinzellen) zusammen. Diese Strukturen können bei verschiedenen Atemwegserkrankungen wie Asthma bronchiale oder Mukoviszidose betroffen sein. Der *Pharynx* lässt sich in *Naso-* (Nasen-), *Oro-* (Mund-) und *Laryngopharynx* (Kehlkopfrachen) untergliedern. Anatomisch sind diese Abschnitte durch den Gaumenbogen (zwischen *Naso– und Oropharynx*) und den *Larynx* (zwischen *Oro– und Laryngopharynx*) getrennt. Der *Nasopharynx* setzt sich histologisch aus respiratorischem Epithel zusammen und dient durch vermehrtes lymphatisches Gewebe der Immunabwehr. Die Schleimhäute des *Nasopharnyx* produzieren *Immunglobulin A*. Im *Oro- und Laryngopharynx* ist die Nervendichte höher; das Epithel besteht hier vorwiegend aus unverhorntem Plattenepithel.

▶   Bei der flexiblen Bronchoskopie wird überwiegend der Zugang über den Nasopharynx gewählt, da dies für die Patientinnen/Patienten angenehmer ist und weniger Hustenreiz verursacht.

Der *Larynx* verbindet den *Pharynx* mit der *Trachea*. Während des Schluckens verschließt die *Epiglottis* (Kehlkopfdeckel) die *Glottis* (Stimmritze), um Aspirationen (Einsaugen oder Verschlucken von Flüssigkeiten und Fremdkörpern) zu verhindern. Zudem dient der *Larynx* als Klangkörper für die Stimmbildung, in dem während der *Exspiration* (Ausatmung) die *Plica vocalis* (Stimmlippen) in Vibration versetzt werden.

1.2.2   Untere Atemwege

Die *Trachea* trennt die oberen von den unteren Atemwegen. Nachfolgend der Trachea setzt sich der *Bronchialbaum* zusammen aus den *Bronchien*, den *Bronchiolen*, den *Alveolargängen* und den *Alveolen*.

Anatomie der Trachea und der Bronchien
Die *Trachea* ist 10–12 cm lang und hat einen Durchmesser von 15–25 mm. Sie wird durch die 16–20 C-förmigen Knorpelspangen aufgespannt.

▶   Zwischen dem *Cartilago thyroidea* (Schildknorpel) und dem *Cartilago cricoidea* (Ringknorpel) verläuft das *Ligamentum cricothyroideum medianum*. Diese anatomische Landmarke wird im Rahmen der *Notfallkoniotomie* (Luftröhrenschnitt) aufgesucht.

Die hinteren Enden der C-förmigen Knorpelspangen werden durch die *Pars membranacea*, eine Muskelmembran aus glatter Muskulatur, verbunden.

▶ Bei der Intubation kann es zu einer Schlitzung im Bereich der *Pars membranacea* kommen, dies sollte insbesondere bei Auftreten eines *Pneumomediastinums* (Luftansammlung im Mittelfellraum) nach Intubation überprüft werden.

Durch die Kombination von Knorpelspangen und Muskelmembran bleibt die Trachea stabil und gleichzeitig flexibel. Die Trachea endet mit der *Bifurcatio tracheae* und teilt sich in den rechten und den linken Hauptbronchus auf. Der rechte Hauptbronchus verläuft steiler als der linke.

▶ Aufgrund des steileren Abgangs des rechten Hauptbronchus wird häufiger in das rechte im Vergleich zum linken Bronchialsystem aspiriert. Auch bei zu tiefer Intubation kommt der Tubus meist im rechten Hauptbronchus zum Liegen.

Bronchialbaum

Der Bronchialbaum verzweigt sich wie ein umgedrehter Baum immer weiter (Abb. 1.1). Die Atemwege lassen sich wie folgt gliedern:

- Hauptbronchien (∅ ca. 8–10 mm),
- Lobärbronchien (∅ ca. 5–8 mm),
- Segmentbronchien (∅ ca. 5 mm),
- Subsegmentbronchien (∅ ca. 3 mm),
- Bronchioli (∅ < 2 mm),
- Saccus alveolares/Alveolen.

Der obere Anteil der unteren Atemwege dient, wie die oberen Atemwege, der Luftleitung. Der eigentliche Gasaustausch findet in den kleinen Atemwegen statt. Der Bronchialbaum zweigt sich immer weiter auf, sodass die Bronchien der 10. Generation (Verzweigung) einen Durchmesser von 0,5–1 mm aufweisen. Ab der 10. Generation gehen Bronchien (mit Knorpel) in Bronchiolen (ohne Knorpel, viel glatte Muskulatur) über. Schleimproduzierende Zellen fehlen ab dieser Generation. Der Gasaustausch findet ab der 16. Generation statt. Diese Bronchien werden *Bronchioli respiratorii* genannt. Insgesamt gibt es 23 Verzweigungsgenerationen. Die Bronchien vor der 15. Generation werden inkl. der oberen Atemwege als anatomischer Totraum definiert, da hier kein Gasaustausch erfolgt. Mit zunehmender Generation der Bronchien nimmt die Gesamtquerschnittsfläche erheblich zu, sodass die etwa 300 Mio. Alveolen eine Gesamtfläche eines Tennisplatzes ergeben. Durch diese Zunahme der Fläche wird eine ausreichende Möglichkeit des Gasaustausches sichergestellt.

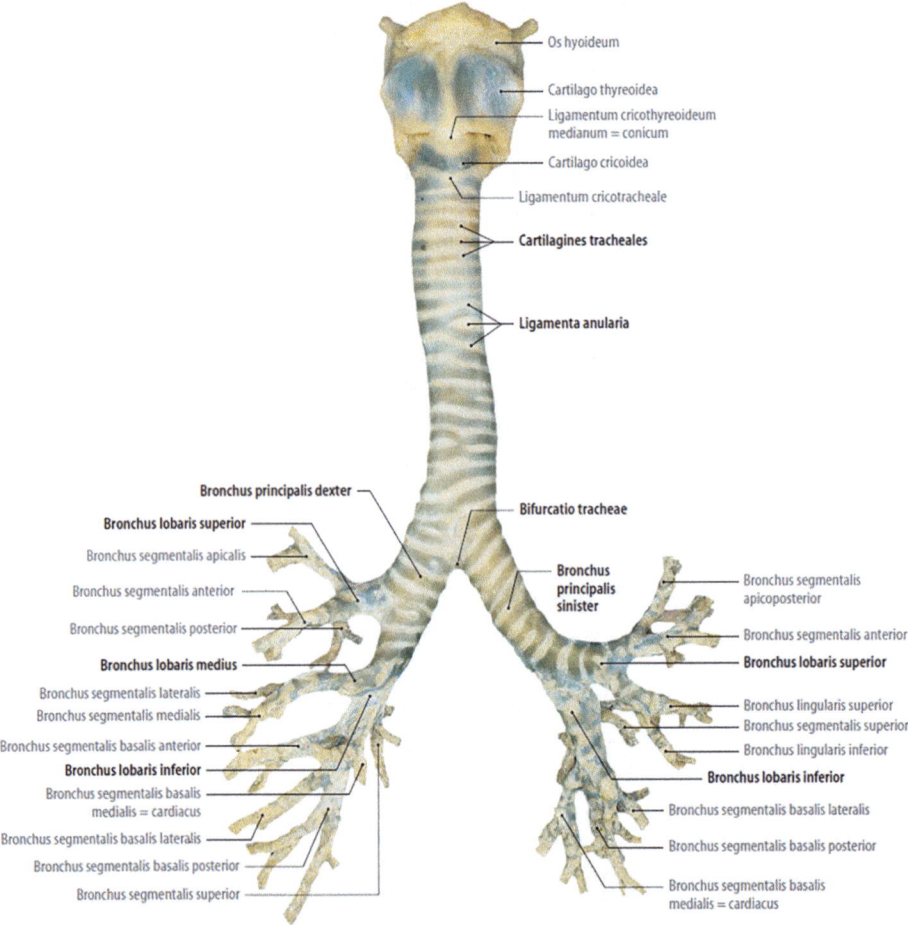

Abb. 1.1 Tracheobronchialbaum. (Tillmann 2016, S. 260)

▶ Eine Entzündung der Bronchien wird *Bronchitis* genannt, eine Entzündung
der Alveolen, *Alveolitis*.

Die Alveolen sind meist traubenförmig angeordnet und dienen dem Gasaustausch. Ihr
Aufbau wird in Abschn. 1.2.3 näher beschrieben.

▶ Bei einer COPD kommt es zu einer Zerstörung der Alveolen mit nachfolgend
resultierendem *Lungenemphysem* (Lungenüberblähung). Die Folge kann eine
respiratorische Insuffizienz sein.

1.2.3 Lunge und Alveolen

Lappen- und Segmentanatomie der Lunge

Aus der Trachea entspringen die beiden Hauptbronchien (linker und rechter Hauptbronchus). Sie sind im Durchmesser zwischen 8,5 und 10 mm breit (Abb. 1.2).

Auf der rechten Seite lässt sich die Lunge in drei Lappen, den Ober-, Mittel- und Unterlappen, untergliedern, links in Ober- und Unterlappen. Die Lappen werden durch Fissuren getrennt. Rechts trennt die *Fissura horizontalis pulmonis dextri* (kleine Fissur) den Oberlappen vom Mittellappen. Die *Fissura obliqua pulmonis dextri* (große Fissur) untergliedert Mittel- und Oberlappen vom Unterlappen. Links gibt es nur die *Fissura obliqua pulmonis sinistri,* da der Mittellappen fehlt.

▶ Die vollständige Trennung der Lappen (> 90 % Fissurintegrität) ist entscheidend bei der Auswahl von Patientinnen/Patienten mit COPD für eine Ventilimplantation.

Der rechte Oberlappen enthält drei Segmente, der Mittellappen zwei Segmente und der Unterlappen fünf Segmente. Links gibt es in der Regel nur neun Segmente, aufgrund der Lage des Herzens. Der linke Oberlappen enthält fünf Segmente, der linke Unterlappen vier Segmente.

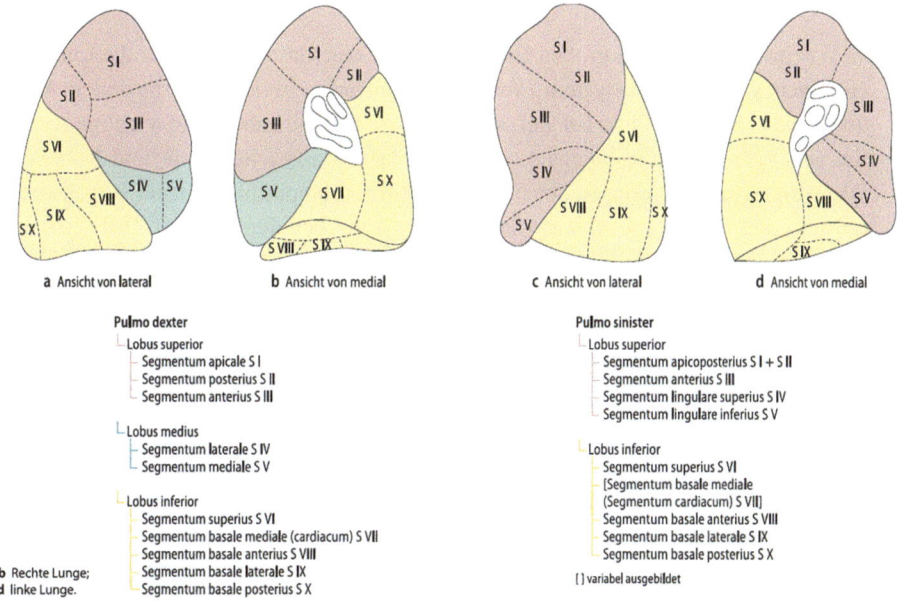

a Ansicht von lateral b Ansicht von medial c Ansicht von lateral d Ansicht von medial

Pulmo dexter
└ Lobus superior
  ├ Segmentum apicale S I
  ├ Segmentum posterius S II
  └ Segmentum anterius S III

└ Lobus medius
  ├ Segmentum laterale S IV
  └ Segmentum mediale S V

└ Lobus inferior
  ├ Segmentum superius S VI
  ├ Segmentum basale mediale (cardiacum) S VII
  ├ Segmentum basale anterius S VIII
  ├ Segmentum basale laterale S IX
  └ Segmentum basale posterius S X

Pulmo sinister
└ Lobus superior
  ├ Segmentum apicoposterius S I + S II
  ├ Segmentum anterius S III
  ├ Segmentum lingulare superius S IV
  └ Segmentum lingulare inferius S V

└ Lobus inferior
  ├ Segmentum superius S VI
  ├ [Segmentum basale mediale
  │ (Segmentum cardiacum) S VII]
  ├ Segmentum basale anterius S VIII
  ├ Segmentum basale laterale S IX
  └ Segmentum basale posterius S X

[ ] variabel ausgebildet

a, b Rechte Lunge;
c, d linke Lunge.

Abb. 1.2 Lungenlappen und Lungensegmente. (Tillmann 2016, S. 258)

Bei ca. 25 % der Menschen liegen anatomische Normvarianten der Bronchusanato-mie vor. Beispielhaft sei hier der sog. *Pig-Bronchus* erwähnt, ein atypisch abzweigender Bronchus aus der Trachea, der meist den rechten Oberlappen versorgt. Namensgebend ist das Schwein, da diese anatomische Normvariante beim Schwein regelmäßig auftritt.

Gefäßsystem und Innervation der Lunge

Die Lunge besitzt zwei unabhängige Gefäßsysteme die *Vasa publica* (am Gasaustausch beteiligt) und die *Vasa privata* (zur Eigenversorgung der Lunge).

- *Vasa publica:* Das Blut durchläuft in der Lunge einen wichtigen Kreislauf: Vom rech-ten Teil der Herzkammer wird das sauerstoffarme Blut durch die *Arteriae pulmonales* (Lungenarterien) zu den *Alveolen* (Lungenbläschen) gepumpt. In den*Alveolen* ist ein feines Netzwerk aus Kapillaren (kleinste Blutgefäße) ausgebreitet. Hier geschieht der eigentliche Gasaustausch: Das Blut nimmt Sauerstoff aus der eingeatmeten Luft auf. Gleichzeitig gibt es Kohlendioxid ab, das wir ausatmen.

  Das nun mit Sauerstoff angereicherte Blut fließt durch die *Venae pulmonales* (Lun-genvenen) zum linken Vorhof des Herzens zurück. Von dort aus kann es dann im Körper verteilt werden.

▶ Arterien führen normalerweise sauerstoffreiches, Venen sauerstoffarmes Blut.
    Bei den Aa. pulmonales und den Vv. pulmonales ist dies umgekehrt.

- *Vasa privata:* Neben den großen Blutgefäßen für den Gasaustausch hat die Lunge auch ein eigenes Versorgungssystem (Vasa privata). Dieses besteht aus speziellen Arterien und Venen *(Bronchialarterien und -venen).* Diese Gefäße haben eine wichtige Aufgabe: Sie versorgen das Lungengewebe selbst mit sauerstoffreichem Blut und Nährstoffen. Die Vasa privata entspringen der *thorakalen Aorta* (Hauptschlagader im Brustkorb) und teilweise aus den *Interkostalarterien* (Arterien zwischen den Rippen). Das verbrauchte Blut wird dann über die Bronchialvenen abgeführt – auf der rechten Seite in die *Vena azygos* und auf der linken Seite in die *Vena hemiazygos.*

Zusätzlich besitzt die Lunge ein zweischichtiges Lymphsystem:

- *ein tiefes System,* das entlang der Bronchien (peribronchial) verläuft;
- *ein oberflächliches System* in den äußeren Lungenbereichen (segmentales System).

Die Lymphknoten des tiefen Systems sind wie Knotenpunkte entlang der Verzweigungen der Atemwege angeordnet. Dieses Lymphsystem ist wichtig für die Immunabwehr und den Abtransport von Gewebeflüssigkeit.

▶ Lymphknotenstationen können mittels endobronchialer ultraschallgestützter Feinnadelaspiration punktiert werden, z. B. im Bronchialkarzinom-Staging.

Die Innervation des Bronchialsystems erfolgt über den *Nervus vagus* und den *Truncus sympathicus.* Diese bilden ein netzartiges Geflecht auf den Hauptbronchien *(Plexus pulmonalis)* und den nachfolgenden weiteren Bronchien und Gefäßstrukturen.

▶ Neue bronchoskopisch-interventionelle Therapieansätze zielen auf eine Reduktion/Ablation der pulmonalen Nervenfasern bei obstruktiven Atemwegserkrankungen. Dadurch kann eine Bronchodilatation (Erweiterung der Bronchien) erreicht werden.

Aufbau und Funktion der Alveolen

Die Alveolen sind die kleinsten funktionellen Einheiten der menschlichen Atemwege. Während der Inspiration beträgt der Durchmesser 0,3–0,5 mm, während der Exspiration 0,1–0,2 mm. Die *alveolokapilläre Membran* (Blut-Luft-Schranke) (Abb. 1.3), mit einer Dicke von etwa 0,5 µm, ermöglicht den Gasaustausch zwischen Alveolar- und Kapillarraum.

Diese besteht aus den nachfolgenden Strukturen:

- *Alveolarepithel,*
- *epitheliale Basalmembran,*
- *Kapillarendothel.*

In den Alveolen (Lungenbläschen) gibt es eine besondere Substanz namens *Surfactant.* Diese Lipoproteinschicht hat eine lebenswichtige Funktion: Sie verhindert, dass die mikroskopisch kleinen Lungenbläschen beim Ausatmen in sich zusammenfallen – ähnlich wie ein Seifenfilm eine Seifenblase stabilisiert.

In den Alveolen gibt es zwei verschiedene Arten von speziellen Zellen:

- *Typ-I-Zellen,* die etwa 95 % der inneren Oberfläche der Lungenbläschen auskleiden;
- *Typ-II-Zellen,* die das Surfactant produzieren.

Die Typ-I-Zellen bilden zusammen mit einer hauchdünnen Membran und den Wänden der Blutgefäße die sog. *Blut-Luft-Schranke.* Diese extrem dünne Barriere ermöglicht den effizienten Gasaustausch zwischen Atemluft und Blut; Sauerstoff kann aufgenommen und Kohlendioxid abgegeben werden.

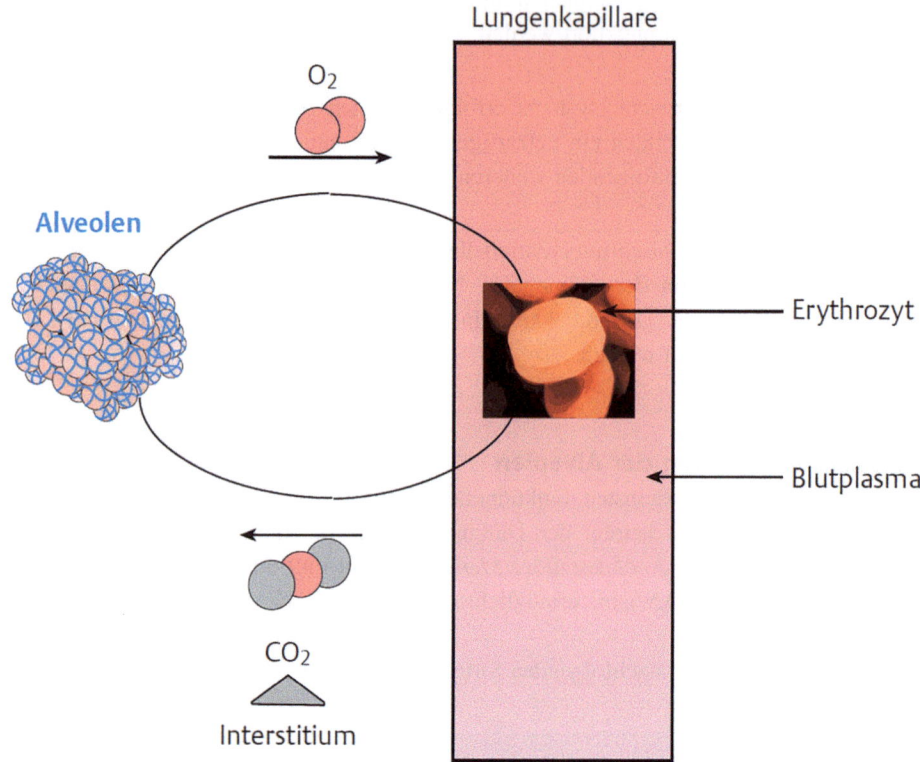

Abb. 1.3 Alveolokapilläre Membran. (Oczenski 2017, S. 61)

▶   Ohne Surfactant wäre die Atmung nicht möglich, da die Lungenbläschen kollabieren würden. Dies erklärt auch, warum bei Frühgeborenen, die noch nicht genug Surfactant produzieren können, oft Atemprobleme auftreten.

1.2.4 Pleura und Thorax

Die Lunge ist von einer besonderen Gewebeschicht umgeben, der *Pleura* (Brustfell). Diese besteht aus zwei Teilen:

- *der Pleura visceralis (Lungenfell),* welche die Lunge selbst umhüllt;
- *der Pleura parietalis (Rippenfell),* welche die Innenwand des Brustkorbs auskleidet.

Beide Teile des Brustfells treffen sich an der Stelle, wo die großen Blutgefäße und Atemwege in die Lunge eintreten (dem *Lungenhilus*). Zwischen den beiden Brustfellschichten befindet sich ein schmaler Spalt *(Pleuraspalt).* In diesem Spalt wird ständig eine seröse Flüssigkeit gebildet und wieder aufgenommen.

Diese Konstruktion hat einen wichtigen Zweck: Sie funktioniert wie ein natürliches „Gleitlager" der alveolokapillären Membran. Die Flüssigkeit im Spalt ermöglicht es der Lunge, sich bei jedem Atemzug reibungsfrei im Brustkorb zu bewegen – ähnlich wie zwei gut geölte Flächen aneinander vorbeigleiten können. Ohne diese Gleitschicht wäre die Atmung sehr erschwert und schmerzhaft.

▶ Tritt Luft in den Pleuraraum ein, spricht man von einem *Pneumothorax*. Eine vermehrte Ansammlung von Flüssigkeit im Pleuraraum wird als *Pleuraerguss* bezeichnet. Eine Entzündung der Pleura, Pleuritis genannt, ist häufig mit atemabhängigen Schmerzen verbunden.

Der knöcherne Thorax besteht aus den *Costae* (Rippen), dem *Sternum* (Brustbein) und der *Vertebrae thoracicae* (thorakalen Wirbelsäule). Zudem gibt es Verbindungen zu den *Claviculae* (Schlüsselbeinen). Von den 12 Rippenpaaren sind die ersten sieben Paare (sog. sternale Rippen) direkt mit dem Brustbein verbunden, die restlichen fünf Paare (asternale Rippen) nur indirekt oder gar nicht. Das hintere Ende der Rippen bildet über die *Articulationes costovertebrales* (Kostovertebralgelenke) eine Verbindung zur Wirbelsäule. Am Unterrand der Rippen verlaufen die Gefäß- und Nervenstrukturen.

▶ Eine Pleurapunktion sollte stets am Oberrand der Rippen durchgeführt werden, um Verletzungen der darunterliegenden Gefäß- und Nervenstrukturen zu vermeiden.

Die thorakale Wirbelsäule besteht aus 12 Brustwirbeln, an deren Hinterränder die Rippen ansetzen. Über verschiedene Bandstrukturen und die *Disci intervertebrales* (Zwischenwirbelscheiben) wird eine gewisse Flexibilität der Wirbelsäule gewährleistet. Im Bereich der Brustwirbelsäule besteht in der Regel eine *Kyphose* (nach außen gewölbte Krümmung).

▶ Eine seitliche Verkrümmung der Wirbelsäule wird als *Skoliose* bezeichnet. Diese Fehlstellung kann die Lungenfunktion erheblich beeinträchtigen und in schweren Fällen zu einer respiratorischen Insuffizienz führen.

1.3 Physiologie des respiratorischen Systems

1.3.1 Mechanik der Atmung

Die Veränderung des Drucks im Bereich des Thorax bildet die Grundlage der Atmung. Diese Druckveränderungen können sowohl aktiv als auch passiv entstehen. Neben den Druckveränderungen spielen Volumen, Atemfluss und deren Wechselwirkungen eine relevante Rolle. Der knöcherne Thorax stellt den Gegenspieler zur Lunge dar, welche die Tendenz hat, sich zusammenzuziehen.

Ventilation: Inspiration und Exspiration

Der Prozess der *Inspiration* (Einatmung) und*Exspiration* (Ausatmung) wird als Ventilation bezeichnet und dient dem Transport von Atemgasen. Durch die aktive Erzeugung eines negativen intrathorakalen Drucks erfolgt die Inspiration, während die Exspiration überwiegend passiv verläuft.

▶ Die mechanische Beatmung unterscheidet sich grundlegend von der physiologischen Ventilation, da sie eine Positivdruckbeatmung darstellt.

Rolle der Atemmuskulatur

Die Aktivierung der inspiratorischen Atemmuskulatur (*Diaphragma* [Zwerchfell], *Mm. intercostales* [Zwischenrippenmuskulatur]) führt zu einer Vergrößerung des Lungenvolumens durch die Erweiterung des Thorax in *transversaler* (querer) und *sagittaler* (Längs-) Richtung. Unterstützend kann die Atemhilfsmuskulatur (Mm. sternocleidomastoideus, pectoralis minor, pectoralis major, scaleni, serratus anterior) eingesetzt werden.

▶ Die Atemhilfsmuskulatur kann insbesondere bei COPD durch den sog. Kutschersitz (Aufstützen der Arme auf einen festen Untergrund) effektiv die Inspiration unterstützen.

Die Kontraktion des *Diaphragmas,* des wichtigsten Atemmuskels, führt zur *kaudalen* (nach unten gerichteten) Erweiterung des Thorax. Während der Ruheatmung entfällt ca. 66 % der thorakalen Volumenänderung auf die Zwerchfellkontraktion. Das Lungenvolumen passt sich dabei den Veränderungen des Thoraxvolumens an (Abb. 1.4).

Während der Exspiration nimmt das Thoraxvolumen durch thorakale Rückstellkräfte wieder ab. Dieser Vorgang verläuft weitgehend passiv, kann jedoch durch die Aktivierung der exspiratorischen Atemhilfsmuskulatur aktiv unterstützt werden.

Einflussfaktoren auf die Atemmechanik: Compliance und Resistance

Die *Resistance* (Atemwegswiderstand) beschreibt, wie viel Kraft aufgewendet werden muss, um Luft durch unsere Atemwege zu bewegen. Dieses Prinzip basiert auf dem physikalischen Ohmschen Gesetz, das in der Pneumologie wie folgt angewendet wird:

Der Widerstand ergibt sich aus dem Verhältnis zwischen:

- *der Druckdifferenz* (dem Unterschied zwischen dem Luftdruck in der Umgebung und in den Lungenbläschen) und
- *dem Luftvolumen,* das pro Zeiteinheit durch die Atemwege fließt.

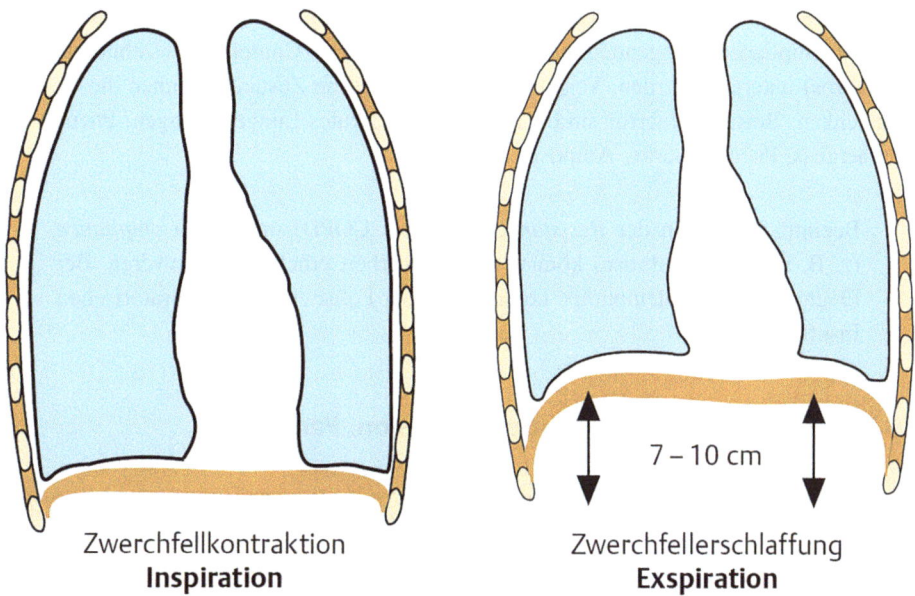

Zwerchfellkontraktion
Inspiration

Zwerchfellerschlaffung
Exspiration

Abb. 1.4 Inspiration und Exspiration. (Oczenski 2017, S. 30)

Bei gesunden Erwachsenen liegt dieser Atemwegswiderstand bei etwa 1–3 mbar pro Liter pro Sekunde. Dies ermöglicht eine effiziente Atmung ohne übermäßige Anstrengung der Atemmuskulatur. Um den Atemwegswiderstand zu veranschaulichen, kann man sich das Blasen von Luft durch einen Strohhalm vorstellen: Je breiter der Strohhalm, desto leichter kann die Luft hindurchfließen.

Besonders bedeutsam ist dabei das Hagen-Poiseuille-Gesetz: Es zeigt, dass der Durchmesser der Atemwege einen erheblichen Einfluss auf den Widerstand hat. Bereits eine geringe Verengung der Atemwege führt zu einer deutlichen Erhöhung des Widerstands, so, wie wenn man durch einen sehr dünnen Strohhalm Luft hindurchblasen möchte, was mit deutlicher Anstrengung verbunden ist. Dies erklärt, warum Erkrankungen wie Asthma oder chronische Bronchitis, die zu einer Verengung der Atemwege führen, die Atmung so stark erschweren können.

Bei Personen, die intubiert sind (also einen Beatmungsschlauch in der Luftröhre haben), erhöht sich der Atemwegswiderstand auf etwa 4–6 mbar pro Liter pro Sekunde. Dies liegt an dem zusätzlichen Widerstand, den der Beatmungsschlauch verursacht, auch wenn die Lunge selbst gesund ist.

Die *Compliance* (C) beschreibt die Dehnbarkeit der Lunge und wird definiert als $C = \Delta V / \Delta P$. Sie hängt von der Elastizität der Lunge ab und nimmt mit steigendem Alter zu. Um die Compliance zu veranschaulichen, eignet sich der Vergleich mit einem Luftballon: Die Dehnbarkeit des Luftballons bestimmt, wie viel Druck (ΔP) notwendig ist, um ein bestimmtes Volumen (ΔV) zu erreichen. Die Compliance kann weiter in die pulmonale Compliance (Lungendehnbarkeit) und die thorakale Compliance (Dehnbarkeit des Brustkorbs) unterteilt werden. Verschiedene pathologische Zustände können die Compliance senken. Beispiele hierfür sind: Lungenfibrose, akutes Lungenversagen, Pneumonie, Pleuraerguss, Pneumothorax, Adipositas, Skoliose.

▶ Beeinträchtigungen der *Resistance* (z. B. bei COPD) und/oder *Compliance* (z. B. bei Lungenfibrose) können die Atemarbeit erheblich erschweren. Bei Erschöpfung der Atempumpe kommt es in der Folge zu einer respiratorischen Insuffizienz.

1.3.2 Gasaustausch (Ventilation, Diffusion, Perfusion)

Der pulmonale Gasaustausch basiert auf drei Pfeilern: *Ventilation, Diffusion* und *Perfusion.*

Ventilation
Die *Ventilation* (Luftzufuhr) wird durch die Atemmechanik gewährleistet (Abschn. 1.3.1). Das zentrale Element ist der Transport der Atemgase.

▶ Medikamente (z. B. Opioide, Benzodiazepine) können den Atemantrieb reduzieren und damit die Ventilation erheblich beeinträchtigen. Die Folge ist die respiratorische Insuffizienz.

Weitere Einschränkungen der Ventilation treten bei muskulären Erkrankungen (z. B. Muskeldystrophien) oder nervalen Störungen (z. B. amyotrophe Lateralsklerose) auf. Die Folge einer ventilatorischen Insuffizienz ist die *Hyperkapnie* (erhöhter Kohlendioxidgehalt im Blut).

Diffusion
Die *Diffusion* findet an der *alveolokapillären* Membran statt, die den Übergang zwischen *Kapillare* und *Alveolarraum* bildet. Dabei diffundiert O_2 aus den Alveolen ins Blut und CO_2 in umgekehrter Richtung. Dieser Vorgang wird *Oxygenierung* bzw. *Decarboxylierung* genannt.
    Einschränkungen der Diffusion treten auf bei:

- *Ödemen* (z. B. bei Pneumonie oder Herzinsuffizienz),
- *Verdickung der alveolären Membran* (z. B. Lungenfibrose),
- *Verlust an Austauschfläche* (z. B. COPD mit Emphysem).

Perfusion

Die *Perfusion* (Durchblutung) beschreibt die Blutversorgung der Lunge. Für den Gasaustausch sind insbesondere die *Vasa publica* relevant (Abschn. 1.2.3). Ein typisches Beispiel für eine Perfusionseinschränkung ist die Lungenembolie.

In der Lunge muss die Ventilation optimal mit der Perfusion abgestimmt sein. Das Verhältnis zwischen diesen beiden Faktoren wird als V/Q-Ratio bezeichnet.

Ein wichtiger Mechanismus dabei ist der Euler-Liljestrand-Reflex: Kommt es in einem Bereich der Lunge zu einem Sauerstoffmangel, so verengen sich automatisch die dortigen Blutgefäße.

Dieser Mechanismus ist sehr sinnvoll, wenn beispielsweise ein Teil der Lunge blockiert ist (z. B. durch einen Tumor) und nicht mehr belüftet werden kann. In diesem Fall wäre es unsinnig, wenn weiterhin viel Blut durch diesen Bereich fließen würde – denn dort kann kein Sauerstoff aufgenommen werden. Die automatische Gefäßverengung sorgt dafür, dass das Blut stattdessen zu den gesunden, gut belüfteten Lungenbereichen umgeleitet wird (was als *Shunt* bezeichnet wird). So wird verhindert, dass sauerstoffarmes Blut unverändert durch die Lunge fließt.

1.3.3 Transport von Sauerstoff im Blut

Sauerstoff diffundiert über die alveolokapilläre Membran aus dem Alveolus in die Kapillare. Der *Erythrozyt* (rotes Blutkörperchen) dient als Sauerstoffträger, wobei das *Hämoglobin* (roter Blutfarbstoff) bis zu vier O_2-Moleküle binden kann. Daher können Erythrozytenmangelzustände (z. B. Anämie) trotz normaler Sauerstoffsättigung (SpO_2, Messung z. B. über Sauerstoffsättigungsclip am Finger) zu *Dyspnoe* (Luftnot) führen. Die Bestimmung des Sauerstoffgehalts (CaO_2) umgeht dieses Problem, indem sie das Hämoglobin (Hb) berücksichtigt.

▶   Bei COPD-Erkrankten mit chronisch niedrigen SpO_2-Werten liegt häufig kompensatorisch eine *Polyglobulie* (Erhöhung des Hämoglobinwertes) vor.

Die Sauerstoffversorgung unseres Körpers (DO_2) hängt von mehreren Faktoren ab:

1. *Der Pumpleistung des Herzens:* Sie bestimmt, wie viel Blut pro Minute durch den Körper gepumpt wird (Herz-Zeit-Volumen). Je mehr Blut fließt, desto mehr Sauerstoff kann transportiert werden.
2. *Der Bindung von Sauerstoff an das Hämoglobin (roter Blutfarbstoff):* Diese Bindung folgt einer S-förmigen Kurve. Das bedeutet, die Menge an Sauerstoff, die gebunden werden kann, hängt nicht linear vom Sauerstoffgehalt in den Arterien ab.

Verschiedene Körperzustände können diese Sauerstoffbindung beeinflussen:

- *eine Azidose* (Übersäuerung des Blutes),
- *eine Hyperkapnie* (erhöhter Kohlendioxidgehalt),
- *eine Hyperthermie* (erhöhte Körpertemperatur).

In diesen Situationen wird der Sauerstoff weniger fest an das Hämoglobin gebunden. Das hat einen positiven Nebeneffekt: Der Sauerstoff kann leichter an das Gewebe abgegeben werden, das ihn gerade dringend benötigt – der Körper passt sich also den Bedürfnissen an.

1.3.4   Steuerung der Atmung

Die Atmung erfolgt primär unbewusst, kann jedoch willkürlich gesteuert werden. Die Steuerung wird zentral vom Atemzentrum in der *Medulla oblongata* (verlängertes Mark) und im Halsmark organisiert. Über inspiratorische und exspiratorische Nervenfasern, die mit dem Brustmark verschaltet sind, wird die Aktivität der Atemmuskulatur gesteuert. Zentrale Chemorezeptoren im Gehirn *(Medulla oblongata)* und periphere Chemorezeptoren, vor den großen Blutgefäßen im Hals- und Brustbereich *(Glomus caroticum, Glomus aorticum),* beeinflussen die Atmung durch die Messung der pCO_2-Konzentration, des pH sowie der pO_2-Konzentration im Blut und im Liquor. Zusätzlich werden über Mechanorezeptoren Dehnungsreize aus der Lunge rückgemeldet, die in die Regulation einfließen. Die zentralen Chemorezeptoren reagieren besonders sensibel auf pCO_2-Veränderungen. Steigt der pCO_2, regen sie zur Atmung an. Bei Menschen mit chronisch erhöhtem pCO_2-Gehalt im Blut (z. B. bei fortgeschrittener COPD) passt sich der Körper an: Die Atemsteuerung verlagert sich dann von den zentralen zu den peripheren Sensoren, die dann hauptsächlich auf den Sauerstoffgehalt reagieren.

▶   Eine *Hyperkapnie* (erhöhter Kohlendioxidgehalt im Blut) führt in der Regel zu einer deutlichen Steigerung des Atemantriebs. Bei chronisch hyperkapnischen COPD-Erkrankten führt die Behandlung der Hyperkapnie mittels nichtinvasiver Beatmung zu einem verlängerten Überleben.

1.4   Wechselwirkungen mit anderen Körpersystemen

1.4.1   Reziproke Effekte des respiratorischen Systems auf das Herz-Kreislauf-System

Es gibt zahlreiche Interaktionen zwischen der Lunge und dem kardiovaskulären System. Nachfolgend einige Beispiele:

Lunge – Kreislauf
Die räumliche Nähe im Thorax und die funktionelle Abhängigkeit zwischen Lunge und Herz führen zu einer engen Verbindung beider Systeme. Wie in Abschn. 1.3.3 beschrieben, ist das Herz-Zeit-Volumen eine zentrale Größe für die Sauerstoffversorgung des Gewebes. Der pulmonale Kreislauf ist ein Niederdrucksystem, das vom rechten Herzen gespeist wird und sauerstoffreiches Blut in den linken Vorhof abgibt. Eine Druckerhöhung führt zu einer *pulmonalen Hypertonie* (Bluthochdruck), die sowohl kardiale als auch pulmonale Ursachen haben kann.

▶   Mittels der *Echokardiografie* (Herzultraschall) können frühzeitig Anzeichen einer Rechtsherzbelastung, wie ein erhöhter systolischer pulmonal-arterieller Druck, erkannt werden.

Lunge – Herz
Tabak- und Nikotinabhängigkeit ist nicht nur ein bedeutender Risikofaktor für pulmonale, sondern auch für kardiovaskuläre Erkrankungen. Bei COPD-Erkrankten mit Exazerbation besteht bis zu einem Jahr nach der akuten Verschlechterung ein deutlich erhöhtes Risiko für kardiovaskuläre Ereignisse, wie z. B. Herzinfarkt (Vogelmeier et al. 2024). Studien zeigen, dass bei COPD eine Reduktion der pulmonalen Überblähung durch eine inhalative Therapie, die kardiale Funktion verbessern kann (Hohlfeld et al. 2018).

1.4.2   Zusammenhang mit dem Immunsystem

Die Schleimhaut der Atemwege bildet eine primäre Barriere gegen Noxen und Pathogene. Mechanismen wie die *mukoziliäre Clearance* und die Ausschüttung von Immunglobulinen tragen zur Abwehr bei. Darüber hinaus spielen alveoläre Makrophagen, neutrophile Granulozyten, Antigen-präsentierende Zellen eine entscheidende Rolle in der Immunabwehr.

1.4.3   Psychosomatische Aspekte

Dieser Aspekt wird an dieser Stelle nur kurz aufgegriffen, da er an späterer Stelle detaillierter beschrieben wird (Kap. 4 und 5). Emotionen wie Angst oder Stress können über das Nervensystem die Atemfrequenz und die Atemtiefe beeinflussen. Ein Beispiel ist die psychogene Hyperventilation, die zu einer *Hypokapnie* (herabgesetzter Kohlendioxidpartialdruck) mit nachfolgender respiratorischer *Alkalose* (pH-Anstieg im Blut) führt. Durch diesen pH-Anstieg wird Kalzium vermehrt an Albumin gebunden, wodurch die biologisch aktive Form (ionisiertes Kalzium) abnimmt. Dies kann zu Kribbelparästhesien (v. a. an den Extremitäten und um den Mund) und Muskelkrämpfen führen. Durch Atemtechniken, Biofeedback oder progressive Muskelentspannung kann die Hyperventilation positiv beeinflusst werden. Techniken wie die CO_2-Rückatmung werden nur noch selten eingesetzt.

1.5   Fazit für die Praxis

- Das respiratorische System umfasst die oberen und unteren Atemwege, die sowohl für die Luftleitung als auch den Gasaustausch verantwortlich sind.
- Das Verständnis der Atemphysiologie ist essenziell für die Ursachenforschung von Dyspnoe.
- Kenntnisse über die bidirektionalen Interaktionen zwischen der Lunge und anderen Organsystemen haben entscheidende Implikationen für den Klinikalltag.

References

Berliner D, Schneider N, Welte T, Bauersachs J (2016) The Differential Diagnosis of Dyspnea. Dtsch Arztebl Int 113:834–845. https://doi.org/10.3238/arztebl.2016.0834

Hohlfeld JM, Vogel-Claussen J, Biller H, Berliner D, Berschneider K, Tillmann H-C, Hiltl S, Bauersachs J, Welte T (2018) Effect of lung deflation with indacaterol plus glycopyrronium on ventricular filling in patients with hyperinflation and COPD (CLAIM): a double-blind, randomised, crossover, placebo-controlled, single-centre trial. Lancet Respir Med 6:368–378. https://doi.org/10.1016/S2213-2600(18)30054-7

Oczenski W (2017) Atmen – Atemhilfen: Atemphysiologie und Beatmungstechnik, 10. Aufl. Thieme, Stuttgart

Tillmann BN (2016) Atlas der Anatomie des Menschen: Mit Muskeltabellen, 3rd edn. Springer eBook Collection Medicine. Springer, Berlin, Heidelberg. https://doi.org/10.1007/978-3-662-49288-8

Vogelmeier CF, Rhodes K, Garbe E, Abram M, Halbach M, Müllerová H, Kossack N, Timpel P, Kolb N, Nordon C (2024) Elucidating the risk of cardiopulmonary consequences of an exacerbation of COPD: results of the EXACOS-CV study in Germany. BMJ Open Respir Res 11. https://doi.org/10.1136/bmjresp-2023-002153

Diagnostik in der Pneumologie

2

Christoph Fisser

Inhaltsverzeichnis

Kap. 2 legt dar

- Welche Bedeutung die Diagnostik in der Pneumologie im klinischen Alltag hat

---

C. Fisser (✉)
Caritas Klinik St. Maria, Fachklinik Donaustauf, Donaustauf, Deutschland
E-Mail: christoph.fisser@klinik.uni-regensburg.de

Klinik und Poliklinik für Innere Medizin II, Universitätsklinik Regensburg, Regensburg, Deutschland

© Der/die Autor(en), exklusiv lizenziert an Springer-Verlag GmbH, DE, ein Teil von
Springer Nature 2026
M. Tempel und P. Köbler (Hrsg.), *Psychopneumologie*,
https://doi.org/10.1007/978-3-662-71757-8_2

- Welche anamnestischen Fragen und körperlichen Untersuchungen zielführend für die Diagnosefindung sind
- Wie nichtinvasive und invasive Maßnahmen zur Diagnosebestätigung beitragen
- Welche Entwicklungen der künstlichen Intelligenz bereits heute Einzug in die pneumologische Diagnostik gefunden haben

2.1 Bedeutung der Diagnostik in der Pneumologie

Pneumologische Erkrankungen zählen zu den häufigsten Volkskrankheiten mit sehr hohen Prävalenzen. In Deutschland sind bei Männern drei der zehn häufigsten Todesursachen auf pneumologische Erkrankungen zurückzuführen (Statistisches Bundesamt 2025): das Bronchialkarzinom, die chronisch obstruktive Atemwegserkrankung und die Pneumonie. Tumoröse Erkrankungen der Lunge rangieren dabei auf Platz zwei der häufigsten Todesursachen. Ein ähnliches Bild ergibt sich bei Frauen. Diese Tatsache verdeutlicht die Notwendigkeit einer präventiven und frühzeitigen Diagnostik, um therapeutische Möglichkeiten vollständig auszuschöpfen und in geeigneten Fällen ein kuratives Therapieregime anwenden zu können. Neben der Anamnese und der klinischen Untersuchung sind weitere Modalitäten wie Bildgebung und invasive Diagnostik, z. B. Bronchoskopie, essenziell. Beispielhaft sei hier auf das Bronchialkarzinom verwiesen. Häufig wird in der Anamnese eine B-Symptomatik (Fieber, Körpergewichtsabnahme, Nachtschweiß) angegeben, die in Verbindung mit Tabak- und Nikotinkonsum auf eine Verdachtsdiagnose hinweist. Diese wird durch eine Computertomografie (CT) der Lunge ergänzt und mittels Probenentnahme über eine Bronchoskopie bestätigt. Weitere bildgebende Verfahren können Informationen über das Ausmaß und Stadium der Erkrankung liefern. Die funktionelle Evaluation dient der Auslotung von chirurgischen Therapieoptionen.

Zusammenfassend bildet die Anamnese in Kombination mit der körperlichen Untersuchung die Grundlage der Diagnostik in der Pneumologie. Diese wird durch weiterführende diagnostische Verfahren ergänzt und präzisiert. Im Folgenden wird detaillierter auf die diagnostischen Methoden eingegangen.

2.2 Klinische Diagnostik

2.2.1 Anamnese

Die Anamnese ist die Basis jeder ärztlichen Behandlungsbeziehung und legt den Grundstein für Adhärenz und Krankheitsverlauf. Hilfreiche Tipps zur Gesprächsführung finden sich in Abschn. 20.3. Die Patientinnen/Patienten-orientierte Gesprächsführung dient der Erfassung der Symptomatik und bildet die Basis für eine Verdachtsdiagnose. Der Umfang der Anamnese wird an die jeweilige Situation angepasst (z. B. Notfall vs. elektive Aufnahme). Zu Beginn sollten die aktuellen Beschwerden detailliert mithilfe offener Fragen erfasst werden. Nach der Erhebung der Leitsymptomatik kann eine zielgerichtete Anamnese ergänzt werden. Typische Leitsymptome in der Pneumologie sind Husten oder Dyspnoe, die in Kap. 3 näher beleuchtet werden.

Eine Besonderheit der Pneumologie ist die spezielle Bedeutung der Expositionsanamnese, z. B. Antigenexposition in Bezug auf eine exogen allergische Alveolitis. Eine Liste relevanter Allergene und exponierter Berufe ist in der aktuellen Leitlinie enthalten (Koschel et al. 2024). Auch Allergien und Medikamente werden erfasst, da sie im Zusammenhang mit pneumologischen Grunderkrankungen stehen können.

▶   **Praxistipp** Die toxische Wirkung eines Medikaments auf die Lunge kann unter
    www.pneumotox.com nachgeschlagen werden.

Der bedeutendste Risikofaktor in der Pneumologie, der Tabak- und Nikotinkonsum, wird über die Anzahl der Packungsjahre (pack years) erfasst. Die Packungsjahre berechnen sich aus der Anzahl an täglich gerauchten Zigarettenschachteln multipliziert mit der Anzahl Expositionsjahren. Fremd- und Sozialanamnese sind essenziell, um indirekte Expositionen z. B. durch den Partner oder Partnerin zu erfassen. Zusätzlich wird die Belastbarkeit anamnestisch erhoben und später mit den funktionellen Daten korreliert. Fragen zur Belastbarkeit, wie etwa „Wie viele Stockwerke können Sie ohne Anhalten gehen?" können hilfreiche Hinweise liefern. Zur Objektivierung der Dyspnoe wird die Borg-Skala verwendet. Diese visuelle Analogskala erfasst die Schwere der Dyspnoe in einer modifizierten Version von 0 = keine Atemnot bis 10 = maximale Atemnot.

▶   **Praxistipp** Bei Verdacht auf interstitielle Lungenerkrankungen sollte der Fragebogen des Konsensuspapiers zur interdisziplinären Diagnostik interstitieller Lungenerkrankungen (Kreuter et al. 2018) verwendet werden.

Im Hinblick auf genetische Erkrankungen ist die Familienanamnese durchzuführen, beispielsweise frühzeitiges Ergrauen als Hinweis auf eine Telomeropathie. Berufs- und Reiseanamnese können ebenfalls wertvolle Informationen liefern, wie etwa die Exposition gegenüber Asbest oder Aufenthalt in Ländern mit erhöhter Tuberkuloseprävalenz (Referenz Pneumologie 2024).

2.2.2   Klinische Untersuchung

Die körperliche Untersuchung komplementiert die Anamnese und stellt die erste diagnostische Maßnahme dar. Dieses Kapitel fokussiert auf die Pneumologie-spezifischen Aspekte der körperlichen Untersuchung. Die körperliche Untersuchung besteht aus

Inspektion, Auskultation (Abhören mittels Stethoskops), *Palpation* (Abtasten) und *Perkussion* (Abklopfen).

Bereits durch Inspektion können wesentliche Zustände wie *Vigilanz* (Wachheit, Aufmerksamkeit), *Hautkolorit* (Färbung der Haut), Konstitution und Atmung beurteilt werden. Ein blasses Hautkolorit kann auf eine Anämie hinweisen, während bläuliche (Zyanose) oder rötliche (Einflussstauung, Fieber) Veränderungen differenzialdiagnostische Hinweise liefern können. Konstitutionell wird zwischen adipösem, normalem und kachektischem Ernährungszustand unterschieden, der Allgemeinzustand beschrieben und Schwellungen wie etwa bei Thrombose oder Herzinsuffizienz erfasst.

▶ Erkrankte mit fortgeschrittenen pulmonalen Erkrankungen (z. B. COPD oder Lungenfibrose) entwickeln häufig eine *pulmonale Kachexie* (pathologischer Gewichtsverlust). Hauptursache ist die gesteigerte Atemarbeit, die einen erhöhten Energieverbrauch bewirkt.

Thoraxdeformitäten, etwa Skoliose oder Trichterbrust, lassen sich leicht erkennen. Die Atemfrequenz wird ausgezählt, um Tachy- oder Bradypnoe zu diagnostizieren.

▶ Die normale Atemfrequenz variiert je nach Alter: Erwachsene 12–20 Atemzüge/min, Kinder 16–25/min, Kleinkinder 20–30/min.

Das Atemmuster, z. B. Kussmaul-Atmung bei Azidose (vertiefte Atemzüge) oder Dyspnoe während des Sprechens (Sprechdyspnoe), kann wichtige diagnostische Hinweise geben. Husten wird in produktiv (z. B. bei Pneumonie) und trocken (z. B. bei interstitiellen Lungenerkrankungen) differenziert. Ein bellender Husten deutet auf Diphterie (Krupp), anfallsartiger Stakkato-Husten auf Pertussis (Keuchhusten) hin. Hämoptysen (Bluthusten) müssen immer gezielt erfragt werden.

▶ **Praxistipp** Hämoptysen stellen eine sog. Red Flag dar und erfordern immer eine sorgfältige Abklärung.

An den Händen können pneumologisch relevante Veränderungen diagnostiziert werden, etwa Mechanikerhände bei Dermatomyositis (Abb. 2.1) (Fisser et al. 2020).

Die *Lungenauskultation* erfolgt seitenvergleichend mäanderförmig von oben nach unten am unbekleideten Rücken. Die Auskultation des Mittellappens wird ventral (an der Vorderseite des Brustkorbes) ergänzt. Atemgeräusche werden von Atemnebengeräuschen unterschieden. Atemnebengeräusche wie Giemen, Pfeifen, Brummen (Asthma, COPD), grob-/feinblasige Rasselgeräusche (Ödem, Pneumonie), Stridor (thorakale Engstelle), Schnarchen (Schlafapnoe) und Pleurareiben (Pleuritis) liefern wertvolle Hinweise. *Sklerosiphonie* (Knisterrasseln) ist ein Frühzeichen interstitieller Lungenerkrankungen.

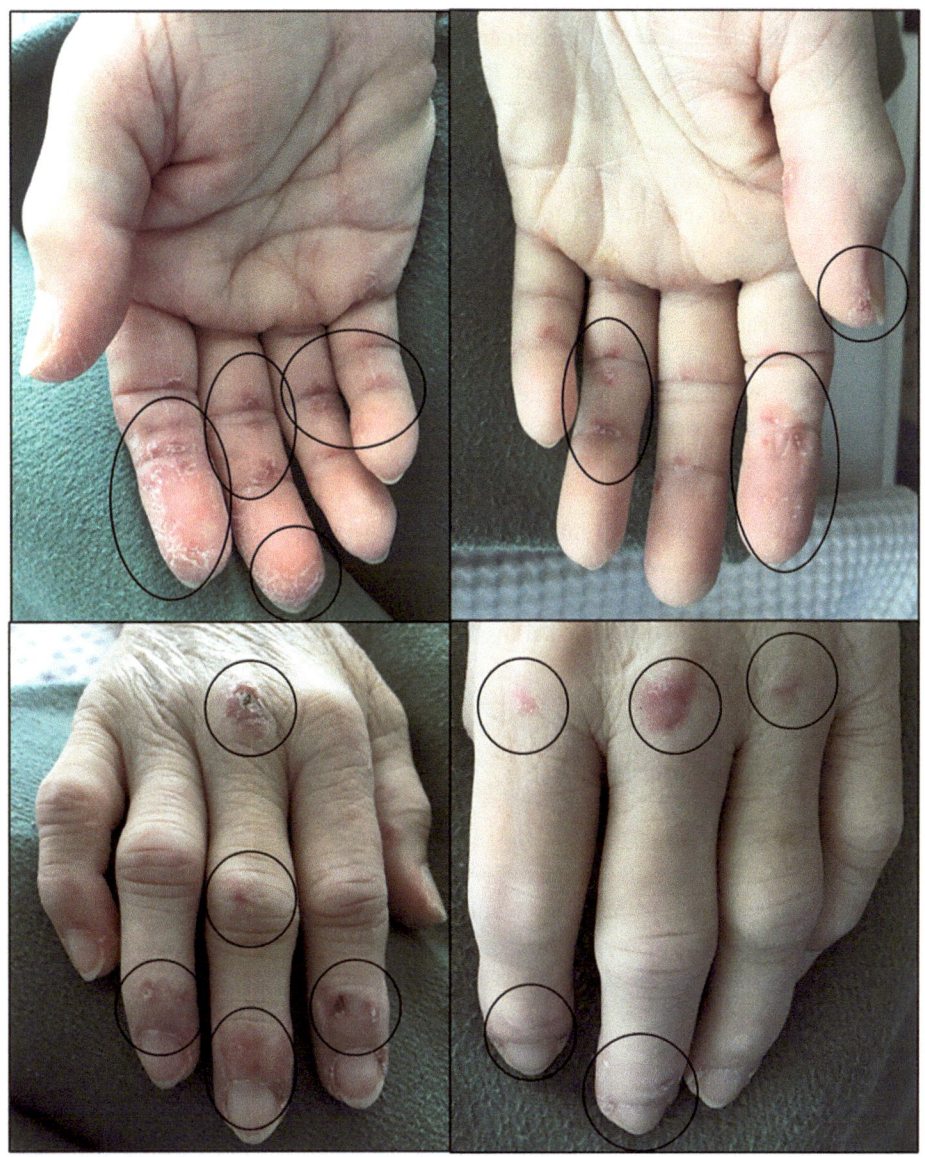

Abb. 2.1   Mechanikerhände bei Dermatomyositis

Mittels *Bronchophonie* („66" flüstern) können Konsolidierungen (verdichtetes Lungen-gewebe) durch eine stärkere Wahrnehmung des Flüsterns identifiziert werden, während *Pneumothorax* (Luftansammlung) oder *Pleuraerguss* (Wasseransammlung) diese dämp-fen.

▶ Die Maximalform der Atemgeräuschabschwächung, die *Silent Lung* (fehlen-des Atemgeräusch), tritt bei fortgeschrittenen COPD-Erkrankten auf.

Über die *Palpitation* (Abtasten) können oberflächige *Lymphadenopathien* (vergrößerte Lymphknoten nahe der Oberfläche), *Tumormanifestationen* (tastbare Tumore), *Hautem-physem* (Luft unter der Haut, welches sich beim Abtasten wie ein Schneeballknirschen anfühlt) oder Temperaturveränderungen erfasst werden. Der *Stimmfremitus* („99" spre-chen, während die Ärztin/der Arzt seine Hände auf den Brustkorb legt) zeigt bei Konsolidierungen eine Verstärkung bzw. bei Emphysem oder Erguss eine Abschwächung der spürbaren Vibration.

Die *Perkussion* (Abklopfen) hilft bei der Differenzierung von Pathologien. Hypersonorer Klopfschall (ungewöhnlich lauter Schall) kann auf einen Pneumothorax hinweisen, hyposonorer (leiser) Klopfschall auf einen Pleuraerguss. Die Atemverschieblichkeit der Lunge (ca. 5–6 cm) wird durch die Perkussion der oberen und unteren Grenze bei In- und Exspiration bestimmt.

2.2.3 Labordiagnostik

Allgemeine Marker der Entzündung wie z. B. *Leukozyten* oder *C-reaktives Protein* (CRP) können im Rahmen einer Blutentnahme erfasst werden. Bei Hinweisen auf ein Asthma bronchiale lohnt sich die Differenzierung der Leukozyten, da insbesondere die *eosinophi-len Granulozyten* zur Phänotypisierung hilfreich sind. *Antineutrophile zytoplasmatische Antikörper* (ANCA) bei *Vaskulitiden* (Gefäßentzündungen) und *antinukleäre Antikör-per* (ANA) bei *Kollagenosen* (Bindegewebserkrankungen) liefern wichtige Hinweise auf Erkrankungen aus dem rheumatischen Formenkreis. Bei Verdacht auf eine allergische Komponente können *Immunglobulin E* (IgE), und spezifische IgEs zur Identifizierung rele-vanter Allergene bestimmt werden. Der subkutane Prick-Test ist eine einfache Methode zur Allergiediagnostik. Dabei werden Allergene subkutan (in das Gewebe der Unter-haut), meist am Unterarm, eingebracht und die dermale (Haut-)Reaktion gemessen. Bei Immundefekten wird neben Immunglobulinen auch der Lymphozytenstatus analysiert. Krankheitsspezifische Parameter wie *Präzipitine* (spezifische Immunglobuline G) sind bei der Diagnostik einer exogen allergischen Alveolitis hilfreich. Genetische Tests wie *Alpha-1-Antitrypsin* sind bei jungen Menschen mit ausgeprägtem Emphysem diagnostisch von besonderem Wert. Bei bestimmten Formen des Alpha-1-Antritrypsin-Mangels wird ein Screening der engen Verwandten nach humangenetischer Beratung empfohlen (Miravitlles et al. 2017).

2.3 Bildgebende Diagnostik

2.3.1 Ultraschallgestützte Verfahren

▶ Ultraschallgestützte Verfahren sind breit verfügbar, schnell einsetzbar, kostengünstig, nichtinvasiv und strahlenfrei. Die Ultraschalluntersuchung ist so sicher, dass sie auch regelmäßig bei Schwangeren eingesetzt wird.

Die *Thoraxsonografie* wurde früher als nicht durchführbar erachtet, da Luft zu ausgeprägten Artefakten, also Bildstörungen, in der Sonografie führt. Diese Artefakte können jedoch gezielt genutzt werden, um wertvolle diagnostische Informationen zu gewinnen. Die Thoraxsonografie wird zur Detektion von Pleuraergüssen, Pneumothoraces, Pneumonien, Tumoren, Lungenödem, Rippenfrakturen oder Zwerchfelleinschränkungen eingesetzt. Limitiert ist sie durch die geringe Eindringtiefe, da luftbedingte Artefakte die Bildgebung beeinträchtigen. Daher können nur pleuranahe Pathologien detektiert werden.

▶ **Praxistipp** Mit einem thorakalem Ultraschall kann die Ursache für respiratorisches Versagen bei Patientinnen/Patienten auf Intensivstation in über 90 % der Fälle diagnostiziert werden (Lichtenstein und Mezière 2008).

Die *transthorakale Echokardiografie* ermöglicht die Darstellung des Herzens. Neben der linksventrikulären Pumpfunktion kann auch das rechte Herz evaluiert werden. Ein systematischer Untersuchungsansatz umfasst auch die Evaluation der Herzklappen. Mittels der Kontrastmittelechokardiografie lassen sich Shunts (Kurzschlussverbindungen, die einen abweichenden Blutfluss verursachen) auf pulmonaler oder kardialer Ebene nachweisen.

Mit der *transösophagealen Echokardiografie* (TEE) können zusätzliche Informationen gewonnen werden. Dabei wird die Ultraschallsonde in Sedierung über die Speiseröhre in die Nähe des Herzens gebracht, ähnlich wie bei einer Magenspiegelung. Der Rachen wird ausreichend betäubt, sodass die Untersuchung gut verträglich ist. In der TEE lassen sich die Herzklappen wie Aorten- oder Mitralklappe häufig besser im Vergleich zur transthorakalen Echokardiografie beurteilen. Dies ist insbesondere bei V. a. *Endokarditis* (Herzinnenhautentzündung) relevant.

▶ **Praxistipp** Bei COPD-Erkrankten kann eine transthorakale Echokardiografie aufgrund des Lungenemphysems erschwert sein. In solchen Fällen stellt die TEE eine diagnostische Alternative dar.

2.3.2 Verfahren mittels Röntgenstrahlen oder Magnetismus

Der *Röntgenthorax* ist die am häufigsten durchgeführt bildgebende Untersuchung zur Abklärung pulmonaler Pathologien, sowohl im niedergelassenen Bereich als auch in der Klinik. Aufgrund der verwendeten Röntgenstrahlung sollte diese Methode bei jüngeren Personen und Schwangeren zurückhaltend eingesetzt werden. Häufige Pathologien, die im Röntgenthorax erkannt werden können, sind Konsolidierungen als Korrelat einer Pneumonie, ein Pneumothorax, Pleuraergüsse oder pulmonale Rundherde.

Um pulmonale Pathologien genauer darzustellen, ist häufig eine *Computertomografie* (CT) des Thorax notwendig. Die CT ist eine offene Röhre und daher oft auch für Angstpatientinnen/Angstpatienten geeignet.

Zu beachten ist die im Vergleich zum Röntgenthorax höhere Strahlenbelastung, die jedoch durch technische Fortschritte stetig reduziert wird (Tab. 2.1).

▶ Die natürliche jährliche Umweltstrahlenbelastung entspricht ungefähr 20 Röntgenthoraxaufnahmen.

Die Kernspinuntersuchung (*Magnetresonanztomografie*, MRT) der Lunge wird aktuell nicht in der Regelversorgung eingesetzt, jedoch zunehmend in der Forschung. Im Gegensatz zur Computertomografie sind viele MRT-Geräte geschlossene Röhren. Daher stehen klaustrophobische Patientinnen/Patienten dieser Methode trotz fehlender Strahlenbelastung gelegentlich ablehnend gegenüber. Zunehmend werden jedoch auch offene

Tab. 2.1 Durchschnittliche Strahlenbelastung bei ausgewählten Untersuchungen. (Mettler et al. 2008; Bundesamt für Strahlenschutz 2025)

Untersuchung	Durchschnittliche Strahlenbelastung (in Milli-Sievert)
Röntgenaufnahmen Thorax (Brustkorb) in zwei Ebenen	0,1
Computertomografie Brustkorb (Thorax)	7
Computertomografie Brustkorb (Thorax) mit Kontrastmittel	15
Herzkatheteruntersuchung mit Einbringen eines Stents	15
Positronen-Emissions-Tomografie-Computertomografie	14
Lungenperfusionsszintigrafie	2
Lungenventilationsszintigrafie	0,2
Natürliche jährliche Umweltstrahlenexposition in Deutschland	2,1
Langstreckenflug Frankfurt – New York (hin und zurück)	0,12

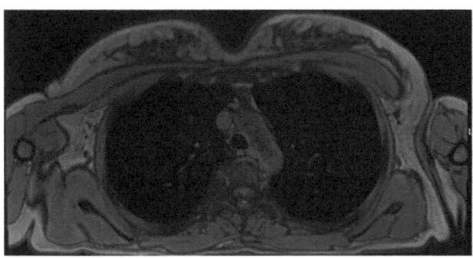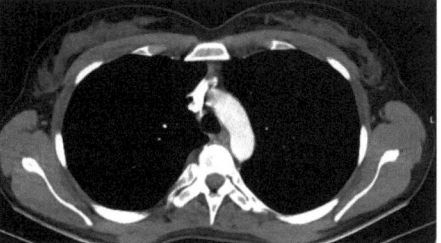

Abb. 2.2 Vergleich Magnetresonanztomografie und Computertomografie. *Links:* Bildausschnitt einer Magnetresonanztomografie. *Rechts:* Bildausschnitt einer Computertomografie derselben Ebene

MRT-Geräte verfügbar. Die MRT bietet bei spezifischen Fragestellungen eine überlegene Weichteilauflösung im Vergleich zur CT (Abb. 2.2).

2.3.3 Nuklearmedizinische Verfahren

Nuklearmedizinische Untersuchungsverfahren wie die *Positronen-Emissions-Tomografie-Computertomografie* (PET-CT, offene Röhre) und die *Lungenszintigrafie* werden überwiegend im Rahmen der Tumordiagnostik eingesetzt. Die durchschnittliche Strahlenbelastung der pneumologisch relevanten nuklearmedizinischen Verfahren ist in Tab. 2.1 aufgeführt. Die PET-CT kombiniert ein nuklearmedizinisches Verfahren mit einer Computertomografie. Dabei wird in der Regel radioaktiv markierte 18 F-Fluordesoxyglukose (FDG) intravenös appliziert. Das Zuckermolekül reichert sich bei vermehrter Stoffwechselaktivität, beispielsweise Metastasen oder Infektionen, an. Zusätzlich erfolgt eine Computertomografie, und die beiden Methoden werden computergestützt zu einem Bild fusioniert.

▶ Die häufigste Indikation für das PET-CT in der Pneumologie ist die Staging-Untersuchung bei Bronchialkarzinomen. Ein *Standard-Uptake-Value* (SUV) des Radionuklids von ca. > 2,5 spricht für einen erhöhten Metabolismus (Stoffwechselaktivität im untersuchten Gewebe).

Die *Szintigrafie* ist ein weiteres nuklearmedizinisches Verfahren. In der Pneumologie kann die Knochenszintigrafie zur Suche ossärer Metastasen eingesetzt werden. Eine weitere Indikation ist die Lungenszintigrafie. Je nach Fragestellung wird ein *Tracer* (Radionuklid) intravenös (Perfusionsszintigrafie) oder inhalativ (Ventilationsszintigrafie) verabreicht. Die *Perfusionsszintigrafie* dient der Darstellung der Lungenperfusion. Sie kann bei Verdacht auf Lungenembolie, insbesondere bei *chronisch-thrombembolischer pulmonaler Hypertonie* (CTEPH), zur Anwendung kommen. Weitere Einsatzgebiete sind die Evaluation der

Perfusion vor thoraxchirurgischen Eingriffen oder vor einer Lungenvolumenreduktion, um die Perfusion des zu reduzierenden Lungenlappens zu beurteilen. Eine zunehmend eingesetzte Alternative ist das o. g. *Dual-Energy-CT*.

Die *Lungenventilationsszintigrafie* bildet die Ventilation der Lunge ab. In der Regel wird sie mit der Perfusion kombiniert, um das Verhältnis zwischen Ventilation und Perfusion zu analysieren.

▶   Bei Lungenerkrankungen, wie etwa COPD, kommt es häufig aufgrund einer
     eingeschränkten Ventilation zu einem Missmatch zwischen Ventilations- und
     Perfusionsszintigrafie.

2.4   Funktionelle Diagnostik

Die *Lungenfunktionsdiagnostik* (Lufu) ermöglicht die Messung der funktionellen Parameter der Lunge. Die *Spirometrie*, häufig auch als kleine Lufu bezeichnet, misst über Flussgeschwindigkeiten die Lungenvolumina am Mund. Aufgrund der einfachen Durchführbarkeit, der geringen Kosten und des geringen zeitlichen Aufwands ist sie häufig auch im hausärztlichen niedergelassenen Bereich verfügbar. Zu beachten ist, dass in der Spirometrie im Gegensatz zur *Bodyplethysmografie* (große Lufu) keine Bestimmung der *totalen Lungenkapazität* (TLC) oder des *Residualvolumens* (RV, verbleibendes Lungenvolumen nach maximaler Ausatmung) möglich ist. Daher kann in der Spirometrie nur der Verdacht auf pulmonale Restriktion, also eine Einschränkung der Lungenausdehnung bei erniedrigter Vitalkapazität, gestellt werden. Eine Obstruktion (Abb. 2.3), bei der die Atemwege verengt sind, lässt sich dagegen sicher mit der Spirometrie feststellen. Dies geschieht über den sog. Tiffeneau-Index, der das Verhältnis der forcierten Einsekundenkapazität (FEV1) zur forcierten Vitalkapazität (FVC) misst. Der Schweregrad der Obstruktion wird anhand der FEV1-Werte bestimmt.

▶   Die Durchführung der Lufu ist aufgrund der durchzuführenden Atemmanöver
     eine Herausforderung für pneumologisch Erkrankte.

Die Bodyplethysmografie (Body) wird auch Body Box genannt. Der Body ist eine geschlossene Kabine, bei dem das Volumen und der Druck bekannt sind. Die Patientinnen/Patienten atmen über ein Mundstück und der Druck wird gemessen. Nach dem Hagen-Poiseuille-Gesetz ist Druck (P) × Volumen (V) konstant. Damit ergibt sich: $P_{Body} \times V_{Body} = P_{Pat.} \times V_{Pat.}$ Hierdurch können die totale Lungenkapazität (TLC) und das Residualvolumen (RV) bestimmt werden. Eine Restriktion ist über eine Einschränkung der TLC definiert (Abb. 2.3).

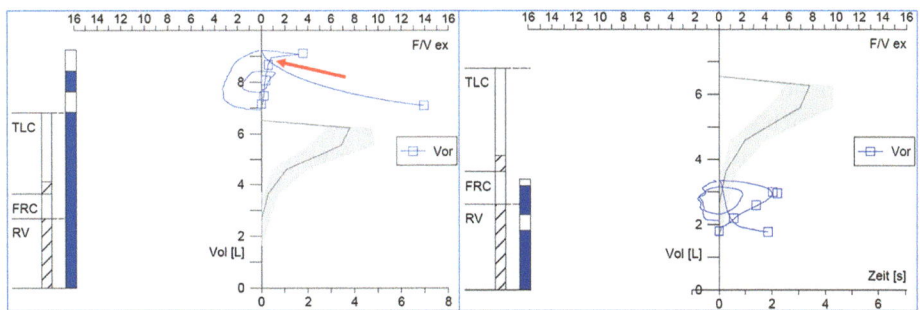

Abb. 2.3 Obstruktion und Restriktion in der Lungenfunktion. *Links*: Fluss-Volumen-Kurve einer Obstruktion mit Emphysemknick (*roter Pfeil*). *Rechts*: Fluss-Volumen-Kurve einer Restriktion. Fluss/Volumen in Exspiration; *TLC* totale Lungenkapazität; *FRC* funktionelle Residualkapazität; *RV* Residualvolumen

▶ Die räumliche Enge in der Bodyplethysmografie kann bei klaustrophobischer Veranlagung herausfordernd sein. Hilfreiche Bewältigungsstrategien finden sich in Kap. 20.

Die *Diffusionsmessung* ermöglicht die Bestimmung der Diffusionseigenschaften der Lunge. In der Single-Breath-Methode wird ein Gasgemisch aus Raumluft, Helium, Stickstoff und Kohlenstoffmonoxid nach kompletter Exspiration rasch eingeatmet, die Atmung angehalten und dann ausgeatmet. Anhand der Kohlenmonoxid- und Heliumkonzentration in der Ausatemluft werden die Diffusionseigenschaften der Lunge berechnet. Erkrankungen wie Pneumonie, interstitielle Lungenerkrankungen, COPD, thorakale Deformitäten oder Anämie (Blutarmut) gehen häufig mit einer Einschränkung der Diffusionskapazität einher.

Die Blutgasanalyse (BGA) ergänzt häufig die Lufu. Auf der Normalstation wird Kapillarblut aus einem stark durchbluteten Ohrläppchen entnommen (ähnlich der Messung des Blutzuckers an der Fingerbeere), auf der Intensivstation meist aus einem arteriellen Zugang.

▶ **Praxistipp** Bei anhaltend erniedrigten Sauerstoffwerten ($PaO_2 \leq 55$ mmHg oder zwischen > 55 mmHg und ≤ 60 mmHg, mit zusätzlicher sekundärer Polyglobulie [überschießende Bildung roter Blutkörperchen, Hämatokrit ≥ 55 %] und/oder Cor pulmonale [belastetes rechtes Herz] mit und ohne Rechtsherzinsuffizienz), kann eine Sauerstoffdauertherapie mit dem Ziel $PaO_2 \geq 60$ mmHg notwendig werden. Bei permanenter Erhöhung des Kohlenstoffdioxidwertes kann eine nichtinvasive Beatmung (Maskentherapie) erforderlich werden.

Die Bestimmung der Blutgase kann sowohl in Ruhe (z. B. Sitzen) als auch unter Belastung (z. B. Gehen) bestimmt werden, da sich der Sauerstoffverbrauch unter Belastung erhöht. Daher wird die benötigte Sauerstoffmenge immer als Sauerstoffflussrate unter Ruhebedingungen und zusätzlich unter Belastung angegeben.

Während die pO_2-Werte der venösen BGA nicht verwertbar sind, liefert die kapilläre BGA vergleichbare Werte zur arteriellen BGA bei geringerer Invasivität. Die BGA ist eine Point-of-Care-Testung, die innerhalb von Sekunden wertvolle Informationen liefert:

- pO_2: entspricht der Oxygenierung im Blut,
- SpO_2: Sauerstoffsättigung,
- pCO_2: Hinweis auf ventilatorische Probleme bei erhöhten Werten,
- pH: Hinweise zum Säure-Base-Haushalt,
- Base Excess, Bicarbonat: Indikator für die Nierenfunktion.

▶ **Praxistipp** Erhöhte Bicarbonat- oder Base-Excess-Werte können auf eine chronische Hyperkapnie (Kohlenstoffdioxiderhöhung) hinweisen, da renale Kompensationsmechanismen (die Niere hält Bicarbonat zurück, um den durch das überschüssige CO_2 verursachten Säureüberschuss auszugleichen) eine längere Adaptationszeit, oft über mehrere Tage, erfordern.

Zusätzlich können, je nach BGA-Gerät, weitere Parameter wie *Hämoglobin* (Hb), *Laktat*, *Elektrolyte* (Natrium, Kalium, Kalzium, Chlorid) gemessen werden.

Zur Messung der Oxygenierung unter Belastung wird in der Pneumologie der standardisierte *6-min-Gehtest* eingesetzt. Die Patientinnen/Patienten laufen auf einer ebenen Strecke mit mindestens 30 m über 6 min so weit wie möglich. Dabei werden Distanz, Herzfrequenz, Dyspnoe (BORG-Skala von 0–10, wobei 10 maximale Atemnot darstellt), Sauerstoffsättigung und ggf. BGA erfasst. Bei Auftreten von Dyspnoe kann das Gehen jederzeit unterbrochen werden.

Während der Nacht kann die Sauerstoffsättigung über einen Sättigungsclip, der am Finger angebracht wird, mittels nächtlicher *Pulsoxymetrie* aufgezeichnet werden, um Hinweise auf schlafbezogene Atmungsstörungen oder Sauerstoffmangel zu gewinnen. Häufig wird dies kombiniert mit einem Ohrclip, der die nächtlichen transkutanen pCO_2-Werte messen kann. Bei erhöhten pCO_2-Werte ist die Indikation zur nichtinvasiven Beatmungstherapie (Maskenbeatmung meist über eine Nasenmaske) gegeben.

Die *Polygrafie* (Untersuchung des Schlafes) liefert detailliertere Informationen, da zusätzlich Körperlage, Herzfrequenz, Schnarchen, abdominelle und thorakale Bewegungen sowie der Atemfluss erfasst werden. Alle Messungen sind nichtinvasiv und beeinträchtigen daher den Schlaf relativ gering.

▶   Die Polygrafie wird auch als „kleines Schlaflabor" bezeichnet.

Das „große Schlaflabor" ist die *Polysomnografie*, die stationär durchgeführt wird. Zusätzlich zu den polygrafischen Messungen werden *Elektroenzephalogramm* (Hirnströme),

Elektromyogramm (Muskelaktivität) und *Elektrookulogramm* (Augenbewegung) abgeleitet, wodurch die Schlafstadien (N1, N2, N3, Rapid Eye Movement) evaluiert werden können.

Weitere Untersuchungsmethoden wie *FeNO-Messung, Peak-Flow-Messung, Broncholyse-* und *Provokationstestung, Atemmuskelfunktionsmessung, Spiroergometrie, Impulsoszillometrie, BODE-Index* sind den Leseempfehlungen (Anhang A1) zu entnehmen.

2.5   Invasive Diagnostik

Die *Bronchoskopie* (Lungenspiegelung) ist die Untersuchung der Atemwege. Als invasiver Eingriff muss eine eindeutige Indikation vorliegen. Es wird zwischen diagnostischen und therapeutischen Indikationen unterschieden (Tab. 2.2).

Die Bronchoskopie kann in flexibler Technik (am häufigsten) oder starr durchgeführt werden. Die flexible Bronchoskopie erfolgt meist in Sedierung und eignet sich für weniger invasive Maßnahmen. Die starre Bronchoskopie, bei der ein Metallrohr verwendet wird, erfolgt in Narkose unter Jet-Ventilation. Vorteile der starren Bronchoskopie sind ein größerer Zugangsweg und eine effektivere Kontrolle von Komplikationen wie Blutungen. Nachteile sind die Limitierung auf die Hauptbronchien. Häufig wird eine Kombination beider Techniken genutzt, um die Vorteile beider Verfahren zu vereinen. Flexible Bronchoskope erlauben die Untersuchung kleinerer Atemwege und variieren in Außendurchmesser und Arbeitskanalgröße.

▶   Die Bronchoskopie ähnelt einer Magenspiegelung, wird jedoch über die Luftröhre durchgeführt. Die Stimmlippen sind sehr sensibel, weshalb Husten häufig auftritt.

Tab. 2.2 Auswahl an Indikationen zur Durchführung einer Bronchoskopie

Diagnostische Indikation	Therapeutische Indikation
Hämoptysen (Bluthusten)	Blutstillung
Chronischer Husten nach Ausschluss häufiger Ursachen	Atemwegsstenosen
Lungenrundherde, vergrößerte Lymphknoten	Fremdkörperentfernung
Gewinnung von Bronchialsekret	Sekretpfropf
Atemwegsstenosen	Einbringen von Ventilen, Stents
Lungenparenchymbiopsie bei interstitiellen Lungenerkrankungen	

Eine gründliche Vorbereitung ist entscheidend für den Erfolg der Untersuchung. Aufgrund der Invasivität der Untersuchung ist eine Aufklärung mit ausreichender Bedenkzeit und Darlegung von Alternativen durchzuführen. Das Aufklärungsgespräch dient der partizipativen Entscheidungsfindung (*Shared Decision Making*) (Abschn. 20.2).

Die Patientinnen/Patienten sollen am Untersuchungstag nüchtern sein, um Aspirationen zu vermeiden. Im Untersuchungsraum sollte eine ruhige Atmosphäre herrschen, um möglichen Ängsten vorzubeugen. Vor der Untersuchung werden inhalative Medikamente zur Atemwegserweiterung gegeben. Lokalanästhesie wird zur Betäubung der Zugangswege (Mund/Nase) eingesetzt. Wird ein Zugang über den Mund gewählt (z. B. bei Einnahme von Blutverdünner), empfiehlt sich ein Beißschutz, um das Bronchoskop vor Schaden zu bewahren.

Häufig wird die Bronchoskopie zur Sekretgewinnung (*Bronchialsekret*) eingesetzt. Dieses kann durch den Arbeitskanal ähnlich wie bei einem Staubsauger eingesaugt werden und der mikrobiologischen Diagnostik zugeführt werden.

▶ **Praxistipp** Bei hoher Sekretlast kann dieses über eine Bronchoskopie abgesaugt werden und Dyspnoe lindern.

Eine weitere Methode ist die Gewinnung einer bronchioloalveolären Lavage *(BAL)*. Das Bronchoskop wird so weit vorgeschoben, bis das Bronchoskop den Bronchus komplett verschließt. Diese Position wird Wedge-Position genannt. 100–200 ml Kochsalz werden eingebracht und abgesaugt, um Zellen aus den terminalen Bronchiolen und Alveolen zu gewinnen. Die BAL wird zur Diagnostik bei interstitiellen Lungenerkrankungen eingesetzt.

▶ Nach einer BAL entwickeln etwa 5 % der Menschen Fieber, das meist innerhalb von 24 h spontan abklingt. Eine Antibiotikatherapie ist in der Regel nicht erforderlich.

Mittels einer Biopsiezange können Schleimhautproben gewonnen werden (z. B. bei Sarkoidose, bei Malignomen oder bei Asthma bronchiale). Eine transbronchiale Biopsie als *Zangenbiopsie* (Quetschartefakte) oder *Kryobiopsie* (größere, artefaktfreie Proben, jedoch höheres Risiko für Blutung und Pneumothorax) erfolgt insbesondere bei interstitiellen Lungenerkrankungen.

▶ **Praxistipp** Nach transbronchialer Biopsie ist ein Röntgenthorax zum Ausschluss eines Pneumothorax erforderlich.

Eine weitere Technik in der Bronchoskopie ist die *endobronchiale Ultraschall-gestützte transbronchiale Nadelaspiration* (EBUS-TBNA). Mittels Ultraschall am Bronchoskopende können Lymphknoten durch die Bronchialwand dargestellt und punktiert werden.

Die EBUS-TBNA erfolgt bei vergrößerten Lymphknoten z. B. bei Bronchialkarzinom oder Sarkoidose. Eine weitere Ultraschalltechnik ist der *radiäre Ultraschall,* auch *Minisonde* genannt. Über den Arbeitskanal des Bronchoskops wird die Minisonde eingeführt und ein 360° radiäres Ultraschallbild erzeugt. Dies erhöht die diagnostische Treffsicherheit von Biopsien.

Bei gutartigen oder bösartigen Engstellen im Bereich der Trachea oder der Bronchien können Stents eingebracht werden. Bei obstruktiven bzw. bronchitischen Erkrankungen gibt es eine Vielzahl an bronchoskopisch-interventionellen Verfahren. Beispielhaft sei hier die Ventilimplantation bei COPD-Erkrankten erwähnt. Bei heterogenem Emphysem (z. B. ausgeprägtes Emphysem im Oberlappen, aber nur wenig Emphysem im Unterlappen) und deutlich erhöhtem Residualvolumen (Volumen, das nach maximaler Ausatmung noch in der Lunge verbleibt) (Abschn. 2.4) kann bei ausgewählten Patientinnen/Patienten eine Ventilimplantation in den emphysematös zerstörten Lappen erfolgen. Diese Ventile verhindern, dass Luft wieder in die betroffenen Lungenabschnitte eingeatmet wird, ermöglichen aber, dass Luft aus diesen Bereichen entweichen kann. Es entsteht eine Atelektase (fehlende Belüftung des Lappens). Der noch gut belüftete, wenig zerstörte andere Lappen kann sich ausdehnen. Es kommt zu einer Verbesserung der Atemmechanik mit Reduktion der Überblähung und nachfolgender Abnahme der Dyspnoe.

▶   **Praxistipp** Nach einer Ventilimplantation tritt bei bis zu 25 % der Menschen innerhalb 72 h ein Pneumothorax auf. Ein Röntgenthorax nach Intervention ist obligat.

Ein Pleuraerguss (Auftreten von vermehrter Flüssigkeit zwischen den Pleurablättern) kann bei verschiedenen Erkrankungen (z. B. Bronchialkarzinom, Herzinsuffizienz, Pneumonie) auftreten. Diagnostisch erfolgt die Abklärung mittels *Pleurapunktion.* Über einen transthorakalen Ultraschall wird der Pleuraerguss identifiziert und eine geeignete Punktionsstelle (am Oberrand der Rippen, da am Unterrand die Gefäß-/Nervenstrukturen verlaufen) markiert. Nach Applikation von Lokalanästhetikum zur Vermeidung von Schmerzen bei Punktion des Rippenfells, erfolgt die Punktion der Pleurahöhle und die Pleuraflüssigkeit kann entleert werden. Die Punktion ist weniger schmerzvoll als häufig angenommen und ist vom Schmerzreiz vergleichbar mit der Anlage eines *Venenverweilkatheters.* Die Tipps in Abschn. 20.6 helfen im Umgang mit evtl. auftretender Angst. Das Pleuraprodukt wird in der Mikrobiologie (z. B. Bakterien), in der klinischen Chemie (z. B. Entzündungszellen) und in der Pathologie (z. B. bösartige Zellen) untersucht. Nach Ablassen des kompletten Pleuraergusses berichten die Patientinnen/Patienten in der Regel von einer Abnahme ihrer Dyspnoe. Nach Punktion sollte ein Pneumothorax, entweder sonografisch oder per Röntgenthorax, ausgeschlossen werden.

▶   **Praxistipp** Bei größeren Pleuraergüssen ist eine einmalige Pleurapunktion meist nicht ausreichend, daher wird in diesen Fällen eine *Thoraxdrainage* (größerer

Schlauch) angelegt, die für mehrere Tage in der Pleurahöhle verbleiben kann. Bei nachlaufenden (häufig bösartigen Pleuraergüssen) kann ein spezieller Pleurakatheter auch dauerhaft in der Pleurahöhle verbleiben.

Die *Rechtsherzkatheteruntersuchung* dient der Bestimmung pulmonaler Drücke und ist essenziell bei der Diagnostik der pulmonalen Hypertonie. Ein venöser Zugang wird gelegt, und ein Katheter mit Ballonspitze bis in die Pulmonalarterie vorgeschoben. Über eine Drucksonde können die pulmonalen Drücke gemessen werden. Eine pulmonale Hypertonie ist definiert ab einem mittleren pulmonal arteriellen Druck (mPAP) von 21 mmHg. Das Herz-Zeit-Volumen wird über die Thermodilutionsmethode (gekühltes Kochsalz wird über den Katheter appliziert und die Veränderung der Temperatur über die Zeit gemessen) bestimmt.

2.6   Ausblick: Technologische Fortschritte und KI in der Diagnostik

Die digitale Medizin und die künstliche Intelligenz (KI) gewinnen auch in der Pneumologie zunehmend an Bedeutung. Insbesondere in der Schlafmedizin werden innovative Technologien bereits breit eingesetzt. *Wearables* (Smartwatch, Fitnesstracker) ermöglichen die Detektion von Schlafapnoe. Verschiedene Wearables haben bereits Zulassungen durch die *Food and Drug Administration* (FDA) in den USA erhalten. Zudem wird die Positivdrucktherapie bei Schlafapnoe telemedizinisch überwacht, etwa in Bezug auf Atemaussetzer, Nutzungszeit oder Leckagen.

Im Bereich der radiologischen Diagnostik unterstützen automatisierte Bildanalysen die Erkennung von Rundherden oder auch die Analyse der *Fissurintegrität* zur Planung einer Lungenvolumenreduktion.

In der Intensivmedizin ist *Big Data* ein großes Thema. Große Datenmengen, wie die sekündliche Aufzeichnung des Blutdrucks, werden systematisch erfasst. Techniken wie *Data Mining, Machine Learning, Deep Learning* und *Cluster-Analysen* erlauben tiefgehende Auswertungen (Wahab und Fisser 2025). Beispielsweise konnte das akute Lungenversagen mittels Clusteranalysen subphänotypisiert werden (Reddy et al. 2020). Entwicklungen wie beim Asthma im Sinne einer zielgerichteten Therapie sind zu erwarten (Brusselle und Koppelman 2022).

Die Atemgasanalyse entwickelt sich rasant weiter. Aktuelle Studien zeigen, dass zwischen Gesunden und Patientinnen/Patienten mit interstitieller Lungenerkrankung mittels Atemgasanalyse mit hoher Genauigkeit unterschieden werden kann (Moor et al. 2021).

Die molekulare Diagnostik beim Lungenkarzinom spiegelt den Fortschritt der Wissenschaft wider. Insbesondere in fortgeschrittenen Stadien ermöglicht die Molekulargenetik eine molekular stratifizierte Therapie. Dies hat das Langzeitüberleben beim Lungenkarzinom nachhaltig verbessert (Schuler et al. 2023).

2.7 Fazit für die Praxis

- Die Diagnostik stellt den Grundpfeiler zur weiteren Behandlung dar.
- Aus einer gezielten Anamnese und klinischen Untersuchung ergibt sich eine Verdachtsdiagnose, die mittels funktioneller, bildgebender Diagnostik bestätigt werden kann.
- In einigen Fällen ist eine invasive, aber nebenwirkungsarme Diagnostik, beispielsweise mittels Bronchoskopie, notwendig.
- Künstliche Intelligenz kann sowohl in der Diagnostik als auch in der Therapie hilfreich sein.

References

Zitierte Literatur

Brusselle GG, Koppelman GH (2022) Biologic Therapies for Severe Asthma. N Engl J Med 386:157–171. https://doi.org/10.1056/NEJMra2032506

Bundesamt für Strahlenschutz (2025) Strahlung und Strahlenschutz. https://www.bfs.de/Shared Docs/Downloads/BfS/DE/broschueren/str-u-strschutz.html. Zugegriffen: 5 Jan. 2025

Fisser C, Wiest C, Hamer OW, Müller T, Lubnow M, Pfeifer M, Lerzer C, Dvorak I (2020) Die Diagnose liegt auf der Hand (The Diagnosis is Obvious). Pneumologie 74:780–786. https://doi.org/10.1055/a-1177-4209

Koschel D, Behr J, Berger M, Bonella F, Hamer O, Joest M, Jonigk D, Kreuter M, Leuschner G, Nowak D, Raulf M, Rehbock B, Schreiber J, Sitter H, Theegarten D, Costabel U (2024) Diagnostik und Therapie der exogen-allergischen Alveolitis (Diagnosis and Treatment of Hypersensitivity Pneumonitis – S2k Guideline of the German Respiratory Society and the German Society for Allergology and Clinical Immunology). Pneumologie 78:963–1002. https://doi.org/10.1055/a-2369-8458

Kreuter M, Ochmann U, Koschel D, Behr J, Bonella F, Claussen M, Costabel U, Jungmann S, Kolb M, Nowak D, Petermann F, Pfeiffer M, Polke M, Prasse A, Schreiber J, Wälscher J, Wirtz H, Kirsten D (2018) Patientenfragebogen zur Erfassung der Ursachen interstitieller und seltener Lungenerkrankungen – klinische Sektion der DGP (DGP Interstitial Lung Disease Patient Questionnaire). Pneumologie 72:446–457. https://doi.org/10.1055/s-0044-100207

Lichtenstein DA, Mezière GA (2008) Relevance of lung ultrasound in the diagnosis of acute respiratory failure: the BLUE protocol. Chest 134:117–125. https://doi.org/10.1378/chest.07-2800

Mettler FA, Huda W, Yoshizumi TT, Mahesh M (2008) Effective doses in radiology and diagnostic nuclear medicine: a catalog. Radiology 248:254–263. https://doi.org/10.1148/radiol.2481071451

Miravitlles M, Dirksen A, Ferrarotti I, Koblizek V, Lange P, Mahadeva R, McElvaney NG, Parr D, Piitulainen E, Roche N, Stolk J, Thabut G, Turner A, Vogelmeier C, Stockley RA (2017) European Respiratory Society statement: diagnosis and treatment of pulmonary disease in α1-antitrypsin deficiency. Modelling of Dead Space Clearance and Rebreathing During Asymmetrical Nasal High Flow 50. https://doi.org/10.1183/13993003.00610-2017

Moor CC, Oppenheimer JC, Nakshbandi G, Aerts JGJV, Brinkman P, Maitland-van der Zee A-H, Wijsenbeek MS (2021) Exhaled breath analysis by use of eNose technology: a novel diagnostic tool for interstitial lung disease. Modelling of Dead Space Clearance and Rebreathing During Asymmetrical Nasal High Flow 57. https://doi.org/10.1183/13993003.02042-2020

Reddy K, Sinha P, O'Kane CM, Gordon AC, Calfee CS, McAuley DF (2020) Subphenotypes in critical care: translation into clinical practice. Lancet Respir Med 8:631–643. https://doi.org/10.1016/S2213-2600(20)30124-7

Pneumologie R (2024) Pneumologie 78:445. https://doi.org/10.1055/a-2296-7136

Schuler M, Bölükbas S, Darwiche K, Theegarten D, Herrmann K, Stuschke M (2023) Personalized Treatment for Patients With Lung Cancer. Dtsch Arztebl Int 120:300–310. https://doi.org/10.3238/arztebl.m2023.0012

Statistisches Bundesamt (2019) Todesursachen in Deutschland. https://www.destatis.de/DE/Themen/Gesellschaft-Umwelt/Gesundheit/Todesursachen/_inhalt.html#sprg235878. Accessed 5 January 2025

Statistisches Bundesamt (2025) https://www.destatis.de/DE/Themen/Gesellschaft-Umwelt/Gesundheit/Todesursachen/_inhalt.html

Wahab L, Fisser C (2025) Big Data in der Pneumologie: Chancen und Herausforderungen. Z Pneumologie:1–3. https://doi.org/10.1007/s10405-024-00591-8

Weiterführende Literatur

Criée CP, Smith HJ, Preisser AM, Bösch D, Butt U, Borst MM, Hämäläinen N, Husemann K, Jörres RA, Kardos P, Lex C, Meyer FJ, Nachtigall D, Nowak D, Ochmann U, Randerath W, Schütz A, Schucher B, Spiesshoefer J, Taube C, Walterspacher S, Wollsching-Strobel M, Worth H, Gappa M, Windisch W (2024) Aktuelle Empfehlungen zur Lungenfunktionsdiagnostik: Deutsche Gesellschaft für Pneumologie und Beatmungsmedizin (DGP), Deutsche Atemwegsliga (DAL), Deutsche Lungenstiftung (DLS) sowie Deutsche Gesellschaft für Arbeitsmedizin und Umweltmedizin (D. AT 50:111–184. https://doi.org/10.5414/ATX02776

Körperliche Leitsymptome und Therapiestrategien bei Lungenerkrankungen

Christoph Fisser

Inhaltsverzeichnis

C. Fisser (✉)
Caritas Klinik St. Maria, Fachklinik Donaustauf, Donaustauf, Deutschland
E-Mail: christoph.fisser@klinik.uni-regensburg.de

Klinik und Poliklinik für Innere Medizin II, Universitätsklinik Regensburg, Regensburg, Deutschland

Kap. 3 legt dar

- Welche Bedeutung den körperlichen Leitsymptomen in der Pneumologie zukommt
- Welche unterschiedliche Ausprägungsform Dyspnoe, Husten etc. aufweisen können
- Wie körperliche Leitsymptome den Alltag von pneumologisch Erkrankten prägen
- Welche Therapieansätze in der Pneumologie zur Anwendung kommen
- Warum die psychische Komponente und damit die Psychopneumologie bei pneumologisch Erkrankten bedacht werden sollte

3.1 Klassifikation pulmonaler Erkrankungen

Aus didaktischen Gründen werden die pulmonalen Erkrankungen in die nachfolgenden vier Kategorien (obstruktiv, restriktiv, infektiös, onkologisch) unterteilt, da teilweise ähnliche therapeutische Ansätze innerhalb einer Kategorie unabhängig der Erkrankung verwendet werden (Tab. 3.1). Zu beachten ist, dass bestimmte Erkrankungen auch Charakteristiken mehrerer Kategorien aufweisen können.

Im Folgenden wird näher auf die häufigsten Erkrankungen innerhalb einer Kategorie eingegangen.

3.1.1 Obstruktive Lungenerkrankungen

Die obstruktiven Lungenerkrankungen sind gekennzeichnet durch eine Bronchokonstriktion (Verengung der Atemwege). Typische Beispiele sind COPD, Asthma bronchiale, Sarkoidose, Mukoviszidose, Silikose und Bronchiektasen-Erkrankung.

COPD

Die chronische obstruktive Lungenerkrankung (*COPD*) ist definiert über die chronisch obstruktive*Bronchitis,* einen dauerhaften Husten, in der Regel mit Auswurf über mindestens ein Jahr und nicht vollständig reversibler Atemwegsobstruktion mit oder ohne Lungenüberblähung und über das *Lungenemphysem,* eine Abnahme der Gasaustauschfläche der Lunge.

Tab. 3.1 Auswahl verschiedener Lungenerkrankungen, nach Kategorie untergliedert

Kategorie	Charakteristik	Typische Erkrankungen
Obstruktiv	Verengung der Atemwege	COPD, Asthma bronchiale, Sarkoidose, Mukoviszidose, Silikose, Bronchiektasen-Erkrankung
Restriktiv	Verminderte Dehnbarkeit der Lunge	Idiopathische pulmonale Fibrose, Sarkoidose, Silikose, Pneumonie, Mukoviszidose, Bronchiektasen-Erkrankung, Pneumothorax, Atemmuskelschwäche bei z. B. neuromuskulären Erkrankungen, Pleuraerguss, Zwerchfellparese, Adipositas, instabiler Thorax nach Reanimation, Kyphoskoliose
Infektiös	Durch Mikroorganismen verursachte Entzündung	Pneumonie (bakteriell, viral, Pilz), Tuberkulose, Lungenabszess, Bronchitis, Pleuritis
Onkologisch	Durch bösartige Tumorzellen verursacht	Bronchialkarzinom, Mesotheliom, Pleuritis carcinomatosa, pulmonale Metastasen, Thymuskarzinom, Karzinoide

Asthma bronchiale

Asthma bronchiale ist eine heterogene Erkrankung mit chronischer Entzündung der Atemwege. Die Symptome (Dyspnoe, Giemen, Brustenge, Husten, bronchiale Hyperreagibilität) variieren in ihrer Intensität. Eine Unterform ist das *Cough*-(engl. Husten) *Variant-Asthma*, eine Asthmaform, die sich v. a. durch Husten manifestiert.

Mukoviszidose (zystische Fibrose)

Die Mukoviszidose ist eine genetische Erkrankung des Cystic-Fibrosis-Transmembrane-Conductance-Regulator-Gen (CFTR). Typische pulmonale Manifestation ist ein sehr zähes Sekret im Bereich der Lunge. Dies kann zu Obstruktion, vermehrten Infektionen und der Ausbildung von *Bronchiektasen* (Erweiterung der Bronchien) führen. Typischerweise treten bereits in der Kindheit Beschwerden auf.

3.1.2 Restriktive Lungenerkrankungen

Restriktive Lungenerkrankungen können in pulmonale und extrapulmonale Lungenerkrankungen unterschieden werden. Zu den pulmonal-restriktiven Lungenerkrankungen zählen: Lungenfibrosen, Sarkoidose, Silikose, Pneumonie, Mukoviszidose, Bronchiektasen-Erkrankung etc. Extrapulmonale Restriktionen treten bei den folgenden Erkrankungen auf:

Pneumothorax, Atemmuskelschwäche bei z. B. neuromuskulären Erkrankungen, Pleuraerguss, Zwerchfellparese, Adipositas, instabiler Thorax nach Reanimation, Kyphoskoliose etc.

Lungenfibrose

Insgesamt sind die Lungenfibrosen seltene Lungenerkrankungen. Es gibt > 200 verschiedene Arten der Lungenfibrosen (Kreuter et al. 2023). Die häufigste Lungenfibrose ist die idiopathische pulmonale Fibrose.

Idiopathische pulmonale Fibrose (IPF)

Die IPF ist eine der häufigeren Lungenfibrosen, die insbesondere bei älteren, rauchenden Männern vorkommt. Gekennzeichnet ist die IPF durch eine zunehmende Fibrose (pathologische Vermehrung von Bindegewebszellen) der Lunge, die sich in einer raschen Abnahme der Lungenfunktion widerspiegelt. Dementsprechend leiden viele Patientinnen/Patienten an Dyspnoe, was in einer eingeschränkten Belastbarkeit resultiert.

Sarkoidose

Die Sarkoidose ist eine *granulomatöse* Erkrankung, deren Ätiologie nicht eindeutig geklärt ist. Dabei bilden sich kleine Knötchen aus entzündetem Gewebe (*Granulome*). Die chronische Form präsentiert sich häufig mit unspezifischen Symptomen wie Dyspnoe und trockenem Reizhusten. Ein häufiges Symptom der Sarkoidose ist die Fatigue. In ca. 5–10 % kommt es im Rahmen der Sarkoidose zu einer Lungenfibrose.

Pleuraerguss

Ein Pleuraerguss ist eine Flüssigkeitsansammlung zwischen der Pleura visceralis und parietalis. Dieser kann durch eine vermehrte Produktion von Pleuraflüssigkeit wie z. B. bei einer Pneumonie, durch einen erhöhten hydrostatischen Druck wie bei kardialer Stauung oder durch eine Abflussstörung wie bei bösartigen Tumorerkrankungen hervorgerufen werden. Klinisch berichten die Betroffenen meist von vermehrter Dyspnoe.

Pneumothorax

Der Pneumothorax ist eine Luftansammlung zwischen der Pleura visceralis und der Pleura parietalis und kann Thoraxschmerzen, Dyspnoe und Husten verursachen. Die Ursache ist unterschiedlich, von spontanen über *iatrogenen* (Folge einer Intervention) bis hin zu traumatisch bedingten Pneumothoraces.

3.1.3 Infektiöse Lungenerkrankungen

Bronchitis

Eine Bronchitis (Entzündung im Bereich der Bronchien) ist eine häufige infektiöse Ursache für Husten. Die chronische Bronchitis ist über den Husten definiert (Abschn. 3.3.2). Die Genese der Bronchitiden ist meist viral z. B. Rhinoviren (Schnupfenvirus). Insbesondere in den Wintermonaten ist ein Anstieg der Bronchitiden zu verzeichnen, da in diesen Monaten vermehrt virale Infekte auftreten. Typische Erreger sind, neben den o. g. *Rhinoviren, Coronaviren* (auch außerhalb COVID-19), *Adenoviren, Influenza- und Parainfluenzaviren, RSV* (Respiratory Syncytial Virus) und *Metapneumovirus.*

Pneumonie

Die Pneumonie als eine der häufigsten infektiösen Erkrankungen weltweit kann durch verschiedene Erreger verursacht werden, sei es bakteriell, viral oder fungal (Pilze). Der häufigste bakterielle Erreger ist *Streptococcuspneumoniae* (Pneumokokken). Häufige virale Erreger sind unter anderem Influenza- (Grippe) oder COVID-19-Viren. Die Pilzpneumonie (häufig *Aspergillus fumigatus*) betrifft meist immungeschwächte Personen.

Eine besondere Form stellt die *Pneumonitis* dar, eine abakterielle Form, die durch physikalische (z. B. Strahlentherapie) oder chemische (z. B. Immuntherapie beim Bronchialkarzinom) Reize hervorgerufen werden kann. Die Gemeinsamkeit mit der klassischen Pneumonie ist eine *Inflammation* (Entzündung) im Bereich des Lungengewebes.

Tuberkulose

Die Tuberkulose ist eine durch Mykobakterien (*Mycobacterium tuberculosis*) ausgelöste Erkrankung mit niedriger Prävalenz in Deutschland. Typische Symptome sind Husten (auch *Hämoptysen*), Fieber, Gewichtsverlust. Eine Besonderheit der Tuberkulose ist die langdauernde antituberkulöse Therapie, die bei unkomplizierter Tuberkulose für insgesamt 6 Monate eingenommen werden muss. Die lange Therapiedauer ist aufgrund der langsamen Teilungsrate der Mykobakterien notwendig.

Lungenabszesse

Ein Lungenabszess ist eine Eiteransammlung im Bereich der Lunge. Meist ist eine mehrwöchige Antibiotikatherapie notwendig. Gegebenenfalls bedarf es zudem thoraxchirurgischer Maßnahmen.

Pleuritis

Die Entzündung der Pleura ist *die* Erkrankung, bei der Thoraxschmerzen regelhaft vorhanden sind. Ursachen der Pleuritis sind vielfältig: *Tuberkulose, Pneumonie,* im Rahmen *rheumatologischer* Erkrankungen oder Traumata mit *Rippenfrakturen* o. ä.

3.1.4   Onkologische Lungenerkrankungen

Bronchialkarzinom

Das Bronchialkarzinom (Lungenkrebs) ist die häufigste bösartige Erkrankung im Bereich der Lunge. Es entsteht in ca. 90 % durch inhalative Noxen, insbesondere Tabakprodukte (Krebs – Lungenkrebs 2025). Folglich treten Beschwerden ähnlich wie bei einer chronischen Bronchitis auf. Häufig kommt es auch zu einer B-Symptomatik (Körpergewichtsverlust > 10 % in den letzten 6 Monaten, Nachtschweiß, Fieber). Das Bronchialkarzinom geht mit einer sehr hohen Mortalität einher und ist in Deutschland bei Männern die dritthäufigste Todesursache (Statistisches Bundesamt 2019). Es kann in das *kleinzellige* (aggressiveres Wachstum) und das nichtkleinzellige Bronchialkarzinom differenziert werden.

Mesotheliom

Das Mesotheliom ist ein Tumor aus den Mesothelzellen der Pleura, der in der Regel durch mehrjährigen, intensiven Asbestkontakt verursacht wird. Bösartige Pleuraerkrankungen sind oft mit chronischen, therapieresistenten, thorakalen Schmerzen assoziiert.

3.2   Bedeutung von Leitsymptomen in der Pneumologie

Ein Leitsymptom ist ein besonders charakteristisches Symptom einer medizinischen Fachdisziplin und dient häufig als wegweisender Hinweis für die Diagnosestellung. Leitsymptome ermöglichen eine erste Eingrenzung der Beschwerdesymptomatik und der Differenzialdiagnosen, sodass gezielte diagnostische Schritte eingeleitet werden können. Die weitere Abklärung erfolgt durch Anamnese, körperliche Untersuchung sowie nichtinvasive und invasive Diagnostik (Kap. 2).

Neben spezifischen Leitsymptomen gibt es auch unspezifische Beschwerden, die verschiedene Ursachen haben können. Das häufigste Leitsymptom in der Pneumologie ist die Dyspnoe. Weitere bedeutende Symptome sind Husten, Auswurf und thorakale Schmerzen.

Beispielhaft wird die Bedeutung der Dyspnoe an dieser Stelle näher erläutert.

Die Genese der Dyspnoe kann durch zahlreiche pulmonale Erkrankungen, aber auch durch verschiedene extrapulmonale Erkrankungen aus dem Bereich der Psychosomatischen Medizin, der Kardiologie, der Infektiologie, der Neurologie etc. verursacht werden. Da sich somatische Leitsymptome häufig mit psychischen Manifestationen überlagern, kommt der interdisziplinären Herangehensweise, insbesondere der Psychopneumologie, eine herausragende Bedeutung zu. Viele Betroffene von akuter Dyspnoe erleben Angstzustände, die wiederum Dyspnoe verstärken. Dies führt häufig zur Entwicklung einer Dyspnoe-Angst-Dyspnoe-Spirale, in der die Angst vor Dyspnoe selbst die Dyspnoe verstärkt (Kap. 4). Um diesen Teufelskreis zu durchbrechen, stehen in der Psychopneumologie verschiedene äußerst effektive Therapieansätze zur Verfügung (Kap. 20).

Die ärztliche Kunst besteht darin, durch gezielte Diagnostik die Genese des Leitsymptoms korrekt zu differenzieren, um vom Symptom zur Diagnose und schließlich zur optimalen Therapie zu gelangen. Zudem dient die Ausprägung der Leitsymptomatik als wichtiger Indikator für den Therapieerfolg und ermöglicht eine objektive Therapiekontrolle.

Im Folgenden wird die Pathophysiologie der Leitsymptome systematisch in die folgenden Krankheitskategorien unterteilt:

- obstruktive Lungenerkrankungen,
- restriktive Lungenerkrankungen,
- infektiöse Lungenerkrankungen,
- onkologische Lungenerkrankungen.

3.3 Körperliche Leitsymptome

3.3.1 Dyspnoe

Definition
Dyspnoe setzt sich aus dem griechischen („dys": schwer, „pnoia": atmen) zusammen. Daher werden häufig die Synonyme Luftnot oder Atemnot verwendet. Die amerikanische Gesellschaft für Pneumologie (American Thoracic Society, ATS) definiert Dyspnoe „als subjektive Erfahrung des Unbehagens beim Atmen, das aus qualitativ unterschiedlichen Empfindungen besteht, die in ihrer Intensität variieren. Die Dyspnoe ergibt sich aus den Wechselwirkungen zwischen zahlreichen physiologischen, psychologischen, sozialen und umweltbedingten Faktoren und kann sekundäre physiologische und verhaltensbezogene Reaktionen hervorrufen." (Parshall et al. 2012, S. 436).

Prävalenzen
Dyspnoe als Symptom tritt in verschiedenen klinischen Kontexten mit unterschiedlicher Häufigkeit auf (Berliner et al. 2016):

- Notaufnahme: ca. 7 % der Behandelten geben Dyspnoe als Hauptsymptom an.
- Niedergelassene Ärztinnen/Ärzte: ca. 25 % der Behandelten berichten über Atemnot.
- Pneumologische Fachpraxis: Dyspnoe tritt in über 60 % der Fälle auf

Ursachen: Die häufigsten Ursachen hängen vom Versorgungssektor ab:

- Rettungsdienst: Dyspnoe bei Pneumonie (bis 18 %) oder bei Herzinsuffizienz (bis 16 %).

- Notaufnahme: Häufigste Ursachen sind COPD (bis 17 %) und Herzinsuffizienz (bis 16 %).
- Hausarztpraxis: Dyspnoe resultiert oft aus akuter Bronchitis (bis 25 %) (Berliner et al. 2016).

Definitionsgemäß beeinflussen auch psychogene Ursachen die Empfindung von Dyspnoe. Hierfür liegen keine genauen Prävalenzdaten vor.

Ausprägung
Die Maximalform der Dyspnoe ist die Ruhedyspnoe. Weitere Formen sind:

- Belastungsdyspnoe (z. B. beim Treppensteigen),
- Sprechdyspnoe (Atemnot beim Sprechen),
- Orthopnoe (Dyspnoe in liegender Position),
- Platypnoe (vermehrte Dyspnoe in sitzender Position).

Der Schweregrad der Dyspnoe wird im klinischen Alltag anhand der Borg-Skala (Kap. 2) oder der modifizierten Dyspnoe-Skala des Medical Research Council (mMRC) (Tab. 3.2) erfasst. Betroffene von Panik- oder Somatisierungsstörungen berichten oft über diffuse, unvorhersehbare Dyspnoe, die nicht mit einer objektiven Verschlechterung der Lungenfunktion korreliert.

▶ Die Ausprägung von Dyspnoe variiert je nach Ausprägung der zugrunde liegenden Krankheit, sodass bei COPD GOLD I, A selten Dyspnoe in Ruhe vorliegt, bei COPD GOLD IV, E jedoch regelmäßig.

Pathophysiologie
Die genaue Pathogenese der Dyspnoe ist komplex und nicht vollständig verstanden. Mehrere Mechanismen tragen zur Dyspnoe-Empfindung bei. Einerseits wird Dyspnoe über Chemorezeptoren ausgelöst, die auf erhöhte pCO_2-Werte bzw. erniedrigte pO_2 im Bereich des

Tab. 3.2 Modifizierte Dyspnoe-Skala des Medical Research Council (mMRC)

Schweregrad	Beschreibung der Symptomatik
0	Dyspnoe bei starker Anstrengung
1	Dyspnoe bei schnellem Gehen in der Ebene oder bei leichtem Anstieg
2	Langsameres Gehen in der Ebene als Gleichaltrige aufgrund von Dyspnoe oder Erfordernis von Pausen zum Atemholen beim Gehen in der Ebene
3	Dyspnoe bei Gehstrecke von ca. 100 m oder nach einigen Minuten
4	Dyspnoe, die verhindert das Haus zu verlassen oder Luftnot beim An-/Ausziehen

Glomus caroticum/aorticum reagieren, andererseits über Mechanorezeptoren im Bereich der Lunge und der Atemmuskulatur (Kap. 1). Ein weiterer starker Einfluss auf die Empfindung von Dyspnoe sind psychische Faktoren (Manning und Schwartzstein 1995; Burki und Lee 2010).

▶ Erlernte Atemnotangst kann dazu führen, dass Patientinnen/Patienten ihre Atmung übermäßig kontrollieren, was paradoxerweise die Dyspnoe verstärkt.

Relevante Lungenerkrankungen

Dyspnoe tritt bei den meisten pulmonalen Erkrankungen auf. Im Nachfolgenden soll exemplarisch auf die Erkrankungen mit führender Dyspnoe-Symptomatik und hoher Prävalenz in der Allgemeinbevölkerung näher eingegangen werden.

Obstruktive Lungenerkrankungen – Beispiel COPD

- Die *Atemwegsobstruktion* führt zu einem erhöhten Atemwegswiderstand, der insbesondere die Exspiration (Ausatmung) erschwert. Vor allem bei einem Emphysem kommt es während der Exspiration zu einem Kollaps der kleinen Atemwege. Dies zeigt sich in der Fluss-Volumen-Kurve am typischen *Emphysemknick* (Kap. 2).
- Die *Hyperinflation* (Überblähung) ist die Konsequenz aus o. g. Kollaps der Atemwege. Aufgrund der unvollständigen Exspiration verbleibt ein erhöhtes Residualvolumen (Restlungenvolumen, das auch unter vollständiger Ausatmung in der Lunge verbleibt) in der Lunge. Durch diese Überdehnung der Lunge reduziert sich die inspiratorische Kapazität, wodurch weniger Luft *inspiriert* (eingeatmet) werden kann.
- Aufgrund der Hyperinflation tritt das *Diaphragma* (Zwerchfell) tiefer. Dadurch ändern sich die geomechanischen Eigenschaften des Zwerchfells, insbesondere das aktive Absenken des Zwerchfells (und damit die Entwicklung eines Unterdrucks zur Inspiration) wird deutlich eingeschränkt.
- Die Gasaustauschfläche ist reduziert *(Lungenemphysem),* wodurch Sauerstoff weniger gut aufgenommen werden kann und in einen Sauerstoffmangel mit Entwicklung von Dyspnoe führen kann.
- Weiter führen chronische Entzündungsreaktionen und Muskelabbauprozesse der Atemmuskulatur bei COPD zu vermehrter Dyspnoe.
- Aufgrund der o. g. Mechanismen entwickelt sich Dyspnoe, die durch vermehrtes Auftreten von Angst und Panik weiter verstärkt werden kann, insbesondere bei vermehrter Hyperventilation und dem o. g. Mechanismus der Obstruktion und Hyperinflation.

▶ Viele COPD-Erkrankte entwickeln eine Angst vor Atemnot, die sie zu Vermeidungsverhalten verleitet (z. B. körperliche Schonung). Dies führt zu muskulärer Dekonditionierung und einer weiteren Verschlechterung der Dyspnoe (Kap. 4).

Restriktive Lungenerkrankungen – Beispiel Lungenfibrose

- Aufgrund der *Fibrosierung* (Vernarbung) des Lungengewebes kommt es zu einer eingeschränkten Elastizität (Kap. 1) der Lunge. Dadurch wird die Einatmung erschwert (vergleichbar mit einem sehr starren Luftballon).
- Zudem reduziert sich durch die tendenzielle Neigung zum Zusammenziehen der Lunge (ähnlich wie bei Narbenbildung) das zur Verfügung stehende Lungenvolumen, v. a. die totale Lungenkapazität sowie die funktionelle Vitalkapazität (Lungenvolumen, das zur Atmung zur Verfügung steht) (Kap. 2).
- Folglich atmen die Patientinnen/Patienten weniger tief, dafür aber schneller im Sinne einer Tachypnoe. Zudem ist eine erhöhte Beanspruchung der Atemmuskulatur notwendig, um eine ausreichende Ventilation zu gewährleisten. Beide Mechanismen induzieren Dyspnoe.
- Ein weiterer Mechanismus der Dyspnoe ist die Einschränkung der Gasaustauschfläche. Die Fibrosierung führt zu einer Verdickung der *alveolokapillären Membran* (Kap. 1) und nachfolgend zu einer erschwerten Aufnahme von Sauerstoff.
- Die Dyspnoe führt ähnlich wie bei den obstruktiven Lungenerkrankungen zu einer abnehmenden körperlichen Belastbarkeit mit nachfolgender muskulärer Dekonditionierung.

▶ Die Dyspnoe bei Lungenfibrose wird oft als „nicht zu kontrollieren" wahrgenommen. Dies kann zu einer erhöhten emotionalen Belastung führen, die die Atemwahrnehmung weiter verstärkt.

Infektiöse Lungenerkrankungen – Beispiel Pneumonie

- Die Infektion trägt zu einer Einschränkung des Gasaustausches bei. Durch ein entzündliches *Exsudat* (Ausschwitzen von Gewebeflüssigkeit) erschwert sich der Gasaustausch im Bereich der *alveolokapillären Membran*.
- Betroffene Areale der Lunge werden schlechter belüftet, sei es durch Sekret oder aufgrund der entzündlichen Komponente bei gleichbleibender oder sogar erhöhter Perfusion (Durchblutung). Dadurch kommt es zu einem *Ventilations-Perfusions-Mismatch* mit *Hypoxämie* (Sauerstoffmangel im arteriellen Blut).
- Entzündliche *Mediatoren* (Botenstoffe) beeinflussen die Dyspnoeentwicklung direkt zentral im Bereich des Atemzentrums. Zentrale Mechanismen wie Fieber resultieren in einem erhöhten Sauerstoffbedarf in Folge eines erhöhten Grundumsatzes.
- Thorakale Schmerzen, v. a. bei Beteiligung der *Pleura*, führen zu verminderten Atemanstrengungen bei gleichzeitig erhöhtem Bedarf aufgrund der ineffizienten Atmung.
- Vermehrtes Sekret erhöht den Atemwegswiderstand (Kap. 1) und trägt ebenfalls zu einer erhöhten Beanspruchung der Atemmuskulatur bei.

▶ Schwere Infektionen können zu Verwirrtheit, Angst oder deliranten Zuständen führen, die sich auf die Wahrnehmung der Atemnot auswirken.

Onkologische Lungenerkrankungen – Beispiel Bronchialkarzinom

- Aufgrund des *Malignoms* (bösartiger Tumor) kommt es zu einem erhöhten Stoffwechselverbrauch mit pathologischem Körpergewichtsverlust und Reduktion der Muskulatur *(Kachexie)*. Dies führt zu einer Atempumpeninsuffizienz.
- Systemisch liegt häufig auch eine *Tumoranämie* (Blutarmut in Folge der Tumorerkrankung) vor, ein häufiger Grund von Dyspnoe.
- Neben vermehrtem Sekret bei der tumoralen Reizung im Bereich der Atemwege, können Tumorobstruktionen die Atemwege komplett verschließen, sodass weniger Lungengewebe am Gasaustausch teilnehmen kann. Es entstehen Atelektasen (Minderbelüftungen der Lunge).
- Begleiterscheinungen wie *maligner Pleuraerguss* tragen ebenfalls zur Atelektasenbildung bei.
- Gleichzeitig besteht eine erhöhte Infektneigung sowohl durch die Tumorobstruktion als auch durch die Beeinflussung des Allgemeinzustandes mit Einschränkungen des Immunsystems.
- Bei einigen Erkrankten kommt es zur Ausbildung einer *Lymphangiosis carcinomatosa* (Einwachsen von Tumorzellen entlang der Lymphgefäße). Dies wiederum führt zu einer Einschränkung der Sauerstoffaufnahmekapazität über eine Verdickung und Fibrosierung (Vernarbung) des *Interstitiums*, einer Kompression der Alveolen und nachfolgend zu den Einschränkungen im Bereich der alveolokapillären Membran.
- Das Lungenembolierisiko ist bei vorliegendem Karzinom ebenfalls deutlich erhöht, sodass durch den thrombotischen (durch Blutgerinnsel ausgelösten) Verschluss der pulmonal-arteriellen Gefäße die Perfusion im Bereich der Lunge eingeschränkt wird, was sich ungünstig auf das *Ventilations-Perfusions-Verhältnis* auswirkt.
- *Paraneoplastische Syndrome* (Syndrome, die im Zusammenhang mit Tumorerkrankungen auftreten) können zu neuromuskulären Einschränkungen (z. B. *Lambert-Eaton-Syndrom*) mit Beteiligung der Atemmuskulatur führen.

▶ Dyspnoe bei Lungenkrebs geht oft mit Angst, Depressivität und existenziellen Sorgen einher. Eine psychoonkologische Begleitung kann helfen, das subjektive Leiden zu reduzieren (Kap. 7, 13, 16 und 17).

3.3.2 Husten

Definition
Husten ist definitionsgemäß ein rascher Atemstoß nach Verschluss und plötzlicher Öffnung der *Glottis* (Stimmritze). Er wird durch verschiedene Reize (entzündlich, chemisch oder physikalisch) ausgelöst und dient der Reinigung der Atemwege sowie dem Schutz vor *Aspiration* (Verschlucken).

▶ Husten hat eine starke subjektive Komponente und kann durch emotionale, psychische und soziale Faktoren beeinflusst werden. Chronischer Husten kann neben psychischen Belastungen eine soziale Isolation, Schlafstörungen und Angstzustände verursachen, insbesondere wenn keine klare organische Ursache gefunden wird. Husten kann auch ohne organische Ursache auftreten, beispielsweise als psychogener Husten, der häufig in stressreichen Situationen beobachtet wird (Kap. 5).

Prävalenzen

Husten ist eines der häufigsten Symptome in der Allgemeinbevölkerung.

- 20- bis 48-Jährige: Prävalenz von bis zu 31 % (Janson et al. 2001).
- Chronischer Husten in Europa: Prävalenz von 13 % (Song et al. 2015).
- Saisonale Schwankungen: In den Wintermonaten ist die Prävalenz aufgrund von viralen Infektionen deutlich höher.

Einschränkend muss erwähnt werden, dass die Prävalenz meist auf Fragebogenerhebungen basiert, sodass eine gewisse subjektive Verzerrung möglich ist.

Ausprägung

Husten wird in *akut* (< 2 Wochen), *subakut* (2–8 Wochen) und *chronisch* (> 8 Wochen) unterteilt. Dies ist insbesondere für die Genese des Hustens relevant. Zudem wird zwischen *produktivem* (mit Sekret, ≥ 2 Esslöffel in 24 h) und *nichtproduktivem* Husten unterschieden. Produktiver Husten kann in *purulent* (eitrig), *blutig* (Hämoptysen) und *mukös* (schleimig) bzw. *serös* (schaumig) differenziert werden.

Pathophysiologie

Husten wird über den Nervus vagus vermittelt, dessen sensible Fasern sich entlang der oberen und unteren Atemwege bis in die Bronchien erstrecken. Durch chemische, physikalische oder entzündliche Reize werden die Hustenrezeptoren aktiviert. Die Regulation (z. B. willkürliches vs. unterdrücktes Husten) des Hustenreizes erfolgt im Hirnstamm. Zusätzlich beeinflussen extrapulmonale Reize den Hustenreflex, meist über sensible Nervenfasern im Bereich der Nasen- und Nasennebenhöhlen sowie über Stoffe, die bei Entzündungen entstehen wie *Bradykinin* oder *Prostaglandin* (Kardos et al. 2019).

Relevante Lungenerkrankungen

Husten ist ein Symptom, das bei fast allen Atemwegserkrankungen in Erscheinung treten kann. Entsprechend der o. g. Systematik werden Beispiele aus den Bereichen der obstruktiven, der restriktiven, der infektiösen und der onkologischen pneumologischen Erkrankungen näher dargestellt.

Obstruktive Lungenerkrankungen – Beispiel Asthma bronchiale

- Definitionsgemäß weisen Asthma-Erkrankte eine *bronchiale Hyperreagibilität* (Überempfindlichkeit der Atemwege auf Reize wie kalte Luft, Pollen oder Parfüm) auf. Die Reizung führt zu einer Aktivierung der Hustenrezeptoren mit nachfolgendem Auslösen des Hustenreflexes.
- Durch *inflammatorische* (Entzündungs-) Prozesse schwellen die Schleimhäute an; es kommt zu vermehrter Sekretbildung und dadurch zur Aktivierung der Hustenrezeptoren.
- Bei Beteiligung der Nasen- und Nasennebenhöhlen kann es über den sog. *Post-Nasal-Drip* (Tropfen von Nasensekret in die Lunge) zu vermehrtem Husten kommen.
- Gleichzeitig kommt es durch die *Bronchokonstriktion* (Einengung der Atemwege) zu einem erschwerten Abhusten des Sekrets sowie zu einer mechanischen Reizung der Hustenrezeptoren.

▶ Zur Erweiterung der Atemwege werden beim Asthma bronchiale *inhalative Betamimetika* (z. B. Formoterol, Salmeterol, Olodaterol, Indacaterol …) eingesetzt, daher sind Betablocker bei diesen Patientinnen/Patienten kontraindiziert, da dadurch schwere Atemwegsobstruktionen hervorgerufen werden können.

Restriktive Lungenerkrankungen – Beispiel Sarkoidose

- Ähnlich zu den obstruktiven Atemwegserkrankungen, treten bei den restriktiven Lungenerkrankungen Entzündungsreaktionen auf, die jedoch insbesondere das Interstitium betreffen und ebenfalls Hustenrezeptoren aktivieren.
- Der zunehmende *fibrotische* (narbige) Umbau führt zu einer Reduktion der Elastizität der Lunge. Eine maximale *Inspiration* (Einatmung) ist nicht mehr möglich. Während der Inspiration werden aufgrund der Versteifung der Lunge und nachfolgenden Dehnungsreizen die *Mechanorezeptoren* (Rezeptoren, die auf mechanischen Reiz mit Husten reagieren) aktiviert.
- Mechanismen wie Sekret und hyperreagibler Hustenreflex (s. oben) treten auch bei Lungenfibrosen auf.
- Komorbiditäten wie etwa eine *gastroösophageale Refluxerkrankung* (Sodbrennen), bei der Mageninhalt in die Trachea und damit in die Atemwege aspiriert wird, werden ebenfalls im Zusammenhang mit Husten über einen chemischen Reiz in Verbindung mit interstitiellen Lungenerkrankungen gebracht.
- Patientinnen/Patienten mit Lungenfibrosen sind häufig älter und leiden daher an kardialen Komorbiditäten. Dies ist insofern relevant, da Medikamente wie *ACE-Hemmer* (Angiotensin-Converting-Enzym) zu einer Verminderung des *Bradykinin*-Abbaus führen. Bradykinin ist ein endogener Hustenstimulator. In Studien zu ACE-Hemmern wird Husten mit einer Prävalenz von ca. 10 % angegeben. Weitere Hustenauslösende Medikamente sind: *Amiodaron, Betablocker, Checkpoint-Inhibitoren* etc. (Kardos et al. 2019)

Infektiöse Lungenerkrankungen – Bronchitis

- Der Hauptpunkt der Hustengenese liegt in der Infektion mit nachfolgender Reizung und Schwellung der Schleimhäute und Freisetzung entzündlicher Mediatoren.
- In der Konsequenz kommt es zu einer *Hypersekretion* (vermehrte Sekretbildung).
- Die Inflammation mit vermehrtem Sekret schädigt die Flimmerhärchen (Kap. 1). Dadurch kann das Sekret schlechter abtransportiert werden und die Inflammationskaskade wird weiter angeheizt.
- Folglich kommt es zu Obstruktion der Atemwege und erhöhter Sensibilität des Hustenreflexes, wie oben beschrieben.

▷   Postinfektiöser Husten kann Wochen nach einer überstandenen Infektion bestehen bleiben. Dies führt zu einer subjektiv empfundenen Atemnot, obwohl keine Obstruktion oder Gasaustauschstörung nachweisbar ist.

Onkologische Lungenerkrankungen – Beispiel Bronchialkarzinom

- Bronchialkarzinome wachsen in der Regel invasiv, daher kommt es zu mechanischer Reizung der Atemwege durch den Tumor selbst, zu Obstruktion der Bronchien durch Tumorgewebe mit nachfolgender *Atelektasenbildung* (fehlende Belüftung der Lunge), wodurch die Sekretclearancefunktion eingeschränkt wird. Zudem wächst der Tumor meist so schnell, dass sich *Nekrosezonen* (abgestorbene Zellen) ausbilden. All diese Mechanismen tragen zur Entstehung von Husten bei.
- Durch das bösartige Wachstum werden Gefäße *arrodiert* (zerstört) und es kann zu Blutungen kommen, die sich als *Hämoptysen* (Bluthusten) manifestieren. Blut wirkt als starker Trigger für Inflammation im Bereich der Atemwege und verursacht Husten.
- Weitere tumorspezifische Ursachen von Husten sind die Entwicklung eines malignen *Pleuraergusses* bzw. *pleurale Reizungen* durch Tumorinfiltration.
- Die *Lymphangiosis carcinomatosa* (Infiltration von Lymphgefäßbahnen durch Tumorgewebe) trägt ebenfalls über die Reizung der Lymphbahnen zur Hustenentstehung bei.
- *Paraneoplastische Syndrome* können z. B. über *Neuropeptide* die bronchiale Hyperreaktivität verstärken. Diese Botenstoffe werden von Tumoren selbst produziert.
- Weiter kann Husten auch durch die Therapie des Bronchialkarzinoms wie etwa die Strahlentherapie oder die Immuntherapie bei Entstehung einer Pneumonitis (Lungenentzündung durch physikalische oder chemische Reize) verursacht werden.

▷   Ein unklarer, persistierender Husten kann bei Patientinnen/Patienten mit Krankheitsängsten erhebliche psychische Belastungen verursachen, insbesondere bei der Sorge um Lungenkrebs.

Weitere Ursachen für Husten können kardial bedingt sein, bei kardialer Stauung, durch inhalative Noxen wie z. B. Knallgas, durch rezidivierende Lungenembolien, durch Systemerkrankungen mit pulmonaler Beteiligung etc.

3.3.3 Thoraxschmerzen

Definition
Der Thoraxschmerz ist definiert über ein schmerzhaftes Empfinden im Bereich des Thorax (Brustkorb).

▶   Thoraxschmerzen können nicht nur durch organische Ursachen, sondern auch durch psychogene Faktoren wie Angststörungen, Panikattacken oder somatoforme Schmerzsyndrome entstehen. Dies ist für die Differentialdiagnostik von großer Bedeutung.

Prävalenzen
Die Prävalenzen variieren je nach Setting.

* Notaufnahme: Bis zu 15 % der Behandelten präsentieren sich mit Thoraxschmerzen (Honold et al. 2013).
* Allgemeinmedizinische Praxis: Prävalenzen von ca. 3 % (Frese et al. 2016).

Ausprägung
Thorakale Schmerzsensationen können unterschiedliche Charakteristiken aufweisen: drückend, brennend, stechend, belastungsabhängig, atemabhängig, lokalisiert oder generalisiert. Die Charakteristik kann Hinweise auf das betreffende Organsystem geben. Folgende Organschädigungen können zu thorakalen Schmerzen führen: pulmonal/pleural, kardiovaskulär (v. a. Herzinfarkt), muskuloskelettal, gastroösophageal und funktionell. Nachfolgend soll näher auf die pulmonale Genese thorakaler Schmerzen eingegangen werden.

▶   Chronische funktionelle Thoraxschmerzen sind häufig mit psychischen Belastungen, Stress oder Traumata assoziiert. Diese können ohne organische Ursache bestehen und erhebliche Beeinträchtigungen hervorrufen.

Pathophysiologie
In der Regel resultieren pulmonale Thoraxschmerzen aus einer *Pleuritis* (Reizung der Pleura). Die *Pleura visceralis* ist nicht innerviert, daher kommt die Schmerzsensation durch Affektion der *Pleura parietalis* (Kap. 1).

▶   Aufgrund der fehlenden Innervation der Pleura visceralis führt eine Zer-
       störung der Lunge wie bei COPD oder Lungenfibrose in der Regel nicht
       zu thorakalen Schmerzen. Auch durch eine transbronchiale Biopsie entsteht
       daher kein direkter Schmerzreiz.

Zusätzlich können mechanische Reize und Adhäsionen (Verwachsungen) zu Irritationen
der Pleura führen. Typischerweise treten pleuritische Schmerzen bei der Einatmung oder
bei Husten auf und nehmen bei der Ausatmung ab. Dies kann eine Schonatmung mit
reduzierter Einatmung zur Folge haben.

Relevante Lungenerkrankungen

Pleurale Schmerzen entstehen durch eine Affektion der *Pleura parietalis*. Daher können
pulmonale Erkrankungen, die zu einer pleuralen Reizung führen, thorakale Schmerzsensationen auslösen.

Obstruktive Lungenerkrankungen – Beispiel COPD und Mukoviszidose

Thoraxschmerzen sind bei obstruktiven Lungenerkrankungen selten, können aber unter
bestimmten Umständen auftreten:

- COPD- und *Mukoviszidose*-Erkrankte haben ein erhöhtes Risiko für einen *Pneumothorax*
  (Zusammenfallen der Lunge aufgrund von Luft im Pleuraspalt).
- Ursächlich ist meist eine Spontanruptur einer *Bulla* (luftgefüllter Hohlraum) oder ein
  struktureller Lungenschaden. Der Pneumothorax kann zu einer Reizung der parietalen
  Pleura führen, sei es über entzündliche Prozesse oder über mechanische Reize.
- Zudem können *Adhäsionen* (Verwachsungen) zu Traktionen im Bereich der Pleura führen
  und atemabhängigen Beschwerden verursachen.

Restriktive Lungenerkrankungen – Beispiel interstitielle Lungenerkrankungen

Ähnlich wie bei den obstruktiven Lungenerkrankungen ist der pleuritische Schmerz bei
restriktiven Lungenerkrankungen nicht typisch, kann jedoch bei pleuraler Beteiligung
auftreten.

- Der *systemische Lupus erythematodes* (Systemerkrankung der Haut und Bindegewebe,
  SLE) kann in einigen Fällen eine *Pleuritis* (Entzündung der Pleura) verursachen.
- Bei seltenen interstitiellen Lungenerkrankungen wie der *pleuroparenchymatösen Fibro-
  elastose* ist die Pleura ebenfalls betroffen.
- Zudem können, ähnlich wie bei den obstruktiven Erkrankungen, über strukturelle
  Veränderungen sekundäre pleuritische Schmerzen hervorgerufen werden.

Infektiöse Lungenerkrankungen – Beispiel Pleuritis

- Die Genese der Pleuritis ist bei den entzündlichen Erkrankungen entweder bakteriell, viral oder auch inflammatorisch, wie bei Erkrankungen aus dem rheumatologischen Formenkreis.

▶ Betroffene von postinfektiöser oder chronischer Pleuritis können anhaltende Schmerzen ohne objektive Entzündung haben.

Onkologische Lungenerkrankungen – Beispiel Mesotheliom

- Einerseits führt die Tumorinfiltration zu einer Schmerzreizung, andererseits erfolgt dies auch über inflammatorische Prozesse.

Weitere onkologische Erkrankungen, die zu pleuritischen Schmerzen führen, sind etwa der *Pancoast-Tumor* (ein Bronchialkarzinom, das die Lungenspitze betrifft und typischerweise Knochen, Nerven und Pleura infiltriert), eine *Pleurakarzinose* (Pleurabefall mit bösartigen Zellen) oder pleurale Metastasen anderer Tumorentitäten.

▶ Schmerzen bei onkologischen Erkrankungen sind oft mit Angst, Depression und existenziellen Sorgen verbunden. Eine palliativmedizinische und psychoonkologische Begleitung kann helfen, die Lebensqualität zu verbessern (Kap. 17).

Weitere Lungenerkrankungen – Lungenembolie

- Der Verschluss der Lungenstrombahn durch Blutgerinnsel (Lungenembolie) führt zu einer Sauerstoffminderversorgung der nachgeschalteten peripheren Lungenareale. Durch den Lungeninfarkt (Absterben von Teilen der Lunge) werden inflammatorische entzündliche Prozesse ausgelöst.

Neben den pleuritischen Schmerzen können andere Schmerzsensationen im Bereich des Thorax auftreten. Beispiele hierfür sind: Angina pectoris (dumpf, drückend z. B. bei Myokardinfarkt), retrosternales Brennen (z. B. bei Sodbrennen), muskuloskelettaler Schmerz (z. B. bei muskulären Verspannungen), Vernichtungsschmerz (z. B. bei Aortendissektion).

3.3.4 Frailty/Gebrechlichkeit

Definition
Frailty wurde erstmals als *geriatrisches* (ältere Menschen betreffend) Syndrom beschrieben und bezeichnet „ein multidimensionales geriatrisches Syndrom, das gekennzeichnet ist

durch den Verlust von individuellen Reserven und einer erhöhten Vulnerabilität gegenüber internen und externen belastenden Einflussfaktoren" (Benzinger et al. 2021, S. 1).

▶ Frailty betrifft nicht nur körperliche, sondern auch kognitive und psychosoziale Aspekte. Besonders bei chronisch lungenkranken Menschen kann Frailty zu einer psychischen Belastung, sozialer Isolation und depressiven Symptomen führen.

Prävalenzen

Die Prävalenz von Frailty variiert stark je nach Grunderkrankung und medizinischem Setting.

- Allgemeinbevölkerung (> 65 Jahre): ca. 2,6 % (Buttery et al. 2015).
- Patientinnen/Patienten mit interstitiellen Lungenerkrankungen: ca. 35 % (Weber et al. 2023).
- COPD-Erkrankte: ca. 36 % (Yan et al. 2023).
- Bronchialkarzinom-Erkrankte: bis zu 45 % (Komici et al. 2022).

▶ Patientinnen/Patienten mit Frailty haben eine erhöhte Vulnerabilität für Angst- und Depressionsstörungen, die ihre Lebensqualität und Therapieadhärenz negativ beeinflussen können.

Ausprägung

Frailty kann mithilfe verschiedener Scores und Klassifikationen beurteilt werden. In klinischen Studien wird häufig der *Fried Frailty Phenotype* verwendet. Frailty liegt vor, wenn mindestens drei der nachfolgenden Kriterien erfüllt sind:

- ungewollter Gewichtsverlust (> 4,5 kg bzw. > 5 % des Körpergewichts pro Jahr),
- Erschöpfung (subjektiv),
- Muskelschwäche (Handkraftmessung),
- langsame Gehgeschwindigkeit (< 0,8 m/s),
- geringe physische Aktivität.

Alternativ wird die *klinische Frailty-Skala* verwendet, eine klinisch einfach zu erhebende Skala, die keiner weiteren Instrumente benötigt. Es wird zwischen sehr fitten Patientinnen/Patienten (Skala 1) bis zu terminal Erkrankten (Skala 9) unterschieden.

Pathophysiologie

Die Pathophysiologie von Frailty beruht auf einem komplexen Zusammenspiel von chronischer Entzündung, *Sarkopenie* (Muskelschwund), *neuroendokriner Dysregulation* (das Zusammenspiel zwischen Nervensystem und Hormonen betreffend), *mitochondrialer Dysfunktion* (Fehlfunktionen auf Zellebene, in den Mitochondrien) sowie *ernährungs- und stoffwechselbedingten* Veränderungen. Diese multifaktorielle Interaktion führt zu einer verminderten Fähigkeit des Körpers, physiologische Stressoren auszugleichen, und erhöht damit das Risiko für negative gesundheitliche Ereignisse bei älteren Menschen.

Relevante Lungenerkrankungen
Wie oben dargestellt, zeigen sich sehr hohe Prävalenzraten von Frailty bei Erkrankten mit fortgeschrittenen Lungenerkrankungen im Vergleich zur Normalbevölkerung.

Obstruktive Lungenerkrankungen – Beispiel COPD
Die meisten Daten zur Frailty bei den obstruktiven Lungenerkrankungen liegen zur COPD vor. Da sowohl die Prävalenz der COPD als auch der Frailty mit steigendem Alter zunimmt, leiden COPD-Erkrankten besonders unter Frailty.

- Bei COPD liegen häufig weitere, insbesondere kardiale Komorbiditäten vor, die ebenfalls zu einer erhöhten Rate an Frailty beitragen.
- COPD-Erkrankte leiden unter vermehrtem *oxidativen Stress,* der eine mitochondriale Dysfunktion hervorrufen kann, was die Energieproduktion in der Zelle beeinträchtigen kann.
- Hormonelle Veränderungen und *katabole Abbauprozesse* (Abbau von Stoffwechselprodukten) finden sich bei der COPD. Dadurch kommt es zu einer Abnahme der Muskelmasse und -funktion, die sich auf den Allgemeinzustand und damit auf die Frailty auswirkt.
- Definitionsgemäß leiden COPD-Erkrankte an einer *Bronchitis,* einer chronischen Entzündung. Diese entzündlichen Prozesse spiegeln sich auch in der vermehrten Ausschüttung *proinflammatorischer Zytokine* (Botenstoffe) wider und tragen zu den o. g. Abbauprozessen und damit zur Frailty bei.

Restriktive Lungenerkrankungen – Beispiel idiopathische pulmonale Fibrose
- Sowohl die IPF als auch die Frailty nehmen mit steigendem Alter zu und bedingen sich gegenseitig.
- Die o. g. Belastungseinschränkung durch die Dyspnoe führt zu einer Verringerung der körperlichen Aktivität und unterstützt die Sarkopenie. Es ergibt sich ein Teufelskreis mit fortschreitender klinischer Verschlechterung.
- Die o. g. chronisch entzündlichen Prozesse tragen ähnlich wie bei den obstruktiven Lungenerkrankungen zum Fortschreiten der Frailty bei.
- IPF-Erkrankte leiden aufgrund der abnehmenden Lungenfunktion und der fortschreitenden Fibrose unter einem zunehmenden Sauerstoffmangel, der sich ebenfalls ungünstig auf verschiedene Stoffwechselveränderungen auswirkt.

Infektiöse Lungenerkrankungen – Beispiel Tuberkulose

- Die entzündliche Komponente der Erkrankung findet in besonderem Ausmaß Relevanz hinsichtlich der Entwicklung der Frailty.
- Aufgrund der katabolen (stoffabbauenden) Stoffwechsellage kommt es zu muskulären Abbauprozessen. Diese werden durch Mangelernährung und Gewichtsverlust verstärkt.
- Zudem betrifft die Tuberkulose häufig Patientinnen/Patienten mit Immunschwäche bzw. mit relevanten Komorbiditäten (Begleiterkrankungen), die ebenfalls die Entstehung von Frailty fördern.

Onkologische Lungenerkrankungen – Beispiel Bronchialkarzinom

- Die Abnahme des Körpergewichts sowie die entzündlichen Prozesse tragen wie oben beschrieben zur Frailty bei.
- Zusätzlich fördern Mechanismen wie *Anämie, paraneoplastische Syndrome, Therapienebenwirkungen, Komorbiditäten* und *psychosoziale Faktoren* die Entwicklung bzw. das Fortschreiten von Frailty.

3.3.5 Fatigue

Definition

Fatigue wird häufig auch als anhaltende Erschöpfung beschrieben. Die *European Association for Palliative Care* (EAPC) beschreibt Fatigue als ein subjektives Gefühl von Müdigkeit, Schwäche oder Energiemangel (Radbruch et al. 2008). Insgesamt beschreibt Fatigue eine Ansammlung von mehreren Symptomen, meist durch eine fortschreitende oder chronische Erkrankung hervorgerufen. Sie zeichnet sich durch eine anhaltende Erschöpfung mit verminderter Leistungsfähigkeit aus, die nicht proportional zur Belastung ist. Zusätzlich kommt es häufig zu einer unzureichenden Besserung durch Erholung.

▶ Fatigue kann erhebliche psychische und soziale Folgen haben. Viele Betroffene entwickeln Depressionen, Angststörungen oder eine verringerte Motivation zur sozialen Interaktion, was den Krankheitsverlauf zusätzlich negativ beeinflusst. Zugleich wird Fatigue nicht nur durch körperliche Prozesse, sondern auch durch psychische Belastungen verstärkt.

Prävalenzen

Fatigue ist ein häufiger Symptomkomplex:

- Erkrankte mit Tumorerkrankungen wie z. B. Bronchialkarzinom: 70–90 % (S3-Leitlinie Palliativmedizin 2020).
- Long-COVID: ca. 45 % (Salari et al. 2022).

- Interstitielle Lungenerkrankungen: 48–69 % (Bloem et al. 2020).
- COPD: 17–95 % (Ebadi et al. 2021).

Ausprägung

Intensität, Dauer, und Auswirkungen der Fatigue auf den Alltag variieren. In der Wissenschaft werden verschiedene Fragebögen zur Objektivierung eingesetzt, wie z. B. die *Fatigue Severity Scale*, die Fatigue in 7 Schweregrade (1 keine Fatigue bis 7 schwere Fatigue) untergliedert.

Pathophysiologie

Ähnlich wie bei der Frailty ist die Pathogenese der Fatigue multifaktoriell. Das *primäre Fatigue-Syndrom* (als eigenständige Erkrankung ohne klare Ursache) wird vom *sekundären Fatigue-Syndrom* (Begleiterkrankung einer bestimmten Grunderkrankung wie z. B. *Autoimmunerkrankungen*) unterschieden. Definitionsgemäß gibt es keine klare Ursache beim primären Fatigue-Syndrom, es werden jedoch *neuro-immunologische* oder *mitochondriale Ursachen* angenommen. Im Fall des sekundären Syndroms ist die Ursache in der Grunderkrankung zu sehen.

Relevante Lungenerkrankungen

Die Prävalenz ist je nach Erkrankung sehr unterschiedlich, Fatigue kommt aber bei den meisten pneumologischen Krankheitsbildern vor.

Obstruktive Lungenerkrankungen – Beispiel COPD

Die meisten Daten zu Fatigue gibt es innerhalb der Gruppe der obstruktiven Lungenerkrankungen bei den COPD-Erkrankten.

- COPD-Erkrankte leiden häufig unter einem eingeschränkten Gasaustausch. *Hypoxie* (Sauerstoffmangel) führt zu einer verminderten Energieproduktion im menschlichen Körper. Des Weiteren führt eine *Hyperkapnie* (übermäßige CO_2-Gehalt im Blut) zu vermehrter Müdigkeit und Konzentrationsstörungen.
- Die Atemmuskelpumpe ist bei COPD-Erkrankten deutlich stärker beansprucht im Vergleich zur Normalbevölkerung. Dies führt zu einer schnelleren Erschöpfung.
- Zeitgleich führt die erhöhte Beanspruchung zu einem vermehrten Energieverbrauch mit *kataboler* (abbauender) Stoffwechsellage.
- Chronisch entzündliche Prozesse spielen eine Rolle in der Genese der Fatigue bei COPD-Erkrankten. Dies erfolgt über verschiedene *Zytokin*-vermittelte Vorgänge.
- Ähnlich wie in Abschn. 3.3.4 zu Frailty beschrieben, führen Muskelabbau und mitochondriale Dysfunktion zu vermehrter Fatigue.
- Begleitende Komorbiditäten wie z. B. Herzinsuffizienz mit verminderter Pumpleistung fördern die Fatigueentstehung.

- Zudem leiden COPD-Erkrankte häufig an schlafbezogenen Atmungsstörungen, die ebenfalls mit *Hypoxie* (und*Hyperkapnie*) einhergehen können.
- Psychische Ursachen wie Depression, Angst- oder Panikstörungen sind ebenfalls häufig bei COPD-Erkrankten. Bei diesen Erkrankungen wurden erhöhte Raten an Fatigue beschrieben.
- Medikamente wie *Kortison,* die häufig im Rahmen der Therapie eingesetzt werden, führen bei längerer Anwendung zu Muskelschwund und Schlafstörung mit o. g. Folgen.

▶   Fatigue führt bei COPD-Erkrankten häufig zu einem sozialen Rückzug, was die psychische Belastung und depressive Symptome verstärken kann.

Restriktive Lungenerkrankungen – Beispiel Sarkoidose

- Bei der Sarkoidose wird angenommen, dass eine *Neuropathie* der kleinen Nervenfasern zur Entstehung der Fatigue beiträgt.
- Zudem ist bekannt, dass Dyspnoe mit Fatigue assoziiert ist.
- Andere Faktoren, die einen Einfluss auf die Entwicklung oder den Progress von Fatigue-Symptomen haben, sind den o. g. Aufzählungen unter dem Punkt der obstruktiven Atemwegserkrankungen zu entnehmen.

▶   Sarkoidose-Erkrankte mit Fatigue erleben oft eine hohe psychische Belastung, da die Fatigue im Gegensatz zu Dyspnoe oder Husten schwieriger zu objektivieren ist, was oft zu Unverständnis im sozialen Umfeld führt.

Infektiöse Lungenerkrankungen – Beispiel COVID-19-Pneumonie

Am häufigsten wurde über Fatigue zuletzt im Rahmen der COVID-19-Pandemie berichtet.

- Durch die systemische Inflammation kommt es zu einer Zytokinfreisetzung mit Aktivierung des Immunsystems. Diese Mechanismen sind bei infektiösen Erkrankungen stärker ausgeprägt im Vergleich zu anderen pneumologischen Erkrankungen.
- Nicht nur lokal am Ort der Inflammation, sondern auch zentral im Bereich des zentralen Nervensystems werden die Entzündungsmediatoren übermittelt und können dort zu einer Veränderung in den neuronalen Netzwerken führen. Unter anderem beeinflusst dies auch die *Neuroachse* (Hypothalamus-Hypophyse-Nebenniere) mit entsprechenden Einwirkungen auf den Kortisolhaushalt.
- Durch Beeinflussung des autonomen Nervensystems mit erhöhter Sympathikus- und verminderter Parasympathikusaktivität, kann es in der Folge zu einer chronischen Erschöpfung kommen.
- Andere Mechanismen sind den oben genannten Beispielen zu entnehmen.

Onkologische Lungenerkrankungen – Beispiel Bronchialkarzinom

- Die inflammatorischen Prozesse können beim Bronchialkarzinom durch *Entzündungen*, aber auch durch eine *tumorassoziierte Inflammation* entstehen. Es konnte gezeigt werden, dass die Fatigue-Symptomatik bei Tumorerkrankten mit entzündlichem Subtyp stärker ausgeprägt ist.
- Die *Tumorkachexie* (pathologischer Gewichtsverlust) trägt ebenfalls zur Fatigue bei.
- Weiter kann die Fatigue auch im Rahmen der Tumortherapien, wie Chemotherapie oder Immuntherapie, getriggert oder verstärkt werden. Erklärungsmodelle setzen an einem erhöhten Energieverbrauch aufgrund zellulärer Reparaturmechanismen an oder aber an der Suppression des Knochenmarks (z. B. Blutarmut). Im Rahmen der Immuntherapie wird eine erhöhte Aktivität des Immunsystems als ursächlich beschrieben. Zudem können im Rahmen der Immuntherapie verschiedene *Endokrinopathien* (Erkrankungen der hormonproduzierenden Systeme) getriggert werden.
- Ähnliche Effekte auf die Inflammation werden bei der Strahlentherapie beschrieben.
- Weitere Mechanismen, die zur Fatigueentstehung beitragen können, sind bereits unter den oben genannten Erkrankungen aufgeführt.

▶   Bei onkologischen Lungenerkrankungen kann eine palliative Begleitung auch helfen, die Fatigue und die Lebensqualität zu verbessern (Kap. 17).

3.4   Therapieansätze bei Lungenerkrankungen

In diesem Unterkapitel wird trotz der enormen Bedeutung bei pneumologischen Erkrankungen auf die Therapie der psychischen Begleitkomponenten nicht näher eingegangen. Diese und deren Therapie werden in den entsprechenden weiteren Kapiteln detaillierter beleuchtet.

3.4.1   Tabak- und Nikotinentwöhnung

Da viele pneumologische Erkrankungen auf den Konsum von Tabakprodukten zurückzuführen sind oder durch diesen verschlechtert werden, ist die Tabak- und Nikotinentwöhnung eine der zentralen therapeutischen Maßnahmen in der Pneumologie. Zunehmend wird die Tabak- und Nikotinentwöhnung auch finanziell entlohnt, was ihre praktische Anwendung im klinischen Alltag erleichtert.

Eine ausführliche Darstellung der Tabak- und Nikotinentwöhnung und ihrer Methoden finden sich in Kap. 12 und 20.

Erwähnenswert ist, dass die Nutzung von E-Zigaretten zur Tabak- und Nikotinentwöhnung von der deutschen Gesellschaft für Pneumologie nicht empfohlen wird. Eine aktuelle

Studie zeigt, dass für jede rauchende Person, die durch E-Zigaretten ihren Konsum beendet hat, 2,7 Rauchende den sog. *Dual Use* praktizieren, also sowohl E-Zigaretten als auch herkömmliche Tabakprodukte weiter konsumieren (Hanewinkel und Glantz 2024).

3.4.2 Atem-/Physiotherapie, Trainingstherapie und Rehabilitation

Atemtherapie

Die Atemtherapie ist ein zentraler Bestandteil der Behandlung vieler Lungenerkrankungen und wird insbesondere in Lungenfachkliniken, aber auch zunehmend in anderen klinischen Versorgungsstufen und im ambulanten Bereich durch speziell ausgebildetes Personal durchgeführt. Ihr Ziel ist es, die Atemmechanik zu verbessern, die Sekretmobilisation zu fördern und die Belastbarkeit der Lunge zu steigern. Beispielhaft sei hier auf die *Lippenbremse/ Strohhalmatmen* bei COPD verwiesen. Dabei wird durch einen Widerstand (z. B. einen Strohhalm) ausgeatmet, wodurch sich die Atemwege weniger stark verengen und eine Reduktion der Überblähung erreicht wird. Weitere Techniken und Hilfsmittel umfassen den Einsatz von *PEP-Geräten* (positiv exspiratorischer Druck), *oszillierende Atemhilfen* oder *Husten-Assistenzsysteme.*

Trainingstherapie

Durch gezielte körperliche Aktivität können Muskelkraft und Ausdauer verbessert werden, was sich positiv auf die Belastbarkeit und Dyspnoesymptomatik auswirkt. Besonders im Fokus steht die Kräftigung der Atemmuskulatur (Kap. 1). Zudem hilft die Bewegungstherapie, einer Immobilisierung entgegenzuwirken und die allgemeine körperliche Fitness zu erhalten. Einen wesentlichen Beitrag leisten hierzu ambulante Lungensportgruppen (Abschn. 9.5.3).

Rehabilitation

Die Rehabilitation kann entweder ambulant oder stationär erfolgen und dauert in der Regel 3 Wochen, insbesondere wenn sie als Anschlussheilbehandlung (AHB) nach einem stationären Aufenthalt durchgeführt wird. Neben Atem- und Trainingstherapien umfasst das Rehabilitationsprogramm auch edukative Maßnahmen zur Krankheitsbewältigung, Tabak- und Nikotinentwöhnung und psychische Unterstützung. Die interdisziplinäre Betreuung erfolgt durch ein Team von Fachkräften aus Sportwissenschaft, Psychologie, Medizin, Pflege, Ergotherapie, Logopädie, Sozialdienst, Atmungstherapie, Ernährungsberatung, Physiotherapie etc. Eine ausführlichere Darstellung über eine psychopneumologische Rehabilitation findet sich in Kap. 8.

3.4.3 Sekretmanagement

Physikalische Methoden
Eine effektive Sekretmobilisation ist bei vielen Lungenerkrankungen essenziell. Es können Lagerungstherapien, Klopf- und Vibrationsmassagen und Inhalationstherapien zur
Anwendung kommen. Auf die inhalative Therapie wird weiter in Abschn. 3.4.5 näher
eingegangen.

Sekretmanagement
Zu den speziellen Techniken des Sekretmanagements gehören die *autogene Drainage,* die
bei Erkrankungen wie Mukoviszidose eingesetzt wird, sowie das *Huffing,* eine spezielle
Hustentechnik, die hilft, Schleim aus tieferen Atemwegsabschnitten nach oben zu befördern.

3.4.4 Sauerstofftherapie und nichtinvasive Beatmung

Die chronische *respiratorische Insuffizienz* lässt sich didaktisch in die *chronisch hypoxämi-
sche* und die *chronisch hyperkapnische* respiratorische Insuffizienz unterteilen, wenn auch
in der Realität häufig beide Formen kombiniert auftreten. Während bei einer hypoxämi-
schen Insuffizienz primär eine Sauerstoffgabe erfolgt, ist die hyperkapnische Insuffizienz
Ausdruck einer Pumpeninsuffizienz der Atemmuskulatur. Nachfolgend wird näher auf die
therapeutischen Optionen eingegangen.

Sauerstofftherapie
Die Sauerstofftherapie wird zur Behandlung bei akuter oder chronischer Hypoxämie eingesetzt, um die Belastbarkeit zu erhöhen und die Dyspnoe zu reduzieren. Die Indikation der
Sauerstofftherapie ist Kap. 2 zu entnehmen. Die Sauerstoffzufuhr kann über Konzentratoren
oder Flüssigsauerstoff erfolgen, wobei Letzteres v. a. bei Patientinnen/Patienten mit hohem
Sauerstoffbedarf genutzt wird. Der Flüssigsauerstoff ist allerdings deutlich teurer. Zudem
werden innerklinisch und in ausgewählten Fällen auch außerklinisch *High-Flow-Therapien*
verwendet. Der High-Flow ermöglicht die Gabe von sehr hohen Sauerstoffkonzentratio-
nen und kann bei weit fortgeschrittener Lungenfibrose mit sehr hohem Sauerstoffbedarf
im häuslichen Umfeld eingesetzt werden. Eine weitere Eskalationsstufe stellt die *nichtinvasive Beatmung* dar, bei der zusätzlich noch ein *positiver endexspiratorischer* Druck
(EPAP) die *Oxygenierungsleistung* verbessern kann. Auf der Intensivstation stehen noch
weitere Maßnahmen wie die invasive Beatmung mittels Tubus und die *extrakorporale
Membranoxygenierung* (ECMO zur Verfügung (Abb. 3.1).

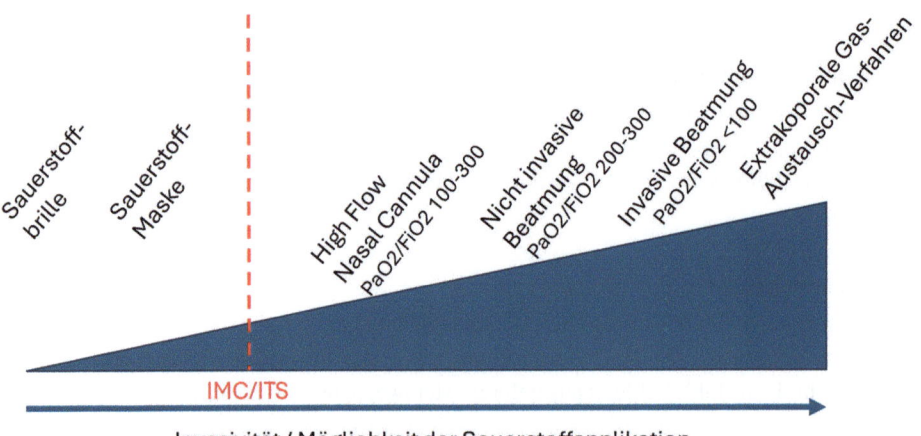

Abb. 3.1 Möglichkeiten der Sauerstoffapplikation. *IMC* Intermediate Care Station; *ITS* Intensiv-station; *PaO2* Sauerstoffpartialdruck; *FiO2* inspiratorische Sauerstoffreaktion

Nichtinvasive Beatmung

Die *nichtinvasive Beatmung* (NIV, Maskentherapie) wird vorrangig bei ventilatori-scher Insuffizienz eingesetzt. Die Indikation besteht bei *chronischer Hyperkapnie* ($pCO_2 \geq 50$ mmHg am Tag oder ≥ 55 mmHg zur Nacht) oder bei einer milden *Tageshyper-kapnie* 46–50 mmHg und Anstieg um ≥ 10 mmHg während des Schlafs. Auch nach einer stationären *beatmungspflichtigen Exazerbation* ist die NIV indiziert, wenn 2 Wochen nach Ausheilung die Hyperkapnie persistiert (≥ 53 mmHg). Bedeutsam ist, dass einige Betrof-fene unter Angst leiden aufgrund der verwendeten Masken. Oft lässt sich durch Edukation und Verwendung geeigneter Masken den psychischen Begleitumständen entgegenwir-ken). Gruppen, bei denen die NIV häufiger verwendet werden, sind sowohl Patientinnen/ Patienten mit obstruktiven Erkrankungen wie COPD-Erkrankte, aber auch neuromuskulär oder thorakal-restriktiv Erkrankte.

Bei dem *Obesitas-Hypoventilations*-Syndrom (adipositasbedingte Minderbelüftung der Lunge) oder den schlafbezogenen Atmungsstörungen kommt neben der NIV-Therapie auch die *CPAP-Therapie* (Continous Positive Airway Pressure Therapy) zum Einsatz. Im Gegensatz zur NIV erfolgt hierbei eine kontinuierliche Druckapplikation, ohne dass der Druckwert während der Inspiration zusätzlich ansteigt. Durch diese konstante Druckun-terstützung wird eine Stabilisierung der oberen Atemwege erreicht, wodurch ihr Kollaps verhindert wird.

3.4.5 Medikamentöse Therapie

Die medikamentöse Therapie in der Pneumologie ist breit gefächert und umfasst verschiedene Substanzklassen. Im Folgenden werden die grundsätzlichen Therapieprinzipien dargestellt, während spezifische Indikationen und Dosierungen sowie Nebenwirkungen den entsprechenden Fachinformationen zu entnehmen sind.

Inhalativa
Die inhalative Therapie hat das Ziel der *Bronchodilatation* (Erweiterung der Atemwege) und der *Sekretolyse* (Lösung von zähem Sekret). Hierbei kommen *Beta-2-Sympathomimetika* (aktivieren den Beta-2-Rezeptor, der zu einer Erweiterung der Atemwege führt; z. B. Salbutamol, Formoterol, Salmeterol, Olodaterol, Indacaterol), *Anticholinergika* (z. B. Ipratropiumbromid, Tiotropiumbromid) und *inhalative Glukokortikoide* (ICS; z. B. Beclometason, Budesonid, Fluticason, Ciclesonid) zum Einsatz. Zusätzlich kann Kochsalzlösung in unterschiedlichen Konzentrationen (0,9–6 %) inhaliert werden, um die Sekretmobilisation zu erleichtern. Die Applikation erfolgt über verschiedene Inhalationssysteme wie *Dosieraerosol* (ähnlicher Mechanismus wie bei Haarspray), *Trockenpulverinhalatoren* (eine Kapsel wird angestochen und anschließend der Inhalt der Kapsel durch einen Atemzug inhaliert) oder *Verneblersysteme* (Druckluft- oder Ultraschall-basiert). Betamimetika werden je nach Wirkdauer in kurz- (ca. 4 h), lang- (ca. 12 h) und ultralangwirksame (ca. 24 h) Präparate unterteilt. Auch Anticholinergika sind in kurz- und langwirksamen Formen verfügbar. Bei der Anwendung von ICS ist das „Nachspülen" des Mundraums wichtig, um die Entstehung eine oralen *Candidose* (Mundpilz) zu vermeiden. Die ICS werden in der Regel bei Asthma bronchiale eingesetzt und bei schwerer COPD.

Mukolytika und Sekretolytika
Neben der o. g. inhalativen Therapie können auch *Mukolytika* (fördern die Schleimlösung) wie Ambroxol oder Acetylcystein zur Sekretolyse angewendet werden, wenn auch deren Wirksamkeit kontrovers diskutiert wird.

Antifibrotika
Bei interstitiellen Lungenerkrankung, insbesondere der IPF, sind *antifibrotische Medikamente* wie *Nintedanib* oder *Pirfenidon* von Bedeutung. Seit kurzem wurde der Begriff der *progredienten pulmonalen Fibrose* (PPF) eingeführt, wenn es zu einem klinischen, bildgebenden oder lungenfunktionellen Progress einer interstitiellen Lungenerkrankung kommt. Für die PPF ist Nintedanib indiziert. Das Ziel der o. g. Therapeutika ist es, das Fortschreiten der Erkrankung zu verlangsamen.

Antibiotika
Bei infektiösen Erkrankungen ist häufig eine *Antibiotikatherapie* (z. B. Amoxicillin, Piperacillin, Ceftriaxon, Moxifloxacin) erforderlich, um die Inflammation zu reduzieren und

den Gasaustausch zu verbessern. Die Auswahl des geeigneten Antibiotikums richtet sich nach dem Erregerspektrum sowie der klinischen Situation. Bei ambulant erworbenen Pneumonien ist in der Regel eine Antibiotikatherapie von 5 Tagen ausreichend, im Gegensatz zu einer Tuberkulose-Therapie (z. B. Rifampicin, Ethambutol, Isoniazid, Pyrazinamid), die mindestens 6 Monate durchgeführt werden muss.

Eine *Exazerbation* (akute Verschlechterung, die über das übliche Maß hinaus geht) z. B. bei COPD-Erkrankten muss nicht zwingend mit Antibiotika therapiert werden. Die Indikation sollte anhand klinischer und laborchemischer Parameter entschieden werden.

In besonderen Situationen, etwa bei Bronchiektasen-Erkrankung oder schwerer COPD/ Asthma, kann eine Langzeitanwendung von Antibiotika (z. B. Azithromycin, Erythromycin) notwendig sein. Gleiches gilt für die inhalative Antibiotikatherapie (Levofloxacin, Tobramycin, Colistin, Aztreonam), für die v. a. in der Behandlung der Mukoviszidose Daten vorliegen. Die inhalative Antibiotikatherapie kommt auch auf der Intensivstation in einzelnen Fällen zur Anwendung.

Opiate

Opiate spielen in der Pneumologie eine wichtige Rolle, sowohl in der Schmerztherapie z. B. beim Bronchialkarzinom als auch in der Dyspnoebehandlung. Insbesondere bei schwerer respiratorischer Insuffizienz oder chronischer Dyspnoe in fortgeschrittenen Stadien pulmonaler Erkrankungen können sie symptomlindernd wirken. In diesen Fällen werden häufig retardierte (zeitverzögerte Substanzfreisetzung) Opiatformen (z. B. Morphin) eingesetzt.

Benzodiazepine

Benzodiazepine (z. B. Lorazepam, Midazolam, Clonazepam, Diazepam) werden v. a. in der Palliativmedizin zur Symptomkontrolle genutzt. Sie wirken anxiolytisch, sedierend und zentral dämpfend, wodurch sie zur Linderung von angstbedingter Dyspnoe beitragen können. Allerdings sollte ihre langfristige Anwendung aufgrund des Abhängigkeitspotenzials mit Vorsicht erfolgen (Kap. 7).

Psychopharmakotherapie

Aufgrund der bidirektionalen Wechselwirkungen zwischen chronischen Lungenerkrankungen und psychischen Komorbiditäten kann eine psychopharmakologische Behandlung erforderlich sein. Nähere Informationen hierzu sind in Kap. 7 enthalten.

Glukokortikoide

Die Wirkung von Glukokortikoiden (z. B. Prednisolon, Methylprednisolon, Hydrokortison, Dexamethason) wird über den Glukokortikoidrezeptor vermittelt und führt zu einer Aktivierung und Inhibierung verschiedener Gene. Zudem wird auf zellulärer Ebene eine Membranstabilisierung herbeigeführt. Aufgrund der vielfältigen Wirkung, werden Glukokortikoide vielfach in der Pneumologie eingesetzt, insbesondere bei den obstruktiven Atemwegserkrankungen wie dem Asthma bronchiale und der COPD.

Bei diesen Erkrankungen kommt es durch den Einsatz von Glukokortikoiden zu einer Reduktion der Entzündung, einer Reduktion der Schleimproduktion, einer Verringerung des Schleimhautödems, einer Verstärkung der Beta-2-Sympathomimetika-Wirkung und damit insgesamt zu einem Abklingen einer Exazerbation (akute Verschlechterung, die über das übliche Maß hinaus geht). Die systemische Gabe sollte jedoch Exazerbationen vorbehalten bleiben, da eine längerfristige Therapie bei stabiler Grunderkrankung aufgrund der Nebenwirkungen kritisch zu betrachten ist. Auch bei interstitiellen Lungenerkrankungen wird *Prednisolon,* insbesondere im Rahmen einer Exazerbation, eingesetzt, wenngleich Dosierung und Nutzen-Risiko-Abwägung weiterhin Gegenstand aktueller Forschung sind.

Antitussiva
Medikamente gegen Husten sollten möglichst spezifisch auf die zugrunde liegende Pathogenese wirken (z. B. ICS bei *Cough-Variant-Asthma-bronchiale*), Nichtsdestotrotz werden häufig verschiedene Hustenstiller als *Over-the-Counter-Medikamente* (Dextromethorphan, Pentoxyverin) in vielfältigen Situationen verwendet. In speziellen Situationen, wie bei Hämoptysen oder in der palliativen Medizin, kann auch Codein, ein opioidbasiertes Antitussivum, indiziert sein.

3.4.6 Lungentransplantation

Die Lungentransplantation stellt eine therapeutische Option für Patientinnen/Patienten im Endstadium verschiedener pulmonaler Erkrankungen dar, insbesondere wenn alle konservativen Maßnahmen ausgeschöpft wurden. Je nach Indikation kann entweder eine einseitige (Single-Lung) oder eine beidseitige (Double-Lung) Transplantation erfolgen. Die Vergabe von Spenderorganen erfolgt über den sog. *Lung Allocation Score,* der sowohl die Dringlichkeit als auch die prognostizierte Überlebenswahrscheinlichkeit nach der Transplantation berücksichtigt.

Durch eine Lungentransplantation kann oftmals eine erhebliche Verbesserung der Lebensqualität sowie eine signifikante Reduktion der Dyspnoe erzielt werden. Die Überlebensraten nach Transplantation verbessern sich von Jahr zu Jahr, sodass in großen Transplantationszentren 1-Jahres-Überlebensraten > 90 % und 5-Jahres-Überlebensraten bis ca. 75–80 % erreicht werden können (Jaksch und Hoetzenecker 2020). Dennoch bestehen Risiken, insbesondere durch *postoperative Infektionen* sowie *akute* oder *chronische Abstoßungsreaktionen* (Kap. 15).

3.4.7 Therapie bei onkologischen Lungenerkrankungen

Die Behandlung von onkologischen Lungenerkrankungen basiert auf drei Säulen: *operative Verfahren, Strahlentherapie* und *medikamentöseTherapie.* In frühen Tumorstadien ohne Metastasierung erfolgt in aller Regel ein operativer Ansatz. Zunehmend kommt jedoch bei lokal fortgeschrittenen Lungenkarzinomen eine *neoadjuvante* Chemo-Immuntherapie (z. B. Nivolumab, Pembrolizumab, Carboplatin, Pemetrexed, Paclitaxel) zum Einsatz, die vor der Operation durchgeführt wird, um den Tumor zu verkleinern und die Erfolgsrate des Eingriffs zu erhöhen.

Bei Patientinnen/Patienten, die aufgrund ihres funktionellen Status nicht für eine Operation infrage kommen, kann alternativ eine Strahlentherapie angewendet werden. Diese wird ebenfalls zur palliativen Schmerztherapie bei Knochenmetastasen oder in Kombination mit medikamentösen Therapien genutzt. In fortgeschrittenen Stadien mit Metastasierung (Tumorabsiedelung) stehen Chemo-Immuntherapie oder zielgerichtete Therapien (z. B. Osimertinib, Lorlatinib) zur Verfügung, die anhand molekularbiologischer Marker (z. B. EGFR-Mutation, ALK-Translokation etc.) individuell angepasst werden.

3.4.8 Ernährung

Ein relevanter Aspekt in der Therapie pulmonaler Erkrankungen ist die Ernährung, da viele Betroffene einen erhöhten Grundumsatz aufweisen. Dies kann insbesondere bei fortgeschrittener COPD oder interstitiellen Lungenerkrankungen zu einer pulmonalen Kachexie führen, die wiederum Frailty und Fatigue verstärken kann.

Eine gezielte Ernährungsberatung ist essenziell, um eine Mangelernährung zu verhindern. Bei Kachexie wird oft eine hochkalorische Ernährung empfohlen, um den Abbau von Muskelmasse zu minimieren und die allgemeine körperliche Belastbarkeit zu verbessern.

Übergewicht spielt bei Erkrankungen wie der *obstruktiven Schlafapnoe* oder dem *Obesitas-Hypoventilations-Syndrom* eine erhebliche Rolle. Daher sollte die optimale Ernährung immer in Zusammenarbeit mit einem Ernährungsmediziner erfolgen.

3.4.9 Palliation

Die Palliativmedizin richtet sich nicht nur an onkologisch Erkrankte, sondern auch an Patientinnen/Patienten mit einer nichtheilbaren, weit fortgeschrittenen Erkrankung. Insbesondere Erkrankte mit COPD oder Lungenfibrose im Endstadium profitieren von einer frühzeitigen palliativen Begleitung, die auf die Verbesserung der Lebensqualität ausgerichtet ist.

Neben der Dyspnoe, können auch Angst, Fatigue und Frailty stark beeinträchtigen. Durch eine multimodale Therapie, die pharmakologische und nichtpharmakologischen Maßnahmen kombiniert, können diese Symptome gelindert werden. So werden gerne *niedrig dosierte Opiate* bei Dyspnoe,*Benzodiazepine* bei Angstzuständen und *Inhalativa* zur Bronchialdilatation verwendet. Ein weiterer wichtiger Aspekt der palliativen Betreuung ist das Ernährungs- und Flüssigkeitsmanagement und die psychosoziale Betreuung durch Fachkräfte aus den Disziplinen Psychologie, Psychotherapie, Seelsorge und Sozialarbeit (Kap. 17).

3.4.10 Interventionelle und chirurgische Verfahren

Bronchoskopische Verfahren
Die Bronchoskopie hat sich in den letzten Jahren stetig weiterentwickelt. Bei Tumorobstruktion im Bereich der Atemwege stehen verschiedene Methoden zur Beseitigung wie z. B. *Laser-, Hitze-* oder *Kälteapplikationen* zur Verfügung. Diese Techniken kommen auch bei Blutungen zur Anwendung. Bei *tracheobronchialen Stenosen* (Engstellen) können Stents (aus Metall oder Silikon) zur Weitung der Atemwege eingesetzt werden. Darüber hinaus ermöglicht die Bronchoskopie auch Lungenvolumenreduktionen bei COPD-Erkrankten beispielsweise durch das Einsetzen von *endobronchialen Ventilen* (Kap. 2). Ein weiteres Einsatzgebiet der Bronchoskopie ist die Bergung von Fremdkörpern aus den Atemwegen, insbesondere bei Kindern, die versehentlich kleine Gegenstände oder Nahrungsmittel (z. B. Nüsse) aspiriert haben.

Thoraxdrainage
Die Anlage einer Thoraxdrainage (Kap. 2) ist ein etabliertes Verfahren zur Behandlung von klinisch relevanten *Pneumothoraces* oder *Pleuraergüssen*. Die Positionierung der Drainage erfolgt abhängig von der Indikation: Bei einem Pneumothorax wird in der Regel die *Monaldi-Position* gewählt (2.–3. Interkostalraum in der medioklavikulären Linie), während bei Pleuraergüssen häufiger die *Bülau-Position* (4.–5. Interkostalraum in der vorderen oder mittleren Axillarlinie) Anwendung findet (Kap. 1). Die Drainagenanlage erfolgt nach Identifikation einer geeigneten Punktionsstelle mittels Sonografie unter vorheriger Gabe von Lokalanästhetikum. Die Punktion erfolgt am Oberrand der Rippe, um die am Unterrand verlaufenden Gefäß-Nerven-Strukturen zu schonen. Die Punktion der Pleura parietalis ist schmerzhaft, ähnlich einer Anlage einer Venenverweilkanüle.

Chirurgische Verfahren
Die Thoraxchirurgie umfasst ein breites Spektrum an operativen Eingriffen. Bei Malignomen bzw. unklaren Rundherden wird häufig eine chirurgische Entfernung angestrebt. In vielen Fällen kann dies minimalinvasiv über einer *videoassistierte thoraskopische Chirurgie* (VATS) erfolgen. Bei ausgedehnten Bullae (luftgefüllte Blase) ist eine *Bullektomie*

möglich, genauso wie bei ausgeprägtem Emphysem die chirurgische Lungenvolumenreduktion möglich ist. Während *endobronchiale Ventile* bei inkompletten Fissuren (Trennung
der Lungenlappen) nicht geeignet sind, stellt die chirurgische Volumenreduktion hier
eine Alternative dar. Die invasivste Maßnahme in der Thoraxchirurgie bleibt die Lungentransplantation, die insbesondere bei terminaler respiratorischer Insuffizienz als letzte
therapeutische Option in Betracht gezogen wird.

3.5   Interdisziplinäre Ansätze

Hervorzuheben ist der interdisziplinäre Ansatz in der Therapie pulmonaler Erkrankungen.
Wie bereits eingangs dargestellt, muss die Genese der jeweiligen Symptomlast adressiert
werden. Daher ist es nicht selten der Fall, dass die pneumologische Erkrankung und die
Komorbidität parallel therapiert werden, um die Symptomlast maximal zu reduzieren.
Beispielsweise sei hier die *Herzinsuffizienz* genannt, die ebenfalls häufig zu Dyspnoe führt
und oft bei pneumologisch Erkrankten auftritt, da sich die Risikoprofile (wie z. B. Tabak-
und Nikotinabhängigkeit) ähneln.

Herausragende Bedeutung in der Therapie pneumologischer Erkrankungen hat die
interdisziplinäre Zusammenarbeit mit Psychologinnen/Psychologen und Psychotherapeu-
tinnen/Psychotherapeuten. Dyspnoe, Husten oder weitere pneumologische Leitsymptome
sind häufig objektiv nur schwer zu erfassen (z. B. genauer pathophysiologischer Mechanismus der Dyspnoegenese). Daher ist auch die Differenzierung zwischen somatischer und
psychischer Komponente nicht immer klar, da sie sich gegenseitig bedingen. Beispielhaft
sei hier auf verschiedene Ängste wie z. B. *Dyspnoe-bezogene Angst* oder *Progredienzangst*
verwiesen. Beide Ängste führen ihrerseits zu einer Steigerung der Symptomausprägung,
ohne dass sich ein anatomisches Korrelat identifizieren lässt. Daher können Atemnotstra-
tegien inkl. Atemwahrnehmungstraining, Beruhigungstechniken, Verhaltenstherapie oder
ganz allgemein psychologische Unterstützung einen enormen Einfluss auf das subjektive
Empfinden haben. In der klinischen Praxis können unterschiedliche Copingstrategien bzw.
psychotherapeutische Begleitungen zur Anwendung kommen, aber auch psychosoziale
Beratung und Betreuung über Betroffene, Angehörige, Sozialdienst, Selbsthilfegruppen
etc. Teil 2 und 3 dieses Buches werden sich mit diesen wichtigen Aspekten intensiver
beschäftigen.

3.6   Fazit für die Praxis

• Leitsymptome in der Pneumologie sind essenziell zur Entwicklung eines Therapie-
  plans.

- Die häufigsten pneumologischen Leitsymptome sind Dyspnoe, Husten und Thorax-schmerz.
- Die Therapie richtet sich nach der Genese der Leitsymptome.
- Interdisziplinäre Ansätze, insbesondere unter Einbeziehung der Psychopneumologie, führen häufig zum besten Behandlungserfolg.

References

Alt-Epping, B., Bausewein, C., Voltz, R., Simon, S. T., Pralong, A., Simon, A., & S3-Leitliniengruppe Palliativmedizin. (2020, June). Aktualisierte S3-Leitlinie „Palliativmedizin für Patienten mit einer nicht heilbaren Krebserkrankung ". In *Forum* (Vol. 35, No. 3, pp. 199–204). Heidelberg: Springer Medizin. Erweiterte S3-Leitlinie Palliativmedizin für Patienten mit einer nicht-heilbaren Krebserkrankung. https://www.leitlinienprogrammonkologie.de/fileadmin/user_upload/Downloads/Leitlinien/Palliativmedizin/Version_2/LL_Palliativmedizin_2.1_Lang version.pdf.

Berliner D, Schneider N, Welte T, Bauersachs J (2016) The Differential Diagnosis of Dyspnea. Dtsch Arztebl Int 113:834–845. https://doi.org/10.3238/arztebl.2016.0834

Bloem AEM, Mostard RLM, Stoot N, Vercoulen JH, Peters JB, Janssen DJA, Custers JWH, Spruit MA (2020) Severe Fatigue is Highly Prevalent in Patients with IPF or Sarcoidosis. J Clin Med 9:1178. https://doi.org/10.3390/jcm9041178

Burki NK, Lee L-Y (2010) Mechanisms of dyspnea. Chest 138:1196–1201. https://doi.org/10.1378/chest.10-0534

Buttery AK, Busch MA, Gaertner B, Scheidt-Nave C, Fuchs J (2015) Prevalence and correlates of frailty among older adults: findings from the German health interview and examination survey. BMC Geriatr 15:22. https://doi.org/10.1186/s12877-015-0022-3

Ebadi Z, Goërtz YMJ, van Herck M, Janssen DJA, Spruit MA, Burtin C, Thong MSY, Muris J, Otker J, Looijmans M, Vlasblom C, Bastiaansen J, Prins J, Wouters EFM, Vercoulen JH, Peters JB (2021) The prevalence and related factors of fatigue in patients with COPD: a systematic review. Eur Respir Rev 30. https://doi.org/10.1183/16000617.0298-2020

Frese T, Mahlmeister J, Heitzer M, Sandholzer H (2016) Chest pain in general practice: Frequency, management, and results of encounter. J Family Med Prim Care 5:61–66. https://doi.org/10.4103/2249-4863.184625

Hanewinkel R, Glantz SA (2024) Clinical trial shows that giving smokers free e-cigarettes creates more dual users than switchers or quitters. eClinicalMedicine 68:102452. https://doi.org/10.1016/j.eclinm.2024.102452

Honold J, Thieme F, Zeuzem S, Serve H, Fichtlscherer S, Zeiher AM, Walcher F, Marzi I, Lehmann R (2013) Internistische Patienten in einer universitären Notaufnahme: Charakterisierung und ökonomische Bedeutung für das Gesamtklinikum (Characterization and economic impact of medical patients presenting at the emergency department of an university hospital). Dtsch Med Wochenschr 138:1401–1405. https://doi.org/10.1055/s-0033-1343231

Jaksch P, Hoetzenecker K (2020) Lungentransplantation. Pneumologe 17:285–296. https://doi.org/10.1007/s10405-020-00330-9

Janson C, Chinn S, Jarvis D, Burney P (2001) Determinants of cough in young adults participating in the European Community Respiratory Health Survey. Eur Respir J 18:647–654. https://doi.org/10.1183/09031936.01.00098701

Kardos P, Dinh QT, Fuchs K-H, Gillissen A, Klimek L, Koehler M, Sitter H, Worth H (2019) Leit-linie der Deutschen Gesellschaft für Pneumologie und Beatmungsmedizin zur Diagnostik und Therapie von erwachsenen Patienten mit Husten (Guidelines of the German Respiratory Society for Diagnosis and Treatment of Adults Suffering from Acute, Subacute and Chronic Cough). Pneumologie 73:143–180. https://doi.org/10.1055/a-0808-7409

Krebs – Lungenkrebs (2025) https://www.krebsdaten.de/Krebs/DE/Content/Krebsarten/Lungen krebs/lungenkrebs_node.html. Zugegriffen: 30 Jan. 2025

Komici K, Bencivenga L, Navani N, D'Agnano V, Guerra G, Bianco A, Rengo G, Perrotta F (2022) Frailty in Patients With Lung Cancer: A Systematic Review and Meta-Analysis. Chest 162:485–497. https://doi.org/10.1016/j.chest.2022.02.027

Kreuter M, Behr J, Bonella F, Costabel U, Gerber A, Hamer OW, Heussel CP, Jonigk D, Krause A, Koschel D, Leuschner G, Markart P, Nowak D, Pfeifer M, Prasse A, Wälscher J, Winter H, Kabitz H-J (2023) S1-Leitlinie Interdisziplinäre Diagnostik interstitieller Lungenerkrankungen im Erwachsenenalter (Consensus guideline on the interdisciplinary diagnosis of interstitial lung diseases). Pneumologie 77:269–302. https://doi.org/10.1055/a-2017-8971

Manning HL, Schwartzstein RM (1995) Pathophysiology of dyspnea. N Engl J Med 333:1547–1553. https://doi.org/10.1056/NEJM199512073332307

Parshall MB, Schwartzstein RM, Adams L, Banzett RB, Manning HL, Bourbeau J, Calverley PM, Gift AG, Harver A, Lareau SC, Mahler DA, Meek PM, O'Donnell DE (2012) An official American Thoracic Society statement: update on the mechanisms, assessment, and management of dyspnea. Am J Respir Crit Care Med 185:435–452. https://doi.org/10.1164/rccm.201111-2042ST

Petra Benzinger, Annette Eidam, Jürgen M Bauer (2021) Klinische Bedeutung und Erfassung von Frailty. Basiskurs Geriatrie:1. https://doi.org/10.1007/s40407-021-00012-z

Radbruch L, Strasser F, Elsner F, Gonçalves JF, Løge J, Kaasa S, Nauck F, Stone P (2008) Fatigue in palliative care patients – an EAPC approach. Palliat Med 22:13–32. https://doi.org/10.1177/026 9216307085183

Salari N, Khodayari Y, Hosseinian-Far A, Zarei H, Rasoulpoor S, Akbari H, Mohammadi M (2022) Global prevalence of chronic fatigue syndrome among long COVID-19 patients: A systematic review and meta-analysis. BioPsychoSocial Med 16:1–12. https://doi.org/10.1186/s13030-022-00250-5

Song W-J, Chang Y-S, Faruqi S, Kim J-Y, Kang M-G, Kim S, Jo E-J, Kim M-H, Plevkova J, Park H-W, Cho S-H, Morice AH (2015) The global epidemiology of chronic cough in adults: a systematic review and meta-analysis. Modelling of Dead Space Clearance and Rebreathing During Asymmetrical Nasal High Flow 45:1479–1481. https://doi.org/10.1183/09031936.00218714

Statistisches Bundesamt (2019) Todesursachen in Deutschland. https://www.destatis.de/DE/The men/Gesellschaft-Umwelt/Gesundheit/Todesursachen/_inhalt.html#sprg235878. Accessed 5 January 2025

Weber A, Müller I, Büchi AE, Guler SA (2023) Prevalence and assessment of frailty in interstitial lung disease – a systematic review and meta-analysis. Chron Respir Dis 20:14799731231196582. https://doi.org/10.1177/14799731231196582

Yan L-C, Lu H-Y, Wang X-Y, Xiao G, Chang Y, Yuan P, Wang B (2023) Prevalence and risk factors of frailty in patients with chronic obstructive pulmonary disease: systematic review and meta-analysis. Eur Geriatr Med 14:789–802. https://doi.org/10.1007/s41999-023-00800-2

Teil II
Psychopneumologische Grundlagen

Psychosomatische Modelle in der Pneumologie

4

Paul Köbler und Christiane Waller

Inhaltsverzeichnis

P. Köbler (✉) · C. Waller (✉)
Universitätsklinik für Psychosomatische Medizin und Psychotherapie, Paracelsus Medizinische
Universität, Klinikum Nürnberg, Nürnberg, Deutschland
E-Mail: paul.koebler@klinikum-nuernberg.de

C. Waller
E-Mail: christiane.waller@klinikum-nuernberg.de

© Der/die Autor(en), exklusiv lizenziert an Springer-Verlag GmbH, DE, ein Teil von
Springer Nature 2026
M. Tempel und P. Köbler (Hrsg.), *Psychopneumologie,*
https://doi.org/10.1007/978-3-662-71757-8_4

Kap. 4 beschreibt

- Ätiopathogenetische Modelle von Gesundheitsstörungen auf Grundlage des biopsychosozialen Modells
- Modelle zum Verständnis von Krankheitswahrnehmung und damit zusammenhängender Regulation von Gesundheit
- Psychosomatische Wechselwirkungen bei Lungenerkrankungen anhand des Leitsymptoms Atemnot

4.1 Psychosomatische Erklärungsmodelle

4.1.1 Das biopsychosoziale Modell

Der amerikanische Psychiater George Engel führte das biopsychosoziale Modell als grundlegenden Paradigmenwechsel und Perspektiverweiterung weg von einer ausschließlich körperzentrierten Betrachtung von Gesundheit und Krankheit ein (Engel 1977). Etablierte Gesundheitsmodelle fokussierten zuvor aus einem biomedizinischen Verständnis heraus jeweils eher isoliert auf Symptome, lokalisierte Organpathologien und deren zugrunde liegenden biochemischen Prozesse (Lugg 2022). Engel entwickelte den biopsychosozialen Ansatz, um die Einschränkungen dieser unidimensionalen Modelle zu überwinden. Dabei berücksichtigt das Modell gleichberechtigt nicht nur biologische Faktoren, sondern auch psychologische, soziale und kulturelle Determinanten bei der Diagnose und Behandlung von Krankheiten und betont die subjektive Wahrnehmung von Wohlbefinden, die von verschiedenen psychosozialen Faktoren beeinflusst wird.

Nur im wechselseitigen Zusammenspiel dieser Elemente ist die Manifestation von Gesundheit oder Krankheit versteh- und behandelbar. Aus dem Modell leitet sich eine umfassende Perspektive der Gesundheitsversorgung ab. Das beinhaltet, Behandlungen auf individuelle Bedürfnisse zuzuschneiden und Präventionsmaßnahmen sowohl auf individueller als auch auf gesellschaftlicher Ebene umzusetzen.

Dieser Zugang zu den Patientinnen/Patienten und deren mehrdimensionaler Erfahrungs- und Erlebenswelt ist konstituierend für die moderne psychosomatische Medizin, insbesondere im Hinblick auf integrierte interprofessionelle Behandlungskonzepte (Kap. 9). Dabei wird in einer konsequenten Weiterentwicklung verstärkt darauf abgezielt, die drei Komponenten nicht nur einzeln wahr- und ernst zu nehmen, sondern in der Behandlung auch simultan und gleichwertig zu adressieren (Abb. 4.1).

Für das konkrete ärztliche Handeln impliziert das biopsychosoziale Modell einen umfassenden und mitfühlenden Ansatz in der Versorgung und deren Erweiterung von der reinen Verschreibung von Medikamenten hin zu Therapie, die sowohl pharmakologische als auch psychologische Unterstützung anbietet und sich gleichzeitig mit sozialen

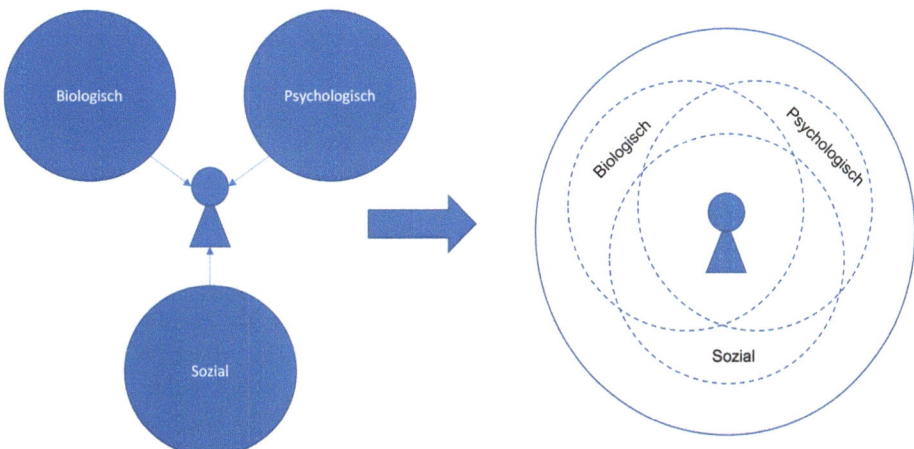

Abb. 4.1 Die Weiterentwicklung des biopsychosozialen Modells im Sinne einer integrierten und transdisziplinären Versorgung nach Marsha N. Wittink, University of Rochester Medical Center, Rochester, NY. (Waller et al. 2025, S. 494)

und Rehabilitationsproblemen befasst. Diese Haltung erfordert erhebliche Anstrengungen auf allen Ebenen, kann aber zu einer effektiveren Versorgung führen, welche auf die Bedürfnisse von Patientinnen/Patienten fokussiert.

Beispiel – Tuberkulose
Auf organischer Ebene löst das *Mycobacterium tuberculosis* auf Grundlage genetischer Veranlagung und im Zusammenspiel mit der individuellen Immunfunktion eine Tuberkulose (Tbc) aus. Die antibiotische Therapie zur wirksamen Behandlung ist hierbei unerlässlich. Aus psychologischer Sicht sind für das Wohlbefinden der Erkrankten und den Therapieerfolg jedoch auch Belastungs- und Bewältigungsmechanismen relevant. So stellt beispielsweise die Isolation während einer stationären Tbc-Behandlung einen massiven Stressor dar, der mit regelmäßigen niedrigschwelligen Konsultationen durch das Behandlungsteam und/oder ergänzender psychosomatischer Begleitung gemildert werden kann. Eine antidepressive Behandlung bei vorliegenden Symptomen von Niedergeschlagenheit und Antriebsverlust ist indiziert, nachdem das Vorliegen einer solchen Komorbidität mit erhöhtem Risiko für eine längere Hospitalisierung assoziiert ist (Kap. 5). Soziale Faktoren, wie der wirtschaftliche Status, der Zugang zur Gesundheitsversorgung, die Lebensbedingungen und sozialen Unterstützungsnetzwerke spielen ebenfalls eine wichtige Rolle bei der Behandlung der Tbc, da diese Determinanten die Therapietreue, die Krankheitsübertragung und die langfristigen Folgen der Erkrankung signifikant beeinflussen können (Lee et al. 2020). Ein Einbezug des sozialen Umfeldes zur Prävention und Rehabilitation durch Beratung und Verbesserung der Zugänglichkeit medizinischer Versorgung auf gesellschaftlicher Ebene ist dabei wesentlich.

Das biopsychosoziale Verständnis bildet die Grundlage für Modelle differenzierter Ätio-pathogenese und daraus abgeleiteter Behandlung. In den folgenden Abschnitten wird darauf näher eingegangen.

4.1.2   Allostatische Belastung

Der Begriff der *Allostase* bezieht sich auf die Fähigkeit des Organismus, durch Anpas-sungsprozesse Stabilität und ein physiologisches Gleichgewicht in Veränderung und Reaktion auf Stressoren aufrechtzuerhalten (Guidi et al. 2021). Allostatische Belastung ist ein Begriff, der 1993 von McEwen und Stellar (1993) geprägt wurde, um die phy-siologischen Folgen von chronischem Stress auf den Körper zu beschreiben. Sie steht für die Erschöpfung des Körpers als Folge einer längeren Belastung durch Stressfaktoren und umfasst die kumulativen Auswirkungen von Stress auf verschiedene physiologische Systeme. Wenn der Körper ständig durch Stressfaktoren herausgefordert wird, die seine Fähigkeit zur Bewältigung übersteigen, kann dies zu einem Zustand allostatischer Über-lastung führen, indem die Anpassungsmechanismen des Körpers überfordert werden und nicht mehr greifen.

Hierbei fokussiert die biologische Perspektive auf die Identifikation und Messung von Biomarkern, die den entsprechenden Verschleiß physiologischer Systeme im Kör-per, wie das Herz-Kreislauf-, pulmonale, Immun- und endokrine System, abbilden. Dazu zählen Parameter wie der Kortisolspiegel, Entzündungsmarker wie C-reaktives Protein, der Blutdruck oder auch die Herzfrequenzvariabilität (Guidi et al. 2021). Weiterhin wer-den direkte Einflussgrößen wie Umweltgifte sowie Mediatoren auf biologischer Ebene wie der Body-Mass-Index oder der Cholesterinspiegel auf die allostatische Belastung angenommen.

Ergänzt wird dies durch die psychosoziale Perspektive, welche negative Lebenser-eignisse, chronischen Stress sowie Bewältigungsstile auf einer Erfahrungs- und Verhal-tensebene misst (z. B. über Fragebögen und klinische Interviews) und als allostatische Belastungsfaktoren berücksichtigt (Tab. 4.1).

Eine nach den skizzierten Messgrößen allostatische Überlastung konnte bei vie-len somatischen Erkrankungen, wie Diabetes, Krebs, kardiovaskulären und musku-loskelettalen Erkrankungen, sowie psychischen Störungen, wie affektiven, Angst- und posttraumatischen Belastungsstörungen, identifiziert werden (Guidi et al. 2021).

Ein ähnlich interaktionelles Modell zur Ätiopathogenese psychischer Störungen stellt in der Grundlagenpsychologie das Vulnerabilitäts-Stress-Modell dar, welches die Stress- bzw. Belastungsperspektive um den Aspekt der individuellen Anfälligkeit ergänzt und im folgenden Abschnitt skizziert wird.

Tab. 4.1 Klinische psychosoziale Kriterien für allostatische Überlastung. (Guidi et al. 2021, S. 12)

Kriterium A	Vorliegen von aktuellen, identifizierbaren Stressoren, welche die individuellen Bewältigungsfähigkeiten überfordern, z. B. kritische Lebensereignisse und/oder chronischer Stress
Kriterium B	Belastungsmerkmale, die innerhalb von 6 Monaten nach Erleben des Stressors auftreten: • mindestens zwei der folgenden Symptome: Schlafstörungen, frühmorgendliches Erwachen, Energiemangel, Schwindel, allgemeine Angstzustände, Reizbarkeit, Depressivität, Demoralisierung oder Verzweiflung • erhebliche Beeinträchtigung der sozialen oder beruflichen Funktionsfähigkeit • erhebliche Beeinträchtigung in der Lebensbewältigung (Gefühl der Überforderung durch die Anforderungen des Alltags)

4.1.3 Das Vulnerabilitäts-Stress-Modell

Das Vulnerabilitäts-Stress-Modell (auch *Diathese-Stress-Modell*) beschreibt die Entstehung von Krankheit durch ein komplexes Zusammenspiel von individueller Disposition und auslösenden Ereignissen. Hierbei beschreibt die Vulnerabilität die Anfälligkeit oder Gefährdung durch genetische Veranlagung und deren biologische Vermittlung, aber auch erworbene Risikofaktoren z. B. durch belastende Erziehungserfahrungen (so u. a. das „Erlernen" depressiver oder ängstlicher Verhaltensmuster von psychisch selbst erkrankten Eltern). Zwar erhöhen diese Faktoren die Wahrscheinlichkeit für den Ausbruch von späteren Störungen, reichen aber allein nicht aus, um diese vorherzusagen oder ätiologisch zu verstehen (Wittchen et al. 2020).

Erst durch auslösende Belastungserfahrungen (wie in Abschn. 4.1.2 beschrieben), im Sinne von Überforderung der Anpassungsfähigkeit an traumatische Ereignisse, oder auch chronische Stressoren im Alltag kommt es zur Ausprägung einer Störung. Hierbei ist nicht nur an kritische Lebensereignisse in Bezug auf Verlust oder Bedrohung zu denken, sondern auch an diffusere Belastungsbedingungen, die aus einer Kumulation alltäglicher Widrigkeiten („daily hassles") und deren subjektiven Wahrnehmung bestehen können.

Die Ätiopathogenese von Krankheit ist somit als ein Zusammenspiel von ererbter und erworbener Veranlagung mit aktueller allostatischer Belastung (Stress) verstehbar, welche einen kritischen Punkt überschreitet und zu Krankheit führt. Dabei ist wichtig, sowohl die Dynamik (ein belastender Faktor kann als Symptom ebenso zusätzlicher Stressor und gleichzeitig Risikofaktor für die Ausprägung weiterer Symptome sein) als auch die Wechselseitigkeit (einem Stressor/Risikofaktor stehen auf gleicher Ebene invers betrachtet auch Ressourcen gegenüber) zu beachten.

Eine Behandlung sollte dementsprechend neben der isolierten somatomedizinischen Intervention auch auf die relevanten (Risiko-)Faktoren einwirken. Hierfür werden diese in den folgenden drei Abschnitten aus medizinisch-biologischer (Abschn. 4.2.1) und psychosozialer Perspektive (Abschn. 4.2.2 und 4.2.3) zusammengefasst.

4.2   Risikofaktoren

4.2.1   Medizinisch-biologische Risikofaktoren

In Modellen wie der allostatischen Belastung (Abschn. 4.1.2) werden medizinisch-biologische Risikofaktoren als wesentliche Moderatoren mit einbezogen. Grundlegend dabei ist die individuelle Disposition eines Menschen in der genetischen Ausstattung, die wiederum epigenetisch über lebenslange Erfahrungs- und Entwicklungsprozesse moduliert werden kann. Aus dem Zusammenspiel dessen, was jeder Mensch genetisch mitbringt und was über Erfahrungs- und Lernprozesse exprimiert wird, bilden sich individuelle Verhaltensweisen aus, die sich direkt auf das Gesundheitsverhalten auswirken und wiederum biologische Spuren hinterlassen.

Ein die Lunge schädigendes Verhalten ist der Konsum von Nikotin. Trotz beeinträchtigter Lungenfunktion rauchen manche Erkrankte weiter und das liegt im Wesentlichen daran, dass Nikotin im Gehirn die Freisetzung von Neurotransmittern fördert und z. B. über Dopamin das Wohlgefühl steigert und das Belohnungssystem aktiviert oder über GABA und β-Endorphin angst- und stresslösend wirkt. Es kommt durch die Wirkungen im Gehirn zur physischen und psychischen Abhängigkeit mit den bekannten negativen Folgen für die pulmonale Gesundheit (Deutsches Krebsforschungszentrum 2008). Menschen, die an Ängsten leiden oder nicht gut gelernt haben, mit Stress umzugehen, werden kaum vom Nikotin lassen können, ohne einen alternativen Umgang mit Angst und Stress.

Das Erlernen alternativer Strategien zum Umgang mit Stress ist nicht nur ein zentrales Thema bei der Tabak- und Nikotinentwöhnung (Kap. 12). Stress hat klar definierte, biologische Korrelate, die bei chronischer Aktivierung direkt negativ auf die Lunge wirksam sein können. Psychischer Stress führt zum Anstieg von Stresshormonen wie Kortisol und den Katecholaminen. Erhöhte Kortisolwerte bei Einlieferung ins Krankenhaus zeigten sich z. B. als unabhängige Prädiktoren für die Sterblichkeit im Krankenhaus mit leichter bis schwerer ambulant erworbener Pneumonie (Nickler et al. 2015). Genauso sind Kortisol, Adrenalin und Noradrenalin an immunologischen Veränderungen beteiligt, die bei der durch psychischen Stress ausgelösten Verschlimmerung von Asthma auftreten (Ohno 2017). Ein typisches biologisches Korrelat für chronischen Stress ist eine Reduktion der Herzratenvariabilität (HRV) durch relative Überaktivität des sympathischen Nervensystems bei reduzierter parasympathischer Aktivität. Diese reduzierte HRV findet sich z. B. bei Patientinnen/Patienten mit COPD, Asthma und pulmonaler Hypertonie (Yang et al. 2025).

Wirksam gegen Stress und dessen biologische Auswirkungen ist körperliches Training und so ist es nicht verwunderlich, dass körperliche Aktivität bei pulmonal Erkrankten wesentlich zur Gesunderhaltung beträgt, indem es u. a. die biologischen Stressachsen zu beruhigen vermag. Die Einbeziehung der psycho-biologischen Wechselwirkungen zwischen Gehirn und Lunge ist heute unabdingbar in der Diagnostik und Therapie von Lungenerkrankungen.

4.2.2 Psychologische Risikofaktoren: Transdiagnostische Variablen

Transdiagnostische Konstrukte umfassen intra- und interpsychische Prozesse sowie Dispositionen, die im Allgemeinen eine bedeutsame Rolle bei der Ausprägung psychischer Erkrankungen spielen. Es wird angenommen, dass sie die allgemeine Anfälligkeit für die Entwicklung psychischer Störungen erhöhen und für deren Fortbestehen oder die Chronizität von entscheidender Bedeutung sind.

Empirische Belege gibt es hierfür u. a. bezüglich der transdiagnostischen Relevanz in Bezug auf folgende psychologische Konstrukte:

- Perfektionismus (Egan et al. 2011),
- Neurotizismus (Ormel et al. 2013),
- Grübelneigung oder negatives Gedankenkreisen (McEvoy et al. 2013),
- geringe Unsicherheitstoleranz (Mahoney und McEvoy 2012),
- Defizite in der Emotionsregulation (Sloan et al. 2017).

Diese Konstrukte sind für ein Spektrum von Stimmungs-, Angst-, Zwangs-, Ess- und Persönlichkeitsstörungen von zentraler Bedeutung. Weitere transdiagnostische Risikofaktoren sind traumatisierende Erfahrungen in der Lebensgeschichte und besonders schwere Formen von Bindungstraumata in Folge von Exposition zu Gewalt und Übergriffigkeit durch Fürsorgepersonen in der Kindheit (Dozier et al. 2008; Bakermans-Kranenburg und Van IJzendoorn 2009).

Die transdiagnostische Sichtweise ermöglicht ein umfassenderes Verständnis der hohen Komorbiditätsraten bei psychischen Störungen und kann daher zu erheblichen Vorteilen bei der Behandlung führen (Dudley et al. 2011; Sloan et al. 2017).

Das Vorliegen entsprechender psychischer Komorbiditäten bei somatischen Erkrankungen ist mit stark reduzierter Lebensqualität, einem schlechteren Krankheits- und Behandlungsverlauf sowie erhöhter Mortalität assoziiert. Diese Zusammenhänge gelten insbesondere für Lungenerkrankungen und sind in Kap. 5 und 12 ausführlicher dargestellt.

4.2.3 Soziale Risikofaktoren

Auch soziale und sozioökonomische Faktoren moderieren die Vulnerabilität eines Menschen für eine psychosomatische Dekompensation. Beispielhafte Belege für eine Erschwerung des biografischen Risikoprofils bei Ausprägung psychischer Erkrankungen gibt es hierbei u. a. für (Haddad und Meyer-Lindenberg 2012; Naab et al. 2017):

- geringen sozioökonomischen Status, insbesondere Armut, niedriges Bildungsniveau,
- Migrationserfahrungen,

- andauernde familiäre Konflikte und Trennungen in der Kindheit,
- Urbanizität (städtisches Aufwachsen).

Zu wichtigen sozialen Stressoren zählen Arbeitslosigkeit, fehlende soziale Unterstützung, aber auch Isolations-/Ausgrenzungs- und Mobbingerfahrungen (Naab et al. 2017).

Nach dem Überblick über Risikofaktoren im Sinne von Vulnerabilitäten wird im folgenden Abschnitt nun auf Krankheitswahrnehmungs- und Krankheitsbewältigungs-mechanismen Bezug genommen, welche auf Stressoren und deren Regulation einen entscheidenden Einfluss und bei der Modulation von Gesundheit und Krankheit eine wichtige Bedeutung haben.

4.3 Krankheitswahrnehmung, -verarbeitung und Coping

4.3.1 Subjektive Krankheitstheorien: Das Common-Sense-Modell der Selbstregulation

Das *Common-Sense-Selbstregulationsmodell* (*Common Sense-Model of Selfregulation*) von Leventhal et al. (1980) ist ein etabliertes Konzept der Gesundheits-(psychologischen) For-schung, um Gesundheitsverhalten und Gesundheitsergebnisse vorhersagen und erklären zu können. Das Modell beschreibt die Reaktion des Menschen auf wahrgenommene Gesund-heitsbedrohungen, um diese abzuwenden bzw. zu regulieren. Hierfür werden eine Reihe kognitiver und emotionaler Prozesse durchlaufen, die Betroffene zum Verständnis und zur Abschätzung der Bedrohung und schließlich zur Entscheidung über ihr Gesundheitsver-halten einsetzen. Die Basis dieser Bewertungs- und Entscheidungsprozesse sind *subjektive Krankheitstheorien*, welche alle subjektiven Vorstellungen bezüglich der Krankheit bzw. Gesundheitsbedrohung zusammenfassen. Dazu zählen eigene Theorien im Hinblick auf Ursachen, Krankheitsbild, Verlauf, Behandlungsmöglichkeiten und Auswirkungen der Erkrankung auf das Leben der Betroffenen sowie deren eigene Kontrollüberzeugung, welchen Einfluss ihr eigenes Verhalten tatsächlich auf die Gesundheitsbedrohung hat (Abb. 4.2).

Diese subjektiven Krankheitstheorien haben einen relevanten Einfluss auf den Krank-heitsverlauf und die Lebensqualität von Erkrankten, v. a. vermittelt über:

- Mitarbeit/Compliance der Patientinnen/Patienten: Halten diese die Empfehlungen der Ärztinnen/Ärzte für plausibel, so werden sie sich eher daranhalten.
- Emotionales Befinden: Die Attribution der Krankheitsursachen sowie Behandlungs-möglichkeiten können Hoffnung oder auch Ohnmacht auslösen.
- Outcome der Behandlung und Chancen auf eine Wiedereingliederung in den Alltag.

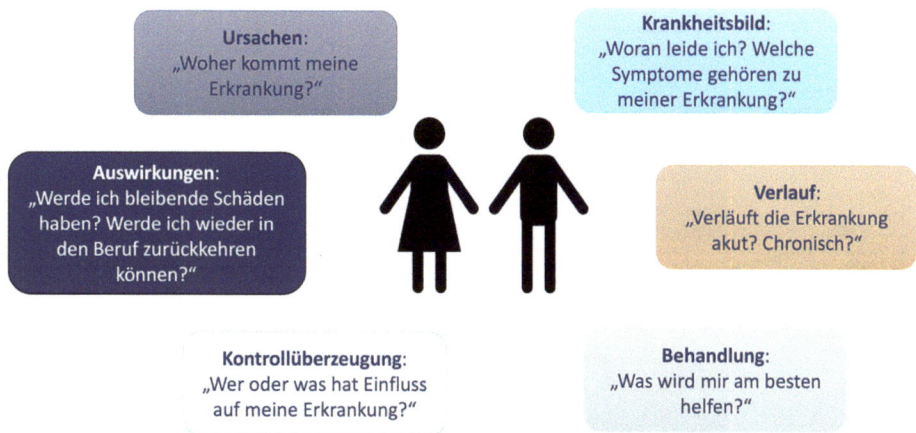

Abb. 4.2 Aspekte subjektiver Krankheitstheorien. (Glattacker und Heyduck 2016)

Kontrollüberzeugungen, die Personen ihrer Situation und speziell ihrer Erkrankung gegenüber zeigen, können ebenso unterschiedlich auf die Beschwerden und Funktionsfähigkeit und damit einhergehend auf die Lebensqualität Einfluss nehmen (Faller und Lang 2019).

- *Internale Kontrollüberzeugungen:* „Ich selbst kann meine Beschwerden bzw. die Erkrankung beeinflussen."→ Günstiger Prädiktor.
- *Sozial-externale Kontrollüberzeugungen:* „Andere Menschen, z. B. Ärztinnen/Ärzte, können meine Beschwerden bzw. die Erkrankung beeinflussen."→ Teilweise günstiger Prädiktor.
- *External-fatalistische Kontrollüberzeugungen:* „Schicksal oder Zufall beeinflussen meine Beschwerden bzw. Erkrankung."→ Ungünstiger Prädiktor.

Zur Illustration finden sich in Abb. 4.3 zwei unterschiedliche Krankheitsbewertungen fiktiver COPD-Erkrankter.

Aus der Forschung zu subjektiven Krankheitstheorien lassen sich für das ärztlich-therapeutische Handeln hoch relevante Implikationen ableiten. So zeigt sich, dass Personen, die ihrer Erkrankung viele Beschwerden sowie eine hohe (negative) Auswirkung auf ihr Leben zuschreiben, signifikant häufiger Gesundheitsleistungen in Anspruch nehmen, und dass Unsicherheit und emotionaler Distress gegenüber der Erkrankung signifikant mit der Zufriedenheit bezüglich der ärztlichen Behandlung assoziiert ist.

Weiterhin ließ sich zeigen, dass die (Selbst-)Beruhigung nach einer durchgeführten Untersuchung sehr stark von der individuellen subjektiven Krankheitstheorie abhängt und ärztliches Handeln darauf großen Einfluss haben kann (s. Praxistipp) (Petrie et al. 2007).

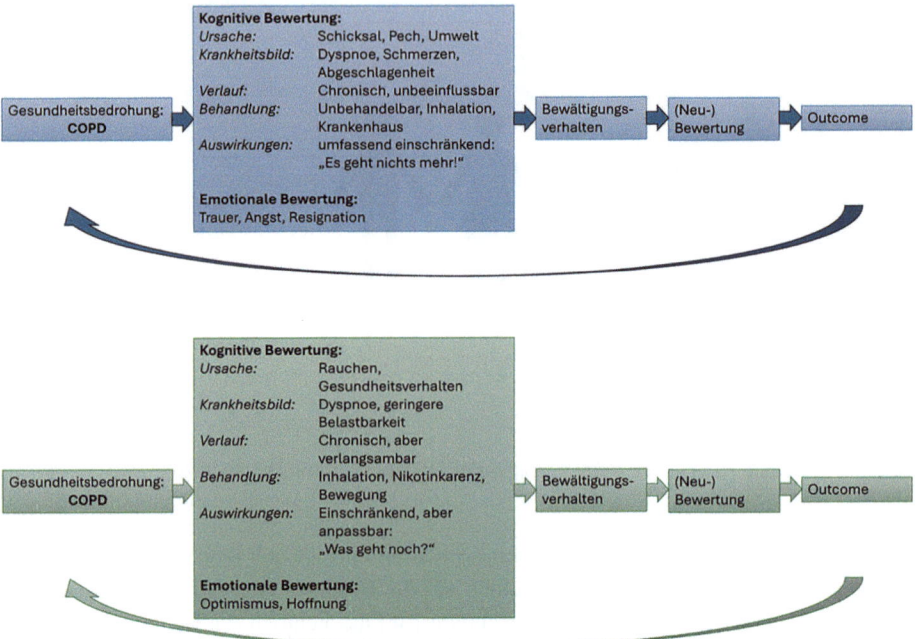

Abb. 4.3 Exemplarische Darstellung unterschiedlicher subjektiver Krankheitstheorien bei COPD, vereinfachtes Schema. (Modifiziert nach Glattacker und Heyduck 2016, S. 35; Original: Leventhal et al. 1980)

► **Praxistipp**

- Krankheitstheorien sind implizit und werden selten direkt berichtet. Zeigen Sie Interesse und fragen Sie nach, mit dem Ziel, ins Gespräch zu kommen und mittels Aufklärung und kommunikativer Begleitung den Behandlungserfolg zu verbessern:

    „Woher, glauben Sie, kommen Ihre Beschwerden?"

    „Was, glauben Sie, würde Ihnen am besten helfen?"

- Untersuchungen triggern negative Krankheitstheorien, selbst wenn die Ergebnisse sich später als nicht pathologisch darstellen sollten. Es sollten deshalb *nur notwendige* Untersuchungen durchgeführt werden, was im Besonderen bei Somatisierungsstörungen mit langer Diagnostikvorgeschichte zu beachten ist (Petrie et al. 2007).
- Lange Wartezeiten zwischen Untersuchung und Befundmitteilung sind ungünstig und sollten, so gut es geht, vermieden werden, da sich negative

Krankheitstheorien und Katastrophisierungen verfestigen können (Petrie et al. 2007).

4.3.2 Krankheitsverarbeitung und Krankheitsbewältigung/Coping

Unter dem Prozess der Krankheitsverarbeitung versteht man den Verlauf und die zugrunde liegenden psychobehavioralen Elemente der Auseinandersetzung mit eigener Erkrankung. In diesem Zusammenhang werden in der Praxis häufig Phasenmodelle wie das Modell des Trauerprozesses, welches Kübler-Ross anhand von Interviews mit Sterbenden entwickelte (Kübler-Ross 1996), zur Beschreibung und Hilfestellung für passende Interventionen der Begleitung angewendet. Obwohl die Reihenfolge und Bezogenheit der postulierten Phasen aufeinander empirisch nicht klar belegt werden konnten, gibt es einen hohen praktischen Nutzen derartiger Modelle, da sie den Behandelnden eine Orientierung an die Hand geben, in welcher Gestalt Krankheits- (und Trauerverarbeitung) auftreten kann und welche therapeutische Haltung daraus ableitbar ist. Eine, auf die Verarbeitung schwerer Erkrankung adaptierte Version findet sich so beispielsweise bei Albus (2020, S. 45):

1. *Schock* (oder hohes Verleugnungsniveau).
2. *Revolte* (u. U. Ärger, Aggressivität, Widerstand gegen ärztliche Empfehlungen).
3. *Verhandeln* mit unzureichender Bereitschaft zur Umstellung des Gesundheitsverhaltens und wechselhafter Adhärenz.
4. *Selbstvorwürfe* (überkritische Bewertung eigener Anteile an der Genese der Krankheit, dabei u. U. depressive Verstimmung).
5. *Versöhnung* mit erfolgreicher Umstellung des Gesundheitsverhaltens und hoher Adhärenz.

▶ **Phasen der Krankheitsverarbeitung**
Eine therapeutische Begleitung sollte sich an der skizzierten Verarbeitungsphase der Betroffenen orientieren.

- *Schock- und Verleugnungsmodus:* Kein Aktionismus, dafür aber Verlässlichkeit und Orientierung bieten. Keine katastrophisierenden oder drohenden Aussagen („Wenn Sie nicht sofort mit dem Rauchen aufhören, …!"), da diese weitere Destabilisierung auslösen können.
- *Revolte/Ärger:* Ernstnehmen und Zuhören, nicht ignorieren, Verzichten auf „Weisheiten", Aussagen nicht persönlich nehmen.
- *Verhandeln:* Die Ambivalenz des Gegenübers annehmen, kommunikativ die kooperativen Anteile verstärken (Lob), die zweifelnden Anteile thematisieren („Was könnte Ihnen helfen, das sinnvolle Gesundheitsverhalten an den Tag zu legen?").

- *Selbstvorwürfe und Trauer:* Kontinuierliche, beständige Beziehung, Vermitteln von Normalität des Empfindens, Trost: „Schulter bieten", vorsichtiges Markieren der Notwendigkeit, in der Gegenwart für sich zu sorgen und Verantwortung zu übernehmen, statt Vorwürfe zu formulieren, Entlastung.
- *Versöhnung und Akzeptanz:* Kleine Schritte: Was würde das Leben wieder ein bisschen lebenswerter machen? Lob, Selbstwertgefühl stärken; Blick lenken, auf das, was noch bleibt oder noch möglich ist; Neugier wecken, ausprobieren.

Der Begriff der Krankheitsbewältigung („coping with disease") wird oft synonym zur Krankheitsverarbeitung verwandt und fasst all jene Anstrengungen und Anpassungsmaßnahmen zusammen, die von Erkrankten unternommen werden, um die Belastungen zu meistern, die durch die Erkrankung hervorgerufen werden. Dieser Prozess ist entscheidend dafür, wie stark die gesundheitsbezogene Lebensqualität ausgeprägt ist und das entsprechend notwendige Gesundheitsverhalten an den Tag gelegt wird.

Die in Abschn. 4.3.1 skizzierten Krankheitstheorien beeinflussen dabei maßgeblich die eingesetzten Copingstrategien (Tiemensma et al. 2016). Entsprechende Strategien lassen sich in verschiedenen Kategoriensystemen zusammenfassen (aktiv/passiv; adaptiv/maladaptiv), wobei das bekannteste und am weitesten verbreitete psychologische Modell auf Lazarus und Folkman zurückgeht (1984) (problemorientiertes Coping/ emotionsorientiertes Coping/bewertungsorientiertes Coping).

Für den klinischen Alltag ist die Aufgliederung in *handlungsbezogenes Coping* (auf aktives Verhalten bezogen, so z. B. aktive Ablenkung oder Vermeidung, zupackendes Mitmachen, konstruktive Aktivität für sich selbst), *kognitionsbezogenes Coping* (auf die gedankliche Bewertung bezogen, so z. B. akzeptierendes, bagatellisierendes Bewerten oder Haltung bewahren, „zusammenreißen") und *emotionsbezogenes Coping* (auf die emotionale Verarbeitung bezogen, so z. B. Entlastung suchen, mit Optimismus oder Resignation reagieren) hilfreich (Faller et al. 2019).

Im Hinblick auf die Adaptivität von Copingstrategien weist die Empirie auf eine hohe Individualität hin, wobei sich dennoch Indizien für einen günstigen Einfluss auf psychische Stabilität und Lebensqualität für Formen der *aktiven und optimistischen Krankheitsbewältigung* (Tab. 4.2) konstatieren lassen (Krämer und Bengel 2016).

Auch wenn ein Großteil der evidenzbasierten Empfehlungen zur Adaptivität von Krankheitsbewältigung aus einer psychobehavioralen Perspektive heraus formuliert ist, kommen auch psychodynamischen Konzepten beim Verständnis der Copingprozesse eine praktische Bedeutung zu. Im Besonderen gilt dies für unbewusste Abwehrmechanismen, die dazu dienen, „in Belastungssituationen unerträgliche Affekte wie stärkste Angst, überschwemmende Wut oder Scham auf ein erträgliches Maß zu vermindern" (Albus 2020, S. 44). Es empfiehlt sich, entsprechende Abwehrmechanismen als solche wahrzunehmen und sie in die ärztlich-psychotherapeutische Reflexion mit einzubeziehen, ohne sie gezwungenermaßen konfrontativ zu thematisieren. Im Konzept werden dabei eher unreife und oft eher maladaptive (z. B. Verleugnung, Projektion i. S. v. Zuschreibung eigener Selbstanteile auf andere Menschen oder Affektisolierung i. S. v. Unterbindung

Tab. 4.2 Mögliche Formen des Copings. (In Anlehnung an Tschuschke et al. 2002)

Aktiv	Passiv-resignativ	Passiv-optimistisch
Informationssuche	Klagen und Grübeln, Ruminieren, Hadern	Vertrauen in Behandlungspersonal
Soziale Unterstützung suchen, sich mit anderen verbinden	Schuldzuschreibungen	Optimistisches „Nach-vorne-Schauen"
Sinnsuche und Sinngebung	Bagatellisierung	Religiosität
Fighting-Spirit	Sozialer Rückzug	Entspannung
Ablenkung durch Aktivität	Stoizismus	
	Noncompliance	

einer emotionalen Verarbeitung) und eher reife Abwehrmechanismen (z. B. Humor oder Verdrängung i. S. v. einer aktiven Form der Ablenkung von belastenden Umständen) unterschieden.

Entsprechend der Annahmen des biopsychosozialen Modells (Abschn. 4.1.1) lässt sich im klinischen Alltag häufig beobachten, wie hoch der Wert der sozialen Unterstützung für eine erfolgreiche Krankheitsbewältigung ist. Dies sollte in der Anamnese dringend berücksichtig werden, auch um etwaig entsprechende psychosoziale Hilfen (Kap. 9) frühzeitig anzusprechen und zu bahnen.

4.3.3 Adhärenz und Compliance

Der Mitarbeit von Patientinnen/Patienten bei jedweder Therapie kommt eine große Bedeutung zu und jede noch so wirkmächtige und spezifische medizinische Intervention wird über diesen letztlich psychosozialen Faktor vermittelt. Dabei spielen Krankheitswahrnehmungs- und Krankheitsverarbeitungswege, wie sie in Abschn. 4.3.2 skizziert sind, eine große Rolle. Auch die Ausprägung psychischer Syndrome wie Ängste und Depressionen hängen eng damit zusammen (Volpato et al. 2021).

Der Begriff der *Compliance* beschreibt das regelmäßige Befolgen der ärztlichen Anordnungen im Sinne einer eher paternalistischen Auslegung der ärztlichen Behandlungsbeziehung (die Verantwortung über die Einhaltung der Therapie liegt bei den Patientinnen/Patienten, wenig gemeinsame Entscheidungsfindung). Adhärenz fasst als Oberbegriff darüber hinaus auch die Akzeptanz einer partizipativ getroffenen Behandlungsentscheidung (Behandelnde und Behandelte gemeinsam) und Persistenz (Vermeidung einseitiger Therapieabbrüche) zusammen (Risse 2013).

Die Beziehungsgestaltung im medizinischen Kontext sollte idealerweise immer entlang der individuellen Bedürfnisse der Patientinnen/Patienten erfolgen, wobei ein Einbezug und ein möglichst hoher Grad an aktiver Zusammenarbeit als eher günstig bewertet werden.

Es gibt eine Vielzahl von Faktoren, welche die Therapieadhärenz negativ beeinflussen können (Sabaté 2003):

- *Sozioökonomisch:* z. B. geringe Sprachkenntnisse, mangelnde soziale Unterstützung, instabile Lebensbedingungen/Obdachlosigkeit.
- *Therapieassoziiert:* z. B. komplexes Medikamentenschema, Behandlung erfordert Beherrschung besonderer Techniken wie Inhalation, lange Dauer der Therapie.
- *Betroffenenassoziiert:* z. B. kognitive Beeinträchtigung, geringes Wissen über Erkrankung, ungünstige Copingmechanismen (Abschn. 4.3.2).
- *Krankheitsassoziiert:* z. B. psychische Komorbiditäten, chronische Erkrankung, Mangel an beobachtbaren Krankheitssymptomen.
- *Mit dem Gesundheitssystem assoziiert:* z. B. schlechte ärztliche Behandlungsbeziehung, mangelnde Kontinuität in der Führung der Patientinnen/Patienten, lange Wartezeiten, hohe Arzneimittelkosten/Zuzahlungen.

Es ist entscheidend, die Faktoren, die durch das ärztlich-therapeutische Handeln beeinflussbar sind, im Hinblick auf eine Verbesserung der Therapieadhärenz zu reflektieren und stetig zu verbessern (s. Übersicht).

▶   **Praxistipp: Strategien zur Verbesserung der Adhährenz (s. auch Risse 2013)**

- Angepasste und möglichst genaue Informationsgabe (welches Medikament für welche Wirkung, Sinn hinter dauerhafter Gabe, mögliche Nebenwirkungen und Umgang damit)
- Überwachung bzw. Überprüfung der Therapie (regelmäßige Konsultationen, Inhalationstechnik, Laborparameter, Tagebuch über Outcome wie z. B. Blutdruck)
- Möglichst einfache bzw. bequeme Medikamenteneinnahme (ideal sind langwirksame Präparate, so wenig Zeitpunkte der Applikation wie möglich)
- Gemeinsames Überprüfen der vereinbarten Therapieziele (z. B. Nikotinkarenz – wenn diese nicht erreicht wird, Gespräch darüber suchen und mögliche Hilfestellung anbieten)

4.4   Spezifika psychopneumologischer Wechselwirkungen

Die bisherig skizzierten Zusammenhänge und Wechselwirkungen biopsychosozialer Prozesse finden in der Praxis moderner Versorgung zunehmend Beachtung und verbessern dabei die Behandlungs- und Lebensqualität sowie die Therapieergebnisse. Dies gilt im Besonderen für die Behandlung von Lungenerkrankungen und kann hier auf die dabei spezifischen Symptome angewendet werden. Zwei Beispiele aus Versorgungspraxis und Empirie werden nachfolgend vorgestellt.

4.4.1   Das Breathing-Thinking-Functioning-Modell

Das gut anwendbare *Breathing-Thinking-Functioning (BTF)-Modell* nach Spathis et al. (2017) fokussiert auf die psychosomatische Komplexität des nahezu allen Lungenerkrankungen konstituierenden Symptoms der Atemnot und bietet über die naheliegende Darstellung einen guten Ausgangspunkt zur Aufklärung der Patientinnen/Patienten und darauf aufbauender Interventionen. Es konstatiert drei jeweils sich selbst verstärkende Teufelskreise auf Basis des *physiologischen Symptoms* (maladaptive Atmung verstärkt Atemnot und vice versa), der *kognitiven Verarbeitung* (katastrophisierende Gedanken verstärken Angst und Panikgefühle, welche Atemnot verstärken und vice versa) sowie des *Aktivitäts- und Funktionsmusters* (verminderte Aktivität als Reaktion auf Atemnot führt zu muskulärer Atrophie sowie geringerer Belastbarkeit und vice versa) (Abb. 4.4).

Die psychoedukative Aufklärung der Betroffenen anhand eines solchen Modells ist ein wichtiger Bestandteil psychopneumologischer Arbeit (Kap. 7 und 20). Spezifische praxisnahe Tipps werden anhand der Empfehlungen von Spathis et al. (2017) untenstehend zusammengefasst (Tab. 4.3).

4.4.2   Krankheitswahrnehmung und Coping bei Lungenerkrankungen am Beispiel der COPD

Die dargestellten Zusammenhänge von Krankheitswahrnehmungs- und Krankheitsbewältigungsmechanismen sind auch für Lungenerkrankungen untersucht worden und weisen auf eine große Bedeutung in der psychopneumologischen Versorgung hin. Die Befunde legen nahe, dass einzelne Aspekte der subjektiven Krankheitstheorien in Anlehnung an das *Common-Sense-Selbstregulationsmodell* (Abschn. 4.3.1) die Art und Weise der Krankheitsbewältigung (Abschn. 4.3.2) maßgeblich beeinflussen, was wiederum unmittelbare Effekte auf die gesundheitsbezogene Lebensqualität hat (Bonsaksen et al. 2013). So zeigt sich, dass ein kohärentes Verständnis auslösender, aufrechterhaltender, aber auch symptomreduzierender Faktoren bei COPD positiv mit *proaktiven Bewältigungsstrategien*

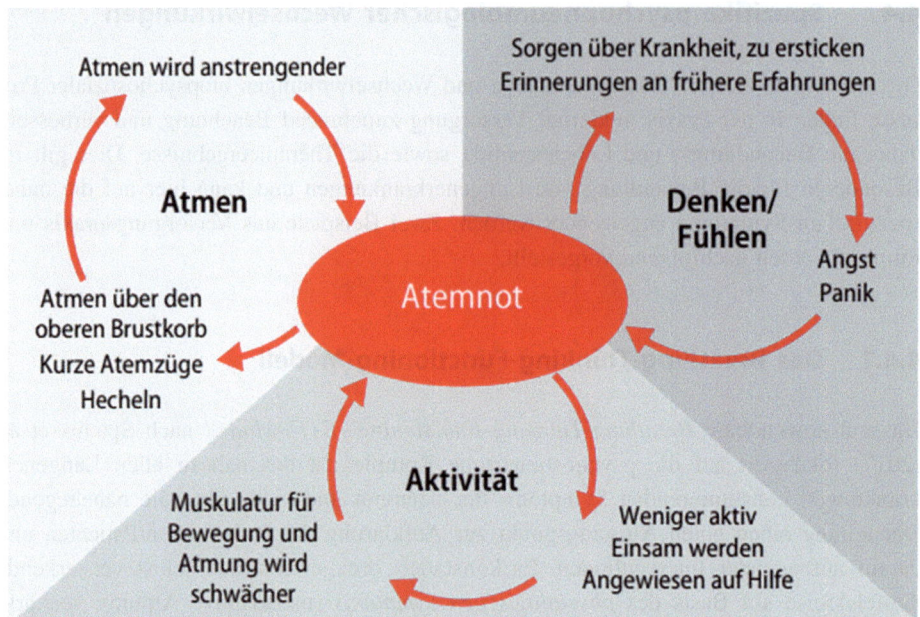

Atmen wird anstrengender

Atmen

Atmen über den
oberen Brustkorb
Kurze Atemzüge
Hecheln

Sorgen über Krankheit, zu ersticken
Erinnerungen an frühere Erfahrungen

**Denken/
Fühlen**

Angst
Panik

Atemnot

Aktivität

Muskulatur für
Bewegung und
Atmung wird
schwächer

Weniger aktiv
Einsam werden
Angewiesen auf Hilfe

Abb. 4.4 Darstellung der drei Teufelskreise der Atemnot nach dem BTF-Modell. (Aus Kahnert et al. 2020, S. 38)

korreliert (Tiemensma et al. 2016). Zu den proaktiven Bewältigungsstrategien zählen insbesondere Adhärenz (Abschn. 4.3.3), Suche nach sozialer Unterstützung, Problemlösung und innerliche Neuausrichtung im Rahmen der Grenzen der Erkrankung. Längsschnittuntersuchungen zeigen, dass hingegen *emotionale Überforderung* zu weniger proaktiver Bewältigung führt.

Auch die *wahrgenommene Selbstwirksamkeit* von COPD-Erkrankten wird immer wieder als wichtiger Moderator zu mehr Lebensqualität diskutiert (Bonsaksen et al. 2013). Ein erfolgreiches Selbstmanagement der COPD kann stark vom Selbstwirksamkeitserleben der Betroffenen abhängen. Wenn COPD-Erkrankte eine hohe Selbstwirksamkeit aufweisen, ist die Wahrscheinlichkeit für eine größere Motivation erhöht, gesundheitsfördernde Verhaltensweisen an den Tag zu legen, z. B. verschriebene Medikamente einzunehmen, an Lungenrehabilitationsprogrammen teilzunehmen, mit dem Tabak- und Nikotinkonsum aufzuhören, regelmäßig Sport zu treiben und bei Bedarf soziale Unterstützung in Anspruch zu nehmen. Hingegen kann eine geringe Selbstwirksamkeit dazu führen, dass Behandlungspläne nicht eingehalten werden, körperliche Aktivität vermieden wird und die Angst oder der Stress im Zusammenhang mit der Behandlung der Krankheit zunehmen.

Aus diesen exemplarischen Beobachtungen lässt sich ableiten, dass psychopneumologisch Behandelnde ihre Patientinnen/Patienten dabei unterstützen sollten:

Tab. 4.3 Anwendungsempfehlungen für Interventionen auf Basis des BTF-Modells. (Spathis et al. 2017)

Teufelskreis	Empfohlene Techniken (Auszug)	Mögliche Formulierung für den ärztlichen Behandlungskontakt (ebd., S. 5)
Atmung	Atemtechniken, Training der Atemmuskulatur, NIV-Beatmung, Handventilator	„Wenn man sich atemlos fühlt, denkt man natürlich, dass man mehr Luft braucht. Das ist aber nicht der Fall, denn wir wissen, dass in unseren Lungen genügend Luft vorhanden ist. Versuchen Sie stattdessen, Ihre Ausatmung zu verlängern, was Ihre Atmung effizienter macht und Platz für den nächsten Atemzug schafft."
Denken	Kognitive Verhaltenstherapie, Entkatastrophisieren, Entspannungstechniken, Achtsamkeit (Kap. 7)	„Manche Menschen sagen, sie hätten Angst, dass sie nach Luft schnappend sterben werden. Das ist zwar ein sehr verständliches Gefühl, kommt aber eigentlich nie vor."
Aktivität	Pulmonale Rehabilitation (Kap. 8), Pacing, Gehhilfen	„Wenn Sie sich dafür entscheiden, sich durch Bewegung leicht außer Atem zu bringen, schadet Ihnen das nicht. Im Gegenteil, es baut Ihre Muskeln wieder auf und kann Ihre Atmung und Ihren allgemeinen Gesundheitszustand über Wochen und Monate hinweg verbessern."

NIV nichtinvasiv

- intensive Emotionen wie Angst und Trauer zu regulieren und
- ihr Vertrauen in die eigenen Fähigkeiten zu steigern, ihre Erkrankung effektiv behandeln zu können (im Besonderen durch Schulung von Krankheits- und Behandlungskompetenz; Strategien wie gemeinsame Zielsetzung und positive Verstärkung) (Kap. 7).

4.5 Fazit für die Praxis

- Die biopsychosoziale Perspektive ermöglicht ein ganzheitliches, mehrdimensionales Herangehen bei der Behandlung psychisch belasteter Personen mit Lungenerkrankungen.
- Bei der Ausbildung von Störungen sind immer angeborene und erworbene Vulnerabilitäten in Verbindung mit biopsychosozialen Risikofaktoren krankheitsauslösend und -aufrechterhaltend.
- Die psychopneumologische Behandlung kann mithilfe dieser Perspektive effektivere Maßnahmen entwickeln, welche die individuellen psychosomatischen Wechselwirkungen, das Krankheitsverständnis und die Coping- bzw. Bewältigungsmechanismen der Betroffenen berücksichtigen.

References

Bakermans-Kranenburg MJ, Van MH, IJzendoorn. (2009) The first 10,000 Adult Attachment Interviews: distributions of adult attachment representations in clinical and non-clinical groups. Attach Hum Dev 11:223–263

Bonsaksen T, Haukeland-Parker S, Lerdal A, Fagermoen MS (2013) A 1-year follow-up study exploring the associations between perception of illness and health-related quality of life in persons with chronic obstructive pulmonary disease. Int J Chron Obstruct Pulmon Dis. https://doi.org/10.2147/COPD.S52700

Christian A (2020) Grundkonzepte der psychosomatischen Medizin. In Psychokardiologie: Ein Praxisleitfaden für Ärzte und Psychologen, Hrsg. Christoph Herrmann-Lingen, Christian Albus und Georg Titscher, 39–46. Berlin, Heidelberg: Springer Berlin Heidelberg

Dudley R, Kuyken W, Padesky CA (2011) Disorder specific and trans-diagnostic case conceptualisation. Clin Psychol Rev 31:213–224

Egan SJ, Wade TD, Shafran R (2011) Perfectionism as a transdiagnostic process: A clinical review. Clin Psychol Rev 31:203–212

Engel GL (1977) The Need for a New Medical Model: A Challenge for Biomedicine. Science 196:129–136

Faller H, Lang H (2019). Gesundheits- und Krankheitsmodelle. In Medizinische Psychologie und Soziologie, Springer-Lehrbuch, Hrsg. Hermann Faller und Hermann Lang, 15–55. Berlin, Heidelberg: Springer Berlin Heidelberg

Faller H, Andrea R, Vogel H (2019) Förderung und Erhaltung von Gesundheit: Prävention. In Medizinische Psychologie und Soziologie, Springer-Lehrbuch, Hrsg Hermann Faller und Hermann Lang, 363–396. Berlin, Heidelberg: Springer Berlin Heidelberg

Glattacker M, Katja Heyduck (2016) Methoden- und Theorienecke: Das Common-Sense Selbstregulationsmodell. Klinische Pflegeforschung 34–37

Guidi J, Lucente M, Sonino N, Fava GA (2021) Allostatic load and its impact on health: a systematic review. Psychother Psychosom 90:11–27

Haddad L, Meyer-Lindenberg A (2012) Soziale Umweltrisikofaktoren und psychische Erkrankungen: Einblicke in zugrunde liegende Gehirnmechanismen am Beispiel der Urbanizität. Nervenarzt 83:1403–1409

Kathrin K, Götschke J, Bausewein C, Behr J (2020) Die palliative Versorgung von COPD-Patienten: Lungenerkrankungen. MMW – Fortschritte der Medizin 162: 36–43

Krämer L, Bengel J (2016) Chronische körperliche Krankheit und Krankheitsbewältigung. In Psychologie in der medizinischen Rehabilitation, Hrsg. Jürgen Bengel und Oskar Mittag, 26–36. Berlin, Heidelberg: Springer Berlin Heidelberg

Krebsforschungszentrum D (Hrsg) (2008) Nikotin. Pharmakologische Wirkung und Entstehung der Abhängigkeit, Heidelberg

Kübler-Ross E (1996) Interviews mit Sterbenden. Gekürzte Taschenbuchausg., 17. Aufl. Gütersloh, Gütersloher Verl.-Haus Mohn

Lazarus RS, Folkman S (1984) Stress, appraisal, and coping. 11. [print.]. New York, Springer

Lee G et al (2020) Impact of mental disorders on active TB treatment outcomes: a systematic review and meta-analysis. Int J Tuberc Lung Dis 24:1279–1284

Lugg W (2022) The biopsychosocial model – history, controversy and Engel. Australas Psychiatry 30:55–59

Mary D, Chase Stovall-McClough, und Kathleen Albus (2008) Attachment and psychopathology in adulthood. Handbook of Attachment: Theory, Research, and Clinical Applications Vol. 19

Mahoney AEJ, McEvoy PM (2012) A Transdiagnostic Examination of Intolerance of Uncertainty Across Anxiety and Depressive Disorders. Cogn Behav Ther 41:212–222

McEvoy PM, Watson H, Watkins ER, Nathan P (2013) The relationship between worry, rumination, and comorbidity: Evidence for repetitive negative thinking as a transdiagnostic construct. J Affect Disord 151:313–320

McEwen BS, Stellar E (1993) Stress and the individual: mechanisms leading to disease. Arch Intern Med 153:2093–2101

Naab S, Kunkel J, Fumi M, Voderholzer U (2017) Psychosoziale Risikofaktoren für psychische Störungen im Jugendalter. DNP – Der Neurologe & Psychiater 18:26–30

Nickler M et al (2015) Systematic review regarding metabolic profiling for improved pathophysiological understanding of disease and outcome prediction in respiratory infections. Respir Res 16:125

Ohno I (2017) Neuropsychiatry phenotype in asthma: Psychological stress-induced alterations of the neuroendocrine-immune system in allergic airway inflammation. Allergology international : official journal of the Japanese Society of Allergology 66S:S2–S8

Ormel J et al (2013) Neuroticism and common mental disorders: Meaning and utility of a complex relationship. Clin Psychol Rev 33:686–697

Petrie KJ, Jago L A, Devcich DA (2007) The role of illness perceptions in patients with medical conditions: Current Opinion in Psychiatry 20:163–167

Risse A (2013) Compliance und Non-Compliance bei der Behandlung chronischer Wunden: Eine Übersicht unter Berücksichtigung der Therapeutenbetroffenheit. Phlebologie 42:209–212

Sabaté E (2003) Adherence to long-term therapies: evidence for action. World health organization, Geneva

Sloan E et al (2017) Emotion regulation as a transdiagnostic treatment construct across anxiety, depression, substance, eating and borderline personality disorders: A systematic review. Clin Psychol Rev 57:141–163

Spathis A et al (2017) The breathing, thinking, functioning clinical model: a proposal to facilitate evidence-based breathlessness management in chronic respiratory disease. npj Primary Care Respiratory Medicine 27:27

Tiemensma J, Gaab E, Voorhaar M, Asijee G, Kaptein A (2016) Illness perceptions and coping determine quality of life in COPD patients. Int J Chron Obstruct Pulmon Dis 11:2001–2007

Tschuschke V et al (2002) Das Verhältnis von Abwehr und Coping bei unterschiedlichen Erkrankungen. Z Med Psychol 11:73–82

Volpato E, Toniolo S, Pagnini F, Banfi P (2021) The relationship between anxiety, depression and treatment adherence in chronic obstructive pulmonary disease: a systematic review. Int J Chron Obstruct Pulmon Dis 16:2001–2021

Yang, Y.-P., Ji, M.-J., Guo, Y.-H., & Yao, N. (2025). Association of heart rate variability index with depressive symptoms and lung function in chronic obstructive pulmonary disease. *World Journal of Psychiatry*, *15*(5), Article 103269. https://doi.org/10.5498/wjp.v15.i5.103269

Waller C, Köbler P, Krauss-Koestler EK (2025) Integrierte Stationäre Psychosomatik. In: Kruse J et al (Hrsg) Uexküll, Psychosomatische Medizin: Theoretische Modelle und klinische Praxis. Urban & Fischer, München, S 494–502 in Elsevier

Wittchen H-U, Knappe S, Jürgen Hoyer J (2020) Was ist Klinische Psychologie? Definitionen, Konzepte und Modelle. In Klinische Psychologie & Psychotherapie, Hrsg. Jürgen Hoyer und Susanne Knappe, 4–28. Berlin, Heidelberg, Springer Berlin Heidelberg

Wechselwirkungen psychischer und pneumologischer Störungsbilder

5

Paul Köbler

Inhaltsverzeichnis

Kap. 5 beschreibt

- Die häufigsten psychischen Komorbiditäten bei Lungenerkrankungen und deren Vorkommen, Besonderheiten sowie psychopneumologischen Wechselwirkungen
- Somatische Belastungsstörungen funktioneller, psychogener und stereotyper Art mit pulmologischer Beteiligung

---

P. Köbler (✉)
Universitätsklinik für Psychosomatische Medizin und Psychotherapie, Paracelsus Medizinische Universität, Klinikum Nürnberg Nürnberg, Deutschland
E-Mail: paul.koebler@klinikum-nuernberg.de

M. Tempel und P. Köbler (Hrsg.), *Psychopneumologie*,
https://doi.org/10.1007/978-3-662-71757-8_5

5.1 Klinische Bedeutung psychischer Krankheit bei Lungenerkrankungen

Psychische Störungen weisen auf der einen Seite eine erhöhte Prävalenz in der Gruppe pneumologisch Erkrankter auf. Dies gilt insbesondere für Depressionen und Angststörungen, welche u. a. bei COPD, Asthma, interstitiellen Lungenerkrankungen oder auch Tuberkulose klinisch häufiger zu beobachten sind als in der somatisch gesunden Bevölkerung (von Leupoldt und Kenn 2013; Matte et al. 2016; Akula et al. 2018; Yohannes 2020; Njie und Khan 2022). Auf der anderen Seite lassen sich teilweise auch hohe Raten körperlicher und so auch pneumologischer Erkrankungen in der Gruppe der psychisch schwer belasteten Patientinnen/Patienten ausmachen (Hewer und Füeßl 2009).

Diese offensichtlich deutliche Verzahnung von Psyche und Lunge ist durch klinisch beobachtbare und teilweise dramatische Wechselwirkungen charakterisiert. So zeigt sich, dass psychisch komorbide Lungenerkrankte eine höhere Krankheitsexazerbations-, Mortalitäts- und Hospitalisierungsrate aufweisen und über eine herabgesetzte Lebensqualität verfügen. Darüber hinaus ist das Outcome der somatischen Therapie in dieser Gruppe verringert (von Leupoldt und Kenn 2013; Lee et al. 2020; Yohannes 2020; Kham-ai et al. 2024). Dies lässt sich u. a. auf die ebenso beobachtbaren Wechselwirkungseffekte im Gesundheitsverhalten (Inanspruchnahme von Vorsorge, Konsum von Nikotin und weiteren Suchtmitteln etc.), aber auch auf das allgemein geringere Aktivitätsniveau zurückführen, welches insbesondere bei Depressionen (mangelnder Antrieb, sozialer Rückzug) und Angsterkrankungen (Vermeidungsverhalten) stark reduziert ist. Weiterhin werden somatische Erkrankungen in der psychisch belasteten Population später erkannt (Hewer und Füeßl 2009). Eine Identifikation und darauf aufbauende Einbeziehung der psychischen Beschwerden bei somatischen Grunderkrankungen und vice versa ist deshalb ein wichtiges Anliegen. In den kommenden Abschnitten werden die häufigsten psychischen Komorbiditäten bei Lungenerkrankten skizziert. Möglichkeiten und Instrumente zur Diagnostik finden sich in Kap. 6. In Kap. 7 wird dann auf einige wichtige therapeutische Interventionen und Haltungen demgegenüber eingegangen.

5.2 Störungsbilder: Symptomatik, Auswirkungen, Wechselwirkungen

5.2.1 Depressionen

Gemäß der ICD-10 Klassifikation (Dilling et al. 2015) zeichnen sich depressive Erkrankungen primär durch eine niedergedrückte Gemütslage, einen Mangel an Interesse und Freude sowie eine verringerte Antriebskraft über einen Zeitraum von mindestens 2 Wochen aus. Eine charakteristische Symptomatik umfasst zudem eine gesteigerte Erschöpfbarkeit und eine Einschränkung der Handlungsfähigkeit, wobei bereits geringe körperliche Anstrengungen zu signifikanter Müdigkeit führen können. Typischerweise leiden Betroffene unter Schlafproblemen und einem reduzierten oder selten erhöhten Appetit. Ein geschwächtes Selbstwertgefühl und Selbstvertrauen sind üblich, wobei auch bei leichten Erkrankungsgraden Schuldgefühle oder Selbstentwertungsgedanken auftreten können. Die depressive Stimmung bleibt im Rahmen einer Krankheitsepisode meist konstant und ist kaum durch äußere Umstände beeinflussbar, begleitet von weiteren physischen Beschwerden wie morgendlichem Stimmungstief, psychomotorischer Verlangsamung oder Unruhe sowie Verlust von sexuellem Interesse. Diese somatischen Symptome können gelegentlich dominanter als die depressive Stimmung sein und erschweren die Abgrenzung zu physischen Erkrankungen. In schweren Fällen können Wahnvorstellungen oder Suizidgedanken hinzukommen.

Die aktuell gültigen Klassifizierungssysteme ICD-10 und ICD-11 (World Health Organization 2022) definieren verschiedene Depressionsformen anhand deskriptiver Kriterien, wie der Anzahl und Schwere der Symptome, dem Ausmaß der Alltagsbeeinträchtigung, der Dauer und dem Auftretungsmuster der Erkrankung (Tab. 5.1). Depressive Zustände können zeitweilig als Reaktion auf belastende Lebensereignisse oder physische Krankheiten auftreten, wobei erst bei Überschreitung einer bestimmten Dauer, Intensität und Persistenz der Symptome von einer behandlungsbedürftigen depressiven Störung ausgegangen wird.

Depressive Störungen gehen häufig mit erheblichen Langzeitfolgen und Beeinträchtigungen einher, die sowohl die Betroffenen als auch deren Familien und soziales Umfeld belasten. Probleme in sozialen Beziehungen, im Berufsleben und in der schulischen Laufbahn sind häufige Konsequenzen. Suizidalität stellt die gravierendste Auswirkung dar,

Tab. 5.1 Diagnosekriterien einer depressiven Episode nach ICD-11. (World Health Organization 2022)

	Symptome
Hauptsymptome	Gedrückte Stimmung
	Vermindertes Interesse an Aktivitäten
	Antriebslosigkeit, Energie-/Kraftlosigkeit, erhöhte Ermüdbarkeit
Nebensymptome	Konzentrationsschwierigkeiten
	Reduzierter Selbstwert
	Übermäßige oder unangemessene Schuldgefühle
	Hoffnungslosigkeit
	Veränderungen des Appetits
	Schlafstörungen
	Psychomotorische Unruhe oder Verlangsamung
	Suizidalität: Wiederkehrende Gedanken an Tod oder Selbstmord

mit einer erhöhten Rate an Suizidversuchen und -vollendungen bei schweren Depressionen. Die Absicht hinter Suizidhandlungen ist oft der Wunsch, einem unerträglichen Seelenzustand und scheinbar unüberwindbaren Lebenshindernissen zu entfliehen.

Exploration von Suizidalität (Bundesärztekammer [BÄK] et al. 2022)

Das Ansprechen von möglicher Suizidalität stellt für die meisten Betroffenen eine Entlastung dar und die Sorge, erst „dadurch auf die Idee gekommen zu sein", gilt als unbegründet. Folgende Screeningfragen können in der Primärversorgung helfen, darüber in ein Gespräch zu kommen:

- „Haben Sie in letzter Zeit daran denken müssen, nicht mehr leben zu wollen?"
- „Kam das öfter vor?"
- „Hatten Sie diese Gedanken auch, ohne, dass Sie es wollten?"
- „Haben Sie konkrete Ideen gehabt, wie, wo und wann Sie sich das Leben nehmen würden?"
- „Haben Sie bereits Vorbereitungen getroffen?"
- „Haben Sie jemals bereits einen Suizidversuch unternommen?"
- „Gibt es jemanden, mit dem Sie darüber sprechen können?"
- „Gibt es etwas, was Sie davon abhält?"

Bei einer sich aufdrängenden Suizidgefährdung und keiner vorliegenden Absprachefähigkeit, sollte notfallmäßig auch eine psychiatrische Vorstellung erfolgen.

Wissenswerte Fakten zu Prävalenzen, Risiko- und Schutzfaktoren im Zusammenhang mit Depressionen (Köhler et al. 2018)

- Frauen erkranken etwa doppelt so häufig wie Männer, mit einem früheren Ersterkrankungsalter.
- Die Erstmanifestation liegt bei 50 % aller Betroffenen in Deutschland vor dem 31. Lebensjahr.
- Im höheren Lebensalter sind Depressionen die am häufigsten auftretende psychische Störung, mit geschätzten Prävalenzen von bis zu 50 % in stationären Altenpflegeeinrichtungen.
- Besonders hohe Suizidraten zeigen sich bei hochbetagten Männern.
- Soziodemografische Schutzfaktoren sind: Partnerschaft, das Vorhandensein vertrauensvoller persönlicher Beziehungen, höheres Bildungsniveau und sichere berufliche Anstellung.
- Körperliche Risikofaktoren sind: Stoffwechselstörungen, Adipositas, chronische Erkrankungen und Infektionen.

- Psychische und psychosoziale Risikofaktoren sind: Exposition gegenüber Traumata und/ oder belastenden Lebensereignissen, Isolation, chronischer Stress, andere psychische Störungen und Substanzmissbrauch.

Depressive Erkrankungen zeichnen sich in der Regel durch episodische Verläufe aus, wobei die Dauer der Krankheitsepisoden begrenzt ist und sich Symptome in einigen Fällen auch ohne Behandlung zurückbilden.

Die Muster depressiver Störungen variieren stark zwischen den Individuen. Eine depressive Episode kann vollständig abklingen, sodass Betroffene anschließend keinerlei Symptome mehr zeigen. Bei einer teilweisen Genesung verbleiben jedoch Restsymptome, die das Risiko für weitere depressive Episoden erhöhen können.

Dysthymie beschreibt eine anhaltende, jedoch weniger intensive depressive Symptomatik über mindestens 2 Jahre, aus der eine voll ausgeprägte depressive Episode entstehen kann, was als *doppelte Depression* („double depression") bezeichnet wird. Wenn eine depressive Episode über 2 Jahre andauert, ohne Anzeichen einer Besserung, wird von einer chronischen Depression gesprochen. Studien zufolge entwickeln etwa 15–30 % der Betroffenen eine chronische Form der Erkrankung. Nach der ersten Episode erleiden 40–60 % der Erkrankten einen Rückfall, und mit jeder weiteren Episode erhöht sich das Risiko eines erneuten Auftretens um 16 %. Es wird geschätzt, dass etwa 20–30 % der affektiven Störungen einmalig auftreten, während 70–80 % wiederkehrend sind. Abhängig von der Behandlungsmethode liegt das Risiko eines Rückfalls im ersten Jahr bei 30–40 % und nach 2 Jahren bei 40–50 %. Das kumulative Risiko weiterer Episoden steigt mit der Länge des Beobachtungszeitraums, während das individuelle Risiko mit zunehmender Dauer der symptomfreien Zeit abnimmt (Bundesärztekammer [BÄK] et al. 2022).

Psychopneumologische Wechselwirkungen
Neben den in Kap. 4 skizzierten allgemeinen psychosomatischen Ätiologie- und Wechselwirkungsmodellen werden im Zusammenhang von Depressionen und pneumologischen Krankheitsbildern noch eine Vielzahl weiterer spezifischer Faktoren angenommen und diskutiert. Auf biologischer Ebene scheinen mit pneumologischen Erkrankungen assoziierte Entzündungsprozesse eine Rolle zu spielen. Es konnte eine Erhöhung des Depressionsrisikos bei der Behandlung mit entzündungsfördernden Zytokinen sowie mit systemischen Kortikosteroiden gefunden werden (Akula et al. 2018). Es wird zudem diskutiert, ob Hypoxie eine Rolle bei der Entwicklung von Depressionen bei Lungenerkrankungen spielt, da eine niedrige Sauerstoffsättigung mit Schädigungen in der weißen Substanz des Gehirns in Verbindung gebracht wird, die auch bei Depressionen auftreten können (Pumar et al. 2014; Huang et al. 2024).

Depressionen könnten auch direkte Auswirkungen haben, indem sie das Immunsystem beeinträchtigen und dadurch Infektionen begünstigen, was zu einer erhöhten Anzahl von Exazerbationen führen kann.

Einer der Hauptrisikofaktoren für schwere Lungenerkrankungen ist Tabak- und Nikotinabusus, welcher ebenso eng mit Depressionen verbunden ist. Depressive Menschen haben
ein höheres Risiko, mit dem Rauchen anzufangen, sowie geringere Erfolgsraten bei dem
Aufhören. Umgekehrt haben Personen mit Tabak- und Nikotinabusus ein erhöhtes Risiko,
depressiv zu sein, was möglicherweise durch die Aktivierung von Acetylcholinrezeptoren
oder direkte entzündliche Wirkungen des Rauchens verursacht wird (Pumar et al. 2014).

Obwohl diese Faktoren potenziell Einfluss auf die Wechselwirkung zwischen Depressionen und Lungenerkrankungen haben können, kommt der berichteten reduzierten
Lebensqualität und den Funktionsbeeinträchtigungen in Verbindung mit einem erhöhten
Abhängigkeitserleben bei schweren Lungenerkrankungen die größte Bedeutung zu (Pumar
et al. 2014; Yohannes 2020). Die dadurch potenziell verstärkte Hilf- und Hoffnungslosigkeit gehören zu den Kardinalsymptomen depressiver Störungen und können ihrerseits zu
einer weiteren körperlichen Inaktivierung und mangelhaftem Gesundheitsverhalten wie auch
geringerer Therapieadhärenz führen (Pollok et al. 2019).

Korrespondierend mit diesen Befunden und Überlegungen gilt es, depressive Komorbidität bei Lungenerkrankten frühzeitig zu identifizieren (Kap. 6) und einer suffizienten
psychotherapeutischen Begleitbehandlung zuzuführen. Hierbei kommt ein besonderer Stellenwert Interventionen der kognitiven Verhaltenstherapie, Psychoedukation und Pharmakotherapie sowie aktivitätssteigernden Maßnahmen wie z. B. im Rahmen pneumologischer
Rehabilitationsmaßnahmen zu, welche in Kap. 7 und 8 noch eingehender beschrieben sind.

5.2.2   Angststörungen

Angst stellt eine natürliche sowie evolutionär adaptive Antwort auf Bedrohungssignale
dar und äußert sich durch physische Symptome wie erhöhten Puls und Schweißausbrüche
sowie durch psychische Reaktionen wie Unbehagen und Unruhe, wodurch das Individuum zur Gefahrenabwehr (Kampf) oder Flucht motiviert wird. Diese Reaktionen sind bei
tatsächlichen Bedrohungen nützlich, um entweder eine Auseinandersetzung zu ermöglichen oder gefährlichen Situationen auszuweichen. Pathologische Angst hingegen umfasst
übersteigerte und/oder unbegründete Reaktionen (Bandelow et al. 2021).

In der Klassifikation psychischer Störungen nach ICD-10 werden unterschiedliche
Kategorien von Angststörungen definiert, die sich in phobische Störungen und andere
Angststörungen aufgliedern (Dilling et al. 2015).

Phobische Störungen zeichnen sich durch wiederholte Angstreaktionen in spezifischen,
oft klar umrissenen Situationen aus, die meist von intensiven körperlichen Reaktionen wie
Herzrasen, Atemnot, Zittern, Schwitzen und gastrointestinalen Symptomen begleitet werden. Zwischen diesen Angstepisoden fürchten die Betroffenen häufig weitere Anfälle, was
zur Vermeidung der angstauslösenden Umstände und zu einem erheblichen sozialen Rückzug führen kann, insbesondere wenn die Auslöser außerhäusliche Aktivitäten oder soziale

Interaktionen *(sozialePhobie)* betreffen. Dies kann das Selbstwertgefühl beeinträchtigen und möglicherweise depressive Symptome hervorrufen oder in eine depressive Episode münden.

Spezifisch psychopneumologische Formen stellen die Angst vor Dyspnoe, Angst vor Bewegung und Angst vor Stigmatisierung dar (Keil et al. 2014). Diese somatischen Ängste sind in der ICD-10 nicht als separate Kategorien aufgeführt. Die Einordnung von köperbezogenen Ängsten als hypochondrische Störung wird durch das Vorhandensein einer organischen Erkrankung infrage gestellt (Dilling et al. 2015). Im ICD-11 wird dieser klinisch und empirisch nicht belegbare Dualismus (psychisch oder körperlich erkrankt) in einer Aufgabe dieses Ausschlusskriteriums überwunden und die Diagnose der somatischen Belastungsstörung („somatic symptom disorder"/„bodily distress syndrom") eingeführt (World Health Organization 2022).

Im Gegensatz dazu sind *Panikstörungen* durch plötzliche, intensive Angstanfälle charakterisiert, die ohne offensichtliche Auslöser auftreten und von starken körperlichen Beschwerden begleitet werden. Diese führen zu einer tiefen Furcht vor weiteren Anfällen. *Generalisierte Angststörungen* sind durch eine anhaltende, unspezifische Angst oder eine übermäßige Sorgfalt bezüglich verschiedener Aspekte des Lebens gekennzeichnet, die mit einem kontinuierlich erhöhten Niveau an psychophysiologischer Spannung einhergehen.

Weiterführende Merkmale von Panikstörung und Agoraphobie

- Harmlose physiologische Änderungen können bei Panikstörungen als schwerwiegende körperliche Bedrohung missinterpretiert werden (z. B. Atemfrequenzerhöhung als Erstickung).
- Das *Teufelskreis-der-Angst-Modell* beschreibt, wie diese Fehlinterpretationen weitere Angstsymptome hervorrufen, die dann erneut als körperliche Dysfunktion fehlgedeutet werden, was in einer Panikattacke gipfelt (Abb. 5.1 und Abschn. 20.6).
- Eine Agoraphobie kann sich durch die Vermeidung von Situationen entwickeln, in denen die Inanspruchnahme medizinischer Hilfe erschwert wäre, nachdem mehrere spontane Panikattacken erlebt wurden.

Weiterführende Merkmale generalisierter Angststörung

- Übermäßige und unkontrollierbare Sorgen entstehen oft durch stressige Lebensereignisse und können bei entsprechender Veranlagung chronisch werden.
- Verschiedenste Reize und Symptome werden als bedrohlich wahrgenommen, wodurch sich Sorgen intensivieren.
- Betroffene schätzen ihre Bewältigungsressourcen als unzureichend ein.

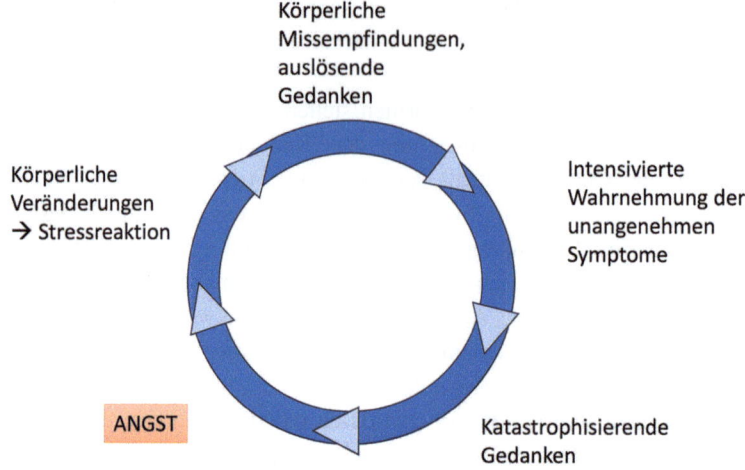

Abb. 5.1 Der Teufelskreis der Angst

- Sowohl positive („Sorgen bereiten mich vor und spenden Sicherheit") als auch negative Metakognitionen („Sorgen könnten körperliche Probleme verursachen") verstärken die Störung.
- Versuche, Sorgen zu unterdrücken, führen zu deren Verstärkung.
- Häufige Vermeidung von Emotionen führt zu einer Verstärkung der Störung.

Weiterführend Merkmale sozialer Phobie

- Der Fokus liegt auf der Angst vor negativer Bewertung in sozialen Situationen.
- Es besteht die Angst vor spezifischen sozialen oder Bewertungssituationen (z. B. öffentliches Sprechen) oder eine generalisierte soziale Angst.
- Negative Kognitionen und körperliche Symptome (Erröten, Schwitzen, Herzrasen) sowie Vermeidungsverhalten spielen eine Rolle.
- Betroffene haben oft überhöhte Standards für das eigene Verhalten und spezielle Überzeugungen zu negativen Konsequenzen sowie generelle negative Überzeugungen zur eigenen Person.
- Negative soziale Überzeugungen führen zu erhöhter körperlicher Erregung, die wiederum als Bestätigung der Angst interpretiert wird.
- Die soziale Kompetenz und das Auftreten der Betroffenen zeigt sich deutlich beeinträchtigt, was zu einer Zunahme von Sicherheitsverhaltensweisen oder Flucht führt.

Angststörungen stellen die verbreitetsten psychischen Störungen dar, mit einer Lebenszeitprävalenz von 14–29 % weltweit (Kessler et al. 2005). Spezifisch für Deutschland zeigt eine Studie eine 12-Monats-Prävalenz von 15,3 % für alle Angststörungen (Jacobi et al. 2004). Frauen sind deutlich häufiger betroffen als Männer, insbesondere in der Altersgruppe der 18- bis 34-Jährigen. Angststörungen neigen zu Komorbiditäten mit anderen psychischen Störungen wie Depressionen und Suchterkrankungen sowie Persönlichkeitsstörungen (ebd.).

Zudem besteht bei Angststörungen ein erhöhtes Suizidrisiko, wobei die Forschungsergebnisse noch nicht eindeutig darüber sind, ob Angststörungen allein oder nur in Kombination mit anderen Störungen wie Depressionen ein Risikofaktor sind. Angsterkrankungen sind häufig auch mit physischen Krankheiten verknüpft und führen zu einer erhöhten Inanspruchnahme von Gesundheitsdiensten, wobei Hausärztinnen/Hausärzte häufig die erste Anlaufstelle sind.

Trotz hoher Behandlungsquoten werden Angststörungen in der Primärversorgung oft nicht erkannt oder nicht adäquat behandelt. Dies liegt v. a. darin begründet, dass Betroffene dazu neigen, ihre Symptome monokausal physischen Krankheiten zuzuschreiben. Personen mit sozialer Angststörung suchen selten von sich aus Hilfe und tendieren dazu, ihre Kernprobleme zu verschweigen, was die Diagnose erschwert. Zudem erhöhen sowohl Kindheitstraumata als auch aktuelle Stressfaktoren das Risiko für Angststörungen, wobei diese bei getrennten, geschiedenen oder verwitweten Personen häufiger vorkommen (Bandelow et al. 2021).

Psychopneumologische Wechselwirkungen
Verschiedene häufige Erscheinungsformen von Angst und Panik weisen ähnliche Symptome wie Atemstörungen bei Patientinnen/Patienten mit fortgeschrittener Lungenerkrankung auf, was die Unterscheidung zwischen den beiden Zuständen äußerst schwierig macht. Lungenerkrankte, die mit Kurzatmigkeit, Benommenheit, Herzklopfen, Brustbeschwerden, Schwitzen, Zittern und Todesangst vorstellig werden, könnten entweder eine Verschlechterung ihrer Lungenerkrankung, eine schwere Panikattacke oder eine Kombination aus beidem haben. In einer solchen Krise ist es in der Regel ratsam, von einer tatsächlichen Bedrohung der Atmung auszugehen und entsprechend zu behandeln. Es sollte jedoch auch eine umfassende Anamnese erhoben und weitere Untersuchungen durchgeführt werden, um Hinweise auf eine mögliche primäre Angststörung zu erlangen (Wingate und Hansen-Flaschen 1997).

Partiell kann Hyperventilation bei einigen Paniksyndromen ein Prädiktor von Panikattacken sein, da manche Betroffene eine Hypokapnie-induzierte Verringerung des zerebralen Blutflusses aufweisen. Es können aber auch bei einigen Patientinnen/Patienten mit Panikstörung experimentell durch das Einatmen von Kohlendioxid Paniksymptome ausgelöst werden, wohingegen andere eine Verringerung der Panik erleben, wenn sie mit Kohlendioxid angereicherte Luft aus einer Papiertüte einatmen. Dies lässt vermuten, dass eine Dysregulation der Hirnstamm-Atmungskontrollmechanismen eine vermittelnde Rolle spielt (Wingate und Hansen-Flaschen 1997).

Modelle aus der kognitiven Verhaltenstherapie zeigen, dass bei manchen Erkrankten ängstliche Gedanken über körperliche Symptome wie Kurzatmigkeit, Brustenge und Herzklopfen den Weg zur Panikattacke ebnen. Bei Lungenerkrankten kann die Angst vor Atemnot oder Erstickungsgefühlen Panik auslösen, selbst bei geringen Veränderungen der Atemfunktion. Diese Ängste können zu einer Verschlimmerung der Symptome und einem Teufelskreis führen, der die Panik verstärkt (Abb. 5.1).

Insbesondere dem mit den Angstsymptomen einhergehenden Vermeidungsverhalten kommt bei der psychosomatisch vermittelten Wechselwirkung mit Lungenerkrankungen eine große Bedeutung zu, da diese vermehrt zu Inaktivität oder auch zu ungünstigem Inanspruchnahmeverhalten medizinischer Versorgungsleistungen (übermäßige Inanspruchnahme oder fehlende Inanspruchnahme notwendiger Untersuchungen aus Angst und Sorge) führen kann. Interventionen, welche zuvorderst psychoedukativen Charakter haben, erhöhen die Selbstwirksamkeit und Befähigung zur eigenen Regulation der Patientinnen/Patienten (Kap. 7). Darauf aufbauend sind psychotherapeutisch begleitete Techniken der Konfrontation mit den angstbesetzten Gedanken und Situationen in Verbindung mit einer verstärkten Befähigung zur Entspannung und Selbstberuhigung hilfreich (Abschn. 20.6).

5.2.3   Traumafolgestörungen und Belastungsstörungen

In klinischen Beobachtungen zeigt sich häufig, dass Menschen auf belastende Lebensereignisse oder schwerwiegende physische Erkrankungen mit Anpassungsstörungen reagieren, die entweder eine kurzfristige (gemäß ICD-10 F43.20) oder eine anhaltendere (F43.21) depressive oder gemischt ängstlich-depressive Reaktion (F43.22) nach sich ziehen können (Dilling et al. 2015).

Die ICD-10 definiert Anpassungsstörungen durch das Fehlen von Kriterien der Traumatisierung und das Nichterreichen der Schwere anderer spezifisch definierter Störungen. Diese doppelte negative Definition führte in der ICD-11 zu einer Neukonzeptualisierung, insbesondere im Kontext somatisch Erkrankter. Im neuen Konzept werden zwei Hauptgruppen von Symptomen unterschieden: anhaltende gedankliche Beschäftigung mit dem Stressereignis und Anpassungsschwierigkeiten, die sich in einem Verlust des Interesses an beruflichen und sozialen Aktivitäten, Beziehungsproblemen sowie Konzentrations- und Schlafstörungen äußern können (World Health Organization 2022).

Die Definition von Trauma ist im ICD-11 als Konfrontation mit extrem bedrohlichen oder schrecklichen Ereignissen definiert. Weiterhin wird im ICD-11 auch die komplexe posttraumatische Belastungsstörung (kPTBS) eingeführt, die durch zusätzliche Symptome wie Affektregulationsprobleme, ein dauerhaft negatives Selbstbild und Beziehungsschwierigkeiten gekennzeichnet ist, und als Folge lang anhaltender oder wiederholter interpersoneller Traumata auftreten kann (Schäfer et al. 2019).

Die herausragende Bedeutung der Identifizierung und Steuerung der Behandlung von Patientinnen/Patienten mit posttraumatischen Belastungsstörungen in der somatischen Versorgung wird sowohl in internationalen Leitlinien als auch in der aktuellen Fachliteratur betont (Schäfer et al. 2019). Die Anlässe für hausärztliche Beratungen im Zusammenhang mit posttraumatischen Belastungen sind vielfältig. Posttraumatische Belastungsstörungen zeigen sich häufig als Begleiterscheinung und können bei der Behandlung primär körperlicher Beschwerden wie Schmerzen, Stoffwechselstörungen, Gefäß- und Atemwegserkrankungen auftreten, werden jedoch oft nicht erkannt. Häufig wird nach somatisch sehr bedrohlichen Ereignissen (Intensivbehandlung mit Intubation, existentiell bedrohliche Dyspnoe) eine posttraumatische Belastungsstörung (PTBS) beobachtet. Diese zeichnet sich durch wiederkehrende, intensive negative Erinnerungen an das traumatische Ereignis, emotionalen Rückzug, Vermeidungsverhalten von traumaassoziierten Reizen und physiologische Übererregungssymptome sowie Schreckhaftigkeit aus. Das subjektive Erleben von Todesangst, nicht die objektive Gefahr, spielt dabei eine entscheidende Rolle (ebd.).

Die Lebenszeitprävalenz zur Entwicklung einer PTSD liegt in der deutschen Gesamtbevölkerung geschätzt bei 1,4–2,0 % (Hapke et al. 2006; Spitzer et al. 2009). Die Prävalenz posttraumatischer Belastungsstörungen in der primärärztlichen Versorgung wird auf 12,5 % geschätzt (Spottswood et al. 2017). Insbesondere zwischen traumatischen Belastungserlebnissen, PTSD und respiratorischen Erkrankungen zeigt sich ein robuster Zusammenhang, wobei die PTSD eine Haupteinflussgröße auf verminderte physische Gesundheit darstellt (Spitzer et al. 2009). Daher sollten Allgemeinärztinnen/Allgemeinärzte und insbesondere pneumologische Fachärztinnen/Fachärzte posttraumatische Belastungsstörungen und andere Traumafolgestörungen bei der Differenzialdiagnose (häufiger) in Betracht ziehen (Tab. 5.2).

Tab. 5.2 Diagnosekriterien einer posttraumatischen Belastungsstörung nach ICD-11. (World Health Organization 2022)

Symptom	Erläuterung
Wiedererleben des traumatischen Ereignisses	Lebhafte, sich aufdrängende Erinnerungen, Flashbacks, Alpträume, oft begleitet von sehr starken, bedrohlichen Emotionen und Körpererleben
Vermeidungsverhalten gegenüber Triggern	Gedanken, Erinnerungen und Situationen, welche darauf auslösend wirken, Personen, sonstige Umstände werden vermieden
Anhaltende erhöhte Schreckhaftigkeit bzw. Hypervigilanz	Dauerhafte Wahrnehmung einer erhöhten Bedrohungslage
Zeitkriterium	Mindestens mehrere Wochen anhaltend

Psychopneumologische Wechselwirkungen

Neben den allgemeinen psychosomatischen Wechselwirkungen wie in Kap. 4 beschrieben, werden im Zusammenhang mit posttraumatischen Belastungsstörungen zudem auch folgende biologische Rückkopplungen diskutiert (Spitzer et al. 2009):

- Eine Fehlregulation des autonomen Nervensystems durch Überaktivität des Sympathikus und Unterdrückung vagaler Aktivität führt zu vermehrter körperlicher Übererregung.
- Stressassoziierte Veränderungen der Hypothalamus-Hypophysen-Nebennieren-Achse und des Sympathikus-Nebennieren-Systems führen zu niedrigeren peripheren Kortisolwerten und höheren Katecholaminwerten im Plasma, was zu einer Verstärkung von Entzündungsprozessen führt.

Es können zudem traumaspezifische Erlebens- und Verhaltensweisen unmittelbar auf die pneumologische Krankheits- und Behandlungssituation Einfluss nehmen. So zeigt sich klinisch häufig eine über die angstassoziierte Übererregung vermittelte dysfunktionale Atmung. Ein anderes problematisches Spezifikum stellt das Vermeidungsmuster traumatisierter Personen dar, insbesondere, wenn dabei eine Kopplung zwischen Trigger und medizinischer Intervention besteht (z. B. Ablehnung einer nichtinvasiven Beatmung als Folge einer Traumatisierung durch invasive Beatmung auf Intensivstation). Der suffizienten psychotherapeutischen Behandlung der Traumafolgestörung kommt somit eine unabdingbare Rolle für den weiteren Krankheitsverlauf der Betroffenen zu und sollte unverzüglich gebahnt werden. In Akutsituationen helfen Stabilisierungs- und Selbstberuhigungstechniken (Kap. 7 und Abschn. 20.8), eine wirksame Traumabehandlung sieht jedoch immer eine Konfrontation mit dem traumatisierenden Material unter therapeutischer Begleitung vor (Herzog et al. 2023).

Umgang mit potenziell traumatisierten Patientinnen/Patienten

Folgende Haltungen und Strategien erscheinen als empfehlenswert (Schäfer et al. 2019):

- Eine sichere Gesprächsatmosphäre schaffen und spezifische Kontrollbedürfnisse berücksichtigen
- Wenn der Kontext es ermöglicht, in der Anamnese posttraumatische Belastungssymptome bei Umgehung einer detaillierten Traumaschilderung erfragen
- Ein Erklärungsmodell für die Symptome und Benennung der Störung zur Entlastung der Betroffenen vermitteln

- Über mögliche Symptome bei akuter Traumatisierung (Flashbacks, Benommenheit oder Betäubtheit, Erinnerungslücken, Schreckhaftigkeit) aufklären
- Psychosoziale Risiko- und Schutzfaktoren erfassen (Abschn. 5.2.1)

5.2.4 Somatische Belastungsstörungen des Atemsystems am Beispiel des chronischen Hustens

Über viele Jahre hinweg wurde mit dem Überbegriff der somatoformen Störungen im ICD-10 und dem in Amerika angewandten Diagnostic and Statistical Manual of Mental Disorders (DSM-IV) (American Psychiatric Association 1998) eine große Heterogenität an Symptomen zusammengefasst, welche sich durch eine vermeintliche Überreaktion somatischer Funktionen ohne entsprechendes physisches Korrelat oder auch durch Darstellung körperlicher Beschwerden ausgelöst durch psychische Stresssymptome auszeichnen. Im Bereich der pneumologischen Krankheitsbilder sind dies v. a. Symptome, die mit einer gestörten Atmung zusammenhängen.

Eine mögliche Unterklassifikation lässt sich durch die Kategorien *funktionelle Störungen*, *psychogene Störungen* und *stereotype Störungen* abbilden. Zu den funktionellen Störungen der körperlichen Funktionen zählen Erkrankungen, bei denen die neuronale Regulation der Atmung gestört ist, wie z. B. die Stimmbanddysfunktion sowie Störungen des Atemmusters wie Hyperventilation. Psychogene Störungen der körperlichen Funktionen umfassen unbegründete Ängste vor dem Ersticken und in einigen wenigen Fällen ein persistierendes Globusgefühl im Hals. Stereotype Zustände beschreiben Tic-ähnliche Störungen wie ständiges Räuspern oder chronischer Gewohnheitshusten (Grüber et al. 2012).

Mit Einführung des ICD-11 und des DSM-V (American Psychiatric Association 2013; World Health Organization 2022) wurde die Diagnoseentität und der Begriff der somatoformen Störungen aufgegeben. Konzeptuell ist dies u. a. in der ungenügenden klinischen Praktikabilität begründet, weil die alten Klassifikationen keine psychologischen Diagnosekriterien beinhalteten, dafür aber auf einem Vorhandensein körperlicher Symptome bei vollständiger Abwesenheit einer medizinisch-organischen (Teil-)Ursache bestanden (Hüsing et al. 2023). Die neu eingeführte *somatische Belastungsstörung* ist nun definiert durch ein oder mehrere anhaltende somatische Symptome, welche belastend sind und zu einer erheblichen Beeinträchtigung im täglichen Leben führen. Dabei können die Symptome auch auf einer somatomedizinischen Ursache beruhen. Hauptsächliche psychische Kriterien sind intensive oder unverhältnismäßige gesundheitsbezogene Gedanken, Gefühle und Verhaltensweisen (World Health Organization 2022; Hüsing et al. 2023). Ältere Begriffe wie *funktionelle Störung* oder *„medically unexplained symptoms"* wurden ebenso zugunsten der Formulierung *persistierende somatische Symptome* aufgegeben (ebd.).

Der Leidensdruck der Betroffenen ist oft beträchtlich, was sowohl in den belastenden Körperbeschwerden, in Stigmatisierungen sowie einem Nicht-ernst-Genommen-Werden durch medizinisches Behandlungspersonal begründet sein kann. Das Beschwerdebild und mögliche Implikationen im Rahmen pneumologischer Symptome sollen anhand des Syndroms chronischer Husten skizziert werden.

Chronischer Husten – somatisches Hustensyndrom

Chronischer, psychogener Husten ist gekennzeichnet durch Husten, der länger als 8 Wochen anhält, für den keine persistierende, offensichtliche medizinische Ursache gefunden werden kann, der medikamentös nicht behandelt werden kann und vermutlich psychische Ursachen hat (Vertigan 2017). Er kann oft durch verschiedene Faktoren wie Atemwegsinfektionen, Allergien, Asthma oder gastroösophageale Refluxkrankheit verursacht werden. In Anlehnung an das DSM-V (American Psychiatric Association 2013) wird zunehmend jedoch auf die Bezeichnung „psychogen" verzichtet. Das *American College of Chest (ACC)* führte entsprechend 2015 den Begriff *Somatic Cough Syndrom* (somatisches Hustensyndrom) ein (Vertigan et al. 2015).

Psychische Komorbiditäten können bei chronischem Husten aus verschiedenen Gründen, so z. B. als Folge von Stresserleben oder Stigmatisierung, auftreten und sich auf die Symptomwahrnehmung und das Krankheitsmanagement auswirken. Zum Beispiel können Personen eher dazu neigen, sich auf ihren Husten zu konzentrieren und sich darüber Sorgen zu machen, was wiederum zu erhöhtem Stress und Beeinträchtigungen in ihrem täglichen Leben führt und das Risiko einer Hustenchronifizierung steigert. Psychische Symptome können sich nach erfolgreicher Behandlung des zugrunde liegenden Hustens bessern oder abklingen, was den Zusammenhang zwischen physischen und psychischen Faktoren bei dieser Erkrankung unterstreicht (Vertigan 2017). Dieser Zusammenhang kann kausal sein, wobei die Faktoren jedoch auch unabhängig voneinander auftretenden können (Abb. 5.2).

Bei somatischen Belastungsstörungen, wozu auch chronischer Husten im Zusammenhang mit psychischer Komorbidität zählen kann, sollten sich Angehörige der Gesundheitsberufe der möglichen Auswirkungen psychischer Faktoren auf die Symptomwahrnehmung und das klinische Management bewusst sein. Psychische Symptome können die Wahrnehmung des Schweregrads des Hustens durch die Betroffenen beeinflussen und dazu beitragen, dass der Husten anhält oder sich verschlimmert. Daher kann es entscheidend sein, die zugrunde liegenden psychischen Probleme zu behandeln, um den chronischen Husten wirksam zu therapieren und das allgemeine Wohlbefinden der Patientinnen/Patienten zu verbessern.

Empfehlungen zur Berücksichtigung psychopneumologischer Faktoren bei chronischem Husten

- Sammeln von Informationen über die Krankengeschichte

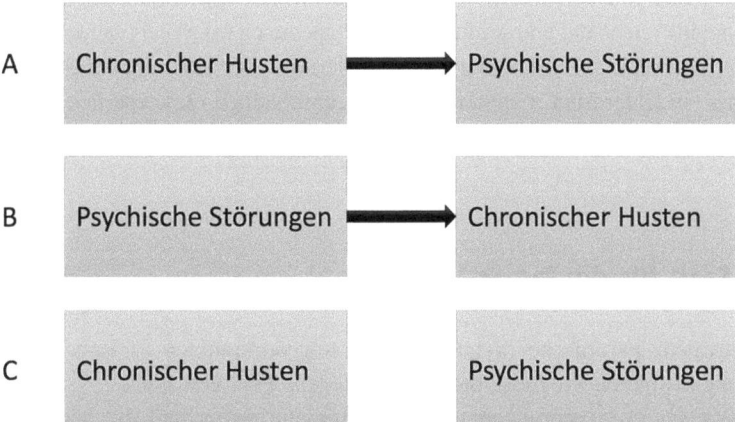

Abb. 5.2 Die unterschiedlichen Wirkungspfade zwischen psychischen Störungen und der chronischen Hustensymptomatik. (Nach Vertigan 2017, S. 835). *A* Psychische Störung als Folge des Hustens; *B* Husten als Folge psychischer Störung; *C* Husten und psychische Störungen koexistieren ohne kausalen Zusammenhang

- Gründliche körperliche Untersuchung durchführen (inkl. diagnostische Tests wie Thoraxröntgenaufnahmen, Lungenfunktionstests und Bronchoskopie)
- Die psychosoziale Anamnese beinhaltet das psychische Wohlbefinden der Patientinnen/Patienten sowie alle möglichen zugrunde liegenden psychologischen Faktoren, die zum Husten beitragen können

Behandlungsoptionen bei chronischem Husten
Der Behandlungsansatz ist, wie bei allen psychosomatischen Interventionen, auf die einzelnen Patientinnen/Patienten zuzuschneiden. Der Behandlungserfolg steigt, wenn die spezifischen Bedürfnisse und Präferenzen berücksichtigt werden. Empirische Befunde zu erfolgversprechenden Therapiemaßnahmen sind noch immer begrenzt.

Eine Kombination aus medizinischen Interventionen wie Hustenstillern oder Medikamenten, die auf die zugrunde liegenden medizinischen Ursachen abzielen, sowie psychotherapeutischen Interventionen ist empfehlenswert (Kap. 7).

Vielversprechende spezifische therapeutische Angebote können Hypnotherapie, aber auch die kontinuierliche Psychoedukation sein. Hierbei ist ein verhaltenstherapeutisch orientierter Ansatz empfehlenswert, um das Verständnis für auslösende und aufrechterhaltende Situationen und Stimuli sowie typische Reaktionsmuster auf die Hustensymptomatik zu vergrößern (Vertigan 2017). Obwohl Patientinnen/Patienten mit chronischem Husten diesen als autonomen Reflex erleben, haben fMRT-Untersuchungen und einige experimentelle Studien gezeigt, dass eine Stärkung der bewussten Kontrolle und Unterdrückung des Hustenreizes möglich und hilfreich sind und somit psychotherapeutisch fokussiert werden sollten (Leech et al. 2013; Bali et al. 2024). Hierbei ist die wiederholte Versicherung der Betroffenen empfohlen, dass ein Unterdrücken des Hustenreizes unschädlich für körperliche Funktionen ist (Vertigan 2017).

5.3 Fazit für die Praxis

- Die Prävalenz psychischer Syndrome bei Lungenerkrankten ist stark erhöht, was zu einer ungünstigeren Prognose durch verschiedene Faktoren führt.
- Depressionen, Angststörungen und Belastungsstörungen sind die häufigsten psychischen Komorbiditäten bei Lungenerkrankungen.
- Somatische Belastungsstörungen des Atemsystems sind seltener, neigen aber ohne Psychotherapie zur Chronifizierung.
- Ansätze aus der Verhaltenstherapie, insbesondere psychoedukative Interventionen, besitzen gute Evidenz in der Behandlung psychischer Komorbiditäten bei Lungenerkrankungen.

References

Akula M, Kulikova A, Khan DA, Sherwood Brown E (2018) The relationship between asthma and depression in a community-based sample. J Asthma 55:1271–1277

American Psychiatric Association, Hrsg. 1998. Diagnostic and statistical manual of mental disorders: DSM-IV. 4. Aufl. Washington, DC

American Psychiatric Association. 2013. Diagnostic and Statistical Manual of Mental Disorders. Fifth Edition. American Psychiatric Association

Bali V et al (2024) Systematic literature review of treatments used for refractory or unexplained chronic cough in adults. Annals of Thoracic Medicine 19:56–73

Bandelow, Borwin et al. 2021. S3-Leitlinie Behandlung von Angststörungen: Version 2

Bundesärztekammer (BÄK), Kassenärztliche Bundesvereinigung (KBV), und Arbeitsgemeinschaft der Wissenschaftlichen Medizinischen Fachgesellschaften (AWMF). 2022. Nationale VersorgungsLeitlinie Unipolare Depression – Langfassung

Dilling H et al (Hrsg) (2015) Internationale Klassifikation psychischer Störungen: ICD-10 Kapitel V (F) klinisch-diagnostische Leitlinien. 10. Auflage, unter Berücksichtigung der Änderungen entsprechend ICD-10-GM 2015. Hogrefe, Bern

Grüber C, Lehmann C, Weiss C, Niggemann B (2012) Somatoform respiratory disorders in children and adolescents – proposals for a practical approach to definition and classification. Pediatr Pulmonol 47:199–205

Hapke U, Schumann A, Rumpf H-J, John U, Meyer C (2006) Post-traumatic stress disorder: The role of trauma, pre-existing psychiatric disorders, and gender. Eur Arch Psychiatry Clin Neurosci 256:299–306

Herzog, Philipp, Tim Kaiser, und Ad de Jongh. 2023. Wie Mythen der traumafokussierten Psychotherapie eine adäquate Versorgung erschweren – Ein Plädoyer zur Implementierung evidenzbasierter Verfahren in Deutschland. Psychotherapeutenjournal 30–36

Hewer, W., und H. Füeßl. 2009. Körperliche Erkrankungen bei psychiatrischen Patienten. Fortschr Neurol·Psychiatr 77: 720–737

Huang L et al (2024) Lower cerebrovascular reactivity in prefrontal cortex and weaker negative functional connectivity between prefrontal cortex and insula contribute to white matter hyperintensity-related anxiety or depression. J Affect Disord 354:526–535

Hüsing P et al (2023) The framework for systematic reviews on psychological risk factors for persistent somatic symptoms and related syndromes and disorders (PSY-PSS). Front Psych 14:1142484

Jacobi F et al (2004) Prevalence, co-morbidity and correlates of mental disorders in the general population: results from the German Health Interview and Examination Survey (GHS). Psychol Med 34:597–611

Keil DC et al (2014) The impact of chronic obstructive pulmonary disease-related fears on disease-specific disability. Chron Respir Dis 11:31–40

Kessler RC et al (2005) Lifetime Prevalence and Age-of-Onset Distributions of DSM-IV Disorders in the National Comorbidity Survey Replication. Arch Gen Psychiatry 62:593

Kham-ai P, Heaton K, Xiao C, Wheeler P (2024) Systematic Review and Meta-Analysis of Psychological Distress and Acute Exacerbation of Chronic Obstructive Pulmonary Disease and Consequences. Nurs Res 73:62–71

Köhler CA et al (2018) Mapping risk factors for depression across the lifespan: An umbrella review of evidence from meta-analyses and Mendelian randomization studies. J Psychiatr Res 103:189–207

Lee G et al (2020) Impact of mental disorders on active TB treatment outcomes: a systematic review and meta-analysis. Int J Tuberc Lung Dis 24:1279–1284

Leech J, Mazzone SB, Farrell MJ (2013) Brain Activity Associated with Placebo Suppression of the Urge-to-Cough in Humans. Am J Respir Crit Care Med 188:1069–1075

von Leupoldt, Andreas, und Klaus Kenn. 2013. The psychology of chronic obstructive pulmonary disease: Current Opinion in Psychiatry 26: 458–463

Matte DL et al (2016) Prevalence of depression in COPD: A systematic review and meta-analysis of controlled studies. Respir Med 117:154–161

Njie GJ, Khan A (2022) Prevalence of Tuberculosis and Mental Disorders Comorbidity: A Systematic Review and Meta-analysis. J Immigr Minor Health 24:1550–1556

Pollok, Justyna, Joep Em Van Agteren, Adrian J Esterman, und Kristin V Carson-Chahhoud. 2019. Psychological therapies for the treatment of depression in chronic obstructive pulmonary disease Hrsg. Cochrane Common Mental Disorders Group. Cochrane Database of Systematic Reviews 2019

Pumar, Marsus I et al. 2014. Anxiety and depression – Important psychological comorbidities of COPD. Journal of Thoracic Disease 6

Schäfer I et al (2019) S3-Leitlinie Posttraumatische Belastungsstörung. Springer, Berlin

Spitzer C et al (2009) Trauma, Posttraumatic Stress Disorder, and Physical Illness: Findings from the General Population. Psychosom Med 71:1012–1017

Spottswood M, Davydow DS, Huang H (2017) The Prevalence of Posttraumatic Stress Disorder in Primary Care: A Systematic Review. Harv Rev Psychiatry 25:159–169

Vertigan AE (2017) Somatic cough syndrome or psychogenic cough – what is the difference? J Thorac Dis 9:831–838

Vertigan AE et al (2015) Somatic Cough Syndrome (Previously Referred to as Psychogenic Cough) and Tic Cough (Previously Referred to as Habit Cough) in Adults and Children. Chest 148:24–31

Wingate BJ, Hansen-Flaschen J (1997) Anxiety And Depression In Adavanced Lung Disease. Clin Chest Med 18:495–505

World Health Organization. 2022. ICD-11 in Deutsch – Entwurfsfassung. https://www.bfarm.de/DE/ Kodiersysteme/Klassifikationen/ICD/ICD-11/uebersetzung/_node.html. Zugegriffen: 19. März 2024

Yohannes AM (2020) Depression and anxiety in patients with interstitial lung disease. Expert Rev Respir Med 14:859–862

Diagnostik in der Psychopneumologie

6

Katrin Müller, David Nothdurfter und Nikola M. Stenzel

Inhaltsverzeichnis

K. Müller (✉)
Bewegung und Gesundheitsförderung, TU Chemnitz Institut für Angewandte
Bewegungswissenschaften, Chemnitz, Deutschland
E-Mail: katrin.mueller@hsw.tu-chemnitz.de

D. Nothdurfter (✉) · N. M. Stenzel (✉)
Psychologische Hochschule Berlin, Berlin, Deutschland
E-Mail: d.nothdurfter@phb.de

N. M. Stenzel
E-Mail: n.stenzel@phb.de

© Der/die Autor(en), exklusiv lizenziert an Springer-Verlag GmbH, DE, ein Teil von   113
Springer Nature 2026
M. Tempel und P. Köbler (Hrsg.), *Psychopneumologie*,
https://doi.org/10.1007/978-3-662-71757-8_6

Kap. 6

- Schildert den Stepwise-Ansatz multimethodaler Diagnostik vom Screening über Selbst- und Fremdbeurteilungsfragebögen bis zum klinischen Interview
- Gibt einen Überblick über etablierte Instrumente und stellt die wichtigsten vor
- Diskutiert den Einsatz von geeigneten psychometrischen Instrumenten im höheren Lebensalter und bei kognitiven Einschränkungen
- Stellt Instrumente zur Erfassung von Krankheits-, Kontroll- und Behandlungsüberzeugungen sowie (gesundheitsbezogener) Lebensqualität vor

6.1   Einleitung

Chronische Atemwegserkrankungen wie Asthma bronchiale, chronisch obstruktive Lungenerkrankung (COPD) oder interstitielle Lungenerkrankungen sind häufig mit erheblichen psychischen Belastungen verbunden. Diese können von einzelnen subklinischen psychischen Symptomen bis zu tatsächlichen psychischen Komorbiditäten, wie Angststörungen, Depressionen oder posttraumatischen Belastungsstörungen reichen (Kap. 5) (vgl. Fuentes-Alonso et al. 2021; Matte et al. 2016; Piel et al. 2024; Teixeira et al. 2015). Psychische Komorbiditäten können sich negativ auf das Gesundheits- und Krankheitsverhalten sowie die Lebensqualität der Betroffenen auswirken und in einigen Fällen auch den Verlauf der Grunderkrankung beeinflussen (Kap. 5) (Abrams et al. 2011; Matte et al. 2016; Nothdurfter et al. 2024; Piel und Stenzel 2024). Aus diesem Grund ist ein integrativer diagnostischer Ansatz in der Pneumologie unerlässlich, der neben der Betrachtung medizinischer Faktoren auch die Anwendung psychologischer Assessments und Screenings umfasst (vgl. Merleker et al. 2024).

Psychometrische Tests, klinische Interviews und standardisierte Fragebögen sind wichtige methodische Untersuchungsverfahren, um psychische Komorbiditäten bei pneumologischen Erkrankungen zu identifizieren und den Schweregrad der Symptome zu bestimmen. Dabei ist es von entscheidender Bedeutung, dass die diagnostischen Verfahren eine gute Sensitivität und Spezifität aufweisen, um sowohl psychische als auch körperliche Aspekte der Erkrankungen in Anlehnung an das Modell der International Classification of Functioning, Disability and Health (ICF) adäquat abzubilden. In den folgenden Abschnitten werden die für den Praxisalltag relevantesten Instrumente vorgestellt.

6.2 Erfassung psychischer Komorbiditäten

6.2.1 Vom Screening zum Interview: Die multimethodale Diagnostik

Die Diagnostik psychischer Komorbiditäten erfordert ein iteratives und auf die spezifische Zielgruppe angepasstes Vorgehen, das sowohl Selbst- und Fremdbeurteilungsfragebögen als auch Fremdratings bis hin zu strukturierten Interviews umfasst.

Selbstbeurteilungsfragebögen

- sind standardisierte Instrumente, die von den Betroffenen selbst ausgefüllt werden, um ihre eigenen Symptome, Gefühle, Gedanken und Verhaltensweisen zu bewerten,
- basieren auf der subjektiven Einschätzung des Individuums und geben Einblick in dessen persönliches Erleben und Befinden.

Fremdbeurteilungsfragebögen

- sind diagnostische Instrumente, die von anderen Personen ausgefüllt werden, welche die Betroffenen gut kennen oder sie regelmäßig beobachten (z. B. Behandelnde, Angehörige),
- erfassen die Symptome und Verhaltensweisen der Betroffenen aus der Perspektive der Beurteilenden.

Besonders in Fällen, in denen die Betroffenen ihre Symptome möglicherweise nicht vollständig wahrnehmen oder mitteilen können, ist es entscheidend, Informationen aus verschiedenen Quellen zu berücksichtigen.

Obwohl Selbsturteile ohne Zweifel eine wichtige Informationsquelle für die individuell wahrgenommene Belastung einer Person sind, zeigen mehrere Studien, dass diese durch persönliche Verzerrungen beeinflusst sein können. Zudem können sie Dissimulationstendenzen unterliegen (Krumm et al. 2015).

Fremdurteile sind dagegen meist weniger von solchen Verzerrungen betroffen und bieten eine wichtige zusätzliche Perspektive. Andererseits sehen Fremdbeurteilende häufig nur einen Ausschnitt des Verhaltens und Erlebens der Betroffenen, zudem kann die Beziehung zwischen den Betroffenen und den Fremdbeurteilenden die Objektivität der Einschätzung beeinträchtigen, was zu einer verzerrten oder unvollständigen Einschätzung führen kann.

Konsistent dazu zeigt eine Vielzahl empirischer Studien, dass die Korrelationen zwischen Fremd- und Selbsteinschätzungen eher im mittleren Bereich liegen (Krumm et al. 2015). Deswegen ist davon auszugehen, dass unterschiedliche Beurteilungen sich nicht ersetzen, sondern vielmehr zu einem vollständigen diagnostischen Bild beitragen. Eine vielschichtige Betrachtung ermöglicht also eine umfassendere und präzisere Interpretation der Symptomatik.

Neben der Anwendung von (Screening-)Fragebögen spielen für die Betrachtung der psychischen Begleitsymptomatik einer Person strukturierte Interviews, bei denen die Formulierung von diagnostischen Fragen vorgegeben ist, eine wichtige Rolle. Die Diagnosestellung psychischer Erkrankungen mittels der Anwendung strukturierter klinischer Interviews gilt sowohl in der aktuellen Praxis als auch der Forschung als „Goldstandard".

Eine sorgfältige Kombination und Auswertung verschiedener diagnostischer Methoden (= *multimethodale Diagnostik*) ermöglicht eine detaillierte Erfassung der Psychopathologie der Betroffenen und eine effektive, individualisierte Behandlungsplanung.

Strukturierte Interviews folgen einem systematischen Leitfaden, der eine umfassende Untersuchung verschiedener psychischer Störungsbilder nach den Kriterien der ICD (Internationale Klassifikation der Krankheiten) (World Health Organization [WHO] 2019) und/oder des DSM (Diagnostisches und Statistisches Manual Psychischer Störungen) (American Psychiatric Association [APA] 2013) ermöglicht (vgl. Krumm et al. 2015).

In der klinischen Praxis ist es jedoch (allein aus der Zeit- und Ressourcenperspektive) nicht immer umsetzbar, eine *multimethodale Diagnostik* allumfassend anzuwenden. Dies ist für eine erste Einschätzung der psychischen Symptomatik nicht unbedingt erforderlich. Häufig reicht ein kurzes Screening aus, um sich einen ersten Eindruck von der psychischen Belastung zu verschaffen. Erst, wenn eine starke Belastung offensichtlich wird, ist eine weitere diagnostische Vorgehensweise erforderlich.

▶ **Praxistipp** Es gilt, einen Stepwise-Ansatz in der Diagnostik einer psychischen Begleitsymptomatik anzuwenden (vgl. Merleker et al. 2024) und jeweils individuell zu entscheiden, welche Methoden bei den jeweiligen Betroffenen erforderlich sind.

In den folgenden Abschnitten werden überblicksartig verschiedene diagnostische Instrumente zur Erfassung von affektiven Symptomen, Ängstlichkeit und Symptomen einer posttraumatischer Belastungsstörung dargestellt und deren spezifische Anwendungsgebiete erläutert.

6.2.2 Einsatz von Screeningfragebögen – Selbstbeurteilungsverfahren

Screeningfragebögen werden häufig zu Beginn des diagnostischen Prozesses eingesetzt, um einen *kurzfristigen Überblick* über potenzielle psychische Beschwerden zu erhalten und Risikopatientinnen/-patienten zu identifizieren. Derartige Screeninginstrumente sind effizient und ermöglichen eine erste Einschätzung der Symptomatik.

Einsatz von Screeningfragebögen

- *Wann?* Zu Beginn des diagnostischen Prozesses, in frühen Phasen der Behandlung oder bei Bedarf im Verlauf.
- *Zielsetzung?* Um einen kurzfristigen und breiten Überblick über mögliche psychische Beschwerden zu erhalten und Risikopatientinnen/-patienten zu identifizieren. Diese Fragebögen sind effizient, kostengünstig und können von den Befragten selbst ausgefüllt werden.

Die Erfassung psychischer Begleitsymptome bei chronischen pneumologischen Erkrankungen stellt eine besondere Herausforderung dar (vgl. Merleker et al. 2024). Das liegt u. a. daran, dass die körperliche und psychische Symptomatik der Betroffenen, die das klinische Bild bestimmt, miteinander konfundiert sein kann. Das bedeutet, Symptome wie Antriebslosigkeit oder Vermeidung körperlicher Aktivität können sowohl durch körperliche Einschränkungen der Lungenerkrankung als auch beispielsweise durch komorbide depressive Symptome bedingt sein. Und obwohl Dyspnoe selbstverständlich ein Kernsymptom einer COPD darstellt, kann ein verändertes Atemmuster ebenso im Kontext einer Panikattacke auftreten (Merleker et al. 2024). Die hier beschriebenen Zusammenhänge erschweren eine präzise Diagnosestellung psychischer Begleitsymptomatik jedoch erheblich.

Um diese Herausforderung zu lösen, wurden spezielle Messinstrumente entwickelt, die sich auf nicht-somatische Symptome psychischer Begleitsymptomatik konzentrieren. Im Folgenden werden zunächst einige Anwendungsbeispiele zur Erfassung psychischer Symptome vorgestellt, die in der Allgemeinbevölkerung angewendet werden. Im weiteren Verlauf folgen spezifische Messinstrumente, die sich auf die nicht-somatischen Beschwerden psychischer Begleitsymptomatik konzentrieren.

Es existiert eine so große Bandbreite an Fragebögen zur Erfassung psychischer Symptome, dass an dieser Stelle lediglich ein Überblick über einige häufig verwendete Messinstrumente (Tab. 6.1) gegeben werden kann, allerdings ohne Anspruch auf Vollständigkeit. Häufig liegen auch größere Testbatterien für die Erfassung verschiedener psychischer Erkrankungen vor, wie beispielsweise das *ICD-10-Symptom-Rating (ISR)* (Tritt et al. 2008) oder der *Patient Health Questionnaire (PHQ-D)* (Spitzer et al. 1999; Löwe et al. 2002). Bei einigen dieser Testbatterien können die Fragebögen zu spezifischen Symptombereichen bei Bedarf auch einzeln verwendet werden (wie beispielsweise die PHQ-9 oder die GAD-7 als Teil der PHQ-D).

- Das *ICD-10-Symptom-Rating* (ISR) (Tritt et al. 2008) wurde entwickelt, um den Schweregrad psychischer Symptome durch Selbsteinschätzung zu evaluieren. Der Fragebogen basiert auf den im Kapitel F der ICD-10 aufgeführten Symptomen, die von Expertinnen/Experten zu Syndromen zusammengefasst und validiert wurden. Der ISR

Tab. 6.1 Übersicht zu häufig verwendeten Erhebungsinstrumenten zur Erfassung allgemeiner psychischer Begleitsymptomatik (Selbst- und Fremdbeurteilungsverfahren)

Erhebungsinstrumente	Störungsbilder	Anzahl der Items
ISR	Symptomatik aus den Bereichen Depression, Angst, Zwang, somatoformen Störungen und Essstörungen	29
PHQ-9	Depressivität	9
GAD-7	Ängstlichkeit	7
PHQ-4	Depressivität, Ängstlichkeit	4
STAI	State-Angst und Trait-Angst	40
BDI-II	Depressivität	21
IES-R	Symptome einer posttraumatischen Belastungsstörung	22
HADS-D	Ängstlichkeit und Depressivität	14
BDI-FS	Depressivität	7
HAMD	Fremdbeurteilung zur Einschätzung des Schweregrads einer Depression	17
MADRS	Fremdbeurteilung zur Einschätzung des Schweregrads einer Depression	10

ISR ICD-10-Symptom-Rating; *PHQ-9* Patient Health Questionnaire-9; *GAD-7* Generalized Anxiety Disorder-7; *PHQ-4* Patient Health Questionnaire-4; *STAI* State-Trait-Angst-Inventar; *BDI-II* Beck-Depressions-Inventar Revision; *IES-R* Impact of Event Scale-Revised; *HADS-D* Hospital Anxiety and Depression Scale Deutsche Version; *BDI-FS* Beck-Depressions-Inventar Fast Screen; *HAMD* Hamilton Depression Scale; *MADRS* Montgomery-Asberg Depression Rating Scale

wurde vom Institut für Qualitätsentwicklung in der Psychotherapie und Psychosomatik (IQP) entwickelt und umfasst 29 Fragen auf sechs Subskalen: *Depression, Angst, Zwang, somatoforme Störungen, Essstörungen* sowie Fragen auf einer Zusatzskala (Einzelitems für spezifische Syndrome). Der ISR wurde mit mehreren Fragebögen z. B. der Symptom-Checkliste-90-Revised (SCL-90-R) (Derogatis und Cleary 1977) oder dem Patient Health Questionnaire (PHQ-D) (Spitzer et al. 1999) kreuzvalidiert und einer Außenkriteriumsvalidierung anhand von DIA-X-Diagnosen (mittels diagnostischen Interviews für psychische Störungen) unterzogen. Die Normierung basiert auf einer klinischen Stichprobe von über 12.000 Patientinnen/Patienten und einer Repräsentativerhebung von ca. 2500 Personen (Tritt et al. 2008).

Eine sehr häufig verwendete Messbatterie zur Erfassung einer allgemeinen psychischen Symptomatik ist die deutsche Version des Patient Health Questionnaire (PHQ-D) (Löwe et al. 2002). Diese enthält u. a. die Fragebögen *Patient Health Questionnaire-9*

(PHQ-9) (Kroenke et al. 2001; Gräfe et al. 2004) und *Generalized Anxiety Disorder-7 (GAD-7)* (Spitzer et al. 2006; Löwe et al. 2007). Es existiert inzwischen auch ein Ultrakurzscreening, der *PHQ-4* (Löwe et al. 2010).

- Der *PHQ-9* dient der Erhebung von Depressivität und besteht aus neun Items. Mittels eines Summenwertes (Range: 0–27) kann das Ausmaß einer depressiven Symptomatik in den letzten 2 Wochen erfasst werden (Kroenke et al. 2001; Gräfe et al. 2004). Es existiert zudem eine kürzere Version (PHQ-8), die um das Item zur Suizidalität gekürzt wurde, da dieses nicht für alle potenziellen Anwendungsbereiche indiziert ist (vgl. Kroenke et al. 2010).
- Die allgemeine Ängstlichkeit wird im *GAD-7* über sieben Items erfasst. Mittels des gebildeten Summenwertes über alle Items (Range: 0–21) kann das Vorliegen einer generalisierten Angststörung und die allgemeine Symptomschwere in den letzten 2 Wochen bewertet werden (Löwe et al. 2007).
- Der *PHQ-4* (Kroenke et al. 2009) besteht aus vier Items und umfasst zwei Subskalen, den Patient Health Questionnaire-2 (PHQ-2) und die Generalized Anxiety Disorder Scale-2 (GAD-2). Ziel ist die Messung von *Depressivität, generalisierter Angst* und *allgemeiner psychischer Belastung*. In einem systematischen Review analysierten Kroenke et al. (2010) die Psychometrie der Testbatterie PHQ-D. Die Autorinnen/Autoren resümieren, dass der PHQ-9 (bzw. dessen Acht- und Zwei-Item-Versionen [PHQ-8 vs. PHQ-2]) eine gute Sensitivität und Spezifität zur Erkennung von depressiven Störungen aufweisen (Kroenke et al. 2010). Darüber hinaus stellt die Arbeitsgruppe fest, dass die GAD-7 (bzw. die Zwei-Item-Kurzform [GAD-2]) gute psychometrische Eigenschaften zur Erkennung von generalisierter Angststörung aufweist (optimaler Schwellenwert $\geq$ 10 bei PHQ-9 und GAD-7 sowie $\geq$ 3 bei PHQ-2 und GAD-2). Schwellenwerte von 5, 10 und 15 stehen bei den genannten Skalen für milde, moderate und schwere Symptomlevel (Kroenke et al. 2009). Aussagen zur guten psychometrischen Qualität des PHQ-4 (faktorielle und prädiktive Validität) finden sich zudem bei Kroenke et al. (2009).

Folgend werden weitere national und international angewandte Fragebögen zur Erfassung der allgemeinen psychischen Symptomatik zusammenfassend dargestellt.

- Anhand des *State-Trait-Angst-Inventars (STAI)* (Laux et al. 1981) kann auf zwei verschiedenen Skalen zwischen *State-Angst* und *Trait-Angst* unterschieden werden. Während das Trait-Modell, auf dem viele Angstfragebögen basieren, auf Angst als stabiles Persönlichkeitsmerkmal fokussiert, erweitert das STAI dieses Konzept um die State-Angst, die in ihrer Intensität je nach Situation variiert. Die Skalen bestehen jeweils aus 20 Items und können auch separat voneinander verwendet werden (Range jeweils 20–80, wobei höhere Werte einer höheren Angst entsprechen). Es ergeben sich gute psychometrische Kennwerte.

- Anhand des *Beck-Depressions-Inventars Revision (BDI-II)* (Hautzinger et al. 2023) lässt sich das Ausmaß einer Depressionssymptomatik bewerten. Dazu werden für 21 Depressionssymptome jeweils vier Aussagen angeboten, von denen eine von der betroffenen Person auszuwählen ist (Range: 0–63). Die Items beziehen sich jeweils auf den erlebten Zustand innerhalb der letzten 2 Wochen. Der BDI-I und der BDI-II wurden in zahlreichen Studien verwendet. Die psychometrische Güte des Instrumentes wurde dabei eindrucksvoll bestätigt (vgl. Hautzinger et al. 2023).

Als *posttraumatische Belastungsstörung* (PTBS)wird eine intensive psychische Reaktion auf traumatische und belastende Lebensereignisse bezeichnet, die mit Intrusionen oder Flashbacks, Hypervigilanz und Vermeidung von mit den Lebensereignissen verbundenen Reizen einhergeht (Kap. 5). Studien zeigen, dass die intensiven Erfahrungen, die Betroffene im Kontext von COPD-Exazerbationen machen, posttraumatische Stresssymptome auslösen können: So berichten beispielsweise Teixeira et al., dass bereits zwei oder mehr Exazerbationen das Risiko für posttraumatische Symptome bei COPD-Erkrankten nahezu verdoppeln können (Teixeira et al. 2015).

- Zur Erfassung der Symptome einer posttraumatischen Belastungsstörung liegen im deutschsprachigen Raum mehrere Fragebögen vor. Zu nennen ist hier beispielsweise die Impact of Event Scale-Revised (IES-R) (Maercker und Schützwohl 1998; Ferring und Filipp 1994). Anhand der *IES-R* lassen sich typische psychische Reaktionen und Symptome auf extrem belastende Ereignisse auf drei Skalen erfassen:
  - Intrusionen (unkontrollierbare, sich aufdrängende, belastende Erinnerungen),
  - Vermeidung (Versuche, Gedanken, Gefühle, Aktivitäten oder Situationen zu meiden, die an das Trauma erinnern könnten),
  - Übererregung (z. B. Schlaf- und Konzentrationsstörungen, Reizbarkeit, Wachsamkeit, übertriebene Schreckreaktionen).
- Die IES-R besteht aus 22 Items (Range: 0–88). Der Fragebogen weist eine gute Reliabilität und Validität auf. Bezüglich der faktoriellen Überprüfung ergeben sich jedoch uneindeutige Ergebnisse (Maercker und Schützwohl 1998; Poldrack et al. 1999).

Zudem existieren Erhebungsinstrumente, die sich auf nich-tsomatische Symptome einer psychischen Begleitsymptomatik konzentrieren. In diesem Kontext sind beispielsweise die Hospital Anxiety and Depression Scale (HADS-D) (Zigmond und Snaith 1983; Herrmann-Lingen et al. 2018) und das *Becks-Depressions-Inventar-Fast Screen (BDI-FS)* (Kliem et al. 2014) zu nennen.

- Mittels der deutschen Version der *Hospital Anxiety and Depression Scale (HADS-D)* (Herrmann-Lingen et al. 2018) können Angst- und Depressionssymptome bei Erwachsenen und Jugendlichen ab 16 Jahren v. a. im Bereich der somatischen Medizin identifiziert werden. Die zwei Subskalen der HADS-D für *Angst* (HADS-D Angst) und

Depression (HADS-D Depression) bestehen aus je sieben Items. Höhere Skalenwerte weisen auf ein höheres Maß an Ängstlichkeit (Range: 0–21 Punkte) bzw. Depressivität (Range: 0–21 Punkte) hin. Die Summenscores der Subskalen können bezüglich einer klinischen Auffälligkeit der Symptomatik folgendermaßen interpretiert werden: 0–7 Punkte: unauffällig, 8–10 Punkte: Verdacht auf Vorliegen einer Störung (Grenzbereich), 11–21 Punkte: sicher auffällig. Generell sind die Items inhaltlich so gestaltet, dass sie vorwiegend die psychische Komponente von *Ängstlichkeit* bzw. *Depressivität* erfassen und weniger somatische Symptome. Dadurch wurde versucht, Verzerrungen durch somatische Krankheitssymptome, die z. B. auch bei pneumologischen Erkrankungen vorliegen, zu reduzieren. Auch diese berücksichtigen jedoch nicht gänzlich die überlappenden somatischen Symptome, die im Zusammenhang mit pneumologischen Erkrankungen auftreten können (z. B. HADS-D Item: „Ich fühle mich verlangsamt"). Die psychometrischen Kennwerte der HADS-D sind als gut zu bewerten.

- Das *Beck-Depressions-Inventar Fast Screen (BDI-FS)* (Kliem et al. 2014) ist ein weiterer Fragebogen, der sich auf nicht-somatische Symptome konzentriert. Diese kürzere Version des Beck-Depressions-Inventars (Hautzinger et al. 2023) wurde entwickelt, um depressive Symptome zeitsparend und effektiv zu erfassen, besonders in Situationen, die eine schnelle Bewertung der psychischen Gesundheit erfordern. Ideal für den praktischen Gebrauch ermöglicht der BDI-FS die rasche Identifikation *nicht-somatischer Depressionssymptome*. Er enthält nur sieben Items (Range 0–21, höhere Werte entsprechen einer stärker ausgeprägten depressiven Symptomatik). Die psychometrischen Kennwerte sind als zufriedenstellend bis gut eingeschätzt (Kliem et al. 2014).

6.2.3   Einsatz von Erhebungsinstrumenten – Fremdbeurteilungsverfahren

Bei den folgenden Verfahren handelt es sich um Fremdbeurteilungsverfahren (Tab. 6.1), im Zuge deren geschultes Fachpersonal die Ausprägung bestimmter Symptome zusätzlich im Gespräch mit Patientinnen/Patienten einschätzt.

- Die *Hamilton Depression Scale (HAMD* (Hamilton 1959) ist ein Fremdbeurteilungsverfahren zur Einschätzung der Schwere einer diagnostizierten Depression (Anwendung durch geschultes Fachpersonal). Die Standardversion umfasst 17 Items, die Aspekte wie *depressive Stimmung, Schuldgefühle, Suizidgedanken), Schlafstörungen* und *körperliche Symptome* abdecken. Eine erweiterte Version (21 Items) erfasst zusätzlich Symptome wie Derealisation und paranoide Gedanken. Zur Auswertung wird ein Summenwert gebildet. Erwartete Werte bei dem Vorliegen einer Depression liegen im Bereich von 19–26 Punkten, für nichtdepressive Personen zwischen 0 und 10 Punkten (17-Item-Version). Studien belegen eine gute Reliabilität und Validität (Maier und

Philipp 1993). Die Durchführung des Interviews dauert etwa 30 min, die Auswertung 5–10 min.

- Die *Montgomery-Asberg Depression Rating Scale (MADRS* (Montgomery und Åsberg 1979) ist ein Fremdbeurteilungsverfahren und dient ebenfalls der Einschätzung des Schweregrades einer diagnostizierten Depression. Die MADRS wird zudem häufig zur Erfassung von Veränderungen hinsichtlich der Depressivität während einer Behandlungsphase angewendet. Symptome wie *sichtbare Traurigkeit, innere Anspannung, verminderter Schlaf und Appetit, Konzentrationsstörungen, Antriebslosigkeit, Gefühllosigkeit, pessimistische Gedanken* und *Suizidgedanken* werden durch zehn) Items erfasst. Die Bewertung erfolgt auf der Basis eines Interviews und die Auswertung über die Bildung eines Gesamtscores (Range: 0–60, wobei höhere Werte einer stärker ausgeprägten depressiven Symptomatik entsprechen). Beurteilungs- und Auswertungsobjektivität sind gewährleistet, während die Interpretationsobjektivität durch die Cut-off-Werte für die Schweregrade unterstützt wird. Studien belegen die angenommene Faktorenstruktur (Quilty et al. 2013). Die MADRS kann als Alternative zur HAMD eingesetzt werden.

6.2.4 Spezifische Problemstellungen: Depressivität und Suizidalität im höheren Alter und bei demenziellen Erkrankungen

Pneumologische Erkrankungen wie COPD oder Lungenfibrose sind durch einen chronischen Erkrankungsverlauf mit Zunahme der Symptomschwere gekennzeichnet. Demzufolge befinden sich häufig Betroffene von schwerer Symptomatik im höheren Lebensalter, sodass diese auch parallel durch kognitive degenerative Prozesse beeinträchtigt sein können. Die Diagnostik einer Depression im höheren Alter kann sich als schwieriger als in jüngeren Altersgruppen gestalten, da sich die depressive Symptomatik im höheren Alter häufig in körperlichen Symptomen (wie Schlafstörungen oder gastrointestinalen Beschwerden), kognitiven Symptomen (z. B. Klagen über das Gedächtnis), Ängsten (Sorgen, Klagen) und somatoformen Befürchtungen äußert (Hautzinger 2016). Zusätzlich kann sich die Abgrenzung zu demenziellen Erkrankungen als schwierig erweisen – so kommt es bei beiden Störungsbildern häufig zu kognitiven Einschränkungen und affektiven Veränderungen.

Hier bestehen jedoch auch Unterschiede: Während bei Personen mit einer Depression die Stimmung meist „stabil depressiv bzw. gedrückt" ist, fluktuiert bei Personen mit einer demenziellen Erkrankung der Affekt häufig. Zudem stellen Personen, die an einer Depression leiden, ihre Defizite eher heraus und betonen diese („noch nicht mal das gelingt mir"), während Betroffene mit demenziellen Erkrankungen häufig versuchen, diese zu verbergen. Außerdem sind bei einer Depression Auffassung und Orientierung meist unauffällig. Während einer Differenzialdiagnostik können ggf. auch potenzielle depressive Episoden aus der Vergangenheit herangezogen werden (Hautzinger 2016; Maercker 2015).

Eine weitere Besonderheit des höheren Alters stellt eine hohe Suizidrate dar (Kap. 5). Laut Statistischem Bundesamt (2023) wurden im Jahr 2022 44,24 % der Suizide von Über-65-Jährigen begangen, insbesondere von älteren männlichen Personen. Risikofaktoren stellen das Vorliegen einer Depression sowie einer demenziellen Erkrankung, aber auch eine schlechte körperliche Verfassung und chronische körperliche Erkrankungen dar (Maercker 2015). Deshalb ist es besonders wichtig, dass Diagnostiker hierfür sensibilisiert sind und eine ausführliche individuelle Suizidalitätsabklärung erfolgt.

Aufgrund der zuvor dargestellten Zusammenhänge von neuropsychischer Gesundheit und Alter erscheint es umso bedeutender, psychische Begleitsymptome wie eine Depression sowohl über die bereits dargestellten allgemeinen Erhebungsinstrumente (ggf. spezifisch für Personen mit chronischen körperlichen Erkrankungen) als auch über altersangepasste diagnostische Möglichkeiten zu erfassen. Eine *multimethodale* Diagnostik, die eine Kombination aus einem Selbst- und einem Fremdurteil beinhaltet, kann sehr hilfreich sein, um eine gute Differenzialdiagnostik umzusetzen. Tab. 6.2 gibt einen Überblick über altersspezifische Selbst- und Fremdbeurteilungsskalen.

▶ **Praxistipp**
   Wenn bei älteren Personen mit einer chronischen pneumologischen Erkrankung erstmals eine depressive Symptomatik auftritt, ist es essenziell, neben den psychologischen und pneumologischen Ursachen, zusätzlich Screenings für weitere potenziell körperliche Ursachen durchzuführen (z. B. mittels einer ausführliche Labordiagnostik, ggf. MRT, sowie weiterer Verfahren zur Differenzialdiagnostik).

Tab. 6.2 Spezifische Erhebungsinstrumente zur Erfassung von Depressivität im höheren Lebensalter sowie bei potenziell vorliegenden demenziellen Erkrankungen (Selbst- und Fremdbeurteilungsverfahren)

Erhebungsinstrumente	Störungsbilder	Anzahl der Items
GDS (Kurz- und Langform)	Spezifisch für Depressivität im Alter; Kurz- und Langform	15 bzw. 30
DIA-S	Spezifisch für Depressivität im Alter	10
CSDD	Depressivität bei Menschen mit Demenz	19
HAMD	Fremdbeurteilung zur Einschätzung des Schweregrads einer Depression	17
MADRS	Fremdbeurteilung zur Einschätzung des Schweregrads einer Depression	10

GDS Geriatrische Depressionsskala; *DIA-S* Depression im Alter-Skala; *CSDD* Cornell-Skala für Depressionen bei Demenz; *HAMD* Hamilton Depression Scale; *MADRS* Montgomery-Asberg Depression Rating Scale

Erhebungsinstrumente – Selbstbeurteilung

- Die *Geriatrische Depressionsskala (GDS)* Gauggel und Birkner 1999) ist ein sehr häufig angewandter Selbstbeurteilungsfragebogen zur Erfassung von Depressivität im Alter. Die GDS existiert als 30-Item-Langversion und 15-Item-Kurzversion. Die Items können mit Ja oder Nein beantwortet werden. Jede bejahende Antwort wird mit einem Punkt bewertet. Ein Summenscore von 13 Punkten für die Langversion und 6 Punkten für die Kurzversion gilt als auffällig hinsichtlich depressiver Symptome. Beide Versionen weisen eine gute Sensitivität, Spezifität und Reliabilität auf.
- Die *Depression im Alter-Skala (DIA-S)* (Heidenblut und Zank 2010) besteht aus 10 Items, welche besonders durch kurze Sätze leicht verständlich sind, und orientiert sich an den Diagnosekriterien des ICD-10. Die Beantwortung der Items erfolgt durch ein Ja/Nein-Schema. Der mögliche Wertebereich liegt zwischen 0 (keine Symptomatik) bis 10 (maximale Symptomatik). Studien belegen gute psychometrische Eigenschaften der DIA-S (Heidenblut und Zank 2010).

Erhebungsinstrumente – Fremdbeurteilung

- Ein geeignetes Instrument zur Feststellung von Depressionen bei demenzkranken Personen ist die *Cornell-Skala für Depressionen bei Demenz (CSDD)* (Alexopoulos et al. 1988). Diese Skala besteht aus 19 Items, die den 5 Subskalen *Stimmungsauffälligkeiten, Verhaltensauffälligkeiten, körperliche Auffälligkeiten, Störungen biologischer Rhythmen* und *Auffälligkeiten bezüglich der Lebenseinstellung* zuzuordnen sind. Zunächst werden die Betreuungspersonen der Betroffenen mittels einer Skala von „nicht einschätzbar" bis „schwer und deutlich ausgeprägt" befragt. Ein Gesamtscore von 8 Punkten (Range: 0–38) oder mehr weist auf eine depressive Störung bei Demenz hin. Nach der Fremdbeurteilung erfolgt ein kurzes Interview mit den Betroffenen zur weiteren Abklärung (Alexopoulos et al. 1988).

Die bereits o. g. Messverfahren *HAMD* und *MADRS* (Fremdbeurteilung zur Einschätzung des Schweregrades einer depressiven Episode) können auch bei älteren Personen valide eingesetzt werden (Engedal et al. 2012). Studien zeigen, dass die MADRS hoch mit den Ergebnissen der HAMD korreliert, was für eine gute Konstruktvalidität spricht (Heo et al. 2007).

6.2.5 Strukturierte klinische Interviews als Goldstandard zur Diagnosestellung

Während die Diagnosestellung psychischer Erkrankungen nach ICD-10 (WHO 1992) in der Praxis weit verbreitet ist, wird das DSM-5 (APA 2013) insbesondere in der wissenschaftlichen Forschung verwendet, beispielsweise im Rahmen von Interventionsstudien.

Das DSM-5, herausgegeben von der American Psychiatric Association (APA), bietet einen umfassenden, evidenzbasierten Leitfaden mit standardisierten Kriterien für die Diagnose und Behandlung psychischer Störungen.

Einsatz von strukturierten Interviews

- *Wann?* Nach dem Einsatz von Screeningfragebögen, bei Verdacht auf eine klinisch-relevante psychische Komorbidität. Zur Einleitung einer zusätzlichen psychotherapeutischen Behandlung sowie im Rahmen klinischer Studien zur Erfassung der Effektivität psychotherapeutischer Interventionen.
- *Zielsetzung?* Um eine reliable und valide Einschätzung von psychischen Komorbiditäten zu erhalten und zur Diagnosestellung (Goldstandard der Diagnosestellung).

Beispiele und Anwendungsbereiche

Im deutschsprachigen Raum sind das *strukturierte klinische Interview für DSM-5-Störungen (SCID-5)* (Beesdo-Baum et al. 2019) und das *DIPS Open Access: Diagnostisches Interview bei psychischen Störungen 1.2* (Margraf et al. 2021; Margraf und Cwik 2017) weit verbreitet.

- Das *SCID-5* leitet systematisch durch den Diagnoseprozess und enthält Fragen zu jedem DSM-5-Kriterium, aufgeteilt in zehn Module wie affektive Episoden, Angststörungen und posttraumatische Belastungsstörungen. Das SCID-5 zeigt überwiegend gute psychometrische Eigenschaften, wobei die Übereinstimmung zwischen den Beurteilenden je nach Studie, Stichprobe und Training der interviewenden Personen variiert (Beesdo-Baum et al. 2019).
- Das *DIPS Open Access* dient zur zuverlässigen Diagnose psychischer Störungen nach DSM-5 und ICD-10. Ein Leitfaden und ein Protokollbogen unterstützen die systematische Erfassung und Zuordnung der Symptomatik zu den DSM-5-Kriterien. Das DIPS Open Access weist gute bis sehr gute psychometrische Werte auf und zeigt eine hohe Übereinstimmung zwischen den Beurteilenden, insbesondere bei geschulten interviewenden Personen. Validitätsstudien bestätigen eine gute Übereinstimmung mit anderen diagnostischen Instrumenten und klinischen Einschätzungen. Das Mini-DIPS Open Access bietet zudem eine Kurzversion des Interviews (Margraf et al. 2021; Margraf und Cwik 2017).

Der Stepwise-Ansatz: Wann erfolgt der Einsatz welcher Methode?
Ein schrittweiser Ansatz bei der Differenzialdiagnostik psychischer Begleitsymptomatik kann die Belastungen für Betroffene und Behandelnde reduzieren.

- Dafür wird zunächst ein kurzes, routinemäßiges Screening (z. B. anhand eines Screeningfragebogens) durchgeführt. Dieses Screening bietet eine erste Einschätzung zu möglichen psychischen Komorbiditäten im ambulanten sowie stationären Bereich und lässt sich leicht in den klinischen Alltag integrieren.
- Bei subklinischen Auffälligkeiten genügt ggf. bereits eine niedrigschwellige Intervention (z. B. ein einmaliges Gespräch, Weitergabe von Material zur Psychoedukation oder der Verweis an eine Selbsthilfegruppe).
- Erst bei klinisch auffälligen Ergebnissen erfolgt eine Überweisung an psychiatrisches Fachpersonal für eine umfassendere Diagnostik (z. B. im Rahmen einer psychotherapeutischen Sprechstunde und im Verlauf, ggf. anhand eines strukturierten Interviews).

6.3 Erfassung krankheitsspezifischer Ängste und dysfunktionaler Krankheits-, Kontroll- und Behandlungsüberzeugungen (Illness Perceptions)

Im chronischen, progredienten Krankheitsverlauf können bei pneumologisch Erkrankten negative Überzeugungen in Bezug auf die Wahrnehmung von Symptomen (z. B. Dyspnoe bei Belastung) entstehen. Die Angst vor diesen krankheitsspezifischen Aspekten kann in ein Angst-Vermeidungs-Verhalten münden, d. h., die Betroffenen meiden symptomauslösende Situationen und werden beispielsweise körperlich inaktiver (Kap. 4). Dies führt aber dazu, dass krankheitsspezifische Ängste zunehmen. Tab. 6.3 gibt einen Überblick über potenzielle Erfassungsinstrumente krankheitsspezifischer Ängste.

Studien mit COPD-Erkrankten belegen signifikante Zusammenhänge zwischen krankheitsspezifischen Ängsten und wahrgenommener Erkrankungsschwere, Lungenfunktionswerten, Fatigue, dem Aktivitätslevel sowie der Lebensqualität der Betroffenen (Bayraktar 2023; Reijnders et al. 2019; Janssens et al. 2019). Zudem können sich sowohl krankheitsspezifische Ängste als auch dysfunktionale Illness Perceptions (d. h. Krankheits-, Behandlungs- und Kontrollüberzeugungen) negativ auf den Erfolg einer pneumologischen Rehabilitation auswirken (Keil et al. 2014; Zoeckler et al. 2014) (Kap. 4).

Tab. 6.3 Erhebungsinstrumente zur Erfassung krankheitsspezifischer Ängste und dysfunktionaler Krankheits-, Kontroll- und Behandlungsüberzeugungen (Illness Perceptions) bei Personen mit chronischen pneumologischen Erkrankungen

Erhebungsinstrumente	Beschreibung	Anzahl der Items
BCS	Katastrophisierende Kognitionen/Ängste in Bezug auf Kurzatmigkeit bei COPD	13
CAF-R	Krankheitsspezifische Ängste bei COPD: dyspnoebezogene Angst, Angst vor körperlicher Aktivität, Progredienzangst, Angst vor sozialer Ausgrenzung, schlafbezogene Beschwerden Zusatzskalen: Angst bzgl. der Partnerschaft und Angst/ Scham bzgl. der Langzeitsauerstofftherapie (LTOT)	20
IAQ	Krankheitsspezifische Ängste bei ILD: dyspnoebezogene Angst, Angst vor körperlicher Aktivität, Progredienzangst, Angst vor sozialer Ausgrenzung, schlafbezogene Beschwerden Zusatzskalen: Angst bzgl. der Partnerschaft und Angst/ Scham bzgl. der Langzeitsauerstofftherapie (LTOT)	18
FIMEST	Emotionale Bewertung von Tod und Sterben: Angst vor dem eigenen Sterben bzw. dem eigenen Tod, Angst vor dem Sterben bzw. dem Tod anderer Personen (Bezugspersonen), Akzeptanz des eigenen Sterbens bzw. Todes, Akzeptanz des Sterbens bzw. Todes anderer Personen (Bezugspersonen), innere Ablehnung des eigenen Todes	47
IPQ-R	Krankheitswahrnehmung: Krankheitsidentität, Ursachen sowie Strukturskala mit 7 Subskalen Zeitverlauf: chronisch vs. akut, Zeitverlauf: zyklisch, Konsequenzen, persönliche Kontrolle, Behandlungskontrolle, Kohärenz, emotionale Repräsentation	Gesamt: 64 Strukturskala: 32

BCS Breathlessness Catastrophizing Scale; *CAF-R* COPD-Angst-Fragebogen-revidiert; *IAQ* Fragebogen zur Erfassung krankheitsspezifischer Ängste bei interstitiellen Lungenerkrankungen; *FIMEST* Fragebogeninventar zur mehrdimensionalen Erfassung des Erlebens gegenüber Sterben und Tod; *IPQ-R* Illness Perception Questionnaire-Revised

Erfassungsinstrumente für krankheitsspezifische Ängste sowie kognitive und emotionale Bewertungen

- Die *Breathlessness Catastrophizing Scale (BCS)* (Solomon et al. 2015) wurde zur Erfassung katastrophisierender Kognitionen bei COPD entwickelt und besteht aus 13 Items (Range: 0–52). Bei der BCS handelt es sich um eine Adaptation der Pain Catastrophizing

Scale (PCS) (Sullivan et al. 1995; das Wort *Pain* wurde bei der BCS durch *Breathlessness* ersetzt), welche auch für den deutschen Sprachraum validiert wurde. Für die BCS bestehen zufriedenstellende bis gute psychometrische Kennwerte (Meyer et al. 2008).

- Zur Erfassung krankheitsspezifischer Ängste bei COPD kann der *COPD-Angst-Fragebogen-revidiert (CAF-R)* (Keil et al. 2014) herangezogen werden. Der CAF-R besteht aus 20 Items und umfasst die Skalen *dyspnoebezogene Angst, Angst vor körperlicher Aktivität, Progredienzangst, Angst vor sozialer Ausgrenzung, schlafbezogene Beschwerden.* Bei Bedarf können zwei Zusatzskalen verwendet werden: *Angst bzgl. der Partnerschaft* und *Angst/Scham bzgl. der Langzeitsauerstofftherapie* (LTOT). Die psychometrischen Kennwerte in Bezug auf Reliabilität sowie konvergente und diskriminante Validität sind als gut einzuschätzen.

- Basierend auf dem CAF-R wurde ein *Fragebogen zur Erfassung krankheitsspezifischer Ängste bei interstitiellen Lungenerkrankungen (ILD)* entwickelt *(IAQ)* (Stenzel et al. 2024). Dieser erfasst mittels 18 Items krankheitsspezifische Ängste auf den Skalen *dyspnoebezogene Angst, Angst vor körperlicher Aktivität, Angst vor Abhängigkeit/Progredienz, Angst vor sozialer Ausgrenzung/Isolation* und *schlafbezogene Beschwerden.* Auch hier sind zwei Zusatzskalen (*Angst bzgl. der Partnerschaft* und *Angst/Scham bzgl. der Langzeitsauerstofftherapie* [LTOT]) anwendbar, die von den Autorinnen/Autoren des Fragebogens separat angefordert werden können. Die psychometrische Evaluation des Fragebogens bestätigt die Faktorstruktur und ergab gute Kennwerte (Stenzel et al. 2024).

- Das *Fragebogeninventar zur mehrdimensionalen Erfassung des Erlebens gegenüber Sterben und Tod (FIMEST)* (Wittkowski 1996) ist ein Selbsteinschätzungsfragebogen (47 Items), welcher emotionale Bewertungen im Zusammenhang mit Sterben und Tod erfasst. Der FIMEST berücksichtigt zwei Merkmalsbereiche: *Ängstlichkeit* und *Akzeptanz*. Die Dimension *Ängstlichkeit* wird als Bedrohungseinschätzung verstanden, verbunden mit Besorgnis und Anspannung. Die Dimension *Akzeptanz* beschreibt die Tendenz, Sterben und Tod als natürliche Bestandteile des Lebens zu betrachten und funktional damit umgehen zu können. Der Fragebogen umfasst folgende Subskalen: *Angst vor dem eigenen Sterben bzw. dem eigenen Tod, Angst vor dem Sterben bzw. dem Tod anderer Personen (Bezugspersonen), Akzeptanz des eigenen Sterbens bzw. Todes, Akzeptanz des Sterbens bzw. Todes anderer Personen (Bezugspersonen), innere Ablehnung des eigenen Todes.* Die Antworten erfolgen auf einer 4-stufigen Likert-Skala. Es ergaben sich gute psychometrische Kennwerte (Wittkowski 1996).

- Der *Illness Perception Questionnaire-Revised (IPQ-R)* (Gaab und Ehlert 2005; Latanzio-Bunschoten 2003; Glattacker et al. 2009) dient der Erfassung von Krankheitswahrnehmung, also der kognitiven und emotionalen Repräsentation einer chronischen Erkrankung. Der IPQ-R basiert auf dem Selbstregulationsmodell von Leventhal et al. (1998) zur Bewältigung chronischer Erkrankungen und umfasst die Skalen *Krankheitsidentität* (14 Items), *Ursachen* (18 Items) sowie die Strukturskala mit den 7 Subskalen *Zeitverlauf: chronisch vs. akut, Zeitverlauf: zyklisch, Konsequenzen, persönliche Kontrolle, Behandlungskontrolle, Kohärenz* und *emotionale Repräsentation.* Die Strukturskala kann auch isoliert vorgegeben werden und umfasst 32 Items. Die Kurzform (Brief-IPQ) (Broadbent et al. 2006) umfasst lediglich 8 Items. Die deutschsprachige Version der Langform weist eine gute Konstruktvalidität und faktorielle Validität auf (Glattacker et al. 2009). Die internen Konsistenzen zeigen weitestgehend eine befriedigende bis ausreichende Reliabilität (Glattacker et al. 2009). Festzuhalten ist, dass sich Illness Perceptions als wichtige Prädiktoren für die Lebensqualität sowie die Behandlungsoutcomes bei chronischen pneumologischen Erkrankungen erwiesen haben (vgl. Zoeckler et al. 2014).

6.4 Erfassung der (gesundheitsbezogenen) Lebensqualität

Der Erfassung der Lebensqualität ist auch im Kontext chronischer Lungen- und Atemwegserkrankungen in den letzten Jahren in den Vordergrund getreten und bedeutend für die Bestimmung des individuellen Befindens sowie der psychischen Gesundheit. Zum Begriff der Lebensqualität existiert keine allgemeingültige Definition. Jedoch beschreiben verschiedene Ansätze dieses vielschichtige Konstrukt. Die gesundheitsbezogene Lebensqualität wird dabei häufig als ein multidimensionales Konstrukt angesehen, das sich sowohl aus körperlichen als auch aus psychosozialen Faktoren zusammensetzt. Wegweisend für die Erfassung von Lebensqualität war beispielsweise die Entwicklung des WHOQOL-Fragebogens durch die *Quality of Life Assessment Group* der Weltgesundheitsorganisation (WHOQOL Group 1995). In diesem Kontext wurde ein sechsdimensionales Konstrukt beschrieben, das körperliche und psychische Dimensionen sowie den Grad der Unabhängigkeit zu sozialen Beziehungen, persönliche Lebensumstände und Aspekte von Spiritualität/Religion berücksichtigt.

Studien zeigen, dass die Lebensqualität von Personen, die an chronischen pneumologischen Erkrankungen leiden, häufig reduziert ist (Fazekas-Pongor et al. 2021). Die langfristige Verbesserung oder auch Stabilisierung der Lebensqualität von pneumologisch Erkrankten trotz bestehender Krankheitssymptomatik ist ein bedeutendes Ziel im Krankheitsmanagement (Abu Tabar et al. 2021; Bajwah et al. 2021; Lammi et al. 2015). Aus diesem Grund stellen Messverfahren zur Erfassung der gesundheitsbezogenen Lebensqualität eine sinnvolle Ergänzung in der Diagnostik dar. Gleichzeitig stellt die Lebensqualität einen *sekundären Outcome* für die Erfassung der Effektivität pneumologischer Rehabilitationsmaßnahmen dar.

6.4.1 Erfassung der (gesundheitsbezogenen) Lebensqualität anhand von Fragebögen

Um die vielfältigen Dimensionen der Lebensqualität – einschließlich physischer, psychischer und sozialer Aspekte – adäquat abzubilden, stehen vielfältige Messinstrumente zur Verfügung (Lammi et al. 2015). Im folgenden Abschnitt werden einige häufig angewandte

Messinstrumente zur Erfassung der Lebensqualität vorgestellt, die u. a. auch psychische Aspekte adressieren. Die Anwendung derartiger Erfassungsinstrumente ist essenziell, um beispielsweise die subjektive, krankheitsspezifische Sichtweise der Patientinnen/Patienten zu verstehen und in die Diagnostik sowie Therapieplanung einzubeziehen. Durch den gezielten Einsatz dieser Messinstrumente können einerseits die individuelle psychische Belastung besser erfasst und andererseits maßgeschneiderte Behandlungsstrategien in der Versorgung entwickelt sowie umgesetzt werden.

Einsatz von Fragebögen zur Erfassung der (gesundheitsbezogenen) Lebensqualität

- *Wann?* Zu Beginn des diagnostischen Prozesses, in frühen Phasen der Behandlung oder bei Bedarf im Verlauf. Als *sekundärer Outcome* verschiedener Behandlungsmaßnahmen, beispielsweise der pneumologischen Rehabilitation.
- *Zielsetzung?* Um einen breiten Überblick über die generische und krankheitsspezifische Lebensqualität der Betroffenen zu erhalten und um entsprechende individualisierte Behandlungsstrategien abzuleiten.

Die gesundheitsbezogene Lebensqualität kann *generisch* (oder auch krankheitsübergreifend) sowie *krankheitsspezifisch* erfasst werden (Tab. 6.4). Der Begriff *generisch* meint dabei, dass die Instrumente sowohl in der Allgemeinbevölkerung als auch bei erkrankten Personen einsetzbar sind. *Krankheitsspezifische* Messinstrumente erfassen dagegen spezifische und häufig auftretende Einschränkungen durch spezielle Erkrankungen (z. B. chronische Lungenerkrankungen).

Zu den generischen Erhebungsinstrumenten zählen beispielsweise das World Health Organization Quality of Life Assessment (WHOQOL-BREF) (The WHOQOL Group 1998; Gunzelmann et al. 2002) und der *Short Form (SF)-36 Health Survey (SF-36)* (Bech et al. 2003; Morfeld et al. 2011) sowie der Short Form (SF)-12 Health Survey (SF-12) (Wirtz et al. 2018; Drixler et al. 2020).

- Der *WHOQOL-BREF* (The WHOQOL Group 1998) ist die Kurzversion des WHOQOL-100 (Gunzelmann et al. 2002) und besteht aus 26 Items, welche die Dimensionen *physisches Wohlbefinden, psychisches Wohlbefinden, soziale Beziehungen* und *Umwelt* abbilden. Der Fragebogen kommt zu Forschungszwecken sowie zur Qualitätssicherung in ambulanten und (teil-)stationären Settings zur Anwendung. Der WHOQOL-BREF weist eine zufriedenstellende Reliabilität und Validität auf (Grunzelmann et al. 2002).
- Das international und national weit verbreitete Instrument *SF-36* (Bech et al. 2003; Morfeld et al. 2011) erhebt mittels 36 Items acht verschiedene Dimensionen der Lebensqualität: *körperliche Funktionsfähigkeit, körperliche Schmerzen, allgemeine*

Tab. 6.4   Erhebungsinstrumente zur Erfassung der (gesundheitsbezogenen) Lebensqualität

Erhebungsinstrumente	Erfasste Dimensionen	Anzahl der Items
Generische Erhebungsinstrumente		
WHOQOL-BREF	Dimensionen: physisches Wohlbefinden, psychisches Wohlbefinden, soziale Beziehungen, Umwelt	26
SF-36 (Kurzform: SF-12)	Dimensionen SF-36: körperliche Funktionsfähigkeit, körperliche Schmerzen, allgemeine Gesundheitswahrnehmung, Vitalität, körperliche Rollenfunktion, soziale Rollenfunktion, emotionale Rollenfunktion, psychisches Wohlbefinden	36 Kurzform: 12
Krankheitsspezifische Erhebungsinstrumente für verschiedene chronische pneumologische Erkrankungen		
SRI	Dimensionen: Atembeschwerden, körperliche Rollenfunktion, Begleitsymptome/Schlaf, soziale Beziehungen, krankheitsbezogene Ängste, psychische Befindlichkeit, soziale Rollenfunktion	49
SGRQ	Dimensionen: Einschränkungen in Bezug auf Symptome, Aktivitäten und Belastung	50
CRQ-SAS	Dimensionen: Fatigue, emotionale Funktionen, Krankheitsbewältigung, Dyspnoe	20
Krankheitsspezifische Erhebungsinstrumente für bestimmte pneumologische Erkrankungen		
CAT	Lebensqualität bei COPD, eindimensional	8
K-BILD	Lebensqualität bei interstitiellen Lungenerkrankungen (ILD). Dimensionen: Luftnot und Aktivität, psychologische Aspekte, thorakale Beschwerden	15
PQLS-deutsche Version	Lebensqualität bei Lungenerkrankten mit geplanter Lungentransplantation. Dimensionen: Beeinträchtigung bei der Ausführung von Aufgaben, psychologisch, physisch	25
AQLQ-deutsche Version	Lebensqualität bei Asthma bronchiale. Dimensionen: Atemnot und körperliche Einschränkungen, Stimmungsschwankungen, soziale Beeinträchtigungen, gesundheitliche Sorgen	32

WHOQOL-BREF World Health Organization Quality of Life Assessment; *SF-36* Short Form (SF)-36 Health Survey; *SRI* Severe Respiratory Insufficiency Questionnaire; *SGRQ* St. George's Respiratory Questionnaire; *CRQ-SAS* Chronic Respiratory Questionnaire; *CAT* COPD Assessment Test; *K-BILD* King's Brief Interstitial Lung Disease; *PQLS* Pulmonary-Specific Quality-of-Life Scale; *AQLQ* Asthma Quality of Life Questionnaire

Gesundheitswahrnehmung, Vitalität, körperliche Rollenfunktion, soziale Rollenfunktion, emotionale Rollenfunktion und*psychisches Wohlbefinden.* Zusätzlich können zwei übergeordnete Summenscores für das körperliche und das psychische Wohlbefinden gebildet werden.

- Die Kurzversion des SF-36, der*SF-12* (Wirtz et al. 2018; Drixler et al. 2020), besteht lediglich aus 12 Items und ist somit zeitökonomischer einsetzbar. Studien belegen, dass sowohl der SF-36 als auch der SF-12 valide und reliabel sind sowie sehr häufig in klinischen Quer- und Längsschnittstudien mit COPD-Erkrankten zum Einsatz kommen (Bech et al. 2003; Morfeld et al. 2011; Wirtz et al. 2018; Drixler et al. 2020).

Zu den bei *chronisch pneumologisch Erkrankten* eingesetzten Erhebungsinstrumenten zur Erfassung der krankheitsspezifischen Lebensqualität (vgl. Tab. 6.4) zählen beispielsweise der Severe Respiratory Insufficiency Questionnaire (SRI) (Windisch et al. 2003), der *St. George's Respiratory Questionnaire (SGRQ)* (Jones et al. 1991) sowie der Chronic Respiratory Questionnaire (CRQ) (Guyatt et al. 1987).

- Der *SRI* (Windisch et al. 2003) wurde speziell für Patientinnen/Patienten mit fortgeschrittenen pneumologischen Erkrankungen und Ateminsuffizienz konzipiert und erhebt mittels 49 Items auf sieben Subskalen lebensqualitätsbezogene Aspekte wie *Atembeschwerden, körperliche Rollenfunktion, Begleitsymptome/Schlaf, soziale Beziehungen, krankheitsbezogene Ängste, psychische Befindlichkeit* und *soziale Rollenfunktion* (Windisch et al. 2008). Mittels 5-stufiger Likert-Skala können die Items beantwortet werden. Der Gesamtscore wird aus dem Mittelwert der Subskalen gebildet. Höhere Werte entsprechen einer besseren krankheitsspezifischen Lebensqualität (Windisch et al. 2008).
- Der *SGRQ (*Jones et al. 1991) bewertet die krankheitsspezifische Lebensqualität von chronisch pneumologisch Erkrankten anhand von 50 Items auf einem Gesamtwertebereich von 0 (keine Einschränkung) bis 100 (maximale Einschränkung). Mittels SGRQ werden Einschränkungen in Bezug auf *Symptome, Aktivitäten* und*Belastungen* mit Hilfe einer 2- bis 5-stufigen Antwortskala erfasst. Der *SGRQ*, der als zuverlässig und valide gilt (Jones et al. 1991), wird sowohl in klinischen Studien als auch in der Praxis häufig verwendet.
- Der *CRQ* (Guyatt et al. 1987) erfasst die krankheitsspezifische Lebensqualität mit 20 Items (7-stufige Antwortskala), welche den Subskalen *Fatigue, emotionale Funktionen, Krankheitsbewältigung* und*Dyspnoe* zugeordnet sind. Die deutsche Version (CRQ-SAS) (Kreuter et al. 2016) bildet Mittelwerte für jede Subskala sowie eine Gesamtskala und zeigt sich als valides sowie reliables Messinstrument. Je höher die Werte, desto besser die krankheitsspezifische Lebensqualität.

Zusätzlich existieren Erhebungsinstrumente zur Erfassung der krankheitsspezifischen Lebensqualität, die *für bestimmte pneumologische Erkrankungen*, wie COPD, ILD oder Asthma bronchiale entwickelt wurden (vgl. Tab. 6.4):

- Der *COPD Assessment Test (CAT)* (Jones et al. 2009) bewertet die Auswirkungen einer COPD auf das tägliche Leben und die Lebensqualität anhand von 8 Items auf einer Skala von 0–5. Der Gesamtscore liegt zwischen 0 und 40 Punkten, wobei höhere Werte auf eine schlechtere Lebensqualität hindeuten. Der CAT zeigt eine gute interne Konsistenz und Test-Retest-Reliabilität (Jones et al. 2009).
- Der *King's Brief Interstitial Lung Disease (K-BILD)* (Kreuter et al. 2016; Patel et al. 2012) erfasst die Lebensqualität von Personen mit interstitiellen Lungenerkrankungen durch 15 Items, die den Domänen *Luftnot und Aktivität, psychologische Aspekte* und *thorakale Beschwerden* zugeordnet sind. Der Gesamtscore liegt zwischen 0 und 100 Punkten, wobei höhere Werte mit einer besseren Lebensqualität assoziiert sind. Der Fragebogen weist eine gute Reliabilität und Konstruktvalidität auf.
- Die deutsche Version der *Pulmonary-Specific Quality-of-Life Scale (PQLS)* (Hoffman et al. 2015) erfasst die Lebensqualität Lungen- und Atemwegserkrankter im Endstadium und bei geplanter Lungentransplantation. Die *PQLS* besteht aus 25 Items, die auf einer 5-stufigen Likert-Skala beantwortet werden. Höhere Werte im Gesamtscore (Range: 25–125) deuten auf eine geringere Lebensqualität hin. Weiterhin können die drei Subskalen *Beeinträchtigung bei der Ausführung von Aufgaben* („task interference"), *psychologisch* und *physisch* ausgewertet werden. Für die deutsche Version der PQLS bestehen eine gute Reliabilität, Validität und Änderungssensitivität (Nöhre et al. 2019).
- Der *Asthma Quality of Life Questionnaire (University of Sydney, AQLQ-Sydney)* (Marks et al. 1993; Miedinger et al. 2006) misst die Lebensqualität von Personen mit Asthma bronchiale mittels 20 Items. Der Fragebogen umfasst vier Dimensionen: *Atemnot und körperliche Einschränkungen, Stimmungsschwankungen, soziale Beeinträchtigungen* und *gesundheitliche Sorgen*. Die 20 Items der deutschsprachigen Version werden auf einer 5-stufigen Likert-Skala beantwortet. Für diese Version wurden gute psychometrische Kennwerte (Reliabilität, Validität) nachgewiesen (Fiechter und Marks 2006).

6.4.2 Erfassung der (gesundheitsbezogenen) Lebensqualität anhand von visuellen Analogskalen

Um kurzfristig einen Eindruck von der Lebensqualität von Patientinnen/Patienten zu erhalten, werden in der klinischen Praxis neben Fragebögen auch visuelle Analogskalen eingesetzt.

Unter einer *visuellen Analogskala* ist eine Skala zur Erfassung subjektiv eingeschätzter Merkmalsausprägungen z. B. in Bezug auf Zustimmung, Zufriedenheit oder Schmerz zu verstehen. Im Gegensatz zu Likert-Skalen bei Fragebogeninstrumenten werden nicht einzelne diskrete Antwortoptionen vorgegeben, sondern ein Antwortkontinuum, auf welchem ein Ausprägungs- oder Intensitätsgrad markiert werden soll (vgl. Wirtz 2021).

Typischerweise wird dabei eine Linie verwendet, deren Endpunkte mit extremen Bedeutungen beschriftet sind (z. B. „0 – völlig unzufrieden" und „100 – völlig zufrieden"). Die Position, die auf dieser Linie markiert (z. B. Entfernung von 0 in mm) wird, dient als Indikator für die Ausprägung des Merkmals. Die Befragten markieren also auf einer visuellen Analogskala zur Erfassung der Lebensqualität das individuelle Befinden zu einem bestimmten Zeitpunkt unter Berücksichtigung aller Auswirkungen der eigenen Erkrankung.

Bei interstitiellen Lungenerkrankungen (ILD) wird beispielsweise die *visuelle Analogskala der globalen Patienteneinschätzung der Krankheitsaktivität (VAS-PtGA)* verwendet (vgl. Lammi et al. 2015). Diese Analogskala wurde für viele Erkrankungen, insbesondere Bindegewebserkrankungen (Kollagenosen) (Steen und Medsger 1997), umfassend validiert und ist Bestandteil im Sklerodermie-Gesundheitsfragebogen (Scleroderma Health Assessment Questionnaire, SSc-HAQ) (Silman et al. 1998; Validierung deutsche Version: Becker 2013). Obwohl es wenige Studien zu globalen Einschätzungen durch Patientinnen/Patienten mit ILD gibt, hat die VAS-PtGA in diesen Kontexten vielversprechende Ergebnisse gezeigt. Im Hinblick auf die idiopathische pulmonale Fibrose (IPF) erfordert dieses Instrument jedoch weitere Forschung in randomisierten kontrollierten Studien und langfristigen Beobachtungsstudien, bevor es als Standardinstrument übernommen werden kann (vgl. Lammi et al. 2015).

6.5 Fazit für die Praxis

- Mit einer zielgruppenadäquaten Diagnostik psychischer Symptome wie Ängstlichkeit oder Depressivität bei pneumologisch Erkrankten können psychische Komorbiditäten identifiziert werden.
- Auf Basis von psychischen Auffälligkeiten bzw. diagnostizierten psychischen Erkrankungen können gezielte, individualisierte Behandlungsmöglichkeiten und Therapien z. B. aus dem Bereich der Verhaltensmedizin (z. B. kognitive Verhaltenstherapie, Biofeedback, Entspannungsverfahren, Psychoedukation) angeboten und gemeinsam mit den pneumologisch Erkrankten umgesetzt werden.
- Dies ist die Voraussetzung für ein nachhaltiges Krankheitsmanagement zur Aufrechterhaltung und Verbesserung der biopsychosozialen Gesundheit sowie Adhärenz der Patientinnen/Patienten.

Literatur

Abrams TE, Vaughan-Sarrazin M, Vander Weg MW (2011) Acute exacerbations of chronic obstructive pulmonary disease and the effect of existing psychiatric comorbidity on subsequent mortality. Psychosomatics 52(5):441–449

Abu Tabar, N, Al Qadire, M, Thultheen, I et al. (2021) Health-related quality of life, uncertainty, and anxiety among patients with chronic obstructive pulmonary disease. F1000Research, 10, 420

Alexopoulos GS, Abrams RC, Young RC, Shamoian CA (1988) Cornell scale for depression in dementia. Biol Psychiat 23(3):271–284

American Psychiatric Association (APA) (2013) Diagnostic and statistical manual of mental disorders. Fifth Edition. American Psychiatric Association

Bajwah S, Colquitt J, Loveman E, Bausewein C, Almond H, Oluyase A et al (2021) Pharmacological and nonpharmacological interventions to improve symptom control, functional exercise capacity and quality of life in interstitial lung disease: an evidence synthesis. ERJ Open Research 7:00107–02020

Bayraktar D, Felekoğlu E, Alpaydın AÖ, Özalevli S (2023) Breathlessness beliefs and related factors in male patients with chronic obstructive pulmonary disease. Thoracic Res Pract 24(3):137–142

Bech P, Olsen LR, Kjoller M, Rasmussen NK (2003) Measuring well-being rather than the absence of distress symptoms: a comparison of the SF-36 Mental Health subscale and the WHO-Five well-being scale. Int J Methods Psychiatr Res 12(2):85–91

Becker C (2013) Validierung der deutschen Fassung des „Scleroderma Health Assessment Questionnaire" zur Erfassung der funktionalen Gesundheit bei Patienten mit Systemischer Sklerose (Dissertation). Freie Universität Berlin. https://refubium.fu-berlin.de/handle/fub188/5941. Zugegriffen: 7. Aug. 2024

Beesdo-Baum K, Zaudig M, Wittchen HU (Hrsg) (2019) SCID-5-CV: strukturiertes klinisches Interview für DSM-5-Störungen-Klinische Version: deutsche Bearbeitung des Structured Clinical Interview for DSM-5 Disorders-Clinician Version von Michael B. First, Janet B. W. Williams, Rhonda S. Karg, Robert L. Spitzer. Hogrefe, Göttingen

Broadbent E, Petrie KJ, Main J, Weinman J (2006) The brief illness perception questionnaire. J Psychosom Res 60(6):631–637

Statistisches Bundesamt (2023) Suizide. https://www.destatis.de/DE/Themen/Gesellschaft-Umwelt/Gesundheit/Todesursachen/Tabellen/suizide.html. Zugegriffen: 7. Aug. 2024

Derogatis LR, Cleary PA (1977) Confirmation of the dimensional structure of the SCL-90-R: A study in construct validation. J Clin Psychol 33:981–989

Drixler K, Morfeld M, Glaesmer H, Brähler E, Wirtz MA (2020) Validierung der Messung gesundheitsbezogener Lebensqualität mittels des Short-Form-Health-Survey-12 (SF-12 Version 2.0) in einer deutschen Normstichprobe. Zeitschrift Psychosomatische Medizin Psychotherapie 66(3):272–286

Engedal K, Kvaal K, Korsnes M, Barca ML, Borza T, Selbaek G, Aakhus E (2012) The validity of the Montgomery-Aasberg depression rating scale as a screening tool for depression in later life. J Affect Disord 141(2–3):227–232

Fazekas-Pongor V, Fekete M, Balazs P, Árva D, Pénzes M, Tarantini S et al (2021) Health-related quality of life of COPD patients aged over 40 years. Physiol Intern 108(2):261–273

Ferring D, Filipp SH (1994) Teststatistische Überprüfung der Impact of Event-Skala: Befunde zur Reliabilität und Stabilität. Diagnostica 40:344–362

Fiechter R, Marks GB (2006) Reliability and validity of a German asthma quality of life questionnaire. Swiss Med Wkly 136(0506):89–89

Fuentes-Alonso M, Lopez-Herranz M, López-de-Andrés A, Ji Z, Jiménez-García R, Maestre-Miquel C et al (2021) Prevalence and determinants of mental health among COPD patients in a population-based sample in Spain. J Clin Med 10:2786

Gaab J, Ehlert U (2005) Chronische Erschöpfung und Chronisches Erschöpfungssyndrom. Hogrefe, Göttingen

Gauggel S, Birkner B (1999) Validität und Reliabilität einer deutschen Version der Geriatrischen Depressionsskala. Z Klin Psychol 28:18–27

Glattacker M, Bengel J, Jäckel WH (2009) Die deutschsprachige Version des Illness Perception Questionnaire-Revised: Psychometrische Evaluation an Patienten mit chronisch somatischen Erkrankungen. Zeitschrift für Gesundheitspsychologie 17(4):158–169

Gräfe K, Zipfel S, Herzog W, Löwe B (2004) Screening psychischer Störungen mit dem „Gesundheitsfragebogen für Patienten (PHQ-D)". Diagnostica 50(4):171–181

Gunzelmann T, Brähler E, Angermeyer MC, Kilian R, Matschinger H (2002) Deutschsprachige Version der WHO Instrumente zur Erfassung von Lebensqualität WHOQOL-100 und WHOQOL-BREF. Z Med Psychol 11:44–48

Guyatt GH, Berman LB, Townsend M, Pugsley SO, Chambers LW (1987) A measure of quality of life for clinical trials in chronic lung disease. Thorax 42(10):773–778

Hamilton M (1959) The assessment of anxiety states by rating. Br J Med Psychol 32(1):50–55

Hautzinger M, Keller F, Kühner C (2023) BDI-II: Beck Depressions-Inventar: Revision: Manual. Pearson

Hautzinger M (2016) Depression im Alter: Psychotherapeutische Behandlung für das Einzel- und Gruppensetting. 2., vollständig überarbeitete Auflage. Beltz, Weinheim; Basel

Heidenblut S, Zank S (2010) Entwicklung eines neuen Depressionsscreenings für den Einsatz in der Geriatrie. [Development of a new screening instrument for geriatric depression]. Zeitschrift Gerontologie Geriatrie 43(3):170–176

Heo M, Murphy CF, Meyers BS (2007) Relationship between the Hamilton depression rating scale and the Montgomery-Åsberg depression rating scale in depressed elderly: A meta-analysis. Am J Geriatr Psychiatry 15(10):899–905

Herrmann-Lingen C, Buss U, Snaith P (2018) Hospital Anxiety and Depression Scale: Deutsche Version: HADS-D: Deutschsprachige Adaption der Hospital Anxiety and Depression Scale (HADS) von R. P. Snaith und A. S. Zigmond. Göttingen, Hogrefe

Hoffman BM, Stonerock GL, Smith PJ, O'Hayer CV, Palmer S, Davis RD et al (2015) Development and psychometric properties of the Pulmonary-specific Quality-of-Life Scale in lung transplant patients. J Heart Lung Transplant 34:1058–1065

Janssens T, Van de Moortel Z, Geidl W et al (2019) Impact of disease-specific fears on pulmonary rehabilitation trajectories in patients with COPD. J Clin Med 8:1460

Jones PW, Quirk FH, Baveystock CM (1991) The St George's Respiratory Questionnaire. Respir Med 85(Suppl B):25–31

Jones PW, Harding G, Berry P, Wiklund I, Chen WH, Leidy NK (2009) Development and first validation of the COPD Assessment Test. Eur Respir J 34(3):648–654

Keil DC, Stenzel NM, Kuhl K et al (2014) The impact of chronic obstructive pulmonary disease-related fears on disease-specific disability. Chron Respir Dis 11:31–34

Kliem S, Mößle T, Zenger M, Brähler E (2014) Reliability and validity of the Beck Depression Inventory-Fast Screen for medical patients in the general German population. J Affect Disord 156:236–239

Kreuter M, Birring S, Wijsenbeek M, Wapenaar M, Oltmanns U, Costabel U et al (2016) Deutschsprachige Validierung des „King's Brief Interstitial Lung Disease (K-BILD)" Lebensqualitätsfragebogens für interstitielle Lungenerkrankungen. Pneumologie 70(11):742–746

Kroenke K, Spitzer RL, Williams JBW (2001) The PHQ-9: Validity of a brief depression severity measure. J Gen Intern Med 16(9):606–613

Kroenke K, Spitzer RL, Williams JB, Löwe B (2009) An ultra-brief screening scale for anxiety and depression: The PHQ-4. Psychosomatics 50(6):613–621

Kroenke K, Spitzer RL, Williams JB, Löwe B (2010) The Patient Health Questionnaire Somatic, Anxiety, and Depressive Symptom Scales: A systematic review. Gen Hosp Psychiatry 32(4):345–359

Krumm S, Stenzel NM, Pauls CA (2015) Diagnostische Interviews. In: Krumm S, Stenzel NM, Pauls CA (Hrsg) Lehrbuch Psychologische Diagnostik. Hogrefe, Göttingen, S 77–155

Lammi MR, Baughman RP, Birring SS, Russell A-M, Ryu JH, Scholand M et al (2015) Outcome measures for clinical trials in interstitial lung diseases. Curr Respir Med Rev 11:163–174

Latanzio-Bunschoten S (2003) Psychometrische Evaluation des Illness Perception Questionnaire (IPQ-R) im deutschsprachigen Raum (Unveröffentlichte Diplomarbeit), Universität Zürich

Laux L, Glanzmann P, Schaffner P, Spielberger CD (1981) State-Trait-Angstinventar (STAI). Beltz, Weinheim

Leventhal H, Leventhal EA, Contrada RJ (1998) Self-regulation, health, and behavior: A perceptual-cognitive approach. Psychol Health 13(4):717–733

Löwe B, Spitzer RL, Zipfel S, Herzog W (2002) Gesundheitsfragebogen für Patienten (PHQ-D). Komplettversion und Kurzform. Testmappe mit Manual, Fragebögen, Schablonen, 2. Aufl. Pfizer, Karlsruhe

Löwe B, Müller S, Brähler E, Kroenke K, Albani C, Decker O (2007) Validierung und Normierung eines kurzen Selbstratinginstrumentes zur Generalisierten Angst (GAD-7) in einer repräsentativen Stichprobe der deutschen Allgemeinbevölkerung. PPmP – Psychotherapie Psychosomatik Med Psychol 57(2):A050

Maercker A, Schützwohl M (1998) Erfassung von psychischen Belastungsfolgen: Die Impact of Event Skala-revidierte Version. Diagnostica 44:130–141

Maercker A (2015) Alterspsychotherapie und klinische Gerontopsychologie. 2., vollst. überarb. u. aktual. Auflage. Berlin, Heidelberg

Maier W, Philipp M (1993) Reliabilität und Validität der Hamilton-Depressionsskala und ihrer Subskalen. In Reliabilität und Validität der Subtypisierung und Schweregradmessung depressiver Syndrome (Vol. 72, S. 137–157). Berlin, Heidelberg, Springer

Margraf J, Cwik JC (2017) Mini-DIPS Open Access: Diagnostisches Kurzinterview bei psychischen Störungen. https://omp.ub.rub.de/index.php/RUB/catalog/book/102. Zugegriffen: 15. Juli. 2024

Margraf J, Cwik JC, Von Brachel R, Suppiger A, Schneider S (2021) DIPS Open Access 1.2: Diagnostisches Interview bei psychischen Störungen [Internet]. Ruhr-Universität Bochum (RUB). https://omp.ub.rub.de/index.php/RUB/catalog/book/172. Zugegriffen: 15. Mai. 2024

Marks GB, Dunn SM, Woolcock AJ (1993) An evaluation of an asthma quality of life questionnaire as a measure of change in adults with asthma. J Clin Epidemiol 46(10):1103–1111

Matte DL, Pizzichini MMM, Hoepers ATC, Diaz AP, Karloh M, Dias M et al (2016) Prevalence of depression in COPD: A systematic review and meta-analysis of controlled studies. Respir Med 117:154–161

Merleker J, Müller K, Kenn K, Stenzel N M (2024) Unveiling invisible struggles: Diagnostik psychischer Begleitsymptomatik bei pneumologischen Erkrankungen. Zeitschrift für Pneumologie, 1–7

Meyer K, Sprott H, Mannion AF (2008) Cross-cultural adaptation, reliability, and validity of the German version of the Pain Catastrophizing Scale. J Psychosom Res 64(5):469–478

Miedinger D, Chhajed PN, Stolz D, Leimenstoll B, Tamm M, Fiechter R, Marks GB, Leuppi JD (2006) Reliability and validity of a German asthma quality of life questionnaire. Swiss Med Wkly 136(5–6):89–95

Montgomery SA, Åsberg M (1979) A new depression scale designed to be sensitive to change. Br J Psychiatry 134:382–389

Morfeld M, Kirchberger I, Bullinger M (2011) Fragebogen zum Gesundheitszustand: SF-36; deutsche Version des Short Form-36 Health Survey; Manual. Hogrefe, Göttingen

Nöhre M, Albayrak Ö, Brederecke J, Claes L, Smits D, Tudorache I et al (2019) Psychometric properties of the German version of the Pulmonary-Specific Quality-of-Life Scale in lung transplant patients. Front Psych 10:374

Nothdurfter D, Schenk S, Stenzel NM (2024) Einfluss psychischer Faktoren auf die inhalative Therapie und das Rauchverhalten. Atemwegs- und Lungenerkrankungen. 50(6):306–314

Patel AS, Siegert RJ, Brignall K, Gordon P, Steer S, Desai SR et al (2012) The development and validation of the King's Brief Interstitial Lung Disease (K-BILD) health status questionnaire. Thorax 67(9):804–810

Piel N, Stenzel NM (2024) Wechselwirkungen zwischen chronischen Lungenerkrankungen und psychischen Beschwerden: Mechanismen und Zusammenhänge. Atemwegs- und Lungenerkrankungen 50(02):67–74

Piel N, Kenn K, Stenzel NM (2024) Die Psyche atmet mit: Psychische Komorbiditäten bei interstitiellen Lungenerkrankungen und potenzielle Auswirkungen auf das Krankheitsgeschehen. Zeitschrift für Pneumologie 21:218–229

Poldrack A, Maercker A, Margraf J et al (1999) Posttraumatische Belastungssymptomatik und Gedankenkontrollstrategien bei Verkehrsunfallopfern. Verhaltenstherapie 9:190–199

Quilty LC, Robinson JJ, Rolland JP, Fruyt FD, Rouillon F, Bagby RM (2013) The structure of the Montgomery-Åsberg depression rating scale over the course of treatment for depression. Int J Methods Psychiatr Res 22(3):175–184

Reijnders T, Schuler M, Wittmann M et al (2019) The impact of disease-specific fears on outcome measures of pulmonary rehabilitation in patients with COPD. Respir Med 146:87–95

Silman A, Akesson A, Newman J, Henriksson H, Sandquist G, Nihill M, Palfrey S, Lomas R, Wollheim F, Black C (1998) Assessment of functional ability in patients with systemic scleroderma: a proposed new disability assessment instrument. J Rheumatol 25(1):79–83

Solomon BK, Wilson KG, Henderson PR, Poulin PA, Kowal J, McKim DA (2015) A Breathlessness Catastrophizing Scale for chronic obstructive pulmonary disease. J Psychosom Res 79(1):62–68

Spitzer RL, Kroenke K, Williams JB et al (1999) Validation and utility of a self-report version of PRIME-MD: The PHQ primary care study. JAMA 282(18):1737–1744

Spitzer RL, Kroenke K, Williams JB, Löwe B (2006) A brief measure for assessing generalized anxiety disorder: The GAD-7. Arch Intern Med 166(10):1092–1097

Steen VD, Medsger TA (1997) The value of the Health Assessment Questionnaire and special patient-generated scales to demonstrate change in systemic sclerosis patients over time. Arthritis Rheum 40:1984–1991

Stenzel NM, Piel N, Kenn K, Kreuter M (2024) Development and Initial Validation of the ILD-Anxiety-Questionnaire (IAQ): A new instrument for assessing disease specific fears in Interstitial Lung Disease. Chronic Respir Dis

Sullivan MJ, Bishop SR, Pivik J (1995) The pain catastrophizing scale: development and validation. Psychol Assess 7(4):524

Teixeira PJ, Porto L, Kristensen CH, Santos AH, Menna-Barreto SS, Do Prado-Lima PA (2015) Post-traumatic stress symptoms and exacerbations in COPD patients. COPD: J Chronic Obstr Pulm Dis 12(1):90–95

Tritt K, von Heymann F, Zaudig M, Zacharias I, Söllner W, Loew T (2008) Entwicklung des Fragebogens „ICD-10-Symptom-Rating" (ISR). Z Psychosom Med Psychother 54(4):409–418

WHOQOL Group (1995) The World Health Organization Quality of Life assessment (WHOQOL): Development and general psychometric properties. World Health Organization, Geneva

WHOQOL Group (1998) Development of the World Health Organization WHOQOL-BREF quality of life assessment. Psychol Med 28:551–558

Windisch W, Freidel K, Schucher B, Baumann H, Wiebel M, Matthys H et al (2003) The severe respiratory insufficiency (SRI) questionnaire: a specific measure of health-related quality of life in patients receiving home mechanical ventilation. J Clin Epidemiol 56(8):752–759

Windisch W, Budweiser S, Heinemann F, Pfeifer M, Rzehak P (2008) The severe respiratory insufficiency questionnaire was valid for COPD patients with severe chronic respiratory failure. J Clin Epidemiol 61(8):848–853

Wirtz MA, Morfeld M, Glaesmer H, Brähler E (2018) Normierung des SF-12 Version 2.0 zur Messung der gesundheitsbezogenen Lebensqualität in einer deutschen bevölkerungsrepräsentativen Stichprobe. Diagnostica 64(4):215–226

Wirtz MA (2021) Visuelle Analogskala. In Dorsch H (Hrsg), Dorsch – Lexikon der Psychologie. Bern: Hogrefe. Zugriff am 07.08.2024 unter: https://dorsch.hogrefe.com/stichwort/visuelle-ana logskala.

Wittkowski J (1996) Fragebogeninventar zur mehrdimensionalen Erfassung des Erlebens gegenüber Sterben und Tod (FIMEST). Hogrefe, Göttingen

World Health Organization (WHO) (1992) Internationale statistische Klassifikation der Krankheiten und verwandter Gesundheitsprobleme. 10. Revision. Genf: World Health Organization

World Health Organization (WHO) (2019) International Classification of Diseases for Mortality and Morbidity Statistics (11th Revision). Available at: https://icd.who.int/. Accessed August 4, 2024

Zigmond AS, Snaith RP (1983) The hospital anxiety and depression scale. Acta Psychiatr Scand 67(6):361–370

Zoeckler N, Kenn K, Kühl K, Stenzel NM, Rief W (2014) Illness perceptions predict exercise capacity and psychological well-being after pulmonary rehabilitation in COPD patients. J Psychosom Res 76:146–151

Grundlagen und Besonderheiten psychopneumologischer Interventionen

7

Paul Köbler, Monika Tempel und Gerhard Sütfels

Inhaltsverzeichnis

P. Köbler (✉)
Universitätsklinik für Psychosomatische Medizin und Psychotherapie, Paracelsus Medizinische Universität, Klinikum Nürnberg, Nürnberg, Deutschland
E-Mail: paul.koebler@klinikum-nuernberg.de

M. Tempel
die LungenCouch®, Regensburg, Deutschland
E-Mail: info@monikatempel.de

G. Sütfels
Abteilung Sozialpsychiatrie, Suchtmedizin und Psychotherapie, DGD Klinik Hohe Mark, Oberursel (Taunus), Deutschland
E-Mail: gerhard.suetfels@hohemark.de

Kap. 7 schildert

- Die Evidenzlage therapeutischer Interventionen zur Behandlung von Depressionen, Ängsten und Traumafolgestörungen bei Lungenerkrankten
- Darauf aufbauende Therapieinterventionen aus der klinischen Praxis
- Die Besonderheiten in der psychoonkologischen Behandlung bei Lungenkrebs
- Die Evidenz sowie praktische Erfahrungen in der psychopharmakologischen Behandlung von Lungenerkrankten

7.1   Überblick über die Evidenzlage in der Psychotherapie bei pneumologischen Erkrankungen

Die moderne Psychotherapie kennt eine große Bandbreite von Interventionen in Abhängigkeit vom Störungsbild (Depressionen, Angststörungen, Traumafolgestörungen, Persönlichkeitsstörungen etc.), dem zugrunde liegenden theoretischen Zugang (psychodynamisch, kognitiv-behavioral, systemisch, humanistisch etc.) und Behandlungskontext (Einzel-, Gruppentherapie, ambulant, stationär etc.). Eine detaillierte und vollumfängliche Aufstellung darüber ist nicht Gegenstand dieses Buches.

Dieses Kapitel skizziert vielmehr einige in der ärztlichen und psychotherapeutischen Praxis bewährte Interventionen anhand der häufigen psychopneumologischen Störungsbilder. Die hier aufgestellte Sammlung hat keinen Anspruch auf Vollständigkeit, sondern stellt vielmehr die bisherigen Praxiserfahrungen in Kombination mit einer allgemeinen Übersichtslage über die Evidenz in der Psychotherapie bei pneumologisch Erkrankten dar.

Metaanalysen weisen auf positive Auswirkungen *kognitiv-behavioraler Therapie* (auch kognitive Verhaltenstherapie, KVT) in Bezug auf Angstzustände, Depressionen und gesundheitsbezogene Lebensqualität bei COPD hin. Die durchschnittliche Hospitalisierungsrate erscheint durch KVT etwas reduziert (Ma et al. 2020; Zhang et al. 2020; Liang et al. 2022). Die über psychosomatische Wechselwirkungen vermittelte Lungenfunktion sowie die Compliance mit der Behandlung können sich durch KVT ebenfalls verbessern (Chen et al. 2024). Auch bei anderen chronischen Lungenerkrankungen, wie beispielsweise Asthma, gibt es Hinweise für positive Therapieeffekte auf die Lebensqualität, das Krankheitsmanagement und die Ängstlichkeit, wobei der gegenwärtige Forschungsstand dazu noch nicht ausreichend umfangreich ist und auf qualitativ heterogenen Studien beruht (Kew et al. 2016).

Die KVT ist ein gut evaluiertes und breit angewendetes Psychotherapieverfahren und wird in psychopneumologischen Studien häufig als zusammenfassender Begriff für mehrere etablierte Therapiebestandteile verwendet:

- Psychoedukation, also die Aufklärung über die Erkrankung, deren Auswirkungen und mögliche Selbstmanagementstrategien,
- Kognitive Umstrukturierung von ungünstigen, depressiven oder ängstlichen Denkmustern,
- Abzielen auf eine Verhaltensänderung/Verhaltensaktivierung im Sinne einer Ermutigung zu angepassten, sinnvollen und hilfreichen Aktivitäten,
- Unterstützung bei der Festlegung realistischer und erreichbarer Ziele im Hinblick auf deren Einschränkungen,
- Vermittlung von Techniken zur Problemlösung in Bezug auf die Erkrankung.

Die darüberhinausgehende Studienlage im Bereich weiterer psychosozialer Interventionen bei Lungenerkrankungen ist als noch unzureichend erforscht einzuordnen. Ein substanzieller Bereich psychopneumologischer Interventionsforschung im Rahmen dieser Evidenzlage betrifft sog. *Mind–Body-Interventionen* (Farver-Vestergaard et al. 2022). Dazu zählen:

- Entspannungsübungen,
- Meditations- und Achtsamkeitsverfahren,
- damit assoziierte Bewegungsformen wie Qigong, Tai Chi, Yoga.

Übersichtsarbeiten über die Behandlung von COPD-Erkrankten weisen auf eine Verbesserung der physischen Belastbarkeit und Atemfunktion durch Yoga (Cramer et al. 2019) sowie zusätzlich der psychischen Symptome und Lebensqualität durch QiGong (Wu et al. 2019) und Tai Chi (Guo et al. 2020) hin, wobei jedoch häufig eher geringe Effektstärken angegeben werden und weitere Forschung dazu notwendig ist (Farver-Vestergaard et al. 2022). Diese Befundlage lässt sich u. a. auch bei *Mind-Body-Interventionen* für Lungenkrebserkrankte konstatieren (Li et al. 2023).

Der Bereich neuerer technologiebezogener Therapieansätze findet aktuell mit steigender Forschung in Bezug auf Virtual-Reality-Interventionen Beachtung. Weiterhin ist die bereits in vielen psychosomatischen und somatopsychischen Anwendungsgebieten etablierte Technologie *Biofeedback* vielversprechend, welche bei Lungenerkrankten Atemparameter wie die forcierte Vitalkapazität oder das exspiratorische Volumen (Kap. 2) verbessern kann (Alhammad 2024). Bei der Durchführung von Biofeedback erhalten die Patientinnen/Patienten in Echtzeit Rückmeldung zu ihren Atemmustern, welche z. B.

durch Atemgürtel oder tragbare spirometrische Geräte aufgezeichnet werden. Dies hilft ihnen, ihre eigene Atemstruktur zu verstehen und diese im Rahmen von motivationssteigernden, teilweise spielerischen Elementen zu optimieren. Kern des Feedbacks ist eine Visualisierung entsprechender respiratorischer Vorgänge. Die entsprechende Technologie ist bisher jedoch in den meisten Kliniken für diese spezifische psychopneumologische Fragestellung noch nicht vorgehalten.

Bereits klinisch eingeführte Konzepte benutzen kapnografiegestütztes Atemtraining, so das *CART*-Protokoll (Capnography-Assisted Respiratory Therapy) (Norweg et al. 2021) oder das *CALM-Breathing*-Protokoll (Capnography-Assisted, Learned Monitored Breathing) zur Behandlung dysfunktionaler Atemmuster bei COPD-Erkrankten, welche auf die Reduktion von Atemnot und assoziierter Angstsymptomatik abzielen (Norweg et al. 2024). Das CALM-Programm umfasst acht Sitzungen über 4 Wochen, in denen wichtige Atemübungen vermittelt werden. Zentral ist der Einsatz von Kapnografie-Biofeedback zur Echtzeitüberwachung von CO_2-Werten und Atemfrequenzen, kombiniert mit Motivational Interviewing zur Förderung der Veränderungsmotivation und Überwindung von Ambivalenzen. Die spezifischen Ateminterventionen beinhalten u. a. verlangsamte Nasenatmung, fokussierte Exspiration, achtsamkeitsbasiertes Atemzählen sowie die Schulung der Interozeption und Modifikation maladaptiver Atemmuster. Das klinische Setting wird durch ein häusliches Übungsprogramm ergänzt, bei dem die Patientinnen/Patienten Pulsoximeter als Biofeedbackinstrument nutzen und ihre Fortschritte mittels einer Gesundheits-App dokumentieren. Erste Evaluationen zeigen positive Effekte hinsichtlich der Reduktion subjektiver Dyspnoe, der Steigerung des allgemeinen Wohlbefindens sowie einer erhöhten psychophysiologischen Resilienz und verbesserten Stresstoleranz.

7.2   Einfache Interventionen in der psychosomatischen Therapie bei Lungenerkrankten

Die im Folgenden dargestellten Interventionsbeispiele orientieren sich an dem in Abschn. 7.1 skizzierten Evidenzstand, indem sie den einzelnen Subkategorien zugeordnet sind. Es handelt sich um aus der Praxis heraus etablierte Basisinterventionen, die sich auch bereits in verschiedenen ambulanten und stationären psychopneumologischen Kontexten bewährt haben.

Es kann sinnvoll sein, gemeinsam eine Sammlung hilfreicher Übungen anzulegen, auf die dann im Sinne eines „Notfallkoffers" zurückgegriffen werden kann (Tab. 7.1).

Tab. 7.1 Psychopneumologische Interventionen im klinischen Alltag

Baustein	Geeignet bei		Rubrik	Abschn
Ruhe-Hand	Anspannung, Dyspnoe, Angst		Entspannung und Ressourcenaktivierung	20.5.2
Diese einfache Atemübung benutzt die Hand als Körperanker und hilft dabei, sich eigenständig rasch in ein ruhigeres Atemmuster zu führen. Sie kann leicht erlernt und umgesetzt werden und eignet sich dadurch für psychopneumologisch Unerfahrene				
Angstkreis/Teufelskreis der Panik	Angst/Panik, somatisierten Erregungszuständen, „Sich-herein-steigern" bei Dyspnoe		Psychoedukation	20.6.1
Die Erläuterung und Erarbeitung des individuellen Angstkreises ist eine Standardintervention bei der verhaltenstherapeutischen Behandlung von Angststörungen und kann auch bei dyspnoegetriggerter Panik unterstützen				
Stress-Ressourcen-Waage	Starker aktueller Belastung aufgrund der Erkrankung, Notwendigkeit zur Ressourcenfokussierung	Psychoedukation, Ressourcenaktivierung		20.6.3
Die Stress-Ressourcen-Waage illustriert auf einfachem Weg, dass Belastung nicht einzig aus Stress (die belastenden Symptome, Sorgen um die Gesundheit, familiäre oder finanzielle Probleme etc.) entsteht, sondern im Zusammenspiel mit fehlenden Gegengewichten (Ressourcen: alles, was ein Mensch und sein soziales System einsetzen, um mit Schwierigkeiten umzugehen; alles, was „gut tut")				
Wenn-Dann-Plan	Alltagsbezogener Überforderung, Ängsten	Psychoedukation und Ressourcenaktivierung, Verhaltensmodifikation		20.6.4
Diese Intervention kann Betroffenen Sicherheit geben, indem sie mit anderen Interventionen kombiniert wird. Es kann (z. B. bei der Entlassung aus stationärer Behandlung) zu starker und symptomaggravierender Überforderung der Patientinnen/Patienten kommen, welche mit verschriftlichten „Notfallmaßnahmen" eingedämmt werden kann				
Beruhigende Imaginationen: Anderer-Ort-andere-Zeit, sicherer Ort, Wohlfühlort	Häufiger Dyspnoe, Stress, Angst und damit zusammenhängender psychischer Belastung	Entspannung, Ressourcenaktivierung		20.6.7

(Fortsetzung)

Tab. 7.1 (Fortsetzung)

Baustein	Geeignet bei	Rubrik	Abschn
Diese Übungen sind einfacher und rascher durchführbar als z. B. die Atemhypnose nach Anlló et al. (s. u.). Sie aktivieren innere entspannende Bilder, die oft mit Erinnerungsressourcen verknüpft sind (aus der Kindheit, von Urlauben …). Mit etwas Übung können diese (Auto-) Suggestionen oft eine rasche Linderung von Stress- und Belastungserleben ermöglichen			
Entspannungsimagination: Atemhypnose nach Anlló et al. (2020)	Häufiger Dyspnoe und damit zusammenhängender psychischer Belastung	Achtsamkeit und Entspannung	20.6.8
Die Arbeitsgruppe um Hernan Anlló vom Centre Hospitalier de Bligny veröffentlichte eine angeleitete Hypnose für COPD-Erkrankte (Anlló et al. 2020). Sie konnte zeigen, dass dadurch Ängste reduziert und das Atemmuster verbessert werden können. Eine Übersetzung auf Deutsch mit Zustimmung des Erstautors findet sich in Abschn. 20.6.8 Es wird darauf hingewiesen, die Hypnose nur von psychotherapeutisch geschultem Personal durchführen zu lassen			
Schmetterlingsumarmung	Anspannung und Angst, Ohnmachtserleben, geringer Selbstwirksamkeit	Entspannung, Achtsamkeit, Ressourcenaktivierung	20.6.5
Die Schmetterlingsumarmung ist eine bewährte körperzentrierte Beruhigungstechnik. Sie wirkt durch die Entspannung, die durch die ruhige (rhythmische) Berührung des Körpers ausgelöst wird und welche auch der Grund ist, warum Körperkontakt und Nähe oft als heilsam und angstlösend wahrgenommen wird			
Unterscheidungstraining, Aktionsplan Exazerbation	Exazerbations- und Progredienzangst	Psychoedukation	20.7
Die Einordnung des Erlebens der Patientinnen/Patienten anhand einer einfachen Entscheidungsmatrix kann diese befähigen, ihre Symptome im regelhaften Auf- und Ab chronischer Lungenerkrankungen besser einzuschätzen und bei Bedarf rasch durch eingeübte Aktionspläne darauf zu reagieren. Diese Form der „Notfallplanung" generiert ein erhöhtes Sicherheitserleben und ist ein psychischer Präventivfaktor gegen Ängste und katastrophisierende Gedanken			
Distanzierung: Da-Ist-Übung, Papierboote	Belastenden, katastrophisierenden Gedanken, Ängsten	Achtsamkeit, Verhaltensmodifikation	20.7

(Fortsetzung)

Tab. 7.1 (Fortsetzung)

Baustein	Geeignet bei	Rubrik	Abschn
Katastrophisierende Sorgen, z. B. im Hinblick auf die Gesundheit oder die Versorgungssituation können körperliche Beschwerden oft verschlimmern. Mit diesen Übungen kann eine Form der Distanzierung eingeübt werden. Diese hat oft zur Folge, dass sich Ängste und Sorgen etwas abmildern lassen und als konkreter und handhabbarer erlebt werden			
Schema: *Körper-Gedanken-Verhalten*	Depressiven Verstimmungen, für Betroffene mit keinerlei Psychotherapieerfahrung, Steigerung der Selbstfürsorge	Psychoedukation, Ressourcenaktivierung, Verhaltensänderung	20.9.1
Standardübung der kognitiven Verhaltenstherapie zur sukzessiven Umstrukturierung der Wechselwirkungen zwischen affektassoziierten körperlichen Vorgängen, Gedanken und Verhalten			
Vier antidepressive Elemente im Alltag	Depressiven Verstimmungen, Steigerung der Selbstfürsorge, fehlender Tagesstrukturierung	Psychoedukation, Ressourcenaktivierung, Motivationssteigerung	20.9.2
Diese sehr konkrete Intervention zielt auf eine Erarbeitung einfacher Tagesstrukturierung anhand von bewährten Maßnahmen der Psychohygiene ab			
Achtsames Atmen	Anspannung, Angst, somatisierten Erregungszuständen	Achtsamkeit und Entspannung	20.5
Formen des achtsamen Atmens führen häufig zu einer raschen Beruhigung durch eine Entspannung der (Atem-)Muskulatur und eine kognitive Fokussierung auf den Moment, sodass sich negative Gedankenspiralen reduzieren			
Geschichte: „*Weiße Bohnen des Glücks*"	Depressiver –negativistischer Wahrnehmung und Gedankenspiralen	Achtsamkeit, Ressourcenaktivierung	20.9.5
Die Geschichte „Weiße Bohnen des Glücks" findet sich in leicht verschiedenen Versionen unbekannter Herkunft in Coaching-Tutorials oder Selbsthilferatgebern. Sie ermutigt zum achtsamen Sammeln kleiner positiver Momente, selbst im belastenden Alltag			

(Fortsetzung)

Tab. 7.1 (Fortsetzung)

Baustein	Geeignet bei	Rubrik	Abschn
Geschichte: „Beppo der Straßenkehrer"	Hadern, Ungeduld, langsamem Heilungsverlauf, schwerer körperlicher Erkrankung, strapaziöser Therapie, hohen Einschränkungen	Achtsamkeit, Ressourcenaktivierung	20.10.3
Die Geschichte „Beppo der Straßenkehrer" aus Michael Endes Roman *Momo* kann vorgelesen werden, wenn Themen des oft sehr nachvollziehbaren Haderns mit der Erkrankung und Behandlung oder auch Überforderungserleben im Vordergrund stehen Die Geschichte regt ein Nachdenken über die kleinen Schritte zum Ziel und das Fokussieren auf den Moment an und ist für manche Betroffene auch eine wertvolle Ressourcenerinnerung an die Kindheit und Jugendzeit			
Dankbarkeitstagebuch	Depressiver-negativistischer Wahrnehmung und Gedankenspiralen	Achtsamkeit, Ressourcenaktivierung	20.12.2
Ähnlich der Übung „Weiße Bohnen des Glücks" zielt diese Intervention darauf ab, therapeutisch angeleitet eine regelmäßige Reflexion über deren Ressourcen zu etablieren. Diese Übung kann als Einstieg in ein ressourcenorientiertes Gespräch genutzt werden und bei guter Wirkung selbstständig weiter fortgeführt werden			
Präsenzübung: 5-4-3-2-1	Erregungs- und Angstzuständen, Einschlafproblemen, negativem Gedankenkreisen	Achtsamkeit, Stabilisierung	20.13.1
Diese Übung ist eine Standardintervention in der Stabilisierungsarbeit der Traumatherapie und dient der Außenfokussierung auf das „Hier und Jetzt". Dadurch kann eine Distanzierung von unangenehmen Körperwahrnehmungen (Dyspnoe, Panik, Schmerzen) oder belastenden Erinnerungen und Gedanken erreicht werden			

7.3   Interventionen bei Belastungs- und Traumafolgestörungen

Belastungs- und Traumafolgestörungen treten im psychopneumologischen Setting als Komorbiditäten neben den typischen Konstellationen der körperlich gesunden Vergleichsbevölkerung (z. B. als Folge von Unfällen, Katastrophen oder Übergriffen durch andere Menschen) auch häufig durch die Erfahrung lebensbedrohlicher Krankheitsexazerbationen und deren Behandlung auf Intensivstation auf. Diese sind oft mit traumatisierenden Situationen und Zuständen, wie Bewusstlosigkeit, Intubation, Abhängigkeit und Isolation oder verstörenden deliranten Erfahrungen assoziiert. Dies ließ sich besonders eindrücklich und exemplarisch bei vielen COVID-Überlebenden mit schweren Krankheitsverläufen beobachten (Dinapoli et al. 2023). Es wird geschätzt, dass ca. 44 % klinisch relevanter PTSD-Syndrome spontan mit der Zeit remittieren (Morina et al. 2014), was im Besonderen von der Intensität, Häufigkeit, aber auch vom Typ des Traumas abhängt.

In der psychopneumologischen Behandlung sollte insbesondere nach längerer Hospitalisierung (v. a. mit Intensivbehandlung) bei Überregungszuständen, Schlafstörungen oder Schreckhaftigkeit und Angst auch an eine Traumagenese gedacht und eine entsprechende Diagnostik durchgeführt werden (Kap. 6).

Wichtig ist dabei das Verständnis, dass sich besonders belastende körperliche Symptome wie Luftnot oder Schmerzen mit traumatischen Erinnerungen gegenseitig verstärken, da ein Element wiederum das andere triggern oder verstärken kann. Deshalb wird dazu geraten, in der Therapie beide simultan zu behandeln (Vock et al. 2024).

Ein Großteil der Therapieschulen, Lehrbücher und Experten raten in der Traumatherapie zu dem Vermitteln von Stabilisierungstechniken (das können Achtsamkeits- und Beruhigungs- sowie Entspannungsinterventionen, aber auch *Skills* zur Anspannungsregulation sein) (Abschn. 7.2), die Betroffene zunächst einüben sollen, um Phasen der starken Erregung besser zu regulieren. Allerdings wird diese Haltung in neueren Arbeiten auch kritisch gesehen, da ein zu langer und betonter Fokus auf reine Stabilisierung einer effektiven Verarbeitung des Traumas manchmal auch im Wege stehen kann (Herzog et al. 2023).

Im somatischen Bereich hat sich in den letzten Jahren besonders die Methodik des Eye Movement Desensibilization and Reprocessing (EMDR) etabliert und wird intensiv beforscht, so z. B. bei chronischen Schmerzen (Vock et al. 2024), aber auch zur Verarbeitung traumatischer Erinnerungen bei Überlebenden nach Intensivbehandlung, wie nach schwerer COVID-19-Infektion (Dinapoli et al. 2023). Solche traumatherapeutischen Techniken bieten Überlebenden die Möglichkeit, ihre psychischen Belastungen zu verringern und ihre langfristige psychische Gesundheit zu verbessern. Die Ergebnisse von EMDR-Studien deuten auf eine signifikante Desensibilisierung und Verarbeitung traumatischer Erinnerungen sowie auf Verbesserungen der subjektiven Belastungen und auf eine Stärkung der therapeutischen Allianz hin (ebd.).

Wie bei allen wirksamen Traumatherapien wird bei EMDR therapeutisch begleitet eine Exposition mit den traumatischen Inhalten angeleitet. Dies geschieht mittels doppeltem

Fokus auf die traumatische Erinnerung in Verbindung mit einer Distraktion – der sensorischen Wahrnehmung einer bilateralen Stimulation wie dem Hin- und Herbewegen der Augen oder dem wechselseitigen Berühren der Körperseiten (Laliotis et al. 2021).

Unterdessen werden auch gruppentherapeutische Ansätze, die in hohem Maße manualisiert und strukturiert die Bearbeitung von Belastungen in Kombination mit körperlichen Symptomen anleiten, erfolgreich erprobt (Vock et al. 2024).

7.4 Psychoonkologische Aspekte

7.4.1 Allgemeine Psychoonkologie

Die Psychoonkologie als therapeutische Disziplin ist darauf ausgerichtet, psychische und soziale Probleme sowie Funktionsstörungen im Zusammenhang mit Krebserkrankungen und deren Behandlung zu adressieren. Ihr Ziel ist es – analog zur Psychopneumologie –, die Bewältigung der Krankheit zu unterstützen, das psychische Wohlbefinden zu verbessern, und Begleit- sowie Folgeprobleme der medizinischen Diagnostik oder Therapie zu mindern und dabei intrapsychische wie soziale Ressourcen zu stärken (Deutsche Krebsgesellschaft et al. 2023).

Seit 2008 werden onkologische Zentren nach einheitlichen Kriterien der Deutschen Krebsgesellschaft zertifiziert, um eine standardisierte, hohe Versorgungsqualität in der Behandlung zu gewährleisten. Eine Vorgabe zur Zertifizierung dieser tumorspezifischen Zentren ist das Vorhalten von psychoonkologischen Behandlungskapazitäten sowie der Nachweis entsprechender Mitbehandlung der aufgenommenen Patientinnen/Patienten. Aktuell sind in Deutschland 1791 onkologische Zentren zertifiziert und halten dementsprechend auch psychoonkologische Versorgung vor (https://www.krebsgesellschaft.de/deutsche-krebsgesellschaft/zertifizierung/zentrumssuche.html, Abruf: 06.06.2024). Diese wird zumeist durch psychosomatische/psychoonkologische Konsiliar- und Liaisondienste (Kap. 9) sichergestellt. Die dortigen ärztlichen und psychotherapeutischen Mitarbeiterinnen/Mitarbeiter durchlaufen für diese Tätigkeit ein eigenes, von der Deutschen Krebsgesellschaft und Arbeitsgemeinschaft für Psychoonkologie zertifiziertes Weiterbildungscurriculum.

Ein häufig eingesetzter Ansatz in der psychoonkologischen Begleitung sind supportive psychotherapeutische Interventionen, die auch bei Lungenkrebs nachgewiesene positive Effekte zeigen (Yuan et al. 2023). Hierbei sind zentrale Techniken:

- *Holding* und *Containing* im Sinne eines Markierens und Mitteilens sowie gemeinsamen Tragens schwieriger Emotionen,
- *Unterstützung und Stabilisierung* der Gesamtsituation der Betroffenen im Außen,
- *Lösungs- und Ressourcenorientierung*: Förderung und Vermehrung von allem, was den Betroffenen guttut, was bei ihnen mit Gesundheit assoziiert ist,

- *Psychoedukation* zu Entspannungs- und Fokussierungstechniken.

Die Psychoonkologie ist unterdessen ein anerkanntes komplementäres Behandlungsverfahren in der Therapie von Krebserkrankten und als solches beforscht und mit hilfreicher Praxisliteratur zugänglich. Weiterführende Literaturempfehlungen über spezifisch psychoonkologische Fragen finden sich untenstehend im Praxistipp.

▶ **Praxistipp**
Für eine dezidiert psychoonkologische Betrachtungsweise empfehlen wir entsprechende Fachbücher, so z. B.:

- Kusch M, Labouvie H, Hein-Nau B (2013) Klinische Psychoonkologie. Heidelberg, Springer.
- Diegelmann C, Iserman M, Zimmermann T (2023) Psychoonkologie. Resilienz innovativ stärken – Ein Praxishandbuch. Stuttgart, Kohlhammer.

Wichtige Impulse liefert zudem die aktualisierte S3-Leitlinie zur Psychoonkologie (Deutsche Krebsgesellschaft et al. 2023). Weitere Überlegungen und Praxisbeispiele finden sich zudem in Kap. 16 und 17 dieses Buches.

7.4.2 Psychoonkologische Besonderheiten bei Lungenkarzinomen

Eine Besonderheit der Lungenkarzinome im Kontext onkologischer Erkrankungen leitet sich zunächst aus der Demografie und Behandlungsstatistik der betroffenen Gruppe ab. Blickt man auf die Erkrankungszahlen in Deutschland, so sieht man, dass diese Krebsart – im Vergleich zu Tumorentitäten wie dem Haut-, Brust-, oder Darmkrebs – aus einer Kombination von eher älteren und eher männlichen Erkrankten besteht, die sich weiterhin einer durch die Erkrankung vergleichsweise stark limitierten Lebensperspektive gegenübersehen (Abb. 7.1 und 7.2).

Einen kommunikativen Zugang zu dieser Gruppe zu finden, gestaltet sich oft herausfordernd, da psychotherapeutische resp. psychoonkologische Angebote in älteren und männlichen Stichproben tendenziell geringere Bekanntheit und Anerkennung besitzen. Gleichzeitig ist der Unterstützungsbedarf hoch, da die Belastung durch die Erkrankung durch die oft schlechtere Prognose potenziell höher als bei anderen Tumorarten ist. Illustrierend hierfür zeigt sich auf epidemiologischer Ebene bei Lungenkrebserkrankten gegenüber der Normalbevölkerung eine erhöhte (Hofmann et al. 2023) und innerhalb verschiedener Tumorarten die höchste Suizidrate (Misono et al. 2008). Auch die Depressionsrate ist bei dem Lungenkarzinom im Vergleich zu anderen Tumorentitäten am höchsten (Walker et al. 2014). Aus diesen Gesichtspunkten heraus kommt der niedrigschwelligen Kontaktgestaltung mit einem eher proaktiven Ansprechen eine große Bedeutung in der psychoonkologischen Begleitung von Lungenkrebserkrankten zu.

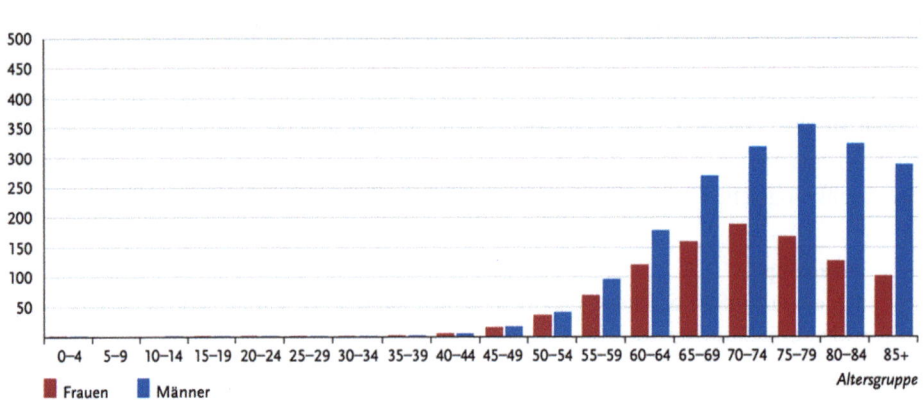

Abb. 7.1 Altersspezifische Neuerkrankungsraten von Lungenkrebserkrankungen nach Geschlecht (je 100.000) in Deutschland 2019–2020. (Robert-Koch-Institut 2023, S. 61)

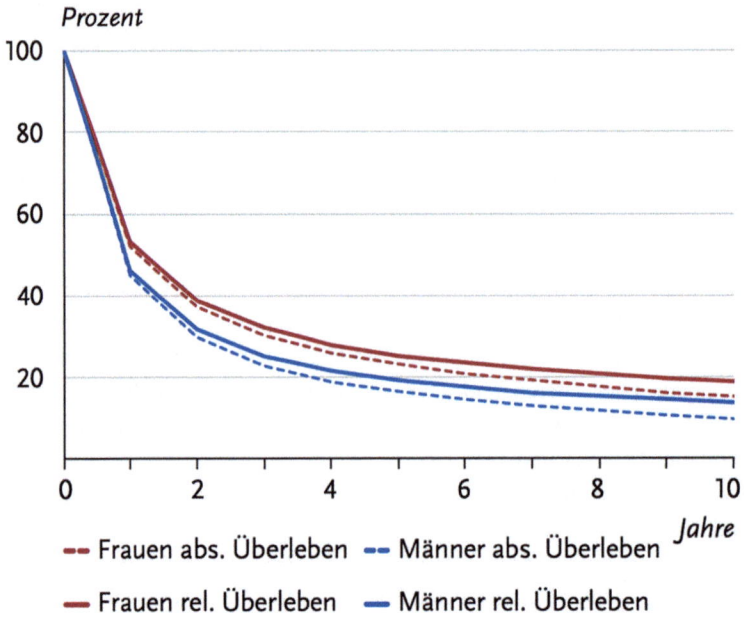

Abb. 7.2 Absolute und relative Überlebensraten von Lungenkrebserkrankungen nach Erstdiagnose und Geschlecht in Deutschland 2019–2020. (Robert-Koch-Institut 2023, S. 62)

Ein weiterer zentraler Belastungspunkt beim Lungenkarzinom ist die Stigmatisierung, die Betroffene erleben. So wird berichtet, dass Lungenkrebserkrankte deutlich weniger Sympathie entgegengebracht wird als Darm-, Magen- oder Eierstockkrebserkrankten

(Grigolon und Lasio 2021). Auch der Stellenwert in der Forschung zeigt dieses Ungleichgewicht: Obwohl 32 % der Krebstoten in den USA an Lungenkrebs verstarben, wurden in den letzten Jahren nur ca. 10 % aller Forschungsgelder in der Krebsforschung auf diese Tumorart verwendet (Kamath et al. 2019). Die Stigmatisierung von Lungenkrebserkrankten als „selbstzerstörerische und sozial schwierige Rauchende" trägt sich auch in das Gesundheitssystem und die ärztlichen Behandlungskontakte selbst und führt zu einer dramatisch geringeren Rate von Inanspruchnahme adäquater Gesundheitsleistungen unter Lungenkrebserkrankten (Grigolon und Lasio 2021). Aus Schuld und Scham sprechen Betroffene seltener über ihre Situation, was deren Einsamkeit und die negativen Einflüsse psychischer Belastung verstärkt.

Die psychoonkologische Therapie bei Lungenkrebs sollte sich dieser Umstände bewusst sein und mittels therapeutischer Investition in die Beziehung zu den Betroffenen („in Beziehungsvorschuss gehen") eine Unterstützung ermöglichen. Dabei helfen eine vorurteilsfreie, offene und verständnisvolle Haltung und das Bemühen, die Einsamkeit der Patientinnen/Patienten zu reduzieren.

Das Thema Rauchen wird selten initial von den Betroffenen selbst mit eingebracht und zeigt sich meist für lungenkrebserkrankte Nichtrauchende als größere Belastung in Form von Resignation, Verbitterung und Wut (Nierauchende machen über 12 % der Lungenkrebserkrankten aus) (Siegel et al. 2021). Ein therapeutisch sensibler Umgang mit Schuldgefühlen im Hinblick auf vergangenes, gesundheitsschädigendes Verhalten beinhaltet, den Betroffenen mit Akzeptanz und dem Angebot zu begegnen, daraus im Idealfall eine Verantwortung für das *Hier und Jetzt* abzuleiten. Was möchte ich *jetzt* für mich tun? (Kap. 12).

▶ **Empfehlungen für die psychoonkologische Begleitung bei Lungenkrebs**

- Proaktive und niedrigschwellige Kontaktaufnahme ermöglichen
- Vorurteilsfreie Haltung einnehmen, Stigmatisierung reflektieren und ggf. ansprechen
- Tabak- und Nikotinabusus/-abhängigkeit sensibel thematisieren
- Negative Emotionen therapeutisch nicht „zudecken", im Bestfall therapeutisch nutzbar machen: „Was ist *jetzt* wichtig?"

7.5   Anwendungsbeispiel: Depression Care for People with Cancer (DCPC)

Die Arbeitsgruppe um Michael Sharpe und Jane Walker an der University of Oxford engagiert sich seit vielen Jahren in der integrierten psychischen Versorgung körperlich Erkrankter. Im Speziellen entwickelten und evaluierten sie eine auf der *Problemlösetherapie* und *Verhaltensaktivierung* basierende manualisierte Therapie für Krebserkrankte

Tab. 7.2 Beispieldarstellung einer Problemliste in Anlehnung an DCPC. (Sharpe et al. 2014)

Problemliste
Schlafprobleme
Angst vor der nächsten Nachsorgeuntersuchung
Schweigen zwischen meiner Frau und mir bezogen auf meine Erkrankung

mit Depressionen (*Depression Care for People with Cancer, DCPC*) (Sharpe et al. 2014). Lungenkrebs war mit einer Rate von 13 % die Tumorentität mit dem größten Anteil an klinisch relevanten Depressionen (Walker et al. 2014). DCPC führte zu einer klinisch relevanten Reduktion depressiver Symptome bei 62 % der Betroffenen, wobei im gleichen Zeitraum nur 17 % der Kontrollgruppe eine relevante Symptomreduktion erfuhren (Sharpe et al. 2014).

Die Innovationskraft und Anwendbarkeit von DCPC ist ein Best-Practice für integrierte psychotherapeutische Arbeit mit Schwerkranken und kann als Inspiration für strukturierte psychopneumologische Interventionen dienen. Psychotherapeutisch geschulte Pflegekräfte erarbeiten mit den Patientinnen/Patienten dabei nah an deren Erlebenswelt eine Sortierung und Fokussierung der schwerwiegendsten psychosozialen Belastungen (Tab. 7.2).

Darauf aufbauend wird in den einzelnen Sitzungen strukturiert erarbeitet, mit welchen Verhaltensmaßnahmen eine Weiterentwicklung in Bezug auf die jeweiligen Probleme erreicht werden kann. Diese werden reflektiert und es wird auf den Überlegungen aufbauend ein Aktionsplan mit der nächsten konkreten Maßnahme erstellt, welcher dann in den darauffolgenden Treffen evaluiert wird (Tab. 7.3).

Eine solche Form niedrigschwelliger Intervention kann signifikant zur Entlastung von schwerkranken Patientinnen/Patienten mit psychischer Komorbidität, insbesondere aus dem depressiven Spektrum, beitragen und kann mit einfachen Mitteln auf eine Bandbreite von psychopneumologischen Behandlungssituationen adaptiert werden.

7.6 Psychopharmakologische Interventionen in der Psychopneumologie

7.6.1 Vorbemerkung zu Leitlinien, Literatur und Evidenz

Es gibt keine spezifische pneumologische Psychopharmakologie. In der Psychopharmakologie besteht seit langem eine sehr hohe Sensibilität bezüglich internistischer Erkrankungen. Die in den störungsspezifischen Leitlinien empfohlene und klinisch praktizierte gemeinsame Entscheidungsfindung mit den Patientinnen/Patienten, die einer Einnahme von Psychopharmaka oft ambivalent bis ablehnend gegenüberstehen (Tselebis et al. 2016), umfasst u. a. eine Aufklärung über mögliche internistische Nebenwirkungen und über die

Tab. 7.3 Beispieldarstellung einer Problemlösung mit Aktionsplan in Anlehnung an DCPC. (Sharpe et al. 2014)

Arbeitsblatt Aktionsplan		
Problem: Angst vor der nächsten Nachsorgeuntersuchung		
Ziel: Die Angst so weit reduzieren, dass ich meine Therapie ohne übermäßige Beeinträchtigung fortsetzen kann		
Lösung		
Möglichkeit	*Vorteile*	*Nachteile*
Gespräch mit meinem Freund suchen	Ich bin nicht allein	Es könnte die Sorgen meines Freundes verstärken. Ich weiß nicht, ob ich ihn überfordere
Entspannungs- und Atemtechnik erlernen	Ich kann dies jederzeit anwenden und selbst etwas tun	Ich muss es oft üben, bis es ausreichend effektiv wirkt
Aktionsplan		
Aufgabe	*Wann*	*Notizen*
5–4–3–2–1-Technik und Atemübung („Blume-Kerze") erlernen und jeden Tag 5–10 min üben	Eine Woche lang bis zur nächsten Sitzung	Mich jeden Tag mittels Smartphone erinnern

Auswirkungen der Medikation auf internistische Erkrankungen und die zu erwartenden Interaktionen mit der pneumologischen Medikation.

Diese Aspekte wirken sich stark auf die Auswahl und Dosierung der Präparate aus, da viele Psychopharmaka einer Gruppe gleich wirksam sind. Während mögliche Nebenwirkungen einer psychopharmakologischen Behandlung, insbesondere kardiovaskuläre und metabolische, ausführlich in den Zulassungsstudien und der Literatur thematisiert werden, finden pneumologische Nebenwirkungen und Erkrankungen auffallend selten Erwähnung. Es gibt wenig einschlägige Literatur zum Thema Psychopharmakologie bei pneumologischen Erkrankungen.

Auch in den in der psychiatrischen Medizin meistgenutzten Quellen für Psychopharmakologie finden sich keine eigenen Kapitel zu den Themen Asthma bronchiale, COPD oder weiteren pneumologischen Erkrankungen. Sowohl im *Kompendium der psychiatrischen Pharmakotherapie* (Benkert und Hippius 2023) als auch in der *Therapie psychischer Erkrankungen* (Voderholzer 2024) finden sich diese Begriffe nicht einmal im Stichwortverzeichnis. Dies gilt auch für die *Praktische Psychopharmakotherapie* von Laux und Dietmaier (2020). Auch in den Nationalen Versorgungsleitlinien (NVL) der pneumologischen Fachgesellschaften finden sich spärliche Ausführungen zur Psychopharmakologie. Das Kapitel Komorbidität der NVL COPD (Bundesärztekammer [BÄK] et al. 2021) wird gerade überarbeitet. Im Vorläuferdokument fand sich keine Aussage zu unserem Thema. In der NVL Asthma (Bundesärztekammer [BÄK] et al. 2024) finden sich ebenfalls keine Ausführung zur Psychopharmakologie, nicht einmal zu den psychosozialen Hilfsangeboten.

Auch von Seite der psychiatrischen Fachgesellschaften finden sich wenige Aussagen, obwohl die hohe Zahl der Nikotinabhängigen unter den psychisch erkrankten Menschen bekannt ist und die Folgen von Nikotin auf die Metabolisierung von Psychopharmaka reflektiert wird. Das Kapitel Komorbidität der NVL Unipolare Depression (Arbeitsgemeinschaft für Neuropsychopharmakologie und Pharmakopsychiatrie e. V. et al. 2022) ist ebenfalls in Bearbeitung. Anders als für andere internistische Erkrankungen ist kein Kapitel für die Fragestellung der Depressionsbehandlung bei pneumologischen Erkrankungen vorgesehen. Die S3-Leitlinie Angststörungen (Bandelow et al. 2021) geht auf anticholinerge Nebenwirkungen ein, ohne jedoch explizit pneumologische Erkrankungen oder Konsequenzen für die Behandlung zu benennen. Hintergrund der Zurückhaltung bei diesem Thema dürfte nicht mangelndes Interesse, sondern die spärliche Datenlage sein.

Aussagen zur Psychopharmakologie in der Psychopneumologie beruhen somit auf einer sehr begrenzten Evidenz bezüglich pneumologischer Erkrankungen, jedoch auf sehr guter Evidenz bezüglich der psychischen Erkrankungen.

7.6.2   Besonderheiten in der psychopharmakologischen Behandlung pneumologisch Erkrankter

Medikamente dürfen bei chronischen Atemwegserkrankungen (außerhalb der Notfallmedizin) in der Regel keine Sedierung oder Atemdepression verursachen. Das Medikament sollte ein geringes Nebenwirkungsprofil, eine kurze Halbwertszeit ohne aktive Metaboliten und nur wenige Wechselwirkungen mit anderen Medikamenten aufweisen.

Die bei COPD am häufigsten verwendeten Wirkstoffe sind β2-Adrenorezeptoragonisten und Anticholinergika. Beta-adrenerge Agonisten können eine dosisabhängige Verlängerung des QT-Intervalls und Kaliumverluste verursachen. Daher kann die gleichzeitige Verabreichung mit einigen *Serotoninwiederaufnahmehemmern (SSRI)* und *trizyklischen Antidepressiva (TZA)*, die das QT-Intervall verlängern können, zu additiven Effekten und einem erhöhten Risiko für ventrikuläre Arrhythmien führen. Außerdem kann sich die anticholinerge Wirkung von TZA zu derjenigen von anticholinergen Bronchodilatatoren, die bei COPD eingesetzt werden, addieren.

Neben der Pharmakodynamik sollten auch pharmakokinetische Wechselwirkungen berücksichtigt werden, sodass Medikamente mit dem geringsten Potenzial zur Beeinflussung des Cytochrom-P450-Systems in Betracht gezogen werden sollten.

Das nachfolgende Schema zum Einsatz therapeutischer Maßnahmen anhand der Symptomkonstellation kann empfohlen werden (s. Übersicht).

Schema zu therapeutischen Maßnahmen anhand der psychischen Symptome (modifiziert nach Tselebis et al. 2016)

1. *Zeitlich begrenzte leichte depressive und/oder Angstsymptome*
   - Bewertung, Unterstützung, Psychoedukation, aktive Überwachung
   - Keine Medikation
2. *Anhaltende unterschwellige Angstzustände und/oder depressive Symptome oder leichte bis mittelschwere Angstzustände und/oder Depressionen*
   - Psychosoziale Interventionen, psychotherapeutische Behandlung, Überweisung zur weiteren Beurteilung und pneumologische oder psychopneumologische Rehabilitation
   - Leicht: Keine Medikation
   - Mittel: *Psychotherapie vor Medikation* (diese nur auf Wunsch und nach Aufklärung wegen Evidenzlage bzgl. pneumologischer Erkrankung)
3. *Anhaltende unterschwellige Angstzustände und/oder depressive Symptome oder leichte bis mittelschwere Angstzustände und/oder Depressionen mit unzureichender Reaktion auf anfängliche Interventionen; mittelschwere und schwere Angstzustände und/oder Depressionen*
   - Psychotherapeutische Behandlung
   - Psychiatrische Überweisung zur weiteren Beurteilung
   - Pneumologische Rehabilitation
   - Mittel: Medikation nach oder in Kombination mit Psychotherapie
4. *Schwere Angstzustände und schwere Depressionen, Suizidgedanken*
   - *Psychiatrische Behandlung mit Medikation*
   - Psychotherapeutische Behandlung, Interventionen in kombinierter Behandlung
   - Ggf. vollstationäre Behandlung

Der Mangel an Evidenz für das Spezialgebiet Psychopneumologie sollte nicht entmutigen, da es ansonsten eine klare Evidenz für die medikamentöse Behandlung psychischer Erkrankungen gibt. Viele pneumologisch Erkrankte profitieren deutlich von der medikamentösen Behandlung, wenn sie sachgerecht eingesetzt wird. Klinisch können wir auch medikamentös sehr wirksam helfen. Bedingung für eine erfolgreiche Behandlung ist, dass die richtige Diagnose gestellt wird.

▶ **Praxistipp** Bei der Umsetzung von Behandlungsstrategien für pneumologisch Erkrankte ist zu bedenken, dass die Wahrscheinlichkeit medizinischer Komorbiditäten und das Risiko für Wechselwirkungen zwischen Medikamenten höher sowie stärkere körperliche Beeinträchtigungen häufiger sind als in der Allgemeinbevölkerung.

7.6.3   Antidepressive Behandlung

Cochrane-Review zu COPD und Depression (Pollok et al. 2018): Die vorsichtige Empfehlung von *trizyklischen Antidepressiva (TZA)* des vorherigen Reviews von 2010 kann nicht aufrechterhalten und realistisch überprüft werden, da keine Studien mit TZA mehr durchgeführt werden und *selektive Serotoninwiederaufnahmehemmer (SSRI)* als Mittel der Wahl bei Depression inzwischen etabliert sind. Inzwischen gibt es Bedenken gegen den Einsatz von TZA bei Hyperkapnie. Bei einem Einsatz von TZA bei COPD und Depression ließ sich in einer Studie kein signifikanter Vorteil von TZA gegen Placebo nachweisen. Drei Studien untersuchten SSRI bei COPD-Erkrankten und konnten keine Verbesserung der depressiven Symptome durch diese Medikamente nachweisen. Aufgrund der begrenzten Datenlage können keine definitiven Aussagen über die Wirksamkeit und Sicherheit von Antidepressiva bei COPD-assoziierter Depression getroffen werden.

Tsebelis et al. (2016) bilanzieren den Einsatz von Antidepressiva bei COPD kritisch: Kleine, placebokontrollierte Studien zur Behandlung von COPD-Erkrankten mit Antidepressiva zeigten keine signifikanten Behandlungseffekte, mit Ausnahme einer in der Literatur oft zitierten Studie aus dem Jahr 1992, die auf eine hohe Wirksamkeit von *Nortriptylin* bei der Reduktion der Depression, von Angstzuständen sowie auf die Verbesserung der kognitiven Funktion und des psychosozialen Funktionsniveaus hinwies.

Fu et al. (2022) kommen zum Ergebnis, dass bei schwerer COPD keine ausreichenden Daten für Empfehlungen zu Antidepressiva gegeben werden können, da die Datenlage uneindeutig ist. Die oben erwähnte Studie mit *Nortriptylin* berichtet zwar eine Wirkung auf depressive Symptome, nicht aber auf Dyspnoe, die FEV1, die Krankenhausnutzung, die körperliche Belastbarkeit oder die Lebensqualität.

Andere TZA (Doxepin, Imipramin und Amitriptylin) wurden mit widersprüchlichen Ergebnissen bei COPD eingesetzt. In neueren Studien werden ausschließlich SSRI eingesetzt. In wenigen randomisierten, doppelblinden, placebokontrollierten Studien zeigten Sertralin, Fluoxetin, Citalopram und Paroxetin Verbesserungen bei Lebensqualität und Verringerung von Atemnot und Müdigkeit (Pollok et al. 2019).

Review zu Asthma und Depression (Cooley et al. 2022): Im Gegensatz zur sehr guten Datenlage für psychotherapeutische Interventionen dienten nur drei Studien als Grundlage des Reviews. Der Schweregrad des Asthmas korreliert signifikant mit der Ausprägung der depressiven Symptome. Die einbezogenen Studien lassen vermuten, dass Patientinnen/Patienten mit klinisch diagnostizierten Depressionen, insbesondere mit schwereren Depressionen, durch eine antidepressive Therapie die Asthmakontrolle verbessern und den Einsatz oraler Kortikosteroide reduzieren können.

Klinisches Vorgehen

Nach Tselebis et al. (2016) leiden viele Erkrankte während Exazerbationen der Atemwege unter vorübergehenden Stimmungsschwankungen. Es gibt keine Belege dafür, dass diese zeitlich begrenzten Symptome eine spezifische Behandlung erfordern. Amerikanische Leitlinien empfehlen, Antidepressiva *nicht* routinemäßig körperlich Erkrankten mit einer leichten bis mittelschweren Depression zu verschreiben (Tselebis et al. 2016). Dies entspricht auch der aktuellen NVL Unipolare Depression.

Jedoch wurde in einer Studie gezeigt, dass weniger als ein Drittel der COPD-Erkrankten mit schweren Depressionen eine angemessene medikamentöse Behandlung erhielten (Kunik 2005). Eine routinemäßige Untersuchung auf depressive Symptome bei COPD ist als äußerst wichtig zu erachten, um die angemessene Behandlung einzuleiten (insbesondere nach akuten Exazerbationen und wenn sich die Lebensumstände der Betroffenen ändern) (Kap. 6).

▶   **Praxistipp** Aufgrund der hohen Komorbidität sollten immer ein Screening der depressiven und ängstlichen Symptomatik (HADS, PHQ o. ä.) erfolgen. Bei Auffälligkeiten im Screening sollten spezifische Selbstauskunftsbögen (z. B. BDI-2) genutzt werden (Kap. 6).

Wenn die Indikation für eine medikamentöse Behandlung besteht, sollten folgende Punkte bedacht werden Tselebis et al. (2016) empfehlen, die Wahl des Antidepressivums vom *Auftrittszeitpunkt* der Depression abhängig zu machen. Sie unterscheiden zwischen früh und spät auftretenden Depressionen. Eine Depression im Spätstadium oder eine vaskuläre Depression nach einer COPD-Diagnose ist durch eine stärkere kognitive Dysfunktion, körperliche Behinderung, eingeschränkte Einsichtsfähigkeit und psychomotorische Verlangsamung gekennzeichnet. Nach Tselebis et al. 2016 sprechen Depressionen im Spätstadium eher auf die Behandlung mit Antidepressiva an. Eine früh einsetzende Depression wird als eine Depression definiert, die sich vor der Diagnose einer COPD entwickelt. Dies kann klinisch nicht bestätigt werden, liegt aber evtl. an der von Tselebis et al. (2016) behandelten Gruppe von Erkrankten.

▶   **Praxistipp**
   • Bei schwerer depressiver Symptomatik *sollte* sowohl psychotherapeutisch als auch medikamentös behandelt werden.
   • Bei mittelschwerer depressiver Symptomatik sollte entweder eine psychotherapeutische *oder* eine medikamentöse Behandlung durchgeführt werden. Der Wunsch der Patientinnen/Patienten ist leitend und führt in der Regel auch zu einer erfolgreicheren Behandlung!
   • Bei leichter depressiver Symptomatik (leichte depressive Episode, Dysthymie, Angst und Depression, gemischt, Anpassungsstörungen) wird von einer medikamentösen Behandlung abgeraten.

Antidepressiva und Atemdepression Antidepressiva reduzieren den Atemantrieb nur wenig, aber bei der Verschreibung bestimmter Antidepressiva (TZA und Mirtazapin) ist bei COPD-Erkrankten mit Hyperkapnie Vorsicht geboten.

Auswahl geeigneter Antidepressiva

Anticholinerge Nebenwirkungen bei der Gabe von TZA Mit bestimmten muskarinischen Acetylcholinrezeptoren werden u. a. folgende Nebenwirkungen in Verbindung gebracht: Akkomodationsstörungen, Mundtrockenheit, Obstipation, Sinustachykardie, Miktionsstörungen, Gedächtnisstörungen, Verwirrtheit und Delir. Pneumologische Einschränkungen werden nicht explizit erwähnt (Benkert und Hippius 2023, S. 78). Einige Psychopharmaka (Antagonisten spezifischer muskarinischer Acetylcholinrezeptoren) senken die Sekretproduktion in Drüsen, also auch die des Bronchialsystems. Unter den Antidepressiva sind dies v. a. die TZA *Trimipramin, Amitriptylin* und *Clomipramin* (Benkert und Hippius 2023, S. 5–6). Deutlich weniger stark bis gar nicht sind diese Nebenwirkungen bei SSRI zu erwarten.

Nebenwirkungen und mögliche gravierende Risiken bei der Gabe von SSRI Nach Fu et al. (2022) gibt es keine ausreichenden Daten für die Empfehlung der Verwendung von SSRI. Übelkeit und Schwindel werden als Nebenwirkungen von Pollok et al. (2018) v. a. in einer Studie zu *Paroxetin* berichtet. Diese Nebenwirkungen lassen sich klinisch oft durch vorsichtiges Eindosieren des SSRI umgehen. Die erwähnte Studie mit 40 Teilnehmenden zeigte ein noch schwerwiegenderes Problem: Drei Teilnehmende mussten wegen akuter COPD-Exazerbationen ins Krankenhaus eingeliefert werden. Pollok et al. (2018) berichten über eine retrospektive Kohortenstudie, die SSRI und *Serotonin-Noradrenalin-Wiederaufnahme-Inhibitoren* (SNRI) bei älteren Teilnehmenden (> 66 Jahre) mit COPD untersuchte. Es wurden erhöhte Exazerbationsraten und eine erhöhte Mortalität beobachtet. Die Forschungsarbeit kommt daher zu dem Schluss, dass es äußerst wichtig ist, nachteilige respiratorische Ergebnisse zu berücksichtigen, wenn die Behandlung mit SSRI (oder anderen Antidepressiva) bei älteren Personen mit COPD in Betracht gezogen wird.

Kaplan (2024) diskutiert in einem Review aus der Perspektive eines Praktikers die Ergebnisse der Studien zum Einsatz von Antidepressiva und erhöhtem Exazerbationsrisiko und erhöhter Mortalität. Er kommt zu dem Schluss, dass die aktuell noch unabgeschlossene Datenlage nicht davon abhalten sollte, alle COPD-Erkrankten auf psychische Probleme zu untersuchen und individuell mit sowohl nichtpharmakologischen als auch pharmakologischen Behandlungen zu unterstützen. Ein systematisches Review von Winter et al. (2024) konnte in den sechs eingeschlossenen Studien keinen Zusammenhang zwischen dem Einsatz von Antidepressiva und Atemversagen finden.

> ▶ **Praxistipp** Negative respiratorische Ereignisse (Bronchitiden, Pneumonien, Exazerbationen) sollten unter der Gabe von SSRI besonders beachtet werden.

Vorgehen in der Praxis Klinisch ist ein gutes Ansprechen schwerer Depressionen auf SSRI zu beobachten. In der Praxis werden zur Depressionsbehandlung v. a. *Escitalopram* und*Sertralin* eingesetzt. Es kann versucht werden, Escitalopram langsam einzudosieren, indem man um einen Tropfen (entsprechend 1 mg) täglich erhöht, wenn keine Nebenwirkungen berichtet werden. Zieldosis sind 10 mg Tagesdosis; eine weitere Erhöhung erfolgt nach Spiegelbestimmung.

Risikominimierung Wichtig sind Kontrolluntersuchungen, u. a. um das relativ seltene Syndrom der inadäquaten ADH-Sekretion (SIADH) mit einer Hyponatriämie frühzeitig zu bemerken. Als Risikofaktoren gelten nach Regen und Benkert (2023) höheres Alter, weibliches Geschlecht, niedriger BMI, substanzgebundene Abhängigkeitserkrankungen sowie die Einnahme von Diuretika oder ACE-Hemmern. Viele dieser Risikofaktoren bestehen bei pneumologischen Erkrankungen.

▶ **Praxistipp** Die unter SSRI empfohlenen Kontrolluntersuchungen (Labor und EKG) sollten bei pneumologischer Komorbidität engmaschig durchgeführt werden.

Nach Cooley et al. (2022) sind die pharmakologischen Untersuchungen zur Behandlung von Depressionen bei Asthma erst im Entstehen begriffen. Es könnten keine Schlussfolgerungen bezüglich der Wirksamkeit von Antidepressiva bei asthmabedingten Depressionen gezogen werden. Die untersuchten Studien ergaben, dass Betroffene mit schwererem Asthma und depressiver Symptomatik positiv auf die Behandlung mit Escitalopram ansprechen, aber es gab nur wenige Belege für die Wirksamkeit bei der Rückbildung depressiver Symptome.

▶ **Praxistipp** Wegen des vielfältigeren Nebenwirkungsprofils und Interaktionspotenzials der TZA (z. B. Trimipramin, Amitriptyilin, Clomipramin) sind trotz der oben ausführlich dargelegten Bedenken in der Psychopneumologie bei schwerer Depression eher SSRI (v. a. Escitalopram und Sertralin) einzusetzen. Paroxetin ist unter den SSRI am ehesten mit anticholinergen Nebenwirkungen verbunden (Cave: Dies ist ein klinischer Rat ohne Evidenzbasierung).

Mirtazapin

Eine sonst unerwünschte, oft auftretende Nebenwirkung von Mirtazapin, nämlich die Gewichtszunahme, kann man sich bei der Behandlung von Patientinnen/Patienten mit fortgeschrittener COPD und Kachexie unter bestimmten Voraussetzungen zu Nutze machen. Allerdings ist zu beachten, dass Mirtazapin atemdepressiv wirken kann. Die Ergebnisse bei Higginson et al. (2024) deuten darauf hin, dass Mirtazapin in einer Dosierung von 15–45 mg täglich über einen Zeitraum von 56 Tagen schwere Atemnot bei COPD oder interstitiellen Lungenerkrankungen nicht verringert. Aufgrund dieser Ergebnisse empfehlen sie Mirtazapin nicht zur Linderung von schwerer Atemnot. Die antidepressive Wirkung von Mirtazapin ist in der klinisch psychopneumologischen Erfahrung nicht ganz so ausgeprägt wie bei den SSRI.

Zukünftige Optionen: Esketamin, Omega-3-Fettsäuren
Ketamin scheint ein vielversprechendes Potenzial für die Behandlung von Depression, generalisierter und sozialer Angststörungen, Substanzkonsumstörungen und Exazerbationen von Asthma bronchiale zu besitzen (Gautam et al. 2020). Darüber hinaus wurde Esketamin vor kurzem zugelassen. Angesichts des Missbrauchspotenzials und potenzieller Sicherheitsbedenken kann die langfristige Einnahme von Ketamin jedoch problematisch sein und sollte sorgfältig überwacht werden.

Obwohl der genaue Zusammenhang zwischen COPD und Depression noch nicht geklärt ist, wird angenommen, dass Entzündungsreaktionen in der Lunge, im Blut und entzündungsbedingte Veränderungen im Gehirn für das Auftreten von Depressionen bei COPD verantwortlich sind (Zailani et al. 2023). Der Einsatz von Antidepressiva ist aufgrund von Verträglichkeitsproblemen eingeschränkt. Da mehrfach ungesättigte Omega-3-Fettsäuren eine wichtige Rolle bei der Regulierung von Entzündungsreaktionen spielen, könnten sie eine vielversprechende Alternative bei der Behandlung von Depressionen bei COPD sein.

Empfehlung bei mittelschwerer und schwerer Depression

- Escitalopram oder Sertralin (klinisch mit guten Erfahrungen);
- Venlafaxin oder Duloxetin (klinisch mit guten Erfahrungen, aber etwas mehr Nebenwirkungen),
- Agomelatin (klinisch etwas schwächer, aber sehr nebenwirkungsarm);
- Bupropion (van Eerd et al. 2016 zeigten in einem Cochrane-Review die Wirksamkeit auch bei der Tabak- und Nikotinentwöhnung bei COPD, schwierig ist die Eindosierung und die Auswirkung auf die arterielle Hypertonie).

Empfehlung bei COPD-Kachexie
Mirtazapin ist klinisch etwas weniger gut antidepressiv, was aber auch an dem Einsatz bei sehr fortgeschrittener COPD liegen kann. Hier ist die Gefahr einer Atemdepression beachten.

7.6.4 Anxiolytische Behandlung

Cochrane-Reviews zu COPD und Angststörung (Usmani et al. 2017): Es kann wegen der schlechten Datenlage und den teilweise nichtsignifikanten Veränderungen unter psychopharmakologischer Behandlung keine Empfehlung gegeben werden. Ein früheres Cochrane-Review analysierte vier Studien und fand keine ausreichenden Belege für einen Nutzen der einbezogenen Medikamente. Zwei Studien mit SSRI zeigten eine nichtsignifikante Verringerung der Angstsymptome, während zwei weitere Studien mit TZA und *Azapironen* (Serotoninrezeptor-1A-Agonisten wie Buspiron) keine Verbesserung zeigten (Usmani et al. 2011).

Cochrane-Review zu Asthma und Angststörung (Cooley et al. 2022): Zu dieser Fragestellung war kein Review möglich, da keine verwertbaren Studien zu diesem Thema vorlagen.

Einsatz von Benzodiazepinen (BZD)

Benzodiazepine sind für die Akutbehandlung von Spannungs-, Erregungs- und Angstzuständen zugelassen, sind aber als Dauermedikation dringendst zu meiden. Benzodiazepine können Atemdepression verursachen und sollten daher vermieden werden, insbesondere bei COPD mit CO_2-Retention. Sie können höher dosiert in Kombination mit Opioiden bei schwerer COPD die Sterblichkeit erhöhen (Tselebis et al. 2016). Nach Fu et al. (2022) vermindern Benzodiazepine Dyspnoe bei fortgeschrittener COPD nicht, unabhängig von der Art des Benzodiazepins, der Dosis, der Verabreichungsform und der Häufigkeit oder Dauer der Einnahme. Höhere Benzodiazepindosen korrelieren mit erhöhter Sterblichkeit. Domschke und Hoyer (2019) und die S3-Leitlinie zu Angststörungen (Bandelow et al. 2021) sehen die Gabe bei Angsterkrankungen äußerst kritisch.

So beeindruckend die anxiolytische Wirkung der BZD ist, so hoch ist die Gefahr einer Abhängigkeitsentwicklung. Bei einer Dauertherapie mit BZD muss die Dosis wegen der Toleranzentwicklung immer weiter erhöht werden, um die gleiche Anxiolyse zu erreichen. Nicht selten bestehen Probleme für sauerstoffpflichtige Patientinnen/Patienten mit COPD und Benzodiazepinabhängigkeit, einen Behandlungsplatz zum Entzug in einer psychiatrischen Klinik zu finden. Ausdrücklich können nur alle Betroffenen und deren Behandelnde ermutigt werden, den Entzug trotzdem durchzuführen. Benzodiazepine beeinträchtigen u. a. auch die kognitive Leistungsfähigkeit.

▶ **Praxistipp** Benzodiazepine höchstens kurzfristig in akuten Notsituationen einsetzen. Lorazepam 0,5–1 mg oder Lorazepam Schmelztabletten (1–2,5 mg) werden klinisch oft eingesetzt.

Pharmakotherapie bei Angststörungen

Zu unterscheiden sind die Panikstörung (mit und ohne Agoraphobie), die generalisierte Angststörung und die soziale Phobie. Laut oben genannter S3-Leitlinie werden als Behandlungsoptionen entweder Psychotherapie oder Pharmakotherapie empfohlen und nach der Präferenz der Patientinnen/Patienten und der Verfügbarkeit eingesetzt. Psychotherapie ist bei den Betroffenen deutlich beliebter als Pharmakotherapie. Ob die Kombination beider Ansätze einen zusätzlichen Nutzen bringt, ist noch nicht abschließend beurteilbar.

Bei Angststörungen ist die Evidenz für die Behandlung mit Antidepressiva genauso hoch wie für die Psychotherapie (kognitive Verhaltenstherapie; bei der Panikstörung und Agoraphobie auch die psychodynamische Therapie). Die beste Pharmakotherapie der Angsterkrankung mittels SSRI oder SNRI hat denselben Evidenz- und Empfehlungsgrad wie die beste Psychotherapie, die kognitive Verhaltenstherapie. Hier muss die schnelle Verfügbarkeit gegen die möglichen Nebenwirkungen und Interaktionen abgewogen werden. Der Wunsch der Betroffenen sollte führen.

Bei der *Panikstörung* ist am ehesten eine Behandlung mit Escitalopram 10–20 mg/ d oder Sertralin 50–150 mg/d oder Venlafaxin75–225 mg/d zu empfehlen. Paroxetin ist gleichwertig, aber wegen möglicher anticholinerger Nebenwirkungen bei pneumologischen Erkrankungen als Reserve-SSRI zu betrachten. Citalopram ist ebenfalls gleichwertig, hat aber eine erhöhte Nebenwirkungsrate verglichen mit Escitalopram.

Agometalin(25–50 mg/d) ist nicht zur Behandlung von Angststörungen zugelassen. Bei *generalisierten Angststörungen* zeigt sich in einigen Studien aber eine gute Wirksamkeit. Angesichts der hohen Verträglichkeit kann ein Off-label-Einsatz gerade bei pneumologischen Erkrankungen aus klinischer Sicht gut gerechtfertigt werden, wenn ein SSRI z. B. wegen sexueller Nebenwirkungen nicht toleriert wird.

Silexan, ein Lavendelölextrakt, ist ebenfalls zur Behandlung von Angststörungen nicht zugelassen, sondern mit einer Dosis von 80 mg/d nur zur Behandlung von subsyndromalen Angst- und Spannungszuständen. Bei der Diagnose *Angst und Depression, gemischt,* und der *generalisierten Angststörung* gibt es Studien, die für eine Wirksamkeit sprechen (Kasper et al. 2018). Klinisch kann dies nicht sicher beurteilt werden.

Bei der *sozialen Phobie* sind Escitalopram 10–20 mg/d oder Venlafaxin 75–225 mg/d oder Duloxetin 60–120 mg/d zu empfehlen. Paroxetin ist gleichwertig, aber wegen möglicher anticholinerger Nebenwirkungen bei pneumologischen Erkrankungen als Reserve zu betrachten. Pregabalin, Opipramol und Buspiron sind nicht in der höchsten Empfehlungsklasse und können u. a. wegen ihrem Abhängigkeitspotenzial oder Nebenwirkungsprofil bei pneumologischen Erkrankungen nicht uneingeschränkt empfohlen werden.

Betablocker bei COPD   COPD-Erkrankte mit Indikation zur Betablockertherapie aufgrund kardiovaskulärer Indikation (z. B. nach Infarkt) sollten eine kardioselektive Betablockertherapie erhalten.

COPD-Erkrankte ohne kardiovaskuläre Indikation zur Betablockertherapie sollten keine präventive Betablockertherapie erhalten (entspricht auch den aktuellen GOLD-Empfehlungen 2025) (Salpeter et al. 2005; Gulea et al. 2021; Devereux et al. 2024).

7.6.5   Antipsychotische Behandlung

Psychotische Erkrankungen werden oft stigmatisiert, sollen hier aber Erwähnung finden, da gerade Menschen mit psychotischen Erkrankungen häufig unter chronisch-obstruktiven Lungenerkrankungen leiden (De Leon und Diaz 2005). Die Zusammenhänge, warum Menschen mit psychiatrischen Erkrankungen ein höheres Risiko für einen regelmäßigen, intensiven und abhängigen Tabakkonsum haben als die Allgemeinbevölkerung, werden intensiv erforscht. Die folgenden Ausführungen zur antipsychotischen Pharmakotherapie liefern Hinweise zum Einsatz der betreffenden Medikamente bei chronischen Lungenerkrankungen.

Clozapin kann als Nebenwirkung zu ausgeprägter Hypersalivation führen, durch hohe Affinität zu spezifischen muskarinischen Acetylcholin- (M1 und M4) und zu dopaminergen D1-Rezeptoren. Clozapin ist ein wirksames (Reserve-) Antipsychotikum zur Behandlung der Schizophrenie, bei dem ein erhöhtes Agranulozytoserisiko immer und nicht nur bei Infektionen mitbedacht werden muss. Die Einnahme von Clozapin geht zudem mit einem erhöhten Risiko für Pneumonie einher (Leucht und Gründer 2024).

Ein erhöhtes Pneumonierisiko besteht, wie inzwischen herausgefunden wurde, auch bei modernen Antipsychotika wie *Olanzapin, Quetiapin* und *Risperidon*. Es wird vermutet, dass Aspiration unter nächtlicher Hypersalivation, Blutbildveränderungen (bis zur Agranulozytose), Nikotinabhängigkeit und Immobilität ursächlich sind (Lambert et al. 2024).

Das systematische Review von Winter et al. (2024) liefert erste Hinweise darauf, dass Betroffene, die antipsychotische Medikamente wegen psychiatrischer Erkrankungen benötigen, einem erhöhten Risiko für Atemversagen ausgesetzt sein können. Dies scheint insbesondere bei fortgeschrittenem Alter und hohen Dosen atypischer Antipsychotika zutreffend zu sein.

▶   **Praxistipp** Verschiedene Antipsychotika erhöhen das Risiko für Pneumonien und
       möglicherweise auch für Atemversagen.

Niederpotente Neuroleptika und andere sedierende Substanzen
Um Anspannungszustände, innere Unruhe und Schlafstörungen zu behandeln, wird klinisch oft auf diese Substanzgruppe gesetzt, da sie nicht mit dem Abhängigkeitspotenzial von Benzodiazepinen und bestimmter Hypnotika verbunden und auch oft zur Behandlung dieser Zustände zugelassen sind. Niederpotente Neuroleptika in geringer Dosierung können die Angstsymptome lindern, sollten aber wegen potenzieller neurologischer und kardiovaskulärer Nebenwirkungen mit Vorsicht eingesetzt werden. Am ehesten ist an *Pipamperon* zu denken, dass keine anticholinerge Potenz hat. Ähnlich gut wäre *Melperon*, das mit hohem Nebenwirkungsrisiko und Notwendigkeit regelmäßiger, engmaschiger Kontrollen von Blutbild, Elektrolyten und des EKGs verbunden ist. Vom Einsatz wird deshalb abgeraten. Ebenso ist das beliebte Antihistaminikum (H1-Rezeptor) *Promethazin* zu meiden, weil es bei entsprechender Vorerkrankung atemdepressiv wirkt und ein hohes Interaktionsrisiko bei geringer therapeutischer Breite hat. Dies gilt in gleicher Weise für die Gabe des stark anticholinergen *Thioridazin*.

▶   **Praxistipp** Um Benzodiazepine zu vermeiden, werden zur Beruhigung oft niederpotente Neuroleptika eingesetzt, die jedoch u. a. zur Hypersalivation führen
       können.

7.6.6 Einsatz von Psychopharmaka bei beatmeten Menschen und im Weaning

Bei Beatmung und Weaning stellen Atemnot und atemnotbezogene Ängste häufig eine Herausforderung für das gesamte Team dar (Schmidt et al. 2011). Hier ist die interdisziplinäre Zusammenarbeit besonders wichtig, da Atemnot, atemnotbezogene Ängste und wahrscheinlich auch Traumatisierungen (Alonso-Fernandez-Gatta et al. 2021) nur durch den Einsatz aller Erkenntnisse, Erfahrungen und Kompetenzen gemeinsam bewältigt werden können. Die folgenden Überlegungen gelten auch für ECMO-Patientinnen/Patienten, die ebenfalls unter Atemnot und Angst leiden können (Knudson et al. 2022). Die Datenlage zum Einsatz von Psychopharmaka bei Beatmung und Weaning ist gering.

Ein narratives Review für CL-Psychiaterinnen/Psychiater kommt, mit Hinweis auf die fehlende Evidenz, zu folgenden Empfehlungen für den Umgang mit Atemnot und atemnotbezogenen Ängsten (Sher et al. 2024):

1. Nachfrage nach Dyspnoe und Messung mit geeigneten Screening-Tools (z. B. VAS, NRS, Borg-Skala, mMRCS, Instrumente für kommunikationseinschränkte Patientinnen/Patienten).
2. Erläuterung der Ursachen für Dyspnoe (medizinische Erkrankungen, Beatmungseinstellungen) im Vergleich zu sich überschneidenden/komorbiden neuropsychiatrischen Erkrankungen (Angst, Delir, Schmerzen).
3. Information und Beruhigung von Erkrankten und deren Familien.
4. Behandlung der zugrunde liegenden Erkrankungen und Komorbiditäten.
5. Anpassung der Beatmungseinstellungen, falls möglich (z. B. Beatmungsmodus, Inspirationsfluss, positiver endexspiratorischer Druck, Druckunterstützung und Atemzugvolumen).
6. Anwendung von nichtpharmakologischen Interventionen (z. B. Positionierung, kühle Luft, Entspannungstechniken).
7. Verwendung von Opioiden zur Behandlung von Dyspnoe.
8. Wenn Betroffene unter komorbiden Angstzuständen leiden, Erwägung von:
   Mitteln mit schnellerem Wirkungseintritt:
   - Antipsychotika (z. B. Quetiapin),
   - Benzodiazepine (z. B. Alprazolam, Lorazepam).
   Mittel mit mäßig schnellem Wirkungseintritt:
   - Alpha-2-Agonisten (z. B. Dexmedetomidin),
   - Antiepileptika (z. B. Pregabalin, Gabapentin),
   - Mirtazapin (aufgrund seiner antihistaminergen Wirkung).
   Mittel mit langsamerem Wirkungseintritt:
   - SSRI (z. B. Escitalopram, Sertralin)
   - Mirtazapin (aufgrund anderer Mechanismen).
9. Wenn Betroffene an komorbidem Delirium leiden, Erwägung von:

Tab. 7.4 Medikamentöse symptomorientierte Delirtherapie. (vgl. DAS-Leitlinie 2021)

Symptom(e)	Wirkstoff(e)
Psychose/Halluzinationen	Neuroleptika niedrigdosiert (z. B. Haloperidol, Quetiapin)
Schmerzen	Opioide
Schlafstörungen	Melatonin
Angst	Benzodiazepine (kurzwirksam, niedrigdosiert, als Bolus)
Agitation/Unruhe	Alpha-2-Agonisten (kontinuierlich) Propofol Kurzwirksame Benzodiazepine (bei fluktuierender Symptomatik)
Vegetative Symptome	Alpha-2-Agonisten
(Alkohol-)Entzugsdelir	Langwirksame Benzodiazepine

– Alpha-2-Agonisten (z. B. Dexmedetomidin),
– Antipsychotika (z. B. Quetiapin),
– Antiepileptika (z. B. Pregabalin, Gabapentin).
10. Dringender Bedarf verstärkter multidisziplinärer Forschung.

Für die pharmakologische Therapie des Delirs gibt die S3-Leitlinie DAS-Management (Deutsche Gesellschaft für Anästhesiologie und Intensivmedizin e. V. [DGAI] und Deutsche Interdisziplinäre Vereinigung für Intensiv- und Notfallmedizin e. V. [DIVI] 2021) allgemeine Empfehlungen, mit Verweis auf eine individuelle Risiko-Nutzen-Abwägung, die für delirante, kritisch kranke Lungenerkrankte (ICU, Weaning, ECMO) besonders wichtig ist (Tab. 7.4).

7.7   Fazit für die Praxis

• Die empirische Evidenzlage spricht v. a. für das Angebot von Interventionen der *kognitiven Verhaltenstherapie* bei psychischen Komorbiditäten in der psychopneumologischen Behandlung.
• Zudem können manche Betroffene von *Mind-Body-Interventionen* wie Entspannungs- und Atemtechniken, Tai Chi, Yoga oder QiGong profitieren.
• Psychopharmakologische Interventionen sollte bei pneumologisch Erkrankten gut geprüft, und im Besonderen bei schwerer, spät oder lange auftretender psychischer Komorbidität und zusätzlich zu Psychotherapie eingesetzt werden.
• Dabei sollten unbedingt atemdepressive und anticholinerge Wirkungen im Blick behalten und günstigenfalls die psychopharmakologische Einstellung langsam aufdosiert werden.

References

Alhammad S (2024) Advocating for action: exploring the potential of virtual reality in breathing exercise – a review of the clinical applications. Patient Prefer Adherence 18:695–707

Alonso-Fernandez-Gatta M et al (2021) Post-traumatic stress disorder symptoms after veno-arterial extracorporeal membrane oxygenator support. Heart Lung 50:775–779

Anlló H et al (2020) Hypnosis for the management of anxiety and dyspnea in COPD: a randomized, sham-controlled crossover trial. Int J Chron Obstruct Pulmon Dis 15:2609–2620

Arbeitsgemeinschaft Für Neuropsychopharmakologie Und Pharmakopsychiatrie e. V. et al (2022) Nationale VersorgungsLeitlinie Unipolare Depression - Langfassung

Bandelow, Borwin et al (2021) S3-Leitlinie Behandlung von Angststörungen: Version 2

Benkert O, Hippius H (Hrsg) (2023) Kompendium der psychiatrischen Pharmakotherapie, 14. Aufl. Springer, Berlin

Bundesärztekammer (BÄK), Kassenärztliche Bundesvereinigung (KBV), und Arbeitsgemeinschaft der Wissenschaftlichen Medizinischen Fachgesellschaften (AWMF) (2021) Nationale VersorgungsLeitlinie COPD – Teilpublikation der Langfassung. 2. Aufl.

Bundesärztekammer (BÄK), Kassenärztliche Bundesvereinigung (KBV), und Arbeitsgemeinschaft der Wissenschaftlichen Medizinischen Fachgesellschaften (AWMF) (2024) Nationale VersorgungsLeitlinie Asthma

Chen X, Guo Y, Zhang T, Lin J, Ding X (2024) Effects of cognitive behavioral therapy in patients with chronic obstructive pulmonary disease: a systematic review and meta-analysis. Worldviews on Evidence-Based Nursing 21:288–306

Cooley C, Park Y, Ajilore O, Leow A, Nyenhuis SM (2022) Impact of interventions targeting anxiety and depression in adults with asthma. J Asthma 59:273–287

Cramer H et al (2019) The risks and benefits of yoga for patients with chronic obstructive pulmonary disease: a systematic review and meta-analysis. Clin Rehabil 33:1847–1862

De Leon J, Diaz FJ (2005) A meta-analysis of worldwide studies demonstrates an association between schizophrenia and tobacco smoking behaviors. Schizophr Res 76:135–157

Deutsche Gesellschaft für Anästhesiologie und Intensivmedizin e. V. (DGAI), und Deutsche Interdisziplinäre Vereinigung für Intensiv- und Notfallmedizin e. V. (DIVI) (2021) S3-Leitlinie Analgesie, Sedierung und Delirmanagement in der Intensivmedizin (DAS-Leitlinie)

Deutsche Krebsgesellschaft, Deutsche Krebshilfe, und AWMF (2023) Leitlinienprogramm Onkologie: Psychoonkologische Diagnostik, Beratung und Behandlung von erwachsenen Krebspatient*innen, Langversion 2.1, AWMF-Registernummer: 032-051OL. https://www.leitlinienprogramm-onkologie.de/leitlinien/psychoonkologie/. Zugegriffen: 6. Juni 2024

Devereux G et al (2024) Bisoprolol in patients with chronic obstructive pulmonary disease at high risk of exacerbation: the BICS randomized clinical trial. JAMA 332:462

Dinapoli L et al (2023) Psychological treatment of traumatic memories in COVID-19 survivors. Clin Psychol Psychother 30:225–233

Domschke K, Hoyer J (2019) Angsterkrankungen (ICD-10 F4). In: Voderholzer U, Hohagen F, Adli M (Hrsg) Therapie psychischer Erkrankungen: state of the art 2019, German Medical Collection. Elsevier, München, S 323–337

Farver-Vestergaard I, Danielsen JTT, Løkke A, Zachariae R (2022) Psychosocial intervention in chronic obstructive pulmonary disease: meta-analysis of randomized controlled trials. Psychosom Med 84:347–358

Gautam CS, Mahajan SS, Sharma J, Singh H, Singh J (2020) Repurposing potential of ketamine: opportunities and challenges. Indian J Psychol Med 42:22–29

Grigolon L, Lasio L (2021) Stigma as a barrier to treatment and adoption of innovation. University of Bonn and University of Mannheim, Germany. https://ideas.repec.org/p/bon/boncrc/crctr224_2021_277.html

Gulea C et al (2021) Beta-blocker therapy in patients with COPD: a systematic literature review and meta-analysis with multiple treatment comparison. Respir Res 22:64

Guo C et al (2020) Effects of Tai Chi training on the physical and mental health status in patients with chronic obstructive pulmonary disease: a systematic review and meta-analysis. J Thorac Dis 12:504–521

Herzog P, Kaiser T, de Jongh A (2023) Wie Mythen der traumafokussierten Psychotherapie eine adäquate Versorgung erschweren – Ein Plädoyer zur Implementierung evidenzbasierter Verfahren in Deutschland. Psychotherapeuten J 30–36

Higginson IJ et al (2024) Mirtazapine to alleviate severe breathlessness in patients with COPD or interstitial lung diseases (BETTER-B): an international, multicentre, double-blind, randomised, placebo-controlled, phase 3 mixed-method trial. Lancet Respir Med 12:763–774

Hofmann L et al (2023) Suicide mortality risk among patients with lung cancer – a systematic review and meta-analysis. Int J Environ Res Public Health 20:4146

Kamath SD, Kircher SM, Benson AB (2019) Comparison of cancer burden and nonprofit organization funding reveals disparities in funding across cancer types. J Natl Compr Canc Netw 17:849–854

Kaplan AG (2024) Do Antidepressants Worsen COPD outcomes in depressed patients with COPD? Pulmonary Therapy 10:411–426

Kasper S et al (2018) Silexan in anxiety disorders: Clinical data and pharmacological background. World J Biol Psychiatry 19:412–420

Kew KM, Nashed M, Dulay V, Yorke J (2016) Cognitive behavioural therapy (CBT) for adults and adolescents with asthma. Hrsg. Cochrane Airways Group. Cochrane Database of Syst Rev 2016

Knudson KA et al (2022) An unbelievable ordeal: The experiences of adult survivors treated with extracorporeal membrane oxygenation. Aust Crit Care 35:391–401

Kunik ME (2005) Surprisingly high prevalence of anxiety and depression in chronic breathing disorders. Chest J 127:1205

Laliotis D et al (2021) What is EMDR therapy? Past, present, and future directions. J EMDR Prac Res 15:186–201

Lambert M, Karamatskos E, Naber D, Fleischhacker W, Hasan A (2024) Pharmakotherapie der Schizophrenie (ICD-10 F2). In: Voderholzer U (Hrsg) Therapie psychischer Erkrankungen: State of the art. Elsevier, S 123–163

Laux G, Dietmaier O (2020) Praktische Psychopharmakotherapie, 7. Aufl. Elsevier, München

Leucht S, Gründer G (2024) Therapieresistente Schizophrenie. In: Voderholzer U (Hrsg) Therapie psychischer Erkrankungen: State of the art 2024. Elsevier, München, S 189–199

Li J et al (2023) Effectiveness of mindfulness-based interventions on anxiety, depression, and fatigue in people with lung cancer: A systematic review and meta-analysis. Int J Nurs Stud 140:104447

Liang Z et al (2022) What conservative interventions can improve the long-term quality of life, depression, and anxiety of individuals with stable COPD? A systematic review and meta-analysis. Qual Life Res 31:977–989

Ma R-C, Yin Y-Y, Wang Y-Q, Liu X, Xie J (2020) Effectiveness of cognitive behavioural therapy for chronic obstructive pulmonary disease patients: A systematic review and meta-analysis. Complement Ther Clin Pract 38:101071

Misono S, Weiss NS, Fann JR, Redman M, Yueh B (2008) Incidence of suicide in persons with cancer. J Clin Oncol 26:4731–4738

Morina N, Wicherts JM, Lobbrecht J, Priebe S (2014) Remission from post-traumatic stress disorder in adults: A systematic review and meta-analysis of long term outcome studies. Clin Psychol Rev 34:249–255

Norweg A et al (2024) Breathing on the mind: Treating dyspnea and anxiety symptoms with biofeedback in chronic lung disease – A qualitative analysis. Respir Med 221:107505

Norweg AM et al (2021) Acceptability of capnography-assisted respiratory therapy: a new mindbody intervention for COPD. ERJ Open Research 7:00256–02021

Pollok J, Agteren JEV, Carson-Chahhoud, KV (2018) Pharmacological interventions for the treatment of depression in chronic obstructive pulmonary disease. Hrsg. Cochrane Common Mental Disorders Group. Cochrane Database Syst Rev 2018

Pollok J, Agteren JEV, Esterman AJ, Carson-Chahhoud KV (2019) Psychological therapies for the treatment of depression in chronic obstructive pulmonary disease. Hrsg. Cochrane Common Mental Disorders Group. Cochrane Database Syst Rev 2019

Regen F, Benkert O (2023) Antidepressiva. In: Benkert O, Hippius H (Hrsg), Kompendium der Psychiatrischen Pharmakotherapie. Heidelberg: Springer Berlin Heidelberg, Berlin, S 1–213

Robert-Koch-Institut (2023) Krebs in Deutschland für 2019/2020. https://doi.org/10.25646/11357

Salpeter SR, Ormiston TM, Salpeter EE (2005) Cardioselective beta-blockers for chronic obstructive pulmonary disease. Hrsg. Cochrane Airways Group. Cochrane Database Syst Rev 2016

Schmidt M et al (2011). Dyspnea in mechanically ventilated critically ill patients*: Critical Care Med 39: 2059–2065

Sharpe M et al (2014) Integrated collaborative care for comorbid major depression in patients with cancer (SMaRT Oncology-2): a multicentre randomised controlled effectiveness trial. The Lancet 384:1099–1108

Sher Y, Desai N, Sole J, D'souza MP (2024) Dyspnea and Dyspnea-associated anxiety in the ICU patient population: a narrative review for CL psychiatrists. J Acad Consultation-Liaison Psychiatry 65:54–65

Siegel DA, Fedewa SA, Jane Henley S, Pollack LA, Jemal A (2021) Proportion of never smokers among men and women with lung cancer in 7 US states. JAMA Oncol 7:302

Tselebis A et al (2016) Strategies to improve anxiety and depression in patients with COPD: a mental health perspective. Neuropsychiatr Dis Treat. https://doi.org/10.2147/NDT.S79354

Usmani ZA, Carson KV, Cheng JN, Esterman AJ, Smith BJ (2011) Pharmacological interventions for the treatment of anxiety disorders in chronic obstructive pulmonary disease Hrsg. Cochrane Common Mental Disorders Group. Cochrane Database Syst Rev https://doi.org/10.1002/146 51858.CD008483.pub2

Usmani ZA et al (2017) Psychological therapies for the treatment of anxiety disorders in chronic obstructive pulmonary disease. Hrsg. Cochrane Common Mental Disorders Group. Cochrane Database of Syst Rev https://doi.org/10.1002/14651858.CD010673.pub2

Vock S et al (2024) Group eye movement desensitization and reprocessing (EMDR) in chronic pain patients. Front Psychol 15:1264807

Voderholzer U (Hrsg) (2024) Therapie psychischer Erkrankungen: State of the art 2024, 19. Aufl. Elsevier, München

Walker J et al (2014) Prevalence, associations, and adequacy of treatment of major depression in patients with cancer: a cross-sectional analysis of routinely collected clinical data. The Lancet Psychiatry 1:343–350

Winter S et al (2024) The association between respiratory failure and psychotropic medications: A systematic review. J Psychiatr Res 180:121–130

Wu J-J et al (2019) Effect of Qigong on self-rating depression and anxiety scale scores of COPD patients: A meta-analysis. Medicine 98:e15776

Yu F, Chapman EJ, Boland AC, Bennett MI (2022) Evidence-based management approaches for patients with severe chronic obstructive pulmonary disease (COPD): a practice review. Palliat Med 36:770–782

Yuan D et al (2023) Anxiety and depression in lung cancer: effect of psychological interventions – network meta-analysis. BMJ Support Palliat Care 13:e554–e560

Zailani H et al (2023) Omega-3 polyunsaturated fatty acids in managing comorbid mood disorders in chronic obstructive pulmonary disease (COPD): a review. J Clin Med 12:2653

Zhang X, Yin C, Tian W, Lu D, Yang X (2020) Effects of cognitive behavioral therapy on anxiety and depression in patients with chronic obstructive pulmonary disease: a meta-analysis and systematic review. Clin Respir J 14:891–900

Die duale Rehabilitation Psychopneumologie: Ein Anwendungsbeispiel aus der Versorgungspraxis

8

Gerhard Sütfels

Inhaltsverzeichnis

G. Sütfels (✉)
Abteilung Sozialpsychiatrie, Suchtmedizin und Psychotherapie, DGD Klinik Hohe Mark,
Oberursel (Taunus), Deutschland
E-Mail: gerhard.suetfels@hohemark.de

© Der/die Autor(en), exklusiv lizenziert an Springer-Verlag GmbH, DE, ein Teil von
Springer Nature 2026
M. Tempel und P. Köbler (Hrsg.), *Psychopneumologie*,
https://doi.org/10.1007/978-3-662-71757-8_8

Kap. 8 schildert

- Die Erfahrungen der ersten dualen Rehabilitation Psychopneumologie in Deutschland am Reha-Zentrum Todtmoos
- Chancen und Herausforderungen sowie essenzielle Bausteine psychopneumologischer Rehabilitation
- Bewährte psychopneumologische Behandlungsansätze bei COPD und Asthma
- Die Evaluation der dualen Reha Psychopneumologie aus Perspektive von Rehabilitandinnen/Rehabilitanden und Behandelnden

8.1 Bedarfslage in der pneumologischen Rehabilitation und das Modellprojekt zur dualen Rehabilitation der DRV Bund

8.1.1 Erfahrungen der pneumologischen Abteilung

Die häufigsten Erkrankungen in der pneumologischen Rehabilitation waren 2022 nach der Erstdiagnose Asthma bronchiale (4146 Frauen und 2930 Männer) und COPD (2123 Frauen und 3373 Männer) (Deutsche Rentenversicherung Bund 2022). Seit 2015, nach Etablierung einer psychosomatischen Abteilung, wurde in der pneumologischen Abteilung des Reha-Zentrums Todtmoos eine deutliche Zunahme von Rehabilitandinnen/Rehabilitanden, die unter psychischen Erkrankungen litten, bemerkt. Dies führte zur drängenden Frage einer angemessenen Versorgung angesichts damals knapp bemessener Strukturvorgaben bzgl. der psychologischen Stellen in der internistischen Rehabilitation. So erwiesen sich in der Rehabilitation die pneumologisch bedingten Leistungseinschränkungen oft als wesentlich weniger sozialmedizinisch und therapeutisch relevant als die psychischen Beeinträchtigungen der Leistungsfähigkeit.

Die Häufigkeit von psychischen Störungen unter den ersten fünf Diagnosen in der Pneumologie des Reha-Zentrums Todtmoos nahm von 2016–2018 von 56 % auf 73 % zu. Die gravierendste Ursache für diese Zunahme dürfte die Zuweisung durch die Deutsche Rentenversicherung (DRV) gewesen sein, die in Allgemeinen Reha-Zentren mit mehreren Abteilungen vermehrt komorbid Erkrankte zusteuerte, weil entsprechende Kompetenzen in diesen Reha-Zentren vorlagen. Vielleicht spielte auch die zunehmende Sensibilisierung des Personals für psychische Erkrankungen im Reha-Zentrum eine Rolle.

Fast 20 % der pneumologisch Erkrankten in der Pneumologie des Reha-Zentrums Todtmoos wurden von 2016–2018 als neurasthenisch, also erschöpft, diagnostiziert (ICD-10: F.48.0). Bei über 10 % der pneumologischen Rehabilitandinnen/Rehabilitanden wurde eine depressive Episode oder eine rezidivierende depressive Störung diagnostiziert, bei über 5 % eine Anpassungsstörung oder eine posttraumatische Belastungsstörung (PTBS).

Auch bei den im Reha-Zentrum Todtmoos mit besonderem Konzept betreuten Rehabilitandinnen/Rehabilitanden mit Sarkoidose ist aus verschiedenen Gründen (oft langdauernder diagnostischer Prozess, der zu Verunsicherung führt, sowie Befall verschiedener Organsysteme) eine verstärkte psychische Komorbidität und hierdurch bedingte Beeinträchtigung des Leistungsvermögens zu finden (Kap. 3 und 11).

Da keine Schaffung zusätzlicher psychologischer Ressourcen über den Stellenplan der pneumologischen Abteilung möglich war, erprobten wir mehrfach die Umstellung der pneumologischen in eine psychosomatische Rehabilitation im Verlauf der Behandlung. Dies bewährte sich im Reha-Zentrum Todtmoos nicht. Der Wechsel des Behandlungsteams und des Behandlungskonzepts sowie der organisatorische Aufwand führten in der Regel nicht zu höherer Zufriedenheit der Rehabilitandinnen/Rehabilitanden und auch nicht zu größerem Behandlungserfolg.

8.1.2 Psychopneumologie im Rahmen des Modellprojekts der dualen Rehabilitation der DRV Bund

Erfreulicherweise wurde das Anliegen der verbesserten Behandlung der psychischen Komorbidität verschiedener Reha-Zentren von der DRV-Bund umfassend aufgegriffen. Die duale Rehabilitation in Todtmoos beruht auf einem gemeinsamen Konzept, das gemeinsam mit anderen Reha-Zentren der DRV-Bund im Frühjahr 2020 als Modellprojekt der DRV-Bund entwickelt wurde.

Eine duale Rehabilitation ist durch eine strukturierte Zusammenarbeit von zwei Fachabteilungen einer Rehabilitationseinrichtung, die beide die Strukturanforderungen der Rentenversicherung (DRV) erfüllen (Deutsche Rentenversicherung Bund 2020), gekennzeichnet. Neben den indikationsüblichen rehabilitativen Leistungen aus der pneumologischen und psychosomatischen Fachabteilung zeichnet sich die duale Rehabilitation durch eine strukturierte Zusammenarbeit beider Fachrichtungen in einem Team aus. Diese umfasst eine teambezogene Aufnahme der Rehabilitandinnen/Rehabilitanden, teambezogene fachärztliche Fallbesprechungen und Visiten, Therapieverordnungen und eine sozialmedizinische Leistungsbeurteilung nach doppeltem Facharztstandard (Deutsche Rentenversicherung Bund 2020).

Im Folgenden wird über die Erfahrungen und Entwicklungen seit dem Start der Behandlung in der Psychopneumologie Ende April 2021 berichtet.

Mit der Psychopneumologie sind wir an einigen Stellen deutlich über das Rahmen-konzept hinausgegangen, insbesondere mit einer dritten wöchentlichen Gruppenpsycho-therapieeinheit und mit regelhafter, wöchentlicher Ergo- und Kunsttherapie sowie der werktäglichen Atemschule. Vorweg sei schon angemerkt, dass sich dieser Entwurf in der Umsetzung als zu ambitioniert herausstellte. Die duale Rehabilitation kann und soll keine zwei Rehabilitationen in einer sein.

8.2   Anspruch und Selbstverständnis der psychopneumologischen Rehabilitation

Die Psychopneumologie entwickelt einen integralen, individualisierten Verstehens- und Behandlungsansatz, der über das Erkennen und Mitbehandeln komorbider Erkrankungen des jeweils anderen Fachgebietes deutlich hinausgeht. Die stationäre Psychopneumologie nutzt bekannte und evaluierte Behandlungsformen aus beiden Fachgebieten und verbindet sie intensivierend und personalisierend, um die bereits erwiesene Wirksamkeit bisheriger Behandlungsformen zu erhöhen (Sütfels 2021).

Für die Psychopneumologie ist wichtig, dass mit den jeweiligen Betroffenen und dem interdisziplinären Behandlungsteam eine gemeinsame Sicht, im Sinne einer bestmögli-chen, kohärenten und möglichst wertungsfreien Beschreibung ihrer biopsychosozialen Situation, erarbeitet wird (Kap. 4). Hierzu gehören gemeinsam erarbeitete und verstandene profunde Kenntnisse der pneumologischen und psychischen Krankheitsbilder. Herzstück der Psychopneumologie ist der validierende Umgang mit den Betroffenen und v. a. ihrem Erleben. Gemeinsam mit den Betroffenen soll in ärztlichen und psychotherapeutischen Einzel- und Gruppensitzungen sowie in gemeinsamen Visiten individuell ein gemein-sames, als Hypothese verstandenes Krankheitsmodell erarbeitet werden. Auf Grundlage dieser Beschreibung werden gemeinsam sinnvolle und angemessene Therapieziele, die strukturbedingt nur durch einen bewussten Wertungsprozess zu gewinnen sind, formu-liert. Alle therapeutischen Maßnahmen dienen diesen Zielen, sodass ein möglichst hohes Maß an Therapietreue generiert wird. Die psychopneumologische Rehabilitation im Reha-Zentrum Todtmoos sieht eine umfassende psycho- und physiotherapeutische Behandlung vor.

Aufgabe der Psychopneumologie ist es, erforderliche Diagnostik, leitlinienorientierte Therapie und Weiterbehandlung zu ermöglichen. Gerade bei Erschöpfungssyndromen ist das Diagnostizieren manifester Depressionen wichtig, die in der Primärversorgung leicht übersehen werden können. Die Psychopneumologie möchte mit den Betroffenen ein indi-viduelles Krankheitsmodell erarbeiten, das ihnen eine bessere Einordnung und einen besseren Umgang mit ihren vielfältigen Symptomen ermöglicht.

8.3   Zielgruppe

Das Angebot der Psychopneumologie im Reha-Zentrum Todtmoos richtet sich an Personen, die sowohl eine relevante pneumologische Erkrankung als auch eine relevante psychische Erkrankung haben. Hinweise auf eine relevante psychische Erkrankung können in den Befundberichten zur Rehabilitation auch unter den Stichworten „allgemeine Erschöpfung" und „psychosoziale Belastungen" verborgen sein. Oftmals wollen Hausärztinnen/Hausärzte ihren Patientinnen/Patienten durch eine pneumologische Rehabilitation eine „Auszeit" von belastenden Kontexterfahrungen ermöglichen.

Das psychopneumologische Angebot richtet sich vornehmlich an Betroffene von

- COPD aller Schweregrade (anfangs bis COPD III, inzwischen alle Stadien) und relevanter psychischer Komorbidität,
- Asthma bronchiale und relevanter psychischer Komorbidität, oft verborgen hinter langen Arbeitsunfähigkeitszeiten und erhöhter Infektanfälligkeit,
- Sarkoidose und relevanter psychischer Komorbidität,
- schlafbezogenen Atemstörungen und relevanter psychischer Komorbidität,
- Post-Covid-Symptomatik (war ursprünglich nicht geplant).

Eine besondere Gruppe stellen Erkrankte mit funktionellen Störungen der Atemwege dar (Kap. 5). An diese richtet sich unser Angebot nicht primär und wir waren auch nicht sicher, ob wir Rehabilitandinnen/Rehabilitanden beispielsweise mit psychogenem Husten und besonders hyperreagiblem Bronchialsystem in unserem gruppenbezogenen Setting ohne Logopädie und umweltmedizinischer Anbindung gerecht werden können. Wir gingen davon aus, dass gerade bei funktionellen Störungen ein vorwiegend somatisches Krankheitsmodell vorliegt und sich Betroffene daher erfahrungsgemäß nicht leicht damit tun, psychische Komponenten der Beschwerden anzuerkennen.

Die Behandlungsgruppen wollten wir so zusammenstellen, dass eine Mischung von 40 % COPD, 40 % Asthma bronchiale und 10 % Sarkoidose sowie schlafbezogene Atemstörungen und vorerst nur max. 10 % mit funktionellen Störungen besteht. Dies ist nicht nur durch die Coronavirus-Pandemie verhindert worden.

8.4   Krankheitsbilder psychopneumologischer Rehabilitation

Bei einer Stichprobe (n = 165) mit Rehabilitandinnen/Rehabilitanden aus dem Jahren 2022 und 2023 hatten 71 % eine psychische Hauptdiagnose (die sozialmedizinisch relevanteste, erste Diagnose) und 20 % ein Post-Covid-Syndrom (PCS) und nur ca. 1 % COPD und Asthma bronchiale und jeweils nur eine Person Sarkoidose oder eine schlafbezogenen Atemstörung (Schlafapnoe). Über die Gesamtheit aller unter den ersten fünf gelisteten Diagnosen sah die Verteilung folgendermaßen aus: 45 % psychisch, 16 %

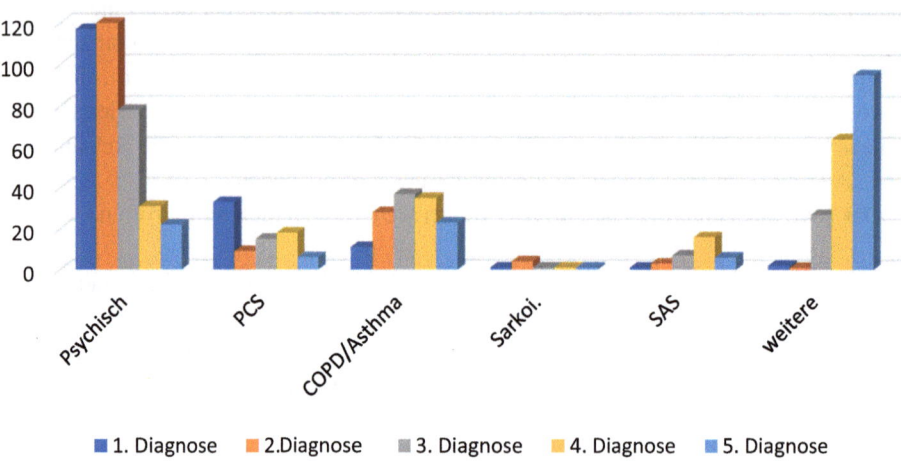

Abb. 8.1 Erste bis fünfte Entlassdiagnose von 165 Rehabilitandinnen/Rehabilitanden in den Jahren 2022 und 2023. Angegeben sind Häufigkeiten des Vorkommens. *Psychisch* F-Diagnose nach ICD-10; *PCS* Post-Covid-Syndrom; *Sarkoi.* Sarkoidose; *SAS* schlafbezogene Atemstörungen

COPD oder Asthma bronchiale, 10 % PCS, 4 % schlafbezogene Atemstörungen, 1 % Sarkoidose, 23 % weitere Diagnosen.

Für die erhebliche Komorbidität spricht: Alle Rehabilitandinnen/Rehabilitanden (n = 165) hatten mindestens vier Diagnosen, nur 12 (entsprechend 7 %) hatten keine fünfte (Abb. 8.1).

8.5   Behandlungsansätze bei verschiedenen pneumologischen Krankheitsbildern

Die elaboriertesten psychopneumologischen Konzepte liegen für COPD und Asthma bronchiale vor. Auch zur Sarkoidose und zu den schlafbezogenen Atemstörungen wären psychopneumologische Ansätze denkbar. Zum Post-Covid-Syndrom wurde ein eigenes abteilungsübergreifendes Behandlungsangebot entwickelt (Sütfels 2024).

8.5.1 COPD

Die Prävalenz psychischer Komorbidität, insbesondere von Depressionen und Ängsten, ist bei COPD stark erhöht (Kap. 4). Aufgrund dieser hohen Prävalenzen weist die Nationale Versorgungsleitlinie (NVL) auf die Relevanz einer frühzeitigen Erfassung dieser Krankheiten hin. Die Leitliniengruppe nimmt als Versorgungsproblem wahr, dass in der Praxis zu selten die psychische Komorbidität erfasst wird (Bundesärztekammer [BÄK] et al. 2021).

In einer Metaanalyse unter pneumologischen Rehabilitandinnen/Rehabilitanden mit COPD fanden sich bei 40 % depressive Störungen und bei 36 %Angststörungen (Mühlig et al. 2019). Noch deutlich höher ist die Komorbidität für Nikotinabhängigkeit bei COPD. Ein triadisches Wirkmodell beschreibt das Bedingungsgefüge zwischen COPD, Nikotinabhängigkeit und Depression (Mühlig et al. 2019).

Im Folgenden wird der klinische Nutzen der Therapien bei *COPD* aus Sicht des Reha-Teams dargestellt:

- Mit *hohem klinischem Nutzen* bei COPD ist das körperliche Training bewertet, das durch die Reduktion der Atemnot und die Verbesserung der körperlichen Leistungsfähigkeit wirkt. Ebenfalls hohen klinischen Nutzen hat die Patientenschulung und das Selbstmanagementtraining und die Tabak- und Nikotinentwöhnung durch die Stabilisierung der Lungenfunktion. Dieser „hohe klinische Nutzen" wird auch von Ritz (2020) so beschrieben, der positiv bewertet, dass kontrollierte Studien einen ausreichenden positiven Effekt zeigen und Interventionsprotokolle für den klinischen Einsatz vorliegen. Die Ernährungstherapie (Reduktion von Mangelernährung und Muskelschwund, Verbesserung der Lungenmechanik und Reduktion der Atemwegsentzündungen) hat gerade bei fortgeschrittener COPD aus klinischer Sicht einen hohen Wert. Ebenfalls einen hohen klinischen Nutzen sehen wir bei der Atemphysiotherapie, die durch die Verringerung der Atemnot, die Verbesserung der Ventilation und die Stärkung der Atemhilfsmuskulatur wirkt. Die Atemphysiotherapie ist von nicht zu überschätzendem Nutzen, da sie oft das körperliche Training erst ermöglicht.
- Psychotherapie hat einem *moderaten klinischen Nutzen* durch die Verringerung negativer Emotionen, den verbesserten Umgang mit Stress und Atemnot sowie durch die Verbesserung des Krankheitsmanagements.
- *Geringen Nutzen* misst Ritz (2020) den Entspannungstechniken sowie Yoga, Tai Chi und Biofeedbacktraining durch Verringerung negativer Emotionen und des Stresserlebens zu. Diese Einschätzung teilen wir aus klinischer Sicht nicht. Die Entspannungsverfahren sind neben dem körperlichen Training klinisch wichtig für die Stressreduktion (Kap. 7).

Psychopneumologisch sind nach unserer Erfahrung folgende Themen zentral:

- Krankheitsakzeptanz (insbesondere die Frage nach der Wahrnehmung des Krankheitsstadium),
- Umgang mit der Angst vor dem Verlauf der Krankheit (Ersticken, fortschreitende Einschränkung der Leistungsfähigkeit und Lebensqualität),
- Stigmatisierung durch die Sauerstoffversorgung,
- Schuldgefühle bei Nikotinabhängigkeit.

8.5.2   Asthma bronchiale

Klinisch imponiert *Asthma bronchiale* durch anfallsweise Atemnot mit thorakalem Engegefühl und Reizhusten (Kap. 3). Oft gelingt es nicht, ein differenziertes medikamentöses Behandlungskonzept umzusetzen, weil die Erkrankung mit großen Schwankungen der Intensität einhergeht. So fällt es vielen Betroffenen schwer, eine kontinuierliche Behandlung mit einem inhalativen Steroid in beschwerdefreier Zeit zu akzeptieren und durchzuhalten. Therapietreue kann nur erreicht werden, wenn die Behandlung der Komplexität des Geschehens gerecht wird und sich nicht nur auf die Einnahmeermahnungen fokussiert.

Kurz- und längerfristige Störungen der Balance des vegetativen Nervensystems beeinflussen die Asthmasymptomatik, genauso wie längerfristige Störungen des Immunsystems. Belastende Ereignisse verstärken die Asthmasymptomatik. Asthma und Depressionen verstärken sich vermutlich gegenseitig (Kap. 5). Gemäß Studienlage leiden 82 % der Asthma-Erkrankten weder unter einer manifesten Angststörung noch unter einer depressiven Erkrankung (Langewitz und Soler 2018).

Das deckt sich in unserem Setting nur bedingt mit unseren Erfahrungen. Oft berichten Rehabilitandinnen/Rehabilitanden über Erschöpfung, Angespanntheit und Unruhe und sind zunächst überrascht und irritiert, wenn psychische Diagnosen gestellt werden. Nach behutsamer Aufklärung und Betonung der Chancen, die sich aus einer leitliniengerechten Therapie mit hoher Wahrscheinlichkeit ergeben, können viele Betroffene die ersten Behandlungsschritte machen und selbst evaluieren, ob die Therapien, die aus den zunächst irritierenden Diagnosen resultieren, hilfreich sind.

Im Folgenden wird wiederum auf die Einschätzung des klinischen Nutzens der Therapien bei *Asthma bronchiale* aus Sicht des Reha-Teams eingegangen:

- *Hohen klinischen Nutzen* haben die Patientenschulung, das Selbstmanagementtraining sowie das körperliche Training. Letzteres wirkt durch die Reduktion einer trainingsinduzierten Obstruktion und die Verbesserung der körperlichen Leistungsfähigkeit. Diese Einschätzung teilen wir mit Ritz (2020).

- *Moderaten klinischen Nutzen* haben die Tabak- und Nikotinentwöhnung durch die Reduktion der Atemwegsschädigung und die Ernährungstherapie durch die Verbesserung der Lungenmechanik und eine Reduktion der Atemwegsentzündung. Die Atemphysiotherapie hat einen sehr hohen klinischen Nutzen durch verbesserte Ventilation und verbesserte Funktion der Atemhilfsmuskulatur. Ebenfalls moderaten Nutzen hat das Biofeedbacktraining (durch uns leider nicht regelmäßig einsetzbar) durch eine Verringerung der Obstruktion sowie individuelle Psychotherapie durch eine Verringerung negativer Emotionen und des Stresserlebens.
- Ritz (2020) sieht einen *geringen klinischen Nutzen* bei der Anwendung von Entspannungstechniken, des Stressmanagements und bei Yoga, die über die Verringerung muskulärer Anspannung, negativer Emotionen und des Stresserlebens wirken würden. Trainings der Symptomwahrnehmung hätten ebenfalls einen geringen klinischen Nutzen. Diese Einschätzung teilen wir aus klinischer Sicht nicht. Die Nationale Versorgungsleitlinie Asthma beurteilt Yoga positiv (Bundesärztekammer [BÄK] et al. 2020). Die Entspannungsverfahren sind neben dem körperlichen Training klinisch wichtig für die Stressreduktion.

8.6 Etablierung der psychopneumologischen Rehabilitation im Reha-Zentrum Todtmoos

Das Reha-Zentrum Todtmoos erfüllte im April 2021 die Voraussetzungen für eine erfolgreiche Implementierung einer dualen Rehabilitation. Konkret waren alle wesentlichen notwendigen diagnostischen und therapeutischen Kompetenzen vorhanden. Im psychopneumologischen Reha-Team arbeiten bewährte, interessierte und gut aufeinander eingespielte Mitarbeitende aus verschiedenen Berufsgruppen zusammen. Eine Einführungsveranstaltung und der kontinuierliche Wissensaustausch für die speziellen Fragestellungen der Psychopneumologie werden von dem Chefarzt der Pneumologie und dem Ärztlichen Direktor (Bereich Psychosomatik) ermöglicht.

Ab April 2021 bestanden in der Psychopneumologie des Reha-Zentrums Todtmoos 16 vollstationäre Behandlungsplätze. Bis Ende 2021 waren 24 Behandlungsplätze geplant und nach der Zeit der Pandemie auch erreicht. Ab Januar 2022 beteiligte sich das Reha-Zentrum Todtmoos an der multizentrischen, prospektiven Studie zur formalen Evaluation der dualen Rehabilitation im Rahmen der DUAL-Studie unter Leitung von Fr. PD Dr. K. Meng und Prof. Dr. H. Vogel (Universität Würzburg).

Außerdem nahm das Reha-Zentrum mit seinem abteilungsübergreifenden Post-Covid-Konzept an der PoCoRe-Studie mit Rekrutierungsphase vom April 2021 bis August 2023 teil (Kupferschmitt et al. 2022).

8.6.1   Interdisziplinäre Aufnahme

Die Aufnahme gliedert sich in:

- *psychotherapeutische Aufnahme,*
- *ärztliche Aufnahme,*
- *physiotherapeutische Aufnahme,*
- *pflegerische Aufnahme.*

Die psychotherapeutische Aufnahme erfolgt durch eine psychologische Psychotherapeutin und nimmt ca. 1,5 h in Anspruch. Im Fokus des psychotherapeutischen Aufnahmegesprächs stehen die psychischen Funktionseinschränkungen. Mit der psychotherapeutischen Aufnahme geht eine standardisierte Befindlichkeits- und Leistungsdiagnostik einher, die zum Abschluss der Behandlung wiederholt wird. Zum Einsatz kommt dabei die standardisierte computerbasierte Psychodiagnostik der psychosomatischen Abteilungen. Weitere Befragungsinstrumente werden nach Erkrankung routinemäßig oder bedarfsweise eingesetzt.

Im Fokus der ärztlichen Aufnahme stehen die somatischen Funktionseinschränkungen. Von somatischer Seite wird festgelegt, welche weitere Funktionsdiagnostik durchgeführt wird. Die aufnehmende Stationsärztin verfügt über umfassende pneumologische Fachkenntnisse.

Die halbstündige physiotherapeutische Aufnahme besteht aus einer Erhebung der Bewegungsanamnese und einer orientierenden Untersuchung.

Die pflegerische Anamnese nimmt ebenfalls ca. 0,5 h in Anspruch.

8.6.2   Diagnostik

Fragebögen

Routinemäßig erfolgt eine Testung zur aktuellen Symptomatik, zur Persönlichkeitsstruktur und zu Arbeits- und Verhaltensmustern, die PC-basiert bei allen Aufnahmen durchgeführt wird. Sie dient zur Ergänzung des klinischen Eindrucks aus dem psychotherapeutischen Aufnahmegespräch, der ärztlichen Aufnahmeuntersuchung sowie der pflegerischen und bewegungstherapeutischen Aufnahme.

Im Rahmen der standardisierten Diagnostik werden eingesetzt:

- das Beck-Depressionsinventar (BDI2) (Kap. 6),
- der HEALTH-49 Fragebogen zur psychosozialen Gesundheit (Rabung et al. 2009),
- der Fragebogen zu arbeitsbezogenen Verhaltens- und Erlebensmustern (AVEM) (Sarges 2000).

Des Weiteren kommen zum Einsatz:

- die American-Thoracic-Society-Klassifikation (ATS-Klassifikation) bzw. das Modified Medical Research Council Questionnaire (mMRC),
- das Nijmegen Questionnaire (NQ),
- der COPD-Assessment-Test (CAT),
- der Asthma-Control-Test (ACT).

Diese Diagnostikinstrumente werden in Kap. 2 und 6 dargestellt.

Körperliche Leistungstestung
Der *6-min-Gehtest* wird bei Aufnahme durchgeführt. Dabei wird die zurückgelegte Wegstrecke in diesem Zeitraum als Maß für die kardiovaskuläre und pulmonale Leistungsfähigkeit erhoben. Auch das Aufnahmelabor und das Aufnahme-EKG erfolgen routinemäßig.

Am aussagekräftigsten sind Vergleichsmessungen bei den gleichen Betroffenen über die Zeit. Die Kooperation der Rehabilitandinnen/Rehabilitanden während der Untersuchung ist von entscheidender Bedeutung für valide Testergebnisse.

Diagnostisch stehen zur Verfügung:

- die Blutgasanalyse,
- die Pulsoxymetrie und Kapnografie,
- die Spirometrie,
- die Plethysmografie,
- die Diffusionsmessung,
- die Spiroergometrie (Kap. 2).

Feno-Messungen können zur Kontrolle der Asthmaeinstellung erfolgen. Oft setzen wir die Ergometer-Blutgasanalyse in 2 Belastungsstufen zur Erfassung von Hyperventilation und Gasaustauschstörung ein.

8.6.3   Physiotherapeutischer Aufnahme- und Abschlussstatus

In der physiotherapeutischen Aufnahmeuntersuchung wird die Bewegungsanamnese erhoben, es erfolgt eine valide physiotherapeutische Erfassung des körperlichen Status, eine angemessene gemeinsame Therapiezielformulierung und die Planung einer individualisierten Therapie. In der Untersuchung vor der Entlassung aus der Rehabilitation wird der therapeutische Prozess evaluiert und es werden Therapieempfehlungen ausgesprochen.

Die physiotherapeutische Leistungserfassung besteht aus:

- 3-min-Stufentest,

- Borg-Skala,
- BODE-Index.

Auch diese Diagnostikinstrumente werden in Kap. 2 dargestellt.

Von besonderer Wichtigkeit ist es, dass eine personelle Kontinuität nicht nur in der psychotherapeutischen und ärztlichen Versorgung, sondern auch in der physiotherapeutischen und pflegerischen Versorgung besteht. Dies sorgt nicht nur für hohe Zufriedenheit (Abschn. 8.8.1), sondern ermöglicht auch eine optimale Steuerung des individualisierten Rehabilitationsprozesses.

8.6.4 Gruppenbehandlungen in der Bezugsgruppe

Auch wenn eine geschlossene Gruppe, die gemeinsam einen Großteil aller Therapien wahrnimmt, wünschenswert wäre, ist aus organisatorischen Gründen eine halboffene Therapiegruppe am sinnvollsten. Dies bedeutet, dass in die laufende Therapiegruppe fluktuierend Personen aufgenommen und entlassen werden.

Einer der wichtigsten Wirkfaktoren der medizinischen Rehabilitation ist die Erfahrung des Angenommenseins in der Bezugsgruppe. Im Reha-Zentrum Todtmoos wird der Ansatz verfolgt, dass nicht nur die Gruppenpsychotherapie gemeinsam absolviert, sondern wesentliche Teile des Therapieprogramms gemeinsam in der Bezugsgruppe erlebt wird – z. B. Angebote aus den Bereichen Pflege, Ergotherapie und Atemschule. Eine maximale Gruppengröße der Bezugsgruppe von 12 soll nicht überschritten werden.

Gruppenpsychotherapie
Es finden 3 Einheiten Gruppenpsychotherapie mit jeweils 90 min pro Woche statt.

- Die erste dieser wöchentlich angebotenen Einheiten ist primär psychoedukativ und behandelt die Themen Angst und Atmung, Informationen zu den jeweils bestehenden pneumologischen Erkrankungen, zu Krankheitsverarbeitung und Umgang mit Stress. Insbesondere die Themen Depression und krankheitsbezogene Ängste sowie Krankheitsbewältigung werden in dieser Einheit behandelt.
- Die zweite wöchentliche Einheit beschäftigt sich mit der Stärkung der sozialen Kompetenz und der Interaktion u. a. in Rollenspielen.
- Die dritte wöchentliche Einheit widmet sich dem Thema Selbstwertgefühl, Individuation und Weiterentwicklung.

Die Gruppenpsychotherapie mit ihren drei Einheiten wird von der Gruppenpsychotherapeutin (die in der Regel auch die Einzeltherapie anbietet) durchgeführt. Die therapeutischen Leistungen in der Rehabilitation werden nach dem Katalog Therapeutischer Leistungen (KTL) der DRV erfasst.

Ergotherapie und Kunsttherapie
Ergotherapie spielt im Reha-Zentrum Todtmoos in der Diagnostik und der Verbesserung des psychosozialen Leistungsniveaus eine bedeutende, zentrale Rolle. Kognitive, motorische, motivationale Dimensionen werden in diesem Rahmen in angenehmer Atmosphäre gut erfasst. Die Gruppe nimmt gemeinsam an einem 90-minütigen Angebot pro Woche in der Ergotherapie teil.

Eine besondere Aufmerksamkeit widmen wir den kognitiven Leistungseinschränkungen bei dem Post-Covid-Syndrom, aber auch bei schweren Lungenerkrankungen. Durch ein Hirnleistungstraining (von unseren Ergotherapeuten angeboten) und durch PC-gestützte Angebote ermöglichen wir ein Training kognitiver Funktionen.

Von einer ebenfalls 90-minütigen wöchentlichen Teilnahme an der Kunsttherapie mussten wir uns kurz nach Implementierung trennen, weil dies organisatorisch nicht umsetzbar war.

Alltagsstrukturierendes und aktivitätenförderndes Angebot der Pflege
Die Pflegkräfte arbeiten wöchentlich mit der Gruppe am Aktivitätenaufbau und der Strukturierung des Alltags. Vorgesehen sind 30 min wöchentlich.

Atemphysiotherapie und Entspannungsverfahren
Die Rehabilitandinnen/Rehabilitanden nehmen an einem umfangreichen bewegungs- und physiotherapeutischen Angebot teil. Ursprünglich war eine einstündige Einheit geplant, die 4-mal in der Woche stattfindet und Übungen aus der Atemschule mit den Entspannungsverfahren (v. a. progressive Muskelrelaxation und autogenes Training) verbindet. Wir planen aktuell das Entspannungstraining in der Gruppe (3×30 min/Woche) und die Atemphysiotherapie (5×30 min/Woche) ab dem 6. Behandlungstag. Die Atemschule (Atemphysiotherapie) ist die Mitte der Psychopneumologie und wird werktäglich um die Mittagszeit angeboten. Ziel ist die verbesserte Ventilation und Funktion der Atemhilfsmuskulatur bei Asthma und COPD, insbesondere die Atmung unter Belastung wird beübt. Die Abmilderung dysfunktionaler Atmung ist ein zentraler Wirkfaktor und Voraussetzung für die motorische Trainingstherapie.

Entspannungsverfahren werden (neben der Bewegungstherapie) als wesentlicher Baustein zur Stressreduktion angesehen. Entspannungsverfahren sollen nach dem Rahmenkonzept der dualen Rehabilitation 60 min pro Woche angeboten werden.

Motorische Trainingstherapie und Bewegungstherapie
Außerdem erhalten die Rehabilitandinnen/Rehabilitanden in ihrer Bezugsgruppe wöchentlich 60 min „Leichte Bewegung und Spiel". Dieses bewegungstherapeutische Kernangebot soll Freude an der Bewegung in der Gruppe trotz Einschränkungen vermitteln. Die medizinische Trainingstherapie (MTT) findet mindestens 5-mal wöchentlich statt: MTT mit Geräten 1×60 min/Woche, MTT in der Gymnastikhalle 1×60 min/Woche und herzfrequenzgesteuertes Ergometertraining 4×30 min/Woche.

Bei besonderem Bedarf der Gruppe können diese Angebote auch in achtsamkeits- und wahrnehmungsorientierte oder auf Koordination zielende Angebote umgestellt werden. Vervollständigt wird das Konzept durch ergänzende bewegungstherapeutische Angebote – orientiert am individuellen Bedarf.

Die duale Rehabilitation orientiert sich an einem Wert von mindestens 300 min Bewegungstherapie pro Woche. Unsere Rehabilitandinnen/Rehabilitanden überschreiten in der Regel die Dauer von wöchentlich 300 min sehr deutlich: Bezogen auf alle Rehabilitandinnen/Rehabilitanden der Psychopneumologie 2023: 463 min/Woche und bis Mitte April 2024: 523 min/Woche.

8.6.5 Einzelbehandlungen und Visiten

Neben den bezugsgruppenbezogenen Angeboten erhalten alle Rehabilitandinnen/Rehabilitanden einen einstündigen Termin pro Woche für ein psychotherapeutisches Einzelgespräch.

Psychopneumologische Visiten
Während jeder Rehabilitation finden – ergänzend zu den üblichen ärztlichen Kontakten – zwei abteilungsübergreifende Visiten statt. An den Visiten nehmen die behandelnde Stationsärztin, die Bezugspsychotherapeutin, eine Pflegekraft, der Chefarzt der Pneumologie und der Ärztliche Direktor (Bereich Psychosomatik) teil.

Die abteilungsübergreifenden Visiten sind unverzichtbarer Teil der dualen Rehabilitation. Es sind 20 min pro Person und Visite mindestens 2-mal in der Rehabilitation einzuplanen.

Ärztlich werden im Rahmen der ersten dualen Visite vorwiegend die Befunde vermittelt. Eine leitlinienorientierte Beratung erfolgt zur bestehenden Therapie, die in Absprache mit den Rehabilitandinnen/Rehabilitanden nach Bedarf im Verlauf modifiziert wird. In der ersten doppelfachärztlichen Visite werden auch die Ergebnisse der psychologischen Eingangsdiagnostik (die teilweise auch in der Einzelpsychotherapie weiter bzw. tiefgehender thematisiert werden) sowie weitere Therapieoptionen besprochen und z. B. eine anxiolytische, antidepressive oder schlafanstoßende Medikation eingeleitet. Gerade in dieser Visite werden gemeinsam ein Krankheitsmodell erarbeitet und biopsychosoziale Zusammenhänge erläutert und deren Bedeutsamkeit für das Behandlungsprogramm herausgearbeitet.

Die zweite doppelfachärztliche Visite hat die Weiterbehandlung, die sozialmedizinische Leistungsbeurteilung und eine evtl. indizierte Verlängerung zum Thema. Weitere ärztliche Visiten erfolgen je nach Notwendigkeit.

Es besteht eine engmaschige ärztliche Betreuung, in der ersten Woche durch die umfassende Aufnahme, in der zweiten und vierten Woche durch die Teilnahme an den dualen Visiten und in der fünften Woche durch die Entlassungsuntersuchung. Individuell und je nach Bedarf werden weitere Visiten durch die Stationsärztin geplant. Bei Bedarf können jederzeit über die Pflege Termine mit der Stationsärztin vereinbart werden.

Der Plan, die Stationsärztin in regelmäßigen Abständen an psychoedukativen Gruppenpsychotherapien teilnehmen zu lassen, konnte aus personellen und organisatorischen Gründen nicht umgesetzt werden. Derzeit wird dieser Bedarf in Einzelberatungen durch die Stationsärztin und durch Teilnahme am psychoedukativen Programm der Pneumologie abgedeckt. In regelmäßigen Kurvenvisiten der Stationsärztin und des Ärztlichen Direktors (Bereich Psychosomatik) sowie in der wöchentlichen Teambesprechung wird jeweils der Bedarf und die Notwendigkeit weiterer (ggf. auch dualer) Visiten eingeschätzt.

Psychotherapeutische Einzelgespräche
Die Einzelgespräche dienen sowohl der psychischen Statuserhebung mit Therapiezielklärung als auch der Aufklärung über die Testergebnisse und der psychotherapeutischen Behandlung. Ursprünglich war geplant, zwei Einzelgespräche mit jeweils 30 min Dauer pro Woche anzubieten. Auf Wunsch der Rehabilitandinnen/Rehabilitanden und der Psychotherapeutinnen setzte sich das einstündige Gespräch durch. Eine Sonderform des psychotherapeutischen Einzelgesprächs ist das Entlassungsgespräch, in dem die Sozialmedizin nochmals zusammengefasst wird und sowohl die Weiterbehandlung als auch die Zielerreichung der psychosozialen Ziele erneut besprochen werden.

Ergänzende bewegungstherapeutische Angebote
Wenn keine Kontraindikation besteht, wird als passive Maßnahme einer Art Wasserstrahl-Massage verordnet. Nach ärztlicher Verordnung kommen weitere aktive und passive Maßnahmen in der Einzelbehandlung zum Einsatz.

Abschlussuntersuchungen
Wie in Abschn. 8.6.1 bereits ausgeführt, erhalten alle Rehabilitandinnen/Rehabilitanden in der Einzelbehandlung sowohl die umfassende multiprofessionelle Aufnahme als auch die bewegungstherapeutische, pflegerische, psychotherapeutische und ärztliche Abschlussuntersuchung.

Ein typischer Wochenplan eines Rehabilitanden in der psychopneumologischen Behandlung ist in Tab. 8.1 dargestellt.

8.6.6 Weitere Leistungen des Reha-Zentrums Todtmoos

Bei Bedarf wird auf schon im Haus etablierte Behandlungsformen zurückgegriffen u. a. Physiotherapie, Peak-flow-Schulungen, Stressseminare, Vorträge zur Krankheitsbewältigung, Nichtrauchertraining etc. Wenn keine Kontraindikationen bestehen, kann zusätzlich Sporttherapie am Samstag verordnet werden. Es ist darauf zu achten, dass die Aktivitäten

Tab. 8.1 Exemplarische Darstellung eines Wochenplans in der psychopneumologischen Rehabilitation

	Mo	Di	Mi	Do	Fr	Sa
8:30	Ergotherapie	Duale Visite	Bewegung und Spiel	PT-Gruppe	Einzel-PT	
9:00	Ergotherapie	Duale Visite	Bewegung und Spiel	PT-Gruppe	Einzel-PT	Sport
	Ergotherapie	Sozialberatung		PT-Gruppe		Sport
10:00		Sozialberatung			Aktivitätenplanung	Sport
	PT-Gruppe		PT-Gruppe	Ergometer	HLT	
11:00	PT-Gruppe	MTT GymHalle	PT-Gruppe	Hydrojet	HLT	
	PT-Gruppe	MTT GymHalle	PT-Gruppe			
12:00	Atemschule	Atemschule	Atemschule	Atemschule	Atemschule	
				COPD		
13:30	Vortrag SB	Entspannung	Hydrojet	COPD	Entspannung	
	Vortrag SB					
14:00	MTT (Geräte)	Ergometer	Aktivitätenplanung		Ergometer	
	MTT (Geräte)	Einführung PP	Ergometer	Asthma	Einführung Ergotherapie	
15:00		Einführung PP		Asthma	Einführung Ergotherapie	
	EBSS	Willkommgruppe	CA-Vortrag	Walken	Wassergymnastik	
16:00	EBSS	Willkommgruppe	CA-Vortrag Yoga	Walken		

PT-Gruppe Psychotherapiegruppe; *SB* Sozialberatung; *MTT* medizinische Trainingstherapie; *EBSS* Ernährung/ Bewegung/Schlaf/Stress; *PP* Psychopneumologie; *CA-Vortrag* Chefarzt-Vorträge zu diversen Themen; *HLT* Hirnleistungstraining

am Heimatort fortgeführt werden können, um einen Einstieg in ein die Leistungsfähigkeit aufbauendes Freizeitverhalten zu ermöglichen.

8.6.7 Duale Fallbesprechungen

Im Anschluss an die umfassenden pflegerischen, bewegungstherapeutischen, ärztlichen und psychotherapeutischen Aufnahmegespräche und -untersuchungen und am Ende der dualen Rehabilitation finden duale Fallbesprechungen statt. An den Fallbesprechungen nehmen die behandelnde Stationsärztin, die Bezugspsychotherapeutin, eine Pflegekraft, die Ergotherapeutin, die Physiotherapeutin sowie der Chefarzt der Pneumologie und der Ärztliche Direktor (Bereich Psychosomatik) teil. Die Fallbesprechungen sind unverzichtbarer Teil der dualen Rehabilitation. Sie finden mindestens 60 min pro Woche für je 12 Rehabilitandinnen/Rehabilitanden statt.

Die Behandlung erfolgt in einem multiprofessionellen Reha-Team. Über die Ergebnisse und Eindrücke aus den jeweiligen Aufnahmen berichten die Mitarbeitenden in der
wöchentlichen Teamsitzung. Auch die Beobachtungen aus den Behandlungen werden in
diese Sitzungen eingebracht. Einmal im Monat findet eine externe Supervision statt. Alle
Rehabilitandinnen/Rehabilitanden werden vor der zweiten Visite im Rahmen der sozialmedizinischen Konferenz im Team besprochen. An dieser Sitzung nehmen der Chefarzt
der Pneumologie und der Ärztliche Direktor (Bereich Psychosomatik) teil. Zusätzlich
erfolgt monatlich eine 90-minütige externe fallbezogenen Supervision, an der das gesamte
multiprofessionelle Reha-Team teilnimmt.

8.7   Dauer der psychopneumologischen Rehabilitation

Eine duale Rehabilitation wird in der Regel für 5 Wochen bewilligt. Eine Verlängerung
oder Verkürzung ist aus medizinischen Gründen möglich (Deutsche Rentenversicherung
Bund 2020). Im Jahr 2021 lag die mittlere Verweildauer bei 42 Tagen, 2022 bei 40, 2023
bei 42 und 2024 (bei den bis Mitte April Entlassenen) bei 41 Tagen.

8.8   Ergebnisqualität der psychopneumologischen
   Rehabilitation

Im Folgenden werden die Ergebnisse der psychopneumologischen Rehabilitation in Form
der Zufriedenheit der Rehabilitandinnen/Rehabilitanden, des subjektiven Behandlungserfolgs und aus der Sicht des Reha-Teams dargestellt.

8.8.1   Zufriedenheit mit der Behandlung

Vergleicht man die Rehabilitandinnen/Rehabilitanden der Psychopneumologie und der
Pneumologie bezüglich der Zufriedenheit mittels des Fragebogens zur Patientenzufriedenheit (ZUF-8), wie sie quartalsweise durch die Gesellschaft für Qualität im Gesundheitswesen (GfQG) aufbereitet wird, so sehen wir einen Mittelwert von 81,3 Qualitätspunkten
(Skala: 0–100 Qualitätspunkte) in der Psychopneumologie und einen Mittelwert von 78
Qualitätspunkten in der Pneumologie (Abb. 8.2). Wir sehen einen sehr großen (Cohen's d
= 1,3) und statistisch signifikanten Unterschied (p = 0,015) zwischen der Zufriedenheit
mit der Psychopneumologie und mit der Pneumologie gemessen mit dem ZUF-8.
   Vergleichen wir die Werte der Psychopneumologie mit denen der Psychosomatik, die
einen Mittelwert von 77,9 Qualitätspunkten aufweist (Abb. 8.2), so finden wir ebenfalls
einen sehr großen (Cohen's d = 1,1) und statistisch signifikanten Unterschied (p = 0,026)
bezüglich der Zufriedenheit mit der Behandlung.

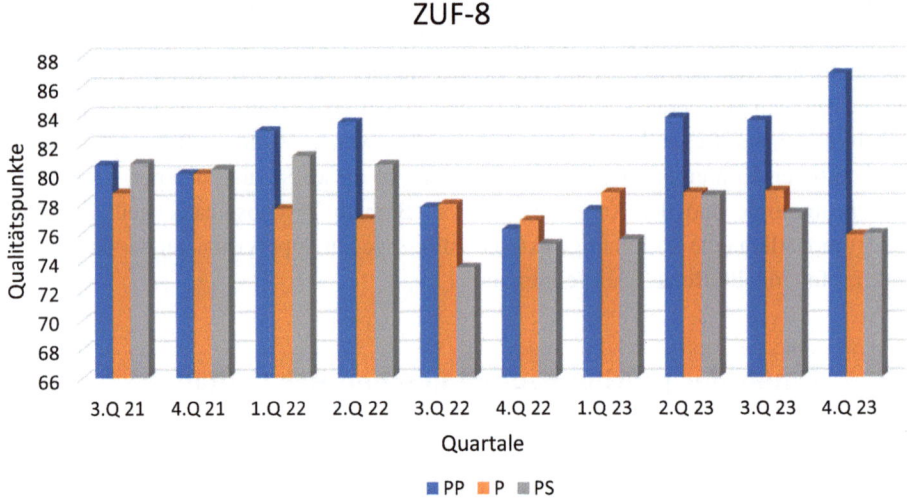

Abb. 8.2 Zufriedenheit mit der Rehabilitation über die Quartale 3/2021–4/2023, gemessen am Fragebogen zur Messung der Patientenzufriedenheit (ZUF-8). Skala der möglichen Qualitätspunkte 0–100, wobei höhere Werte eine höhere Zufriedenheit abbilden. *PP* Psychopneumologie; *P* Pneumologie; *PS* Psychosomatik

8.8.2 Subjektiver Behandlungserfolg

Vergleicht man die Rehabilitandinnen/Rehabilitanden der Psychopneumologie und der Pneumologie bezüglich des subjektiven Behandlungserfolgs mittels einer Skala zur direkten subjektiven Veränderungsmessung (BESS), so sehen wir einen Mittelwert von 75,3 Qualitätspunkten (Skala: 0–100 Qualitätspunkte) in der Psychopneumologie und einen von 74 Qualitätspunkten in der Pneumologie (Abb. 8.3). Wir finden einen kleinen (Cohen's d = 0,29), aber nichtsignifikanten Unterschied im Behandlungserfolg zwischen Psychopneumologie und Pneumologie gemessen mit der BESS.

Vergleichen wir die Werte der Psychopneumologie mit denen der Psychosomatik, die einen Mittelwert von 76,2 Qualitätspunkten aufweist (Abb. 8.3), so sehen wir einen kleinen (Cohen's d = 0,2), aber nichtsignifikanten Unterschied des subjektiven Behandlungserfolgs zugunsten der Psychosomatik.

8.8.3 Erfolge aus Sicht des psychopneumologischen Reha-Teams

Im ärztlichen Entlassungsbericht wird eine Einschätzung des Behandlungserfolgs aus der Sicht der Behandelnden vorgenommen. Wenn man diese Einschätzung des Reha-Teams

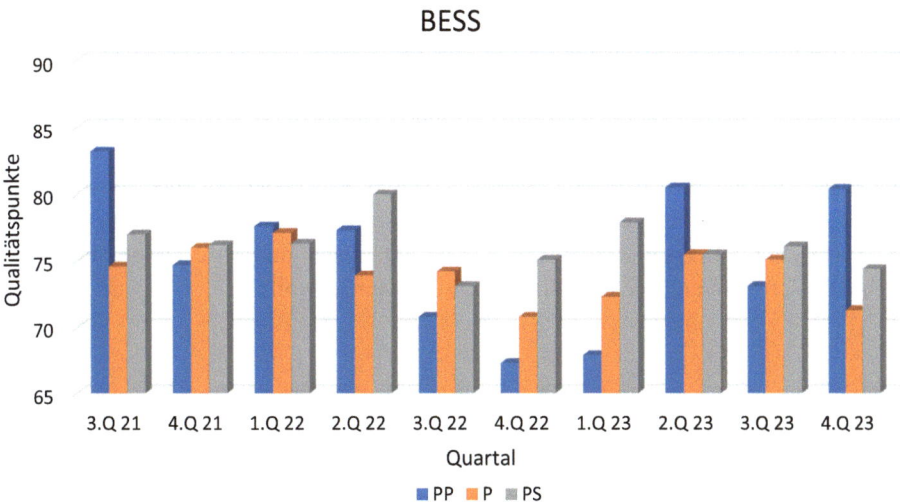

Abb. 8.3 Subjektiver Behandlungserfolg der Rehabilitation über die Quartale 3/2021–4/2023, ein-geschätzt durch die Rehabilitandinnen/Rehabilitanden mittels einer Skala zur direkten Verände-rungsmessung (BESS). Skala der möglichen Qualitätspunkte 0–100, wobei höhere Werte eine stär-kere subjektive Verbesserung abbilden. *PP* Psychopneumologie; *P* Pneumologie; *PS* Psychosomatik

auf Erkrankungen bezieht, erscheint eine Behandlung in der Psychopneumologie bei fol-genden Erkrankungen besonders erfolgsversprechend bzw. weniger erfolgsversprechend.

Diagnosen mit dem größten Anteil an Verbesserung
83 % der Rehabilitandinnen/Rehabilitanden mit einer erstmaligen schweren oder mittel-schweren depressiven Episode profitierten von der Rehabilitation, gefolgt von 81 % mit Asthma bronchiale und 81 % mit einer leichten depressiven Episode (bei einer rezidivieren-den depressiven Störung). Erstaunlicherweise profitierten auch 81 % der Betroffenen von Suchterkrankungen aus Sicht des Reha-Teams. Dies bezog sich nicht nur auf Nikotinabhän-gigkeit, sondern auch auf Low-dose-Benzodiazepin- und Alkoholabhängigkeit. 74 % aller Erkrankten mit einem Post-Covid-Syndrom wurden gebessert entlassen.

Diagnosen mit dem kleinsten Anteil an Verbesserung
Nach Einschätzung des Reha-Teams profitierten Rehabilitandinnen/Rehabilitanden mit einer PTBS nur zu 21 %, was vorwiegend am Behandlungssetting lag. Die positiven Effekte der Psychopneumologie wurden durch das Team für Erkrankte mit phobischen Störungen (n = 5) mit 20 % noch geringer eingeschätzt. Selten können wir Expositionen in der Reha-bilitation durchführen. Schlafbezogene Atemstörungen (n = 33) wurden ebenfalls nur zu knapp 30 % als verbessert eingeschätzt.

Diagnosen mit einem mittleren Anteil an Verbesserung

50 % der COPD-Erkrankten und 62 % mit einer schweren Episode einer rezidivierenden depressiven Störung wurden gebessert entlassen. 60 % der Rehabilitandinnen/Rehabilitanden mit einer mittelgradigen Episode einer rezidivierenden depressiven Störung und 2/3 aller an Sarkoidose Erkrankten (n = 6) profitierten von der Behandlung. 69 % aller Erkrankten mit einer Panikstörung und 51 % aller Erkrankten mit einer somatoformen Störung (n = 33) wurden gebessert entlassen. Dieses Ergebnis ist insofern überraschend, als der Umgang mit diesen Erkrankungen in der Intervision und der externen Supervision oft thematisiert wird und auch sozialmedizinisch anspruchsvoll ist.

8.9   Fazit für die Praxis

- Das hier skizzierte Konzept der dualen Reha Psychopneumologie ist nicht primär aus theoretischen Überlegungen heraus entwickelt worden, sondern aufgrund sich täglich stellender realer Herausforderungen in der Rehabilitation pneumologischer und psychosomatischer Patientinnen/Patienten.
- Sowohl die Rehabilitandinnen/Rehabilitanden als auch die Behandelnden bewegen sich seit Jahren in einem Spannungsfeld, das durch die komplexen Anforderungen an die Therapie der sowohl pneumologischen als auch psychischen Erkrankungsbilder entsteht, denen wir gerecht werden wollen.
- Wir hoffen, dass wir mit diesem Konzept und seiner täglichen Umsetzung den Bedürfnissen der Versicherten und auch dem Bedürfnis der Behandelnden, eine gute Rehabilitation anzubieten, einen Schritt näherkommen. Wir gehen davon aus, dass die Qualität der Diagnosestellung und der Behandlung im jeweils anderen Fachgebiet und der sozialmedizinischen Leistungsbeurteilung in der dualen Rehabilitation steigt, wodurch psychiatrische oder pneumologische Zusatzbegutachtungen seltener benötigt werden und ein nachhaltigerer Erfolg der Rehabilitation sichergestellt werden kann.
- Dank gebührt allen Rehabilitandinnen/Rehabilitanden und Mitarbeitenden, die sich auf diese neue Behandlungsform eingelassen haben und einlassen.

References

Bundesärztekammer (BÄK), Kassenärztliche Bundesvereinigung (KBV), und Arbeitsgemeinschaft der Wissenschaftlichen Medizinischen Fachgesellschaften (AWMF). 2020. Nationale VersorgungsLeitlinie Asthma

Bundesärztekammer (BÄK), Kassenärztliche Bundesvereinigung (KBV), und Arbeitsgemeinschaft der Wissenschaftlichen Medizinischen Fachgesellschaften (AWMF) (2021). Nationale VersorgungsLeitlinie COPD – Teilpublikation der Langfassung. 2. Auflage

Deutsche Rentenversicherung Bund (2020) Duale Rehabilitation. Rahmenkonzept für die Modell-
phase, Berlin
Deutsche Rentenversicherung Bund (2022) Rehabilitation 2022. https://statistik-rente.de/drv/extern/
publikationen/statistikbaende/documents/Rehabilitation_2022.pdf. Zugegriffen: 1. Juli 2023
Kupferschmitt A et al (2022) Relevance of the post-COVID syndrome within rehabilitation
(PoCoRe): study protocol of a multi-centre study with different specialisations. BMC Psychology
10:189
Langewitz W, Soler M (2018) Asthma bronchiale und COPD. In: Köhle K et al (Hrsg) Uexküll,
Psychosomatische Medizin, München, S 897–907
Mühlig S, Loth FG, Schwarzbach C, Neudeck, P (2019) Psychische Komorbidität und psychoso-
zialer Support bei COPD-Patienten in der pneumologischen Rehabilitation. In: Schultz K et al
(Hrsg) Pneumologische Rehabilitation – Das Lehr- und Lernbuch für das Reha-Team, München,
S 81–96
Rabung S et al (2009) Psychometrische Überprüfung einer verkürzten Version der "Hamburger
Module zur Erfassung allgemeiner Aspekte psychosozialer Gesundheit für die therapeutische
Praxis" (HEALTH-49). Z Psychosom Med Psychother 55:162–179
Ritz T (2020) Pulmonologie. In: Egle UT, Helm C, Strauß B, von Känel R (Hrsg) Psychosomatik –
Neuropsychologisch fundiert und evidenzbasiert – ein Lehr- und Handbuch, Stuttgart, S 608–627
Sarges W (2000) Fragebogen zur Messung der Arbeitsmotivation: „AVEM – Arbeitsbezogenes
Verhaltens- und Erlebensmuster". Zeitschrift für Arbeits- und Organisationspsychologie A&O
44:38–42
Sütfels G (2021) Psychopneumologie. In Köllner V, Bassler M (Hrsg), Handbuch Psychosomatische
Medizin in der Rehabilitation, München, S 366–370
Sütfels G (2024) Rehabilitation bei Patientinnen und Patienten mit dem Post-COVID-Syndrom –
Konzepte, Ergebnisse und Voraussetzungen für ein gelingendes betriebliches Wiedereingliede-
rungsmanagement. In Stößel U, Reschauer G, Michaelis M (Hrsg) Arbeitsmedizin im Gesund-
heitsdienst, Bd. 37, Freiburg, S 115–128

Weitere Settings psychopneumologischer Behandlung

Paul Köbler und Sabine Habicht

Inhaltsverzeichnis

P. Köbler (✉)
Universitätsklinik für Psychosomatische Medizin und Psychotherapie, Paracelsus Medizinische Universität, Klinikum Nürnberg, Nürnberg, Deutschland
E-Mail: paul.koebler@klinikum-nuernberg.de

S. Habicht
Patientenverlag Sabine Habicht, Lindau am Bodensee, Deutschland
E-Mail: s.habicht@patienten-bibliothek.de

© Der/die Autor(en), exklusiv lizenziert an Springer-Verlag GmbH, DE, ein Teil von Springer Nature 2026
M. Tempel und P. Köbler (Hrsg.), *Psychopneumologie*,
https://doi.org/10.1007/978-3-662-71757-8_9

Kap. 9

- Gibt einen Überblick über Settings stationärer und ambulanter psychopneumologischer Arbeit
- Befähigt ärztliche und psychologisch-psychotherapeutische Fachkräfte sowie deren Patientinnen/Patienten zu einer ersten Kontaktaufnahme mit psychopneumologischen Settings der ärztlichen, psychotherapeutischen, sozialpsychiatrischen Versorgung sowie der Selbsthilfe
- Beschreibt Angebote der Selbsthilfe und Patientenorganisationen und stellt Chancen, Unterschiede sowie einzelne Anlaufpunkte dar

9.1 Stationäre integrierte Versorgung

9.1.1 Integrierte Psychosomatik

Für viele Patientinnen/Patienten mit schweren somatischen Komorbiditäten oder komplexen Krankheitsbildern sind die meisten Wege in eine psychotherapeutische Behandlung versperrt, was im Besonderen für chronisch pneumologisch Erkrankte gilt (Köbler et al. 2024). Ein Hauptgrund für deren Unterversorgung liegt in der Struktur der meisten psychosomatischen Therapiesettings, welche eine hohe Belastbarkeit der Teilnehmenden voraussetzen. Gleichzeitig verfügen diese nur selten über ausreichende somatomedizinische Versorgungskompetenz und -infrastruktur, um Erkrankte mit schwereren somatischen Komorbiditäten, wie bspw. einer beatmungspflichtigen COPD zu behandeln. Hinzu kommt, dass viele der Betroffenen noch kein tieferes Verständnis von möglichen psychosomatischen Wechselwirkungen ihrer Erkrankungen haben und dementsprechend schwer zu den meist langwierigen und intensiven psychosomatisch-psychotherapeutischen Behandlungsangeboten zu motivieren sind. Die oft langen Wartezeiten auf einen entsprechenden Therapieplatz erschweren die Zugänglichkeit für pneumologisch Erkrankte zusätzlich.

Aus diesen Umständen heraus entstanden Konzepte einer simultanen Versorgung psychosomatischer und somatopsychischer Krankheitsbilder in Behandlungssettings, die sowohl körperliche als auch psychische Symptome gleichermaßen diagnostizieren und behandeln können und die unter der Terminologie der integrierten Versorgungsmodelle zusammengefasst werden. Dies wird durch eine enge Verzahnung internistisch-somatomedizinischer und psychosomatischer Kompetenzen in unterschiedlichen Intensitätsgraden gewährleistet. Die Geschichte dieser integrierten Modelle in der psychosomatischen Medizin hat in den deutschsprachigen Ländern eine lange Tradition (Köbler et al. 2022).

Eine niedrige Form der Integration stellt die konsiliarische Versorgung dar. Dies geschieht zum einen durch eine psychosomatische Mitbetreuung stationär pneumologisch versorgter Patientinnen/Patienten bei folgenden Anlässen:

- Erstberatung,
- Diagnostik,
- Krisenintervention,
- Stabilisierung.

Zum anderen entspricht auch die internistisch-konsiliarische Mitbetreuung von Patientinnen/Patienten auf psychosomatischen Stationen einer integrierten Versorgung, wobei u. a. die pneumologische Diagnostik oder medikamentöse Mitbehandlung Indikationen darstellen.

Höhere Formen der Integration sehen eine starke räumliche Verzahnung und gemeinsame Mitbehandlung durch multiprofessionelle Teams vor. Am Klinikum Nürnberg wurde dabei mit dem integrierten Konzept individualisierter Akutbetten erstmals in Deutschland auch ein psychopneumologischer Schwerpunkt etabliert. Hier wird die nahtlose Weiterbetreuung pneumologisch aufgenommener Patientinnen/Patienten nach deren internistischer Stabilisierung (wie bspw. im Rahmen einer exazerbierten COPD-Erkrankung) gewährleistet (Köbler et al. 2024, Tab. 9.1).

Übliche Zugangswege zu integrierter psychosomatischer Behandlung sind Zuweisungen aus den Kliniken für Innere Medizin sowie durch die ambulante haus- und fachärztliche Versorgung und etwas seltener auch die elektive Vorstellung der Betroffenen in den psychosomatischen Kliniken.

In den geringer integrierten psychosomatischen Regel- und Komplexbehandlungen finden sich psychopneumologische Interventionen, wie in Kap. 7 beschrieben, am ehesten im Rahmen von Atemübungen oder auch in der therapeutischen Auseinandersetzung mit den Symptomen und deren Konsequenzen, mit den Zielen der Krankheitsakzeptanz und aktivem Coping.

In den häufig gruppentherapeutisch organisierten, stationären psychosomatischen Behandlungssettings profitieren Patientinnen/Patienten mit psychopneumologischen Krankheitsbildern zudem oft durch die Verbindung mit anderen Mitgliedern im gemeinsamen Leid, der Informationsvermittlung durch andere Betroffene, deren Nachahmen und der stützenden und tragenden Kohäsion der Gruppe (Yalom 2021). Diese Wirkmechanismen psychosomatischer Gruppentherapie können ihrerseits psychosomatische Wechselwirkungen pneumologischer Krankheitsbilder, wie in Kap. 5 beschrieben, deutlich positiv beeinflussen.

Insbesondere der Gruppenkontext ist auch Gegenstand der meisten psychopneumologischen Rehamaßnahmen und -angebote, deren Wirksamkeit belegt ist und die deshalb für chronisch progrediente Lungenerkrankungen wie der COPD in den Behandlungsleitlinien empfohlen werden (Vogelmeier et al. 2018) (Kap. 8).

Tab. 9.1 Exemplarische Darstellung der Therapiebausteine individualisierter integrierter Behandlung

Therapiebaustein	Mögliche Inhalte
Psychotherapeutische Einzelsitzungen	• Psychoedukative Elemente über Zusammenhänge zwischen körperlich belastenden Symptomen wie Atemnot und Angst, Stress oder Anspannung • Bearbeitung von Lebensbereichen, auf die eine Adaption an die Erkrankung hohe Auswirkungen auf die Lebensqualität haben kann (z. B. Haushalt, Partnerschaft und Familienleben)
Interdisziplinäre Visiten	• Optimierung etwaiger psychopharmakologischer Interventionen zur Verbesserung von Anspannung, Antrieb oder Schlaf • Beobachtung und Weiterbehandlung der somatischen Beschwerden
Spezialtherapien (Kunst- oder konzentrative Bewegungstherapie)	• Kreativer oder körper-/bewegungsorientierter Zugang zu inneren psychischen Prozessen • Erlernen von Ausdrucks- und Stressregulationsmöglichkeiten
Entspannungstherapie	• Progressive Muskelrelaxation nach Jacobsen • autogenes Training • psychoimaginative Übungen wie z. B. eine Atemhypnose
Genusstraining	• Vergrößerung des Wahrnehmungsspektrums und der Lebensqualität durch sinnesorientierte Übungen
Psychosomatische Bezugspflege	• Alltagsorientierte Beratungen • Erarbeitung von machbaren Aktivitäten • Verbesserung des Gesundheitsverhaltens so z. B. Schlaf- und Ernährungsgewohnheiten
Sozialdienstliche Begleitung	• Nachsorgeplanung und Reintegration • Beantragung von Hilfsmitteln und weiteren Unterstützungsangeboten
Physikalische Therapie	• Krankengymnastik zur Verbesserung von Mobilität und Atemsituation

9.1.2 Integrierte palliative Versorgung

Integrierte palliativmedizinische Versorgungsmodelle, mit ihrem Fokus auf der Gewährleistung eines würdevollen und schmerzfreien Lebens in der terminalen Phase von Erkrankungen, stellen ein weiteres Anwendungsgebiet stationärer psychopneumologischer

Interventionen dar. Dies findet im Wesentlichen durch eine konsiliarische Mitbetreuung auf somatischen Akutstationen und durch eigene spezialisierte Versorgungseinheiten statt, wobei einer frühzeitigen Anbindung besonders bei schweren Erkrankungen mit oft rascher und schwerer Symptombildung, wie dem Bronchialkarzinom, eine große Bedeutung zukommt (Oechsle und Schilling 2012). Über die konkrete Arbeit und Anwendung psychopneumologischer Intervention im Palliativkontext informiert Kap. 17.

9.2 Ambulante ärztliche Versorgung

Im Rahmen der ambulanten haus- und fachärztlichen Versorgung finden basale psychosoziale Interventionen auch in Bezug auf Lungenerkrankte v. a. durch die Gesprächsmöglichkeiten im Rahmen der Abrechnung der Gesprächsziffer der *psychosomatischen Grundversorgung* sowie durch die *Disease-Management-Programme (DMP) für Asthma und COPD* statt.

9.2.1 Psychosomatische Grundversorgung

Die psychosomatische Grundversorgung stellt einen Leistungs- und obligatorischen Ausbildungsbestandteil für Fachärztinnen/Fachärzte in Allgemeinmedizin, Frauenheilkunde und Geburtshilfe sowie in der Zusatzweiterbildung Sexualmedizin dar.

Im Rahmen dieses Ausbildungsbestandteils werden v. a. folgende Punkten geschult:

- patientenzentrierte Kommunikation,
- vertiefte Orientierung im psychotherapeutischen und psychiatrischen Versorgungssystem,
- Sensibilisierung in der Diagnostik möglicher psychischer Komorbiditäten,
- Training von Interventionen im Gespräch mit chronisch Kranken zur Ressourcenstärkung, Problemaktualisierung oder Krisenbewältigung.

Die Lehrinhalte werden in patientenzentrierten Balintgruppen interkollegial und unter supervisorischer Leitung reflektiert (Abb. 9.1).

Patientinnen/Patienten können bei erhöhtem psychosomatischen Behandlungsbedarf diese Leistung in der hausärztlichen Versorgung zugewiesen bekommen – dabei entspricht eine Abrechnungsziffer nach EBM 35100 oder 35110 einer Dauer von mindestens 15 min.

Eine Berücksichtigung spezifisch psychopneumologischer Inhalte in dieser Aus- bzw. Weiterbildung sieht die psychosomatische Grundversorgung zwar bisher noch nicht vor, die abgebildeten Themen- und Übungsfelder sind jedoch auch in der Behandlung von Lungenerkrankten von hoher Relevanz (biopsychosoziales Krankheitsverstehen, Stressverarbeitung, Interventions- und Gesprächstechniken und viele mehr).

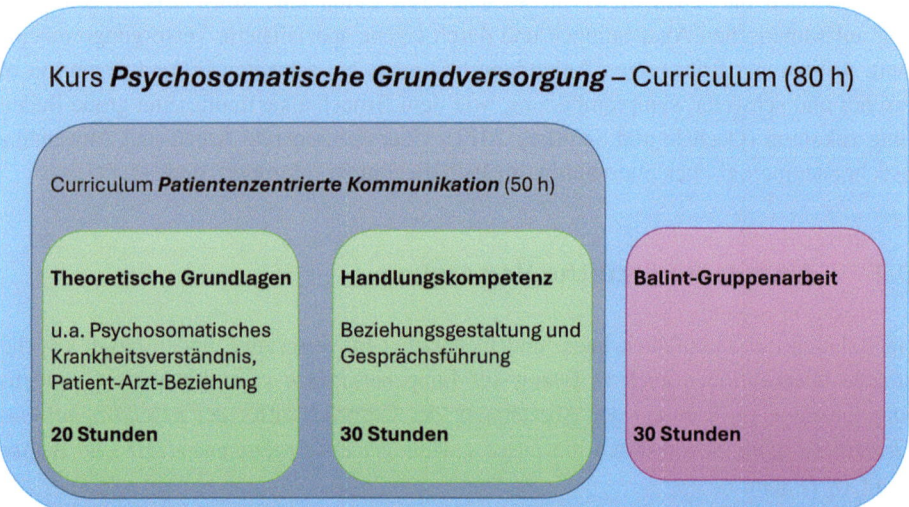

Abb. 9.1 Übersicht Weiterbildung Curriculum Psychosomatische Grundversorgung nach Kursbuch der Bundesärztekammer (BÄK 2024)

9.2.2 Disease-Management-Programme (DMP)

Disease-Management-Programme wurden in Deutschland 2002 eingeführt, um die Versorgung chronisch Erkrankter durch strukturiertes und evidenzbasiertes Vorgehen mit einheitlichen Qualitätsmerkmalen zu verbessern (Achelrod et al. 2016). Neben vier anderen erkrankungsspezifischen DMP (für Diabetes mellitus Typ 2, Diabetes mellitus Typ 1, Brustkrebs und koronare Herzkrankheit) wurden auch DMPs für die Langzeitversorgung von Patientinnen/Patienten mit Asthma bronchiale und COPD eingeführt und mehrfach überarbeitet (Kanniess et al. 2019). Diese gehen differenziert auf die Bedürfnisse von Betroffenen von chronischen Lungenerkrankungen ein. Dabei wird klar und mit transparenten Handlungsanweisungen v. a. in der hausärztlichen Versorgung eine Orientierung für Diagnostik und Therapie in der ambulanten Versorgung geschaffen. Die DMP-Anforderungen-Richtlinie (Gemeinsamer Bundesausschuss 2024) formuliert u. a. folgende Ziele (Anlage 11, Ziffer 1.3, S. 112):

- Reduktion oder Vermeidung von „akuten und chronischen Krankheitsbeeinträchtigungen (z. B. Symptomen, Exazerbationen, Begleit- und Folgeerkrankungen)",
- Verringerung der krankheitsbedingten Beeinträchtigungen,
- Verbesserung der körperlichen und sozialen Aktivität im Alltag,
- Verhinderung einer raschen Progredienz der Erkrankung,
- „Anstreben der bestmöglichen Lungenfunktion unter Minimierung der unerwünschten Wirkungen der Therapie".

Die, auch im Sinne psychopneumologischer Wechselwirkungen, wirksamsten Maßnahmen sind dabei:

- Bildung und Aufklärung durch Schulungen für Patientinnen/Patienten und ihre Angehörigen, um die Krankheit besser zu verstehen und eine verbesserte Adaptation zu lernen, so z. B. über COPD- und Asthma-assoziierte Noxen, Aufklärung und Motivation zu Tabak- und Nikotinentwöhnung und Bewegungsangeboten, Ernährungsberatung und -umstellung.
- Bahnung psychosozialer Betreuung und Diagnostik etwaiger psychischer Komorbiditäten, im Gleichschritt mit zeitnahem klinischen Reagieren.
- Verwaltung von Exazerbationen durch schnelle Reaktion auf Anzeichen einer Verschlechterung der Symptome und die Verwendung von Aktionsplänen, um Exazerbationen zu verhindern oder zu behandeln.
- Koordination der Pflege durch die Zusammenarbeit von ärztlichen und pflegerischen Fachkräften und anderen Gesundheitsdienstleistern.

Ein weiterer Hauptbestandteil zur Versorgungsverbesserung chronisch Lungenkranker ist die stärkere sektorenübergreifende Vernetzung bei der gemeinsamen Behandlung (Gemeinsamer Bundesausschuss 2024).

Laut der Kassenärztlichen Bundesvereinigung nahmen im Jahr 2022 701.611 Patientinnen/Patienten an dem DMP COPD teil (Kassenärztliche Bundesvereinigung 2023). Gemäß einer Erhebung ist die Mehrheit der niedergelassenen hausärztlichen Praxen an einem oder mehreren DMP beteiligt (Wangler und Jansky 2020).

▶ **Praxistipp** Für Betroffene ist eine Anmeldung mithilfe ärztlicher Unterstützung bei der jeweiligen Krankenkasse notwendig, denn eine einheitliche, alle Kassen überspannende Versorgung ist noch nicht gewährleistet und auch die Teilnahmebedingungen an DMPs können sich unterscheiden (u. a. im Hinblick auf den Schweregrad der Erkrankung). Weiterhin gibt es Unterschiede in der regionalen Organisation und Verfügbarkeit von DMP-Leistungen.

Die Wirksamkeit von DMPs, im Speziellen von Asthma und COPD, ist durch internationale Reviews und Metaanalysen gestützt, welche eine signifikante Reduktion der Exazerbationen und eine Verringerung von Krankenhausaufenthalten und Mortalität sowie eine Verbesserung der Lebensqualität aufzeigten (Kruis et al. 2013; Peytremann-Bridevaux et al. 2015). Für Deutschland konnte die sehr begrenzte Studienlage einen gleichwertigen Nachweis noch nicht in klinisch relevanten Dimensionen erbringen (Kanniess et al. 2019). Im Allgemeinen genießen DMPs aber eine hohe Akzeptanz und überzeugen die meisten Behandelnden in deren Anwendung, obgleich die aufwendigen bürokratischen Vorgaben und häufigen Anpassungen der Richtlinien von vielen auch kritisch bewertet werden (Wangler und Jansky 2020).

9.2.3   Atemnotambulanz

Atemnotambulanzen bündeln in multiprofessionellen Teams aus palliativmedizinischen, pneumologischen, atemtherapeutischen, psychologischen und pflegerischen Fachkräften evidenzbasierte Maßnahmen zur Linderung und Kontrolle von Atemnot. Sie wurden in Großbritannien (Cambridge, London) entwickelt und zuerst evaluiert. Seit 2014 ist in Deutschland die erste und bisher einzige Atemnotambulanz am Klinikum der Ludwig-Maximilians-Universität München (LMU) eingerichtet (Schuster 2020; Anhang A7). Das Konzept sieht eine niedrigschwellige und kurzfristige Unterstützung (durchschnittliche Behandlungsdauer sind 6 Wochen mit mehreren Konsultationen der palliativmedizinischen und atemtherapeutischen Fachkräfte) vor. Die standardisierte Behandlung in der Münchener Atemnotambulanz umfasst folgende Bestandteile:

- Erfassung der emotionalen Belastung, der Alltagsbeeinträchtigungen und der Mobilität sowie von bisherigen Bewältigungsstrategien,
- Einbezug der Angehörigen,
- Informationsgabe über Atmung und Atemnot,
- psychoedukative Interventionen gegen Angst (Informationsgabe, Teufelskreis der Angst, Notfallkoffer),
- Entspannungs- und Achtsamkeitsübungen,
- Etablierung und Einübung der Nutzung eines Handventilators bei Atemnot,
- medikamentöse Therapie,
- Schlafhygieneschulung,
- Atemphysiotherapie.

Erste Evaluationsdaten zeigten eine Verbesserung der gesundheitsbezogenen Lebensqualität sowie der respiratorischen Symptomkontrolle bei Patientinnen/Patienten, die am Programm der Atemnotambulanz teilnahmen (Schunk et al. 2021).

9.2.4   Spezialisierte ambulante Palliativversorgung (SAPV)

Für Erkrankte in palliativer Behandlungsphase und deren soziales Umfeld sind palliativärztliche und palliativpflegerische ambulante Versorgungsteams eingerichtet. In Deutschland wurden diese Strukturen 2007 gesetzlich grundlegend geregelt. Im gesamten Bundesgebiet waren bis zum Oktober 2021 über 400 spezialisierte ambulante Palliativversorgungs-Betriebsstätten (SAPV) registriert (Kassenärztliche Bundesvereinigung 2021). Sie unterstützen in einem individuellen Ansatz die Betroffenen in ihrem gewohnten Umfeld zu Hause oder in der bewohnten Pflegeeinrichtung mit den Zielen der Symptomkontrolle und Verbesserung der Lebensqualität und arbeiten engmaschig mit weiteren Primärversorgungsstrukturen (niedergelassene Ärztinnen/Ärzte, Pflegedienste sowie Krankenhäuser) zusammen.

In diesem Rahmen kommt der niedrigschwelligen Behandlung zur Linderung von Atemnot und damit assoziierter Beeinträchtigungen eine große Rolle zu. Weiterführende Informationen zur palliativen Versorgung von Lungenerkrankten finden sich in Kap. 17.

9.3   Ambulante Psychotherapie und Psychiatrie

Die ambulante fachärztliche Versorgung für erwachsene, psychisch erkrankte Patientinnen/Patienten fußt in Deutschland auf der Einbindung zweier Berufsgruppen mit ihren jeweiligen Subspezialisierungen: Ärztinnen/Ärzte und Psychologinnen/Psychologen. Niedergelassene Fachärztinnen/Fachärzte üben ihre Tätigkeit im Rahmen der Fachkunde für Psychiatrie und Psychotherapie oder der Fachkunde für Psychosomatische Medizin und Psychotherapie aus. Psychologinnen/Psychologen erreichen durch die postgraduale Weiterbildung zu Psychologischen Psychotherapeutinnen/Psychotherapeuten mit der staatlichen Approbation die Heilerlaubnis. Allen fachärztlichen und psychotherapeutischen Weiterbildungen in dem dargestellten Spektrum ist gemein, dass sie im Hinblick auf die in den Psychotherapierichtlinien des Gemeinsamen Bundesausschusses definierten Richtlinienverfahren spezialisieren. Die Richtlinienverfahren sind wissenschaftlich gesichert und sozialgesetzlich anerkannt, sodass deren Leistungen von den Krankenkassen in Deutschland übernommen werden (Jacobi 2020):

- (Kognitive) Verhaltenstherapie,
- Psychoanalyse,
- tiefenpsychologisch fundierte Therapie,
- systemische Therapie.

Den verschiedenen Behandlungsformen ist gemeinsam, dass sie eine kontinuierliche Begleitung durch regelmäßige Konsultationen vorsehen, die an symptom-, verhaltens- und fähigkeitsbezogenen Zielen orientiert ist, jedoch in Dauer und Frequenz der Sitzungen variiert. Ambulante Psychotherapie ist in Deutschland eine antragspflichtige Leistung. Nach dem Absolvieren von bis zu drei Sprechstundenterminen mit dem Zweck der Diagnosesicherung und Indikationsstellung, erfolgt im Rahmen der darauffolgenden probatorischen Therapiesitzungen eine formalisierte Beantragung der Therapie bei der Krankenkasse.

Eine begleitende psychiatrische Vorstellung zur bedarfsgeleiteten medikamentösen Unterstützung ist bei vielen psychischen Störungen leitliniengerecht und sollte sorgfältig abgewogen werden. Im Bereich der psychopneumologischen Versorgung gibt es bereits einige Evidenz im Hinblick auf die Wirksamkeit der kognitiven Verhaltenstherapie (Ma et al. 2020), deren Interventionen auszugsweise in Kap. 7 beschrieben werden.

▶ **Praxistipp** Im gesamten deutschen Bundesgebiet sind einheitliche Strukturen
geschaffen worden, die Menschen bei der Suche nach einer Psychotherapie
oder psychotherapeutischen Sprechstunde unterstützen sollen. Diese sind durch
die jeweiligen kassenärztlichen Vereinigungen der Bundesländer organisiert und
betrieben und umfassen im Wesentlichen:

- Die Koordinationsstellen Psychotherapie der jeweiligen Kassenärztlichen
Vereinigung zur Kontaktvermittlung. Die Terminvereinbarung erfolgt
dann direkt zwischen Patientinnen/Patienten und Psychotherapeutinnen/
Psychotherapeuten.
- Die Terminservicestelle mit der einheitlichen Telefonnummer: 116 117. Hier
werden psychotherapeutische Sprechstunden, Akutbehandlungen und proba-
torische Sitzungen direkt vermittelt.

Einschränkend muss zusammengefasst werden, dass die Kenntnis über psychopneumologische Krankheitsbilder und deren spezifische Behandlung noch nicht ausreichend in
der ambulanten psychotherapeutischen Versorgung verankert ist. Zudem sind ambulante
Psychotherapieplätze oft knapp und für Betroffene schwer zu finden sowie die Praxen
oft nicht barrierefrei. Eine Verbesserung dieser Situation sollte ein Schwerpunkt der
Bemühungen entsprechender politischer Akteure und Versorgungsteilnehmender sein.

9.4   Sozialpsychiatrische Dienste

Sozialpsychiatrische Dienste (SPD oder SPDi) sind deutschlandweit flächendeckend in
jeder Kommune eingerichtet und erfüllen gemeinsam mit den Akutkrankenhäusern die
psychiatrische Versorgungsverpflichtung im Land (Elgeti 2019). Sie befinden sich in verschiedenen kommunalen und kirchlichen Trägerschaften und richten sich an chronisch
und schwer psychisch erkrankte Menschen, die häufig an komplexen psychosomatischen
und somatopsychischen Beschwerdebildern leiden, und erfüllen damit auch eine wichtige
Funktion ambulanter psychopneumologischer Versorgung. Die Kernaufgaben der SPDi
sind:

- niedrigschwellige Beratung und Betreuung,
- Krisenintervention,
- Einzelfallhilfen bei komplexem Hilfebedarf,
- Verbundarbeit zur regionalen Koordination der wohnortnahen Versorgungsangebote.

▶ **Praxistipp** Lungenerkrankte mit begleitenden psychischen Störungen, die eine
niedrigschwellige, wohnortnahe psychosoziale Begleitung benötigen, können zur
Erstunterstützung an den SPDi der jeweiligen Kommune angebunden werden. Die

Zugangswege sind dabei vom jeweiligen SPDi zu erfragen. Die Betreuung ist für die Betroffenen kostenfrei.

9.5 Angebote der Selbsthilfe und Patientenorganisationen

9.5.1 Selbsthilfe

Bei Erhalt der Diagnose einer chronischen Atemwegs- und Lungenerkrankung wählen Betroffene meist zunächst den Weg der Selbsthilfe. Der Begriff *Selbsthilfe* wird allgemein mit der Fähigkeit verbunden, eine Herausforderung selbstständig zu meistern. Im Zeitalter der Digitalisierung beginnt Selbsthilfe oft mit einer Recherche im Internet und der Auseinandersetzung mit einer Flut von mehr oder weniger wissenschaftlich fundierten Informationen, in Verbindung mit den eigenen Kenntnissen und Möglichkeiten.

Der nachfolgende Auszug eines Gesprächs mit Marion Wilkens, 1. Vorsitzende von *Alpha1 Deutschland e. V.*, spiegelt eine gängige Vorgehensweise wider:

„Mein Arzt informierte mich über die grundlegenden medizinischen Fakten der Erkrankung. Natürlich habe ich anschließend das Internet zu Rate gezogen, um nach Hinweisen über die Erkrankung zu suchen. Ich fand jedoch ausgerechnet solche Seiten, die meine Sorgen eher vertieften, mich jedoch nicht wirklich aufklärten." (Wilkens 2016, S. 41).

Gemeinschaftliche Selbsthilfe und Selbsthilfegruppen
Gemeinschaftliche Selbsthilfe geht weit über Selbsthilfe hinaus. Selbsthilfe ist in diesem Sinne nicht als das eigenständige „Sich-Helfen" eines Individuums zu verstehen, sondern als kollektiver Prozess, der in Selbsthilfegruppen und -organisationen stattfindet.

Das Prinzip: *Hier helfen und unterstützen sich Menschen gegenseitig!*

Unter *gesundheitsbezogenen Selbsthilfegruppen* werden freiwillige Zusammenschlüsse von Betroffenen verstanden, deren Aktivitäten sich auf die gemeinsame Bewältigung von Krankheiten, Krankheitsfolgen und/oder auch psychischer Probleme richten, von denen sie entweder selbst oder als Angehörige betroffen sind. Sie werden nicht von professionellen Mitarbeitern (z. B. Ärztinnen/Ärzten, anderen Gesundheits- oder Sozialberufen) geleitet. Dies schließt eine gelegentliche Hinzuziehung von Experten zu bestimmten Fragestellungen nicht aus (BAG Selbsthilfe e. V. 2024).

Die Landschaft der Selbsthilfegruppen im Bereich Atemwege und Lunge ist bunt, vielfältig und stetig im Wandel. Es finden sich regionale Einzelgruppen, z. B. mit dem Status eines eingetragenen Vereins und ebenso Gruppen, die z. B. an regionale Selbsthilfekontaktstellen (Kontakt und Informationsstelle für Selbsthilfe: *KISS*) oder überregionale Patientenorganisationen angegliedert bzw. in diese integriert sind. Die meisten Selbsthilfegruppen konzentrieren sich bei ihren Aktivitäten auf ein Erkrankungsbild, doch ebenso finden sich

Gruppen, die sich z. B. unter dem Begriff „atemlos" mit einer Vielfalt von Krankheitsbildern befassen.

Die Initiative, eine Gruppe zu gründen, erfolgt zumeist aufgrund eigener Betroffenheit – manchmal auch auf Anregung und mit Unterstützung behandelnder Ärztinnen/Ärzte. Ein weiterer Auszug des Gespräches mit Marion Wilkens verdeutlicht beispielhaft, mit welchen Vorbehalten Selbsthilfegruppen nach wie vor zu kämpfen haben; aber ebenso welche Möglichkeiten diese bieten können:

„Einige Zeit nach der Diagnose konnte ich ein langes Telefonat mit Alpha1 Deutschland e. V. führen und habe hierbei sehr viele Informationen erhalten. Auch wurde dabei die Angst vor einer verkürzten Lebenserwartung relativiert. Nach dem Gespräch erhielt ich eine Einladung, an einem Treffen der Selbsthilfegruppe in meiner Nähe teilzunehmen. Mein erster Gedanke war jedoch: Nein, das möchte ich nicht. Ich wollte auf keinen Fall mit jammernden Menschen sprechen, die mir schildern, was mir möglicherweise noch alles bevorsteht. Was mich dennoch bewogen hat, an diesem Treffen teilzunehmen, waren der Arztvortrag zum AAT-Mangel und die Möglichkeit, eigene Fragen stellen zu können.

Es kam anders. Denn es gab dort einfach keine jammernden Menschen. Bei jedem Gespräch, das ich führen konnte, habe ich Neuigkeiten erfahren. Ein wichtiger Tag für mich, an dem ich viel gelernt habe, nicht nur durch den Arztvortrag, sondern insbesondere von den anderen Patienten." (Wilkens 2016, S. 41).

Ein Blick auf die gängigen Schätzungen von bundesweit derzeit etwa 3,5 Mio. Engagierten in Selbsthilfegruppen aller Indikationsbereiche (Wilkens 2016) macht klar, dass bisher nur ein kleiner Anteil der von chronischen Atemwegs- und Lungenerkrankungen Betroffenen in gemeinschaftlicher Selbsthilfe organisiert ist. Eine aktuelle bundesweite Übersicht aller Selbsthilfegruppen im Bereich Atemwege und Lunge gibt es noch nicht. Adressen regionaler Gruppen sind sowohl über die Patientenorganisationen als auch Patientinnen/Patienten-orientierten Organisationen zu finden. Weiterhin können regionale Selbsthilfekontaktstellen, Selbsthilfebeauftragte von Landkreisen und Städten behilflich sein.

▶ **Praxistipp** Nutzen Sie die Adressdatenbank der Nationalen Kontakt- und Informationsstelle zur Anregung und Unterstützung von Selbsthilfegruppen (NAKOS) – www.nakos.de.

9.5.2   Patientenorganisationen

Patientenorganisationen sind in der Regel gesundheitsbezogene Zusammenschlüsse von Selbsthilfegruppen auf Landes- und/oder Bundesebene, die auf bestimmte Krankheiten oder Krankheitsfolgen ausgerichtet sind. Patientenorganisationen werden primär von Betroffenen und/oder Angehörigen bzw. einem entsprechenden geschäftsführenden Vorstand geleitet (Anhang A4).

Die breitere Struktur der Organisationen schafft Raum für übergeordnete Aktivitäten, wie z. B. Öffentlichkeitsarbeit, Entwicklung von Informations- und Hilfsmaterialien, Kooperationen, Veranstaltungen, Unterstützung und Gründung von Selbsthilfegruppen. Expertinnen/Experten aus Wissenschaft, Ärzteschaft, ebenso Therapeutinnen/Therapeuten sowie weitere Personen mit Fachkompetenz, zumeist als kontinuierliche Beiräte berufen, unterstützen das Leitungsteam der jeweiligen Organisation.

Nachfolgend finden sich beispielhaft einige der aktuell bestehenden Patientenorganisationen aus dem Bereich Atemwege und Lunge. Darüber hinaus gibt es bundesweit sowohl kleinere als auch größere Organisationen, teilweise mit Fokussierung auf bestimmte gemeinsame Aktivitäten oder auch mit einem breiten Angebotsspektrum. Zudem existierten parallel oft mehrere Organisationen pro Indikation.

- Deutscher Allergie- und Asthmabund e. V.
  www.daab.de
- Alpha1 Deutschland
  Gesellschaft für Alpha-1-Antitrypsin-Mangel-Erkrankte e. V.
  www.alpha1-deutschland.org
- Bundesverband der Organtransplantierten e. V.
  Fachbereich Lungen- und Herz-Lungen-Transplantation
  www.bdo-ev.de
- Bundesverband Selbsthilfe Lungenkrebs e. V.
  www.bundesverband-selbsthilfe-lungenkrebs.de
  COPD – Deutschland e. V.
  www.copd-deutschland.de
- Lymphangioleiomyomatose (LAM) Selbsthilfe Deutschland e. V.
  https://www.lam-info.de
- Lungenfibrose e. V.
  www.lungenfibrose.de
  Mukoviszidose e. V.
  Bundesverband Cystische Fibrose (CF)
  www.muko.info
- Patientenorganisation Lungenemphysem-COPD Deutschland
  www.lungenemphysem-copd.de
- Sarkoidose-Netzwerk e. V.
  www.sarkoidose-netzwerk.de
- Selbsthilfegruppe „Leben mit Tuberkulose"
  www.mit-tuberkulose-leben.de

9.5.3   Lungensportgruppen

Lungensportgruppen mit einer zertifizierten Übungsleiterin oder einem Übungsleiter sind *keine* Selbsthilfegruppen. Dennoch bieten Lungensportgruppen neben den fachlich ange-leiteten Aktivitäten des Lungensports ergänzend die Möglichkeit des Austauschs zwischen Betroffenen.

▶ **Praxistipp** Das bundesweite Lungensportregister der AG Lungensport Deutsch-land e. V. wird kontinuierlich aktualisiert: www.lungensport.org.

9.5.4   Patientinnen/Patienten-orientierte Organisationen

Bei *Patientinnen/Patienten-orientierten Organisationen* handelt es sich v. a. um ärztliche bzw. wissenschaftsbasierte Organisationen, die einen Schwerpunkt ihrer Aktivitäten auf die Unterstützung von Betroffenen bzw. Selbsthilfe legen. Die Lenkungsgremien setzen sich zumeist aus Ärztinnen/Ärzten, Wissenschaftlerinnen/Wissenschaftlern und Fachre-dakteurinnen/Fachredakteuren zusammen. Erkrankte können z. T. Mitglied dieser Orga-nisationen werden, sind jedoch kein aktiver Bestandteil der Gremien. Selbsthilfegruppen oder Patientenorganisationen sind aktuell nicht integriert (Anhang A3).

Nachfolgend finden sich beispielhaft einige Patientinnen/Patienten-orientierte Organi-sationen, deren Aktivitäten unterschiedlich ausgerichtet sind, wie z. B. fokussiert auf Vermittlung wissenschaftsbasierter und für Betroffene aufbereiteter Informationen und/oder Fortbildungsangebote, Veranstaltungen, Informationsmaterialien, Informationskam-pagnen.

- Deutsche Atemwegsliga e. V.
  in der Deutschen Gesellschaft für Pneumologie
  www.atemwegsliga.de
- Deutsche Lungenstiftung e. V.
  www.lungenstiftung.de
- Helmholtz-Zentrum München
  Deutsches Forschungszentrum für Gesundheit und Umwelt GmbH
  www.lungeninformationsdienst.de
- Monks – Ärzte im Netz GmbH
  Herausgeber Verband Pneumologischer Kliniken e. V. (VPK)
  www.lungenaerzte-im-netz.de

9.5.5 Ärztinnen/Ärzte und Selbsthilfe

Die aktuelle Situation im Hinblick auf Wissensstand, Stellenwert und Vernetzung zwischen der Selbsthilfe und der ärztlichen Tätigkeit ist geprägt von einem erhöhten Bedarf an Austausch und auch Sensibilisierung aufseiten der Ärztinnen/Ärzte. Dies sollen die nachfolgend dargestellten Interviewabschnitte mit zwei pneumologisch tätigen Experten verdeutlichen.

Dr. Hubert Schädler, Mannheim:

> „Die Arbeit der Selbsthilfe wird, meiner Ansicht nach, in der Zukunft weiter an Bedeutung gewinnen. Die Ressourcen im Gesundheitswesen werden knapper, damit einher geht ein steigendes Bewusstsein, wie unschätzbar wertvoll der persönliche Erfahrungsaustausch für Patienten in einer Selbsthilfegruppe ist.
>
> Optimierungsbedarf sehe ich hinsichtlich der Unterstützung der Selbsthilfegruppen durch uns Ärzte. Patienten bereits in der Praxis auf regionale Selbsthilfegruppen aufmerksam machen und vielleicht sogar einen Informationsflyer überreichen, sollte zum Standard gehören. In der Realität erfolgt dies aktuell noch viel zu selten.
>
> Weiterhin sehe ich einen großen Bedarf an einer aktiveren Einbeziehung der Angehörigen. Zumal dort oft ein hoher Leidensdruck spürbar ist. De facto finden sich Angehörige bislang meist jedoch außen vor, sowohl in Kliniken als auch in Praxen. Ein verstärktes Angebot von Selbsthilfegruppen für Angehörige wäre zudem wünschenswert, denn ein informierter Angehöriger, ein stabiles Umfeld kommen ganz unmittelbar dem Patienten zugute." (Kreuter und Schädler 2024, S. 6–7)

Professor Dr. Michael Kreuter, Mainz:

> „Ein Defizit sehe ich darin, dass vielen Ärzten (wie auch der allgemeinen Bevölkerung) die vorhandenen regionalen Selbsthilfegruppen gar nicht bekannt sind. Selbsthilfe benötigt eine stärkere Darstellung in der Öffentlichkeit. Eine stärkere Zusammenarbeit zwischen Ärzten und Selbsthilfe ist erforderlich. Wir Ärzte sollten vermehrt auf die Arbeit der Selbsthilfegruppen aufmerksam machen." (Kreuter und Schädler 2024, S. 6–7)

9.6 Fazit für die Praxis

- Einsatzgebiete psychopneumologischer Versorgung erstrecken sich von stationären über ambulante Angebote aus verschiedenen medizinischen, psychologischen und sozialen Sektoren – eine Kenntnis darüber und ein niedrigschwelliges Angebot sind essenziell für eine suffiziente Behandlung von Lungenerkrankten.
- Die Teilnahme an Disease-Management-Programmen sollte den Patientinnen/Patienten immer angeboten und bei deren Krankenkasse angefragt werden.
- Ergänzend kommen bedarfsgeleitete psychosoziale/psychotherapeutische/sozialpsychiatrische Maßnahmen hinzu.

- Gemeinschaftliche Selbsthilfe, insbesondere der persönliche Erfahrungsreichtum in Selbsthilfegruppen, ist einzigartig und kann keineswegs durch einen reinen Austausch von Informationen, gleich welcher Art, ersetzt werden. Das Potenzial der Selbsthilfe ermöglicht Betroffenen oftmals einen aktiveren Umgang und ein Leben mit der Erkrankung.

References

Zitierte Literatur

Achelrod D, Welte T, Schreyögg J, Stargardt T (2016) Costs and outcomes of the German disease management programme (DMP) for chronic obstructive pulmonary disease (COPD) – A large population-based cohort study. Health Policy 120:1029–1039

BAG Selbsthilfe e. V. (2024) Bundesarbeitsgemeinschaft Selbsthilfe von Menschen mit Behinderung, chronischer Erkrankung und ihren Angehörigen: Das ist Selbsthilfe. https://www.bag-selbst hilfe.de/basiswissen-selbsthilfe/was-ist-selbsthilfe/wie-funktioniert-selbsthilfe. Zugegriffen: 31. März 2024

Bundesärztekammer (BÄK) (2024). (Muster)Kursbuch Psychosomatische Grundversorgung auf Grundlage der Weiterbildungsordnung 2018. https://www.bundesaerztekammer.de/fileadmin/ user_upload/BAEK/Themen/Aus-Fort-Weiterbildung/Weiterbildung/Kursbuecher/2018/202 40822_23_MKB_Psychosomatische_Grundversorgung.pdf. Zugegriffen: 09. April 2024

Elgeti H (2019) Sozialpsychiatrische Dienste in Deutschland: ein großes Versprechen. Soziale Psychiatrie 43:16–19

Gemeinsamer Bundesausschuss (2024) Richtlinie des Gemeinsamen Bundesausschusses zur Zusammenführung der Anforderungen an strukturierte Behandlungsprogramme nach § 137f Absatz 2 SGB V (DMP-Anforderungen-Richtlinie/DMP-A-RL). https://www.g-ba.de/downloads/62-492- 3583/DMP-A-RL_2024-04-18_iK-2024-10-01.pdf. Zugegriffen: 28. November 2024

Jacobi F (2020). Entwicklung und Beurteilung therapeutischer Interventionen. In: Klinische Psychologie & Psychotherapie (Hrsg), Jürgen Hoyer und Susanne Knappe. Heidelberg: Springer Berlin Heidelberg, Berlin, S 472–504

Kanniess F et al (2019) Wirksamkeit von Disease-Management-Programmen für Asthma und COPD? Ergebnisse einer Querschnittstudie. DMW - Deutsche Medizinische Wochenschrift 144:e12–e20

Kassenärztliche Bundesvereinigung (2021) SAPV-spezifische BSNR nach KV-Region. https://ges undheitsdaten.kbv.de/cms/html/17067.php. Zugegriffen: 8. Januar 2024

Kassenärztliche Bundesvereinigung (2023) Entwicklung der Anzahl eingeschriebener Patientinnen und Patienten im DMP COPD über den Zeitraum 2006 bis 2022. https://www.kbv.de/media/sp/ DMP_COPD_Patienten.pdf. Zugegriffen: 8. Januar 2024

Köbler P et al (2024) Integrierte psychosomatische Versorgung als Chance für Patient/-innen mit chronischen Lungenerkrankungen. Atemwegs- und Lungenkrankheiten 50:82–87

Köbler P et al (2022) Specialized Biopsychosocial care in inpatient somatic medicine units – a pilot study. Front Public Health 10:844874

Kreuter M, Schädler H (2024) Neue Wege, Gemeinsam lebendige Zukunft gestalten, 64. Kongress der DGP. www.Patienten-Bibliothek.de

Kruis AL et al (2013) Integrated disease management interventions for patients with chronic obstructive pulmonary disease Hrsg. Cochrane Airways Group. Cochrane Database of Syst Rev https://doi.org/10.1002/14651858.CD009437.pub2

Ma R-C, Yin Y-Y, Wang Y-Q, Liu X, Xie J (2020) Effectiveness of cognitive behavioural therapy for chronic obstructive pulmonary disease patients: a systematic review and meta-analysis. Complement Ther Clin Pract 38:101071

Oechsle K, Schilling G (2012) Integrierte onkologische und palliativmedizinische Patientenbetreuung. Forum 27:354–357

Peytremann-Bridevaux I, Arditi C, Gex G, Bridevaux P-O, Burnand B (2015) Chronic disease management programmes for adults with asthma. Hrsg. Cochrane Effective Practice and Organisation of Care Group. Cochrane Database Syst Rev https://doi.org/10.1002/14651858.CD007988.pub2

Schunk M et al (2021) Effectiveness of a specialised breathlessness service for patients with advanced disease in Germany: a pragmatic fast-track randomised controlled trial (BreathEase). Eur Respir J 58:2002139

Schuster A (2020) Die Atemnot-Ambulanz aus Sicht der Patienten – eine qualitative Interviewstudie. Ludwig-Maximilians-Universität München https://edoc.ub.uni-muenchen.de/id/eprint/27051. Zugegriffen: 4. Mai 2023

Vogelmeier C et al (2018) Leitlinie zur Diagnostik und Therapie von Patienten mit chronisch obstruktiver Bronchitis und Lungenemphysem (COPD): herausgegeben von der Deutschen Gesellschaft für Pneumologie und Beatmungsmedizin e. V. und der Deutschen Atemwegsliga e. V., unter Beteiligung der Österreichischen Gesellschaft für Pneumologie. Pneumologie 72:253–308

Wangler J, Jansky M (2020) Anderthalb Dekaden Disease-Management-Programme – Eine Bilanz zum Status quo aus hausärztlicher Sicht. DMW - Deutsche Medizinische Wochenschrift 145:e32–e40

Wilkens M (2016) Persönliche Einblicke - mit Alpha-1 positiv durchs Leben. www.Patienten-Bibliothek.de

Yalom ID (2021) Theorie und Praxis der Gruppenpsychotherapie: ein Lehrbuch, 14. Aufl. Klett-Cotta, Stuttgart

Weiterführende Literatur

Deutsche Gesellschaft für Psychiatrie und Psychotherapie, Psychosomatik und Nervenheilkunde (DGPPN); Bundesärztekammer (BÄK); Kassenärztliche Bundesvereinigung (KBV); Arbeitsgemeinschaft der Wissenschaftlichen Medizinischen Fachgesellschaften (AWMF), und Ärztliches Zentrum Für Qualität In Der Medizin (ÄZQ). (2015) S3-Leitlinie/Nationale VersorgungsLeitlinie Unipolare Depression – Langfassung, 2. Aufl. Deutsche Gesellschaft für Psychiatrie, Psychotherapie und Nervenheilkunde (DGPPN); Bundesärztekammer (BÄK); Kassenärztliche Bundesvereinigung (KBV); Arbeitsgemeinschaft der Wissenschaftlichen Medizinischen Fachgesellschaften (AWMF)

Psychopneumologische Arbeit mit pflegenden Angehörigen

10

Monika Tempel

Inhaltsverzeichnis

M. Tempel (✉)
die LungenCouch®, Regensburg, Deutschland
E-Mail: info@monikatempel.de

Kap. 10 legt dar

- Welche Bedeutung dem Erleben und den Erfahrungen der pflegenden Angehörigen von Menschen mit chronischen und onkologischen Lungenerkrankungen zukommt
- Wie sich die krankheitsübergreifenden und die krankheitsspezifischen Belastungen im Verlauf unterscheiden und wie diese erfasst werden können
- Welche Erfahrungen von Angehörigen im Zusammenhang mit Atemnot besondere Beachtung und Unterstützung verlangen
- An welchen Prinzipien sich bedürfnisorientierte Unterstützungsangebote für pflegende Angehörige orientieren können

10.1   Erleben und Erfahrungen von Angehörigen eines Menschen mit einer chronischen oder onkologischen Lungenerkrankung

70–80 % der Menschen mit chronischen Lungenerkrankungen (z. B. COPD, Asthma, Lungenfibrose) oder mit Lungenkrebs werden von (meist weiblichen) Familienangehörigen (seltener von sonstigen nahestehenden Personen) gepflegt (GBE kompakt 3/2015; DEGAM 2018). Die Zahlen variieren zwar in Abhängigkeit von Krankheitsbild, Krankheitsstadium, sozioökonomischen und geografischen Parametern, liefern jedoch allesamt einen Beweis für die Bedeutung, die der häuslichen Pflege bei pneumologischen Patientinnen/Patienten zukommt.

Definition: Pflegende Angehörige
(Synonym: informelle Pflegepersonen, *Kümmerer*)
   Das Sozialgesetzbuch XI – Soziale Pflegeversicherung – definiert in Paragraf § 19 SGB XI pflegende Angehörige über den Begriff der Pflegeperson:

> „Pflegepersonen im Sinne dieses Buches sind Personen, die nicht erwerbsmäßig einen Pflegebedürftigen im Sinne des § 14 in seiner häuslichen Umgebung pflegen. Leistungen zur sozialen Sicherung nach § 44 erhält eine Pflegeperson nur dann, wenn sie eine oder mehrere pflegebedürftige Personen wenigstens zehn Stunden wöchentlich, verteilt auf regelmäßig mindestens zwei Tage in der Woche, pflegt.“

Im Verlauf einer chronischen oder onkologischen Lungenerkrankung werden Nahestehende zu *Kümmerern*. Dieser Prozess erfordert von pflegenden Angehörigen eine Auseinandersetzung mit mehreren neuen Rollen und deren Aneignung.

Das Rollenrepertoire von *Kümmerern* umfasst mindestens zwei Rollen: Mitbetroffene und Unterstützende.

10.1.1 Kümmerer als Mitbetroffene

Als Mitbetroffene schildern pflegende Angehörige sowohl die negativen als auch die positiven Aspekte ihrer Lebenssituation (Nakken et al. 2015).

Negative Aspekte

- Ängste (v. a. im Zusammenhang mit Atemnot und Progredienz der Erkrankung),
- depressive Verstimmung,
- Verletzlichkeit,
- Einsamkeit und Isolation,
- Ungewissheit (v. a. mit Blick auf die Zukunft,)
- Veränderungen der gemeinsamen Lebensgestaltung,
- finanzielle Sorgen.

Positive Aspekte

- Chance zu persönlichem und gemeinsamem Wachstum,
- Bereicherung (v. a. durch Selbstwertstärkung).

▶ **Praxistipp** Die negativen Aspekte der Pflegesituation sollten frühzeitig erfasst und einfühlsam angesprochen werden, um der Entwicklung von ernsten psychischen Störungen bei pflegenden Angehörigen vorzubeugen. Doch auch die positiven Aspekte der Pflegesituation sollten aufmerksam wahrgenommen, wertschätzend rückgemeldet und für die Stärkung der Selbstwirksamkeit genutzt werden (Abschn. 20.2.2).

10.1.2 Kümmerer als Unterstützende

Als Unterstützende müssen pflegende Angehörige von Menschen mit chronischen oder onkologischen Lungenerkrankungen vielfältige, anspruchsvolle Aufgaben übernehmen:

- Informationsbeschaffung und -vermittlung (u. a. gegenüber Behandelnden, Gesundheitsfachkräften, Behörden),
- Aktivierung (z. B. zu Aktivitäten des täglichen Lebens, körperliche Aktivität, Lungensport),

- Symptomkontrolle (v. a. im Hinblick auf Exazerbationsanzeichen),
- psychische Entlastung (z. B. emotionaler Puffer als Schutz vor Atemnot, Beruhigung bei Atemnot),
- Unterstützung bei Beatmung (z. B. Langzeitsauerstofftherapie, nichtinvasive Beatmung),
- Grund- und Behandlungspflege (in fortgeschrittenen Krankheitsstadien).

▶ **Praxistipp** Innovative Behandlungsmodelle beziehen die pflegenden Angehörigen und ihre Bedürfnisse intensiv mit ein, beispielsweise mittels gemeinsamer (stationärer oder ambulanter) pneumologischer Rehabilitation (Grosbois et al. 2022). Wünschenswert wäre ein solcher Einbezug auch im Rahmen von Disease-Management-Programmen, z. B. DMP COPD, DMP Asthma (Kap. 9).

10.1.3 Chronische und onkologische Lungenkrankheiten als We-Disease

Die interpersonelle Dynamik bei einer chronischen oder onkologischen Lungenerkrankung, die häufig mit zahlreichen Komorbiditäten einhergeht, lässt sich treffend durch den Terminus *We-Disease* beschreiben (Horn et al. 2023). Grundlegende Erkenntnisse zu den Themen *dyadisches Coping* und Stresskommunikation liefern in diesem Zusammenhang hilfreiche Erklärungs- und Interventionsansätze für das Verständnis und den Umgang mit einer *We-Disease*.

Konzept We-Disease
Das Konzept *We-Disease* lässt sich folgendermaßen beschreiben:

- Beide Personen sind von der Krankheit in hohem Maße betroffen *(dyadischer Stress)*.
- Beide Personen sind sowohl in ihren individuellen als auch in ihren gemeinsamen (dyadischen) Bewältigungsstrategien herausgefordert.
- Beide Personen verfügen über Ressourcen zur Krankheitsverarbeitung *(dyadisches Coping)*.

Eine Übersicht über die Formen des dyadischen Copings liefert Tab. 10.1.
Mehrere Studien (Meier et al. 2011; Vaske et al. 2015; Lyons et al. 2016), die das Konzept *We-Disease* bzw. *dyadisches Coping* im Zusammenhang mit COPD und mit Lungenkrebs näher untersuchten, erbrachten wegweisende Ergebnisse. Mit Blick auf die praktischen Implikationen sind folgende Studienbefunde besonders bemerkenswert:

- Bei Paaren, bei denen eine Person an COPD erkrankt ist, waren hohe Scores für negatives dyadisches Coping und niedrige Scores für positives dyadisches Coping verknüpft mit niedrigerer Lebensqualität und höherem psychischen Stress.

Tab. 10.1 Dyadisches Coping (DC). (In Anlehnung an Bodenmann et al. 2016)

Typ	Subtyp	Charakteristika	Beispiele
Positives DC	Gemeinsames (gegenseitiges) DC	Gemeinsame Bewältigungsbemühungen (P = problembezogen; E = emotionsbezogen)	P: Gemeinsame Information, Diskussion, Planung E: gemeinsame Aktivitäten oder Entspannung, Rituale
	Supportives (unterstützendes) DC	Unterstützung bei der Bewältigung (ohne komplette Übernahme der Herausforderung) (P = problembezogen; E = emotionsbezogen)	P: Ratschläge, Mithilfe E: Verständnis zeigen, Mut zusprechen, zärtlich und umsichtig sein
	Delegiertes (übertragenes) DC	Abtreten bzw. Übernahme der Bewältigung (zeitweise oder dauerhaft)	Bei sachbezogenem Stress (z. B. bei anstrengenden Tätigkeiten) komplette Übernahme der Aufgabe (nach ausdrücklicher Bitte um Unterstützung)
Negatives DC	Ambivalentes (widersprüchliches) DC	Beteiligung an der Unterstützung wird gewährt, aber als unnötig oder belastend erlebt	Zeigt sich selten direkt, sondern oft auf nonverbaler oder paraverbaler Ebene (antriebslose, schwerfällige, zaghafte, verzögerte Unterstützung)
	Floskelhaftes (oberflächliches) DC	Routinierte Handlungen ohne innere Beteiligung an den gemeinsamen Bewältigungsbemühungen	Fadenscheinige oberflächliche Copingversuche und Phrasen (z. B. „Da muss halt jeder durch")
	Hostiles (feindseliges) DC	Direkte, offen feindselige Reaktion auf die Bedürfnisse und Bemühungen des anderen	Herabsetzende, kritische, beleidigende, sarkastische Äußerungen; demonstratives Desinteresse (z. B. Gähnen) oder abwertende non- und paraverbale Signale (Körperhaltung)

- Dyadisches Coping zeigte Langzeiteffekte (Follow-up nach 3 Jahren) auf die gesundheitsbezogene Lebensqualität (HRQoL) von COPD-Betroffenen und gesunden Partnerinnen/Partnern.
- *Protektive/emotionale Pufferung („protective/emotional buffering")* ist eine häufig angewandte DC-Strategie bei Paaren, bei denen eine Person an COPD oder Lungenkrebs erkrankt ist. Diese DC-Strategie zeigte jedoch sowohl bei COPD als auch bei Lungenkrebs eher negative Effekte auf die psychische Gesundheit der Paare.

Definition protektive/emotionale Pufferung (Protective/Emotional Buffering)
Protektive/emotionale Pufferung („protective/emotional buffering") ist eine häufig beobachtete Copingstrategie im Rahmen des *dyadischen Copings*. Hierbei versuchen die Beteiligten, ihre eigenen Bedürfnisse, Sorgen, Ängste und Stimmungen vor dem anderen zurückzuhalten, um ihn nicht zusätzlich zu belasten. Dieses wechselseitige Schonverhalten führt zwar kurzfristig zu einer Entlastung, zeigt langfristig jedoch ausgesprochen negative Auswirkungen auf Kommunikation und Beziehungsqualität (Langer et al. 2009).

▶ **Praxistipp** Bedürfnisorientierte Unterstützungsangebote für Menschen mit chronischen oder onkologischen Lungenerkrankungen sollten möglichst oft Elemente beinhalten, die gezielt die Stresskommunikation und das dyadische Coping stärken (Abschn. 20.4 und 20.7).

10.2   Belastungen der pflegenden Angehörigen von Menschen mit chronischen Lungenerkrankungen oder Lungenkrebs

Chronische und onkologische Lungenerkrankungen werden häufig erst spät als solche diagnostiziert. Spätestens ab der Diagnosestellung beginnt auch für pflegende Angehörige ein mühevoller Prozess der Wahrnehmung, des Lernens und der Anpassung. Die Belastungen für *Kümmerer* weisen bei chronischen Lungenerkrankungen und bei Lungenkrebs Gemeinsamkeiten auf. Es gibt jedoch auch bedeutsame Unterschiede. Zudem lassen sich typische Herausforderungen im Krankheitsverlauf erkennen, die jeweils besondere psychische Belastungen für pflegende Angehörige darstellen. Eine frühzeitige, kontinuierliche und möglichst spezifische Unterstützung (von der Diagnostikphase bis zur Trauerphase nach dem Lebensende) für pflegende Angehörige von Menschen mit chronischen und onkologischen Lungenerkrankungen ist daher notwendig.

10.2.1 Krankheitsübergreifende Belastungen

Typische Belastungsbereiche für *Kümmerer* bei chronischen und onkologischen Lungenerkrankungen sind:

- Umgang mit der Krankheit (Akzeptanz, Exazerbationen, Atemnot),
- Einschränkungen durch die Krankheit (soziale Isolation, Zeit- und Geldmangel),
- emotionale Bewältigung der Pflegesituation,
- Umgang mit Progredienz der Krankheit und Lebensende, Sterben, Tod.

10.2.2 Krankheitsspezifische Belastungen

Neben den allgemeinen Belastungen, die pflegenden Angehörige bei chronischen und onkologischen Lungenerkrankungen unabhängig vom Krankheitsbild betreffen, gibt es krankheitstypische Belastungen.

Ein grundlegender Unterschied besteht darin, wie die Lebensveränderung durch die Erkrankung von pflegenden Angehörigen erfahren wird: als *Life Disruption* (i. S. einer Unterbrechung des Lebens) oder als *Life Erosion* (i. S. einer Zersetzung/Erosion des Lebens) (Lipiett et al. 2022). Wegen der Bedeutung dieser Grunderfahrungen (für Patientinnen/Patienten und Angehörige) werden diese hier nur erwähnt und im Rahmen der Patientenreisen ausführlich dargestellt (Kap. 11).

Die wesentlichen krankheitsspezifischen Belastungen der pflegenden Angehörigen sind in Tab. 10.2 dargestellt.

▶ **Praxistipp** Ein „One-size-fits-all-Ansatz" wird den unterschiedlichen Krankheitserfahrungen von *Life Disruption* und *Life Erosion* nicht gerecht. Unterstützungsangebote für pflegende Angehörige sollten sich deshalb an der jeweiligen Krankheitsentität der Betroffenen orientieren, um eine *biografische Kontinuität* trotz Erkrankung zu ermöglichen (Kap. 11 und Abschn. 20.4).

10.2.3 Spezifische Belastungen im Rahmen von Sondersituationen im Krankheitsverlauf

Im Krankheitsverlauf ergeben sich für pflegende Angehörige vielfältige Situationen mit hohem Belastungspotenzial: Diagnose- und Krankheitsakzeptanz, Motivation und Aktivitäten des täglichen Lebens, Symptomwahrnehmung, Exazerbationen, Geschlechtsdifferenzen.

Diagnose- und Krankheitsakzeptanz (Bragadottir et al. 2018)
Tabak- und Nikotinabusus sowie Schadstoffbelastung gelten als Hauptrisikofaktoren für die häufigste chronische Lungenerkrankung (COPD) und für bestimmte Formen von Lungenkrebs. Aufgrund von Schuldgefühlen und Scham neigen aktuell und ehemalig Nikotinabhängige dazu, ihre Symptome vor sich selbst und vor Nahestehenden zu verbergen oder zu verharmlosen. Sie werden als typische Alterungszeichen missdeutet und eine Konfrontation mit ihnen durch unbewusste Anpassung des Lebensstils vermieden.

Kommt es nach einer (unter Umständen jahrelangen) Verzögerung schließlich doch zur Diagnose einer chronischen Lungenerkrankung, beginnt v. a. für pflegende Angehörige von COPD-Erkrankten häufig ein Lernprozess mit vielen Klippen – von der anfänglichen Verleugnung bis zur Akzeptanz.

Tab. 10.2 Krankheitsspezifische Belastungen der pflegenden Angehörigen von Menschen mit chronischen und onkologischen Lungenerkrankungen

Krankheitsbild	Exemplarische Belastungen der pflegenden Angehörigen
COPD (Johansson et al. 2023)	Rollen im Alltag übernehmen, abgeben, flexibel wechseln Das eigene Leben auf „Stand-by" setzen (hilflos) am Rande stehen (angesichts von Verleugnung, Nonadhärenz, Exazerbation, Atemnot, Progredienz)
Unkontrolliertes Asthma (Majellano et al. 2022)	Emotional und körperlich beansprucht werden Sich hilflos fühlen (besonders bei akuten, schweren Asthmaanfällen)
Lungenfibrose (Kalluri et al. 2020)	Fehlendes Verständnis für die Herausforderungen und Bedürfnisse als pflegende Angehörige erfahren Keine oder unzureichende Unterstützungsangebote (v. a. für akute Belastungen) erhalten
Lungenkrebs (Lippiett et al. 2019)	Belastung durch Diagnoseschock und stark begrenzte Lebenszeit der Erkrankten Als Hauptunterstützende wenig Peer-Support erfahren
Alpha-1-Antitrypsin-Mangel (Tempel 2019)	Die gegenseitige Schonung („Ich will ich nicht zusätzlich belasten") Allgemeine Ängste („Was wird, wenn…") und spezielle Ängste (vor Atemnot, bei Atemnot) Hilflosigkeit („weil man bei Atemnot nicht wirklich helfen kann") Die „unsichtbare" Krankheit Die „sichtbaren" Auswirkungen der Krankheit (wie z. B. die Sauerstofflangzeittherapie) und der Umgang mit Rückzug (aus Unsicherheit, aus Scham) Ebenbürtigkeit von Patientinnen/Patienten und Partnerinnen/Partner (raus aus der Fürsorgespirale) Der unterschiedliche Umgang von Frauen und Männern mit der Krankheit, der Ungewissheit, den Einschränkungen Das Leben anpassen, neue Rollen finden Das große Thema „Transplantation"

(Fortsetzung)

Tab. 10.2 (Fortsetzung)

Krankheitsbild	Exemplarische Belastungen der pflegenden Angehörigen
Sarkoidose (Moor et al. 2018)	Missverständnisse durch allgemeine Unkenntnis über Sarkoidose Angstzustände Fehlende Unterstützung für psychische Probleme Fehlende Aufmerksamkeit und Unterstützung bei der Pflege von Sarkoidose-Erkrankten
Tuberkulose (Tempel, unveröffentl. Literaturrecherche)	Ungewissheit (z. B. im Hinblick auf körperliche Dauerschäden) Angst (z. B. im Hinblick auf gesundheitliche, soziale oder finanzielle Auswirkungen) Niedergeschlagenheit und Depression (z. B. durch Rückschläge, Umgang mit schweren Nebenwirkungen der Tuberkulostatika) Überlastung und Pflege-Burn-out (durch Isolation, Rollenwechsel, Krankheitsmanagement)

Herausforderungen auf dem Weg zur Krankheitsakzeptanz

- Die Konsequenzen von Schuldgefühlen, Scham und Selbstanklage (*die 3 S*) der Erkrankten tragen lernen.
- Fortbestehende Nikotinabhängigkeit aushalten und zu Abstinenz ermutigen.
- Leben „in parallelen Welten" gestalten (Erkrankte verbergen Krankheitszeichen vor dem gesunden Gegenüber).

▶ **Praxistipp** Für den Umgang mit schuld- und schamgesteuerten Verdrängungstendenzen und für die Entwicklung der Diagnoseakzeptanz und die ständige Herausforderung der Krankheitsakzeptanz benötigen pflegende Angehörige gezielte Unterstützung, v. a. im Hinblick auf Kommunikation und Gesprächsführung. (Abschn. 20.4 und 20.12.3).

Motivation und Aktivitäten des täglichen Lebens (Nakken et al. 2017)

Pflegende Angehörige von Menschen mit chronischen Lungenerkrankungen sind (besonders bei COPD) tagtäglich konfrontiert mit der mangelnden (Therapie-)Motivation bei gleichzeitig bestehender und fortschreitender Leistungseinbuße der erkrankten Familienmitglieder.

Bei COPD zeigen sich im Hinblick auf Motivation und Aktivitäten des täglichen Lebens (*Activities of Daily Living, ADL*) folgende bedeutsame Konstellationen:

- Pflegende Angehörige können nicht identifizieren, welche ADL für das erkrankte Gegenüber am problematischsten ist.

- Die Wahrnehmung und Zufriedenheit mit praktizierten ADL klaffen zwischen Erkrankten und pflegenden Angehörigen auseinander.

Hieraus ergibt sich erhebliches Frustrations- und Konfliktpotenzial zwischen Erkrankten und pflegenden Angehörigen:

- Überbehütung (aufgrund von Überschätzung der problematischen ADL durch pflegende Angehörige).
  Beispiel: Der gesunde Teil übernimmt „mal eben" das Einkaufen, obwohl der erkrankte Teil durchaus dazu in der Lage ist, diese Aufgabe „in seinem Tempo und Rhythmus" zu erledigen.
- Verständnislosigkeit aufseiten der pflegenden Angehörigen und konsekutiver Rückzug des erkrankten Gegenübers (aufgrund von Über/Unterschätzung).
  Beispiel: Der gesunde Teil plant Termine zu einer für den kranken Teil ungünstigen Tageszeit, weshalb diese Termine verweigert werden. Dies führt zu Unzufriedenheit auf beiden Seiten.

Symptomwahrnehmung (Mi et al. 2018)

Für den optimalen Behandlungsverlauf von chronischen Lungenerkrankungen (v. a. COPD) ist eine möglichst präzise und verlässliche Symptomwahrnehmung entscheidend. Hierbei spielen die Rückmeldungen von pflegenden Angehörigen eine zentrale Rolle.

Es zeigte sich allerdings eine nur mäßige Übereinstimmung zwischen den Einschätzungen von COPD-Erkrankten und pflegenden Angehörigen hinsichtlich somatischer und psychischer Symptome. Die geringsten Übereinstimmungen (in der Dyade zwischen Betroffenen und deren Partnerinnen/Partner) ergaben sich bei drei zentralen Erfahrungen:

- Depression,
- Angst,
- Atemnot.

Mögliche Erklärungen dieser Befunde liefert das Konzept der *We-Disease* (Abschn. 10.1.3), v. a. *Protective Buffering* als ungünstige Copingstrategie im Rahmen des dyadischen Copings. Bei der inadäquaten Symptomwahrnehmung zeigen sich die langfristig negativen Auswirkungen dieser Copingstrategie besonders deutlich.

▶ **Praxistipp** Durch Kommunikation über Aktivitäten des täglichen Lebens (ADL) zwischen Erkrankten und pflegenden Angehörigen sowie durch Schulung der Symptomwahrnehmung können Überbehütung oder Überforderung und der damit verbundene Beziehungsstress gemindert werden (Abschn. 20.4 und 20.7).

Exazerbationen (Aasbø et al. 2016)

Eng verknüpft mit der Symptomwahrnehmung sind die Belastungen von pflegenden Angehörigen und die spezifischen Herausforderungen im Zusammenhang mit Exazerbationen (v. a. bei COPD).

Typische „Verhandlungsaufgaben" für pflegende Angehörige im Rahmen von Exazerbationen sind:

- Symptome (und deren Bedeutung) mit dem erkrankten Gegenüber verhandeln,
- „Kipppunkte" mit dem erkrankten Gegenüber verhandeln,
- Schwere der Exazerbation mit dem Notfalldienst verhandeln,
- stationäre Therapie mit den professionellen Behandlungs- und Pflegeteams verhandeln.

Bei diesen „Verhandlungsaufgaben" erleben pflegende Angehörige spezielle Herausforderungen:

- Unsicherheit bei gleichzeitiger Verantwortung für Symptomkontrolle,
- Entscheidungsdruck (z. B. zur Kontaktaufnahme mit dem Notfalldienst),
- Konfrontation mit Skepsis (v. a. des Notfalldienstes),
- Suche nach einem angemessenen Umgang mit professionellen Behandlungs- und Pflegeteams.

Geschlechtsdifferenzen (Nakken et al. 2016)

Pflegende Angehörige von Menschen mit chronischen und onkologischen Lungenerkrankungen sind in der Mehrzahl weiblich. In der Studie von Nakken et al. (2016) zeigten sich erhebliche Unterschiede zwischen weiblichen und männlichen pflegenden Angehörigen im Hinblick auf die Belastungen und ihre Auswirkungen. Weibliche *Kümmerer* wiesen mehr Depressionssymptome und einen schlechteren Gesundheitsstatus auf. Bemerkenswert waren auch die Unterschiede in den Copingstilen.

Weibliche pflegende Angehörige zeigten im Vergleich zu männlichen *Kümmerern*:

- eine sehr niedrige aktive Konfrontation,
- eine sehr hohe besänftigende (palliative) Reaktion,
- eine hohe Vermeidung,
- eine seltenere Suche nach sozialer Unterstützung,
- eine höhere Ängstlichkeit.

▶ **Praxistipp** Bedürfnisorientierte Unterstützungsangebote sollten die geschlechtsspezifischen Unterschiede in den Copingstilen berücksichtigen.

10.3 Erfassung der Bedürfnisse pflegender Angehöriger von Menschen mit chronischen und onkologischen Lungenerkrankungen

Die Leitlinien der häufigsten chronischen Lungenerkrankungen und die Leitlinie zu Lungenkrebs verweisen alle auf die Belastungen und Bedürfnisse der pflegenden Angehörigen. Für eine regelhafte Bedarfsanalyse bei pflegenden Angehörigen stehen validierte deutschsprachige Erfassungsinstrumente zur Verfügung (Oubaid et al. 2022). Die Instrumente beruhen auf der Selbsteinschätzung von pflegenden Angehörigen im Hinblick auf vier verschiedene Bedarfskategorien:

10.3.1 Gesamtbelastung

- Zarit Burden Interview (ZBI) (Zarit et al. 1980).
- Häusliche Pflegeskala der DEGAM (PS-k) (Graessel et al. 2014; engl. BSFC-s = Burden Scale for Family Caregivers-short).
- Assessment-Baum der DEGAM (DEGAM-Leitlinie 6 Pflegende Angehörige) (Lichte et. al. 2018).

10.3.2 Psychosoziale Belastung und psychopathologische Symptome

- Distress-Thermometer (DT) (Mehnert et al. 2006; Kap. 6).
- Gesundheitsfragebogen für Patientinnen/Patienten – Depressionsmodul (PHQ-9) (Löwe et al. 2008; Kap. 6).
- Gesundheitsfragebogen für Patientinnen/Patienten – Angstmodul (GAD-7) (Löwe et al. 2008).
- Depression, Anxiety and Stress Scale – 21 Items (DASS-21) (Nilges und Essau 2015).

10.3.3 Lebensqualität

- Quality of Life in Life Threatening Illness – Family Carer Version (QOLLTI-F) (Schur et al. 2014).
- General Health Questionnaire (GHQ-12) (Linden et al. 1996).
- Family Reported Outcome Measure (FROM-16) (Elsner et al. 2021).

10.3.4 Unterstützungsbedürfnisse

- Family Inventory of Needs (FIN) (Schur et al. 2015).
- Carer Support Needs Assessment Tool (CSNAT) (Ewing et al. 2015).
- Kommunikation mit Angehörigen (KOMMA) (Kreyer und Pleschberger 2018).
- Managing Your Loved One's Health (MYLOH) (Borson et al. 2018).

Die beiden letztgenannten Erfassungsinstrumente für die Unterstützungsbedürfnisse der pflegenden Angehörigen verdienen besondere Beachtung. KOMMA (deutsche Version von CSNAT = Carer Support Needs Tool) und MYLOH erwiesen sich in Studien als geeignet für den Einsatz bei pflegenden Angehörigen von Menschen mit chronischen Lungenerkrankungen (COPD, Asthma) und Lungenkrebs (Farquhar 2022; Borson et al. 2018).

▶ **Praxistipp** Mit der CSNAT-Intervention (deutsche Version: KOMMA; entwickelt aufgrund repräsentativer Befunde beim Einsatz des CSNAT) steht ein evidenzbasiertes Angebot zur Unterstützung von pflegenden Angehörigen zur Verfügung (Abschn. 20.4; Anhang A9 zu digitalen Informations- und Schulungsplattformen).

10.4 Erfahrungen von Angehörigen im Zusammenhang mit Atemnot

Im Verlauf von chronischen und onkologischen Lungenerkrankungen bezeichnen pflegende Angehörige den Umgang mit Atemnot als einen Hauptbelastungsfaktor. Atemnot bewirkt soziale Isolation, erfordert gegenseitige Anpassung zwischen Patientin/Patient und gesundem Gegenüber (gemeinsames Symptommanagement und emotionales Coping) und zwingt schließlich zu Sinnsuche angesichts einer infausten Prognose (Ferreira et al. 2020).

10.4.1 Bedürfnisse der Angehörigen von Menschen mit Atemnot bei fortgeschrittenen (Lungen-)Erkrankungen

Die Herausforderungen durch das Phänomen Atemnot spiegeln sich in den Hauptbedürfnissen, die pflegende Angehörige im Zusammenhang mit diesem Thema äußern.
Hauptbedürfnisse von Kümmerern im Zusammenhang mit Atemnot:

- Atemnot verstehen,
- Angst, Panik, Atemnot bewältigen,
- Infektionen managen,

- aktiv bleiben,
- positiv (weiter)leben,
- wissen, was in der Zukunft zu erwarten ist.

Auf der Grundlage dieser Hauptbedürfnisse lassen sich Interventionen entwickeln, die dem Unterstützungsbedarf von pflegenden Angehörigen angesichts der Erfahrung Atemnot gerecht werden (Abschn. 20.5 und 20.6).

10.4.2 Spezifische Atemnotsituationen im Erleben von pflegenden Angehörigen

Atemnoterfahrungen sind nicht nur komplex, sondern auch vielgestaltig. Drei typische Atemnoterfahrungen werden von pflegenden Angehörigen als besonders belastend beschrieben:

- Atemnotansteckung,
- Atemnotattacken,
- refraktäre und terminale Atemnot

Atemnotansteckung
Das Phänomen der Atemnotansteckung (Johnson und Gozal 2018) ist bisher nur ansatzweise erforscht (an Probandinnen/Probanden ohne spezielle Pflegeerfahrung mit Atemnotbetroffenen). Die Befunde weisen auf mehrere Auswirkungen hin, wenn Atemnot visuell oder akustisch präsentiert wird (Herzog et al. 2018; Lovell et al. 2023).

Einen Menschen mit Atemnot zu sehen oder zu hören, kann beim Betrachtenden:

- Atemnot erzeugen,
- einen negativen Affekt (Angst) auslösen,
- neuronale Prozesse (assoziatives Lernen) steigern.

Diese Studienergebnisse decken sich mit klinischen Beobachtungen und den Schilderungen von pflegenden Angehörigen. Atemnotansteckung kann die Belastungen von pflegenden Angehörigen und von Behandlungsteams im Umgang mit chronischen und onkologischen Lungenerkrankten erhöhen.

▶ **Praxistipp** Das Phänomen Atemnotansteckung sollte bei bedürfnisorientierten Angeboten für pflegende Angehörige v. a. im Rahmen der Psychoedukation aufgegriffen werden. Behandlungsteams sollten Aufmerksamkeit für dieses Phänomen entwickeln und den eigenen Umgang mit diesem Phänomen in der therapeutischen Beziehung reflektieren (Abschn. 20.5 und 20.6).

Atemnotattacken

Atemnotattacken führen die zweifache Herausforderung von pflegenden Angehörigen (als Unterstützende und als Betroffene) besonders deutlich vor Augen (Reitzel et al. 2022). Atemnotattacken:

- provozieren in besonderem Maße Gefühle von Angst, Panik und Hilflosigkeit,
- setzen unter hohen Entscheidungsdruck bzgl. des Vorgehens (Selbstmanagement oder Notdienst?),
- erfordern einen fortwährenden Lernprozess (mit Unterstützung durch medizinische Fachkräfte).

Für den Umgang mit Atemnotattacken entwickeln pflegende Angehörige eine Vielzahl von Copingstrategien. In diesem Zusammenhang spielen differierende Wahrnehmungen, Gefühle und Verletzlichkeiten von Erkrankten und *Kümmerern* eine zentrale Rolle. Im Extremfall erleben Erkrankte die Strategien der pflegenden Angehörigen als ungeeignet oder sogar bedrohlich. Pflegende Angehörige geraten dadurch in einen Konflikt zwischen dem eigenen Impuls des „Helfenwollens" und dem Wunsch der Erkrankten „in Ruhe gelassen zu werden", was wiederum die Belastung durch die Atemnotattacken für alle Beteiligten steigert.

Im Krankheitsverlauf stellen Atemnotattacken für pflegende Angehörige von chronischen und onkologischen Lungenerkrankungen v. a. eine Belastung dar:

- in der ersten Zeit nach Diagnosestellung aufgrund der fehlenden Erfahrung,
- im fortgeschrittenen Krankheitsstadium aufgrund des gehäuften Auftretens.

Refraktäre und terminale Atemnot

Im fortgeschrittenen Krankheitsstadium und am Lebensende von Menschen mit chronischen und onkologischen Lungenerkrankungen spielen die Erfahrungen von therapierefraktärer und terminaler Atemnot eine zentrale Rolle – auch im Leben der pflegenden Angehörigen. Diese Erfahrungen bedeuten zunehmende Einschränkungen im Hinblick auf Zeit, Mobilität und soziale Kontakte. Parallel dazu steigen die emotionalen Belastungen durch Angst, soziale Isolation und (vorweggenommene) Trauer.

Angesichts überwältigender Hilflosigkeitsgefühle setzen pflegende Angehörige in dieser Situation vermehrt auf die Wirkung von pharmakologischen Interventionen. Auch bei fraglichem therapeutischen Nutzen (wie beispielsweise Sauerstoffgabe bei refraktärer Atemnot) spüren sie Entlastung durch das Gefühl, „irgendetwas tun zu können" (Collier et al. 2017; Kochovska et al. 2021).

Nichtpharmakologische Interventionen bei refraktärer und terminaler Atemnot sollten dieses Bedürfnis („irgendetwas tun zu können") ernstnehmen und im hypnotherapeutischen Sinne „utilisieren". Der in einigen Studien nachgewiesene atemnotmildernde Effekt einer

Trigeminus- bzw. Olfactorius-Stimulation durch Kaltluftzufuhr mittels eines Handventilators (Qian et al. 2019) oder durch Inhalation von Menthol (Aucoin et al. 2023) kann entsprechend selbstwirksamkeitsstärkend formuliert und suggestiv begleitet werden.

> ► **Praxistipp** Für den Umgang mit Atemnotattacken und mit refraktärer bzw. terminaler Atemnot benötigen pflegende Angehörige eine angemessene Führung. Dabei sollten sie in ihrem Bedürfnis, „irgendetwas tun zu können", durch eine empathische, situationsbezogene, leicht umsetzbare Anleitung unterstützt werden (Kap. 17 und 18).

10.5 Prinzipien bedürfnisorientierter Angebote für pflegende Angehörige

Bedürfnisorientierte Angebote für pflegende Angehörige von Menschen mit chronischen und onkologischen Lungenerkrankungen müssen sehr unterschiedliche Aspekte berücksichtigen. „One size does *not* fit all" gilt hier in besonderem Maße und verlangt vom Behandlungsteam hohe Empathie und Kompetenz (Weißflog und Ernst 2023).

Idealerweise fließen die Persönlichkeitsstruktur des Kümmerers, der individuelle Krankheitsverlauf, die jeweiligen Belastungsfaktoren und der dyadische Copingprozess in die Konzeptualisierung von Unterstützungsangeboten ein. Diese Orientierungsmerkmale werden im Folgenden dargestellt.

10.5.1 Orientierung an der Kümmerer-Typologie

Es gibt zahlreiche *Kümmerer-Typologien*. Eine Übersicht über die Bewertungskriterien und die sich daraus ergebenden *Kümmerer-Typen* liefert Tab. 10.3.

Die Typologie von Gehr et al. (2021) zeigt weitgehende Übereinstimmung mit den Kommunikationstypen *Träger, Manager, Partner* und *Alleinkümmerer* (Wittenberg et al. 2017) bzw. mit den Typen *Anpasser, Kämpfer und Fallmanager* (Davis et al. 2014). Die prägnanten Typologien eignen sich gut für die Entwicklung von bedürfnisorientierten Unterstützungsangeboten. Hier liegt ein weites Feld für zukünftige Forschung, Evaluation und Implementierung von Angeboten zum Wohl von Patientinnen/Patienten und pflegenden Angehörigen.

Tab. 10.3 Kümmerer-Typologie und Unterstützungsangebote

Bewertungskriterien	Kümmerer-Typen	Unterstützungsangebote
Copingstil (Corcoran 2011; Davis et al. 2014	Anpasser Kämpfer Fallmanager	
Familienkommunikationsstil (Wittenberg et al. 2017)	Träger Manager Partner Alleinkümmerer	COMFORT Communication Tool (Wittenberg et al. 2019) Abschn. 20.4; Anhang A10
Belastungsgrad (Pepin et al. 2013)	Hochbelastet Ressourcenreich, aber gefährdet Unverbindlich Hochfunktional, aber statisch	CSNAT-I (Micklewright und Farquhar 2022) KOMMA (Kreyer und Pleschberger 2018) Abschn. 20.4; Anhang A10
Pflegemotivation und Copingdimensionen (Gehr et al. 2021)	Pflegender Partner Besorgter Manager Verzweifelter Überlasteter	

10.5.2 Orientierung am Krankheitsverlauf

Es mehren sich die Hinweise, dass die Gestaltung von Schwellensituationen (Synonym: *Meilensteine*) bei chronischen und onkologischen Lungenerkrankungen eine zentrale Rolle für die Behandlungsbeziehung und den Krankheitsverlauf spielen. *Schwellensituationen* markieren meist den Übertritt zwischen einzelnen Krankheitsphasen und erweisen sich zunehmend als *Teachable Moments* (McBride und Ostroff 2003).

Definition: Teachable Moment (Kap. 11 und 12)

Ein *Teachable Moment* ist eine Situation, die einer Person den Anlass zu einer spontanen Verhaltensänderung liefert. Ein typischer gesundheitsbezogener *Teachable Moment* ist die Diagnose einer chronischen oder onkologischen Lungenerkrankung als Anlass für einen Nikotinverzicht.

Eine besondere Offenheit und Empfänglichkeit für Verhaltensänderungen zeigen pflegende Angehörige in Situationen mit besonders hohen Anforderungen: in der ersten Zeit nach der Diagnosestellung und bei Krisen in fortgeschrittenen Krankheitsstadien. Darauf sollten bedürfnisorientierte Angebote rechtzeitig reagieren, beispielsweise im Rahmen der *Meilensteinkommunikation* (Abschn. 20.3.1).

10.5.3 Orientierung an Belastungsfaktoren

Die vielfältigen und komplexen Belastungsfaktoren lassen sich im Hinblick auf die Entwicklung von Unterstützungsangeboten (v. a. für pflegende Angehörige von Menschen mit fortgeschrittenen chronischen oder onkologischen Lungenerkrankungen und Atemnot) in sechs Bereiche einteilen (Farquhar et al. 2017):

- medizinische (Therapie, Therapienebenwirkungen),
- soziale (veränderte Kommunikation, Rollen, Aktivitäten),
- emotionale (Angst, Depression, Hilf- und Hoffnungslosigkeit,)
- existenzielle (Sinnsuche, Auseinandersetzung mit Lebensende, Sterben, Tod, Trauer),
- kontrollbezogene (Ungewissheit, Unkontrollierbarkeit),
- kontextbezogene (akut-auf-chronisch).

Inhaltlich sollten bedürfnisorientierte Angebote für pflegende Angehörige möglichst präzise auf die jeweils betroffenen Belastungsbereiche zielen (Tab. 10.4).

Tab. 10.4 Belastungs- und bedürfnisorientierte Angebote für pflegende Angehörige

Belastungsbereich	Belastungsbeispiele	Angebotsbeispiele
Medizinisch	Therapie Therapienebenwirkungen	KOMMA (Kreyer und Pleschberger 2018) Abschn. 20.4.2; Anhang A10
Sozial	Kommunikation Rollen Aktivitäten	COMFORT Communication Tool (Wittenberg et al. 2019) Abschn. 20.4.1; Anhang A10
Emotional	Angst Depression Hilf- und Hoffnungslosigkeit	Interdisciplinary Family Caregiver Education Program (Sun et al. 2015)
Existenziell	Sinnsuche Auseinandersetzung mit Lebensende, Sterben, Tod, Trauer	LIFE (Allen et al. 2016) CCC-Workshop (Applebaum et al. 2018) EBT (Stöckle et al. 2016)
Kontrollbezogen	Ungewissheit Kontrollverlust	PalliActiveCaregivers Intervention (Arias-Rojas et al. 2020)
Kontextbezogen	Akut-auf-chronisch	KOMMA (Kreyer und Pleschberger 2018) Abschn. 20.4.2; Anhang A10

10.5.4 Orientierung am Copingprozess

Individuelle und dyadische Anpassungsprozesse (Coping) haben erheblichen Einfluss auf den Krankheitsverlauf (Revenson et al. 2016).

Für den Copingprozess bedeutsam erweisen sich:

- Kommunikationskompetenz,
- Nähe-Distanz-Regulation,
- Pflegeleistungen (v. a. körperliche),
- soziale Unterstützung.

▶ **Praxistipp** Gesundheitsfachkräfte sollten bei der Auswahl von Unterstützungsangeboten für pflegende Angehörige von chronisch oder onkologisch Lungenerkrankten persönlichkeits-, belastungs- und prozessorientiert vorgehen. Es mehren sich die Hinweise, dass Interventionen exklusiv nur für pflegende Angehörige mit gemeinsamen Interventionen für die Dyade zwischen Betroffenen und deren Partnerinnen/Partner kombiniert werden sollten, um eine optimale Unterstützung zu erreichen (Kombination von Einzel-, Paar- und Teamangeboten).

10.6   Fazit für die Praxis

- Die Mehrzahl der Menschen mit chronischen oder onkologischen Lungenerkrankungen wird von ihnen nahestehenden Personen (meist weiblichen Familienangehörigen) gepflegt.
- Die Belastung ist für diese informellen Pflegepersonen häufig ebenso hoch oder sogar noch höher als für die Erkrankten.
- Unterstützungsangebote für diese belastete Zielgruppe sollten die Persönlichkeitstypen, die spezifischen Belastungen und den jeweiligen Stand des Copingprozesses berücksichtigen.
- Der Umgang mit den verschiedenen Atemnotphänomenen (Atemnotansteckung, Atemnotattacken, refraktäre/terminale Atemnot) stellt pflegende Angehörige vor besondere Herausforderungen, bei denen sie auf empathische und strukturierte Führung durch die Gesundheitsfachkräfte angewiesen sind.

References

Zitierte Literatur

Aasbø G, Rugkåsa J, Solbrække KN, Werner A (2017) Negotiating the care-giving role: family members' experience during critical exacerbation of COPD in Norway. Health Soc Care Community 25(2):612–620

Allen RS, Azuero CB, Csikai EL, Parmelee PA, Shin HJ, Kvale E, Burgio LD (2016) "It was very rewarding for me…": senior volunteers' experiences with implementing a reminiscence and creative activity intervention. Gerontologist 56(2):357–367

Applebaum AJ, Buda KL, Schofield E, Farberov M, Teitelbaum ND, Evans K, Cannady RS (2018) Exploring the cancer caregiver's journey through web-based meaning-centered psychotherapy. Psychooncology 27(3):847–856

Arias-Rojas M, Carreño-Moreno S, Arias-Quiroz N (2020) The "PalliActive caregivers" intervention for caregivers of patients with cancer in palliative care: a feasibility pilot study. J Hosp Palliat Nurs 22(6):495–503

Assessment-Baum: https://register.awmf.org/assets/guidelines/053_D_Ges_fuer_Allgemeinmedizin_und_Familienmedizin/053-006a1_S3_Pflegende-Angehoerige-von-Erwachsenen_2022-10.pdf

Aucoin R, Lewthwaite H, Ekström M, von Leupoldt A, Jensen D (2023) Impact of trigeminal nerve and/or olfactory nerve stimulation on activity of human brain regions involved in the perception of breathlessness. Respir Physiol Neurobiol 311:104036

Borson S, Mobley P, Fernstrom K, Bingham P, Sadak T, Britt HR (2018) Measuring caregiver activation to identify coaching and support needs: extending MYLOH to advanced chronic illness. PLoS ONE 13(10):e0205153

Bragadottir GH, Halldorsdottir BS, Ingadottir TS, Jonsdottir H (2018) Patients and families realising their future with chronic obstructive pulmonary disease – A qualitative study. J Clin Nurs 27(1–2):57–64

Bodenmann G, Randall AK, Falconier MK (2016) The systemic transactional model (STM). In: Falconier MK, Randall AK, Bodenmann G (Hrsg), Couples coping with stress: a cross-cultural Perspective. Routledge, New York, NY, S 5–22

Collier A, Breaden K, Phillips JL, Agar M, Litster C, Currow DC (2017) Caregivers' perspectives on the use of long-term oxygen therapy for the treatment of refractory breathlessness: a qualitative study. J Pain Symptom Manage 53(1):33–39

Corcoran MA (2011) Caregiving styles: A cognitive and behavioral typology associated with dementia family caregiving. Gerontologist 51(4):463–472

Davis LL, Chestnutt D, Molloy M, Deshefy-Longhi T, Shim B, Gilliss CL (2014) Adapters, strugglers, and case managers: a typology of spouse caregivers. Qual Health Res 24(11):1492–1500

DEGAM Leitlinien – Hilfe für eine gute Medizin. 2018. https://register.awmf.org/assets/guidelines/053-006l_S3_Pflegende-Angehoerige-von-Erwachsenen_2019-03-abgelaufen.pdf. Zugegriffen: 10. Dez. 2024)

Elsner SA, Salek SS, Finlay AY, Hagemeier A, Bottomley CJ, Katalinic A, Waldmann A (2021) Validation of the German version of the family reported outcome measure (FROM-16) to assess the impact of disease on the partner or family member. Health Qual Life Outcomes 19:1–14

Ewing G, Austin L, Diffin J, Grande G (2015) Developing a person-centred approach to carer assessment and support. Br J Community Nurs 20(12):580–584

Farquhar M (2022) Improving support of informal carers of respiratory patients. Respirology 27(2):103–104

Farquhar M, Penfold C, Benson J, Lovick R, Mahadeva R, Howson S, Ewing G (2017) Six key topics informal carers of patients with breathlessness in advanced disease want to learn about and why: MRC phase I study to inform an educational intervention. PLoS One 12(5):e0177081

Ferreira DH, Kochovska S, Honson A, Phillips JL, Currow DC (2020) Two faces of the same coin: a qualitative study of patients' and carers' coexistence with chronic breathlessness associated with chronic obstructive pulmonary disease (COPD). BMC Palliat Care 19:1–12

Gehr TJ, Freiberger E, Sieber CC, Engel SA (2021) A typology of caregiving spouses of geriatric patients without dementia: caring, worried, desperate. BMC Geriatr 21:1–12

Graessel E, Berth H, Lichte T, Grau H (2014) Subjective caregiver burden: validity of the 10-item short version of the Burden Scale for Family Caregivers BSFC-s. BMC Geriatrics 14(1). https://doi.org/10.1186/1471-2318-14-23

Grosbois JM, Gephine S, Kyheng M, Le Rouzic O, Chenivesse C (2022) Improving the wellbeing of caregivers of patients with COPD using a home-based pulmonary rehabilitation programme. ERJ Open Res 8(4):00255-2022

Herzog M, Sucec J, Van Diest I, Van den Bergh O, Chenivesse C, Davenport P, von Leupoldt A 2018. Observing dyspnoea in others elicits dyspnoea, negative affect and brain responses. Eur Res J 51(4):1702682

Horn AB, Zimmerli L, Maercker A, Holzer BM (2023) The worse we feel, the more intensively we need to stick together: a qualitative study of couples' emotional co-regulation of the challenge of multimorbidity. Front Psychol 14:1213927

Johansson H, Berterö C, Jonasson LL, Berg K (2023) The experience of caregiver burden when being next of kin to a person with severe chronic obstructive pulmonary disease: A qualitative study. Chronic Respiratory Disease 20. https://doi.org/10.1177/14799731231168897

Johnson MJ, Gozal D (2018). Vicarious breathlessness: an inferential perceptual learned transposition process that may not be inconsequential to either patient or caregiver. Eur Res J 51(4):1800306

Kalluri M, Luppi F, Ferrara G (2020) What patients with idiopathic pulmonary fibrosis and caregivers want: filling the gaps with patient reported outcomes and experience measures. Am J Med 133(3):281–289

Kochovska S, Ferreira DH, Garcia MV, Phillips JL, Currow DC (2021) Perspectives on palliative oxygen for breathlessness: systematic review and meta-synthesis. Eur Res J 58(4):2004613

Kreyer C, Pleschberger S (2018) KOMMA–ein nutzerorientierter Ansatz zur Unterstützung von Angehörigen in der häuslichen Hospiz- und Palliativversorgung. Zeitschrift für Palliativmedizin 19(06):299–304

Langer SL, Brown JD Syrjala KL (2009) Intrapersonal and interpersonal consequences of protective buffering among cancer patients and caregivers. Abstract Cancer 115(S18):4311–4325. https://doi.org/10.1002/cncr.24586

Lichte T, Höppner C, Mohwinkel LM, Jäkel K, Wilfling D, Holle D (2018) Pflegende Angehörige von Erwachsenen. S3-Leitlinie. Deutsche Gesellschaft für Allgemeinmedizin und Familienmedizin (DEGAM), Berlin (AWMFRegister-Nr. 053-006, DEGAM-LeitlinieNr. 6

Linden M, Maier W, Achberger M, Herr R, Helmchen H, Benkert O (1996) Psychische Erkrankungen und ihre Behandlung in Allgemeinarztpraxen in Deutschland: Ergebnisse aus einer Studie der Weltgesundheitsorganisation (WHO). Der Nervenarzt

Lippiett KA, Richardson A, Myall M, Cummings A, May CR (2019) Patients and informal caregivers' experiences of burden of treatment in lung cancer and chronic obstructive pulmonary disease (COPD): a systematic review and synthesis of qualitative research. BMJ Open 9(2):e020515

Lovell N, Etkind SN, Davies JM, Prentice W, Higginson IJ, Sleeman KE (2023) Effect of listening to breathing recordings on self-reported breathlessness: a public experiment. Eur Res J 62(1):2201439

Löwe B, Decker O, Müller S, Brähler E, Schellberg D, Herzog W, Herzberg PY (2008) Validation and standardization of the Generalized Anxiety Disorder Screener (GAD-7) in the general population. Med Care 46(3):266–274

Lyons KS, Miller LM, McCarthy MJ (2016) The roles of dyadic appraisal and coping in couples with lung cancer. J Fam Nurs 22(4):493–514

Majellano EC, Clark VL, Gibson PG, Foster JM, McDonald VM (2022) The needs and well-being of severe asthma and COPD carers: a cross-sectional study. Respirology 27(2):134–143

McBride CM, Ostroff JS (2003) Teachable moments for promoting smoking cessation: the context of cancer care and survivorship. Cancer Control 10(4):325–333

Mehnert A, Müller D, Lehmann C, Koch U (2006) Die deutsche Version des NCCN Distress-Thermometers: Empirische Prüfung eines Screening-Instruments zur Erfassung psychosozialer Belastung bei Krebspatienten. Z Psychiatr Psychol Psychother 54(3):213–223

Meier C, Bodenmann G, Mörgeli H, Jenewein J 2011. Dyadic coping, quality of life, and psychological distress among chronic obstructive pulmonary disease patients and their partners. Int J Chronic Obs Pulmonary Dis 6:583–595

Mi E, Mi E, Ewing G, White P, Mahadeva R, Gardener AC, Farquhar M (2018) Do patients and carers agree on symptom burden in advanced COPD?. Int J Chronic Obs Pulmonary Dis 13:969–977

Micklewright K, Farquhar M (2022) Face and content validity of the Carer Support Needs Assessment Tool (CSNAT), and feasibility of the CSNAT intervention, for carers of patients with chronic obstructive pulmonary disease. Chronic Illn 18(3):532–548

Moor CC, van Manen MJG, van Hagen PM, Miedema JR, van den Toorn LM, Gür-Demirel Y, Wijsenbeek MS (2018) Needs, perceptions and education in sarcoidosis: a live interactive survey of patients and partners. Lung 196:569–575

Nakken N, Janssen DJ, van den Bogaart EH, Wouters EF, Franssen FM, Vercoulen JH, Spruit MA (2015) Informal caregivers of patients with COPD: home sweet home? Eur Respir Rev 24(137):498–504

Nakken N, Janssen DJ, van Vliet M, de Vries GJ, Clappers-Gielen GA, Michels AJ, Spruit MA (2016) Gender differences in partners of patients with COPD and their perceptions about the patients. Int Jf Chronic Obs Pulmonary Dis 12:95–104

Nakken N, Janssen DJ, Van Den Bogaart EH, van Vliet, M, de Vries GJ, Bootsma GP, Gronenschild MH, Delbressine JM, Muris JW, Wouters EF, Spruit MA (2017) Patient versus proxy-reported problematic activities of daily life in patients with COPD. Respirology 22(2):307–314. https://doi.org/10.1111/resp.12915

Nilges P, Essau C (2015) Die Depressions-Angst-Stress-Skalen (The Depression Anxiety Stress Scales). Der Schmerz 29(6):649–657

Oubaid N, Ullrich A, Schwenzitzki L, Berendt J, Heckel M, Hentschel L, …& Oechsle, K. (2022) Deutschsprachige Instrumente zur Bedarfserhebung bei Angehörigen. Onkologe 28(5):420–428

Pepin R, Williams AA, Anderson LN, Qualls SH (2013) A preliminary typology of caregivers and effects on service utilization of caregiver counseling. Aging Ment Health 17(4):495–507

Qian Y, Wu Y, de Moraes AR, Yi X, Geng Y, Dibaj S, Liu D, Naberhuis J, Bruera E (2019) Fan therapy for the treatment of dyspnea in adults: a systematic review. J Pain Symptom Manage 58(3):481–486

Reitzel T, Bergmann A, Schloesser K, Pauli B, Eisenmann Y, Randerath W, Pralong A (2022) The experience of episodic breathlessness from the perspective of informal caregivers: a qualitative interview study. Ann Palliative Med 11(7):2225234–2222234

Revenson TA, Griva K, Luszczynska A, Morrison V, Panagopoulou E, Vilchinsky N, Hagedoorn M (2016) Caregiving as a dyadic process. In: Revenson TA, Griva K, Luszczynska A, Morrison V, Panagopoulu E, Vilchinsky N, Hagedoorn M (eds) Caregiving in the illness context. London, Palgrave Macmillan UK, pp 25–37

Schur S, Ebert-Vogel A, Amering M, Masel EK, Neubauer M, Schrott A, Schrank B (2014) Validation of the "quality of life in life-threatening illness – family carer version"(QOLLTI-F) in German-speaking carers of advanced cancer patients. Support Care Cancer 22:2783–2791

Schur S, Neubauer M, Amering M, Ebert-Vogel A, Masel EK, Sibitz I, Schrank B (2015) Validation of the Family Inventory of Needs (FIN) for family caregivers in palliative care. Palliat Support Care 13(3):485–491

Stöckle HS, Haarmann-Doetkotte S, Bausewein C, Fegg MJ (2016) The feasibility and acceptability of short-term, individual existential behavioural therapy for informal caregivers of patients recruited in a specialist palliative care unit. BMC Palliat Care 15:1–10

Sun V, Grant M, Koczywas M, Freeman B, Zachariah F, Fujinami R, Ferrell B (2015) Effectiveness of an interdisciplinary palliative care intervention for family caregivers in lung cancer. Cancer 121(20):3737–3745

Tempel M (2019) Teilnehmervoten Angehörigen-Workshop „Let's talk about AATD". Infotag 2019 Alpha-1-Deutschland (veröffentlicht auf: www.alpha1-deutschland.org – Zugegriffen: 10. Dez. 2024)

Vaske I, Thöne MF, Kühl K, Keil DC, Schürmann W, Rief W, Stenzel NM (2015) For better or for worse: a longitudinal study on dyadic coping and quality of life among couples with a partner suffering from COPD. J Behav Med 38:851–862

Weißflog G, Ernst J (2023) Krebs und Partnerschaft – Ansatzpunkte therapeutischer Interventionen. PiD-Psychotherapie im Dialog 24(1):43–46

Wittenberg E, Goldsmith JV, Ragan SL, Parnell TA (2019) Communication in palliative nursing: The COMFORT model. Oxford University Press

Wittenberg E, Kravits K, Goldsmith J, Ferrell B, Fujinami R (2017) Validation of a model of family caregiver communication types and related caregiver outcomes. Palliat Support Care 15(1):3–11

Zarit SH, Reever KE, Bach-Peterson J (1980) Relatives of the impaired elderly: correlates of feelings of burden. Gerontologist 20(6):649–655

Weiterführende Literatur

Nakken N, Janssen DJ, Van Den Bogaart EH, van Vliet M, de Vries GJ, Bootsma GP, Spruit MA (2017) Patient versus proxy-reported problematic activities of daily life in patients with COPD. Respirology 22(2):307–314

Sklenarova H, Haun MW, Krümpelmann A, Friederich HC, Huber J, Thomas M, Hartmann M (2015) Psychometric evaluation of the German Version of the Supportive Care Needs Survey for Partners and Caregivers (SCNS-P&C-G) of cancer patients. Eur J Cancer Care 24(6):884–897

Wetzstein, M., Rommel, A., & Lange, C. (2015). Pflegende Angehörige – Deutschlands größter Pflegedienst

Teil III

Psychopneumologische Begleitung im Krankheits- und Behandlungsverlauf

Patientenreisen und Versorgungspfade bei chronischen und onkologischen Lungenerkrankungen

11

Monika Tempel

Inhaltsverzeichnis

M. Tempel (✉)
die LungenCouch®, Regensburg, Deutschland
E-Mail: info@monikatempel.de

© Der/die Autor(en), exklusiv lizenziert an Springer-Verlag GmbH, DE, ein Teil von
Springer Nature 2026
M. Tempel und P. Köbler (Hrsg.), *Psychopneumologie,*
https://doi.org/10.1007/978-3-662-71757-8_11

Kap. 11 legt dar

- Welches Potenzial das Konzept Patientenreisen für die psychopneumologische Versorgung birgt
- Welche unterschiedlichen Grunderfahrungen die Patientenreisen bei chronischen und onkologischen Lungenerkrankungen jeweils kennzeichnen
- Welche Rolle Krankheitstrajektorien (Krankheitsverlaufskurven) bei chronischen und onkologischen Lungenerkrankungen spielen können
- Welche Besonderheiten auf Teilstrecken der Patientenreisen zu beachten sind
- Wie Patientenreisen in Versorgungspfaden (z. B. in Leitlinien) bereits beachtet werden und welche Anknüpfungspunkte für psychopneumologische Angebote sich daraus ergeben

11.1 Grundlagen des Konzeptes Patientenreise

Die Versorgungsforschung hat das Konzept der Patientenreise bereits seit einiger Zeit als Marktöffnungsinstrument entdeckt. Zunehmend richtet sich das Augenmerk auf das Potenzial dieses Konzeptes für die Versorgung von Menschen mit chronischen und onkologischen Lungenerkrankungen (Wolf und Kunz-Braun 2020; Zyumbileva et al. 2022). Für die Psychopneumologie ergeben sich aus dem Konzept Patientenreise verheißungsvolle Perspektiven als Kommunikations- und Beziehungsinstrument in der täglichen Praxis.

Definition: Patientenreise
(Synonym: *Patient Journey, Patient Pathway*)
   Die Patientenreise ist der Weg, den ein Mensch von der ersten Symptomwahrnehmung bis zum Abschluss der Behandlung bzw. bis zum Versterben an der Krankheit zurücklegt. Dabei durchlaufen Betroffene verschiedene Phasen mit individuellen *Schwellensituationen (Meilensteinen),* je nach Erkrankung, Behandlung und Persönlichkeit.
   Die Patientenreise kann anhand unterschiedlicher Aspekte aufgezeichnet werden (Davies et al. 2023). Von besonderer Relevanz für die psychopneumologische Praxis sind folgende Dokumentationskriterien:

- *Schlüsselerfahrungen* der Betroffenen im Krankheitsverlauf (z. B. positive oder negative emotionale Erfahrungen),
- *Zeitverlauf* von krankheitsbezogenen Ereignissen und Interventionen (vom Erstkontakt mit dem Gesundheitssystem bis zum Ausscheiden aus dem Gesundheitssystem),
- *Behandlungsorte* (Praxis – Klinik – Rehabilitation – [Langzeit-]Nachsorge),

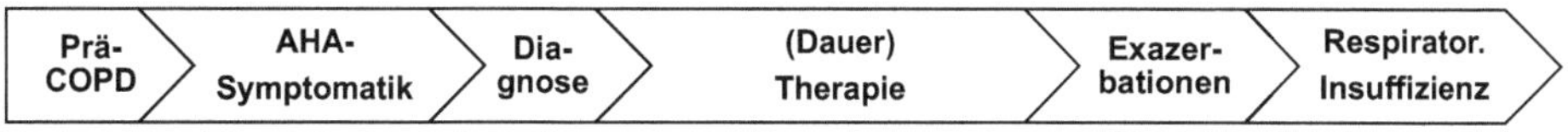

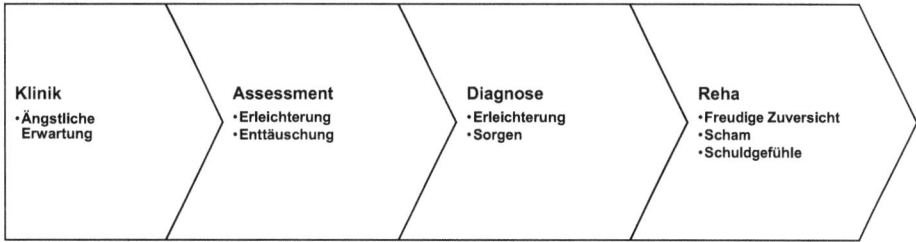

Abb. 11.1 Patientenreise COPD: (möglicher) Zeitverlauf von krankheitsbezogenen Ereignissen. *COPD* chronische obstruktive Lungenerkrankung; *AHA-Symptomatik* Auswurf, Husten, Atemnot; *Exazerbation* akute Verschlechterung; *Respirator. Insuffizienz* Atmungsversagen

Abb. 11.2 Patientenreise COPD (Ausschnitt): Emotionale Erfahrungen vom Klinikaufenthalt bis zur pneumologischen Rehabilitation. (In Anlehnung an Williams 2017). *Assessment* Diagnostik, Testung; *Reha* pneumologische Rehabilitation

- *multiperspektivische Darstellung* im Krankheitsverlauf (z. B. Bedürfnisse der Betroffenen + Involvierung von Angehörigen + Lebensqualität von Betroffenen und deren Angehörigen + Behandlungsempfehlungen).

Beispiele für typische Patientenreisen bei COPD mit hoher Relevanz für die psychopneumologische Versorgung zeigen Abb. 11.1 und 11.2.

▶ **Praxistipp** Patientenreisen weisen charakteristische Merkmale auf, die für eine angemessene psychopneumologische Versorgung genutzt werden können. Dabei ist stets auf die individuelle „Route" zu achten, die der erkrankte Mensch auf seiner „Reise" einschlägt.

11.2 Grunderfahrungen bei Patientenreisen von Menschen mit chronischen und onkologischen Lungenerkrankungen

In Kap. 10 wurde bereits erwähnt, dass die Lebensveränderung durch die Erkrankung in Abhängigkeit von der jeweiligen Krankheitsentität unterschiedlich erfahren wird, beispielsweise eher als *Life Disruption* oder als *Life Erosion*.

11.2.1 Life Disruption/Lebensbruch

Die Erfahrung *Life Disruption* (Lebensbruch, „Sturz aus der Wirklichkeit" durch die Erkrankung) (Bury 1982) wird v. a. bei Lungenkrebs (gelegentlich auch bei Lungenfibrose) beschrieben. Diagnose und Diagnosemitteilung werden entsprechend als „Schock" oder „existenzielle Krise" geschildert. Angesichts der kurzen Überlebenszeiten konzentrieren sich die kognitiven, emotionalen und instrumentellen Strategien der Erkrankten und der pflegenden Angehörigen auf die vorgegebenen Behandlungspfade unter der Leitung von spezialisierten Fachkräften (Kap. 10).

11.2.2 Life Erosion/Lebenserosion

Im Gegensatz zum *Lebensbruch* (bei Lungenkrebs und Lungenfibrose) trifft bei COPD (und gelegentlich bei unkontrolliertem Asthma) die Beschreibung *Life Erosion/* Lebenserosion besser die Erfahrung der Krankheitswirklichkeit von Erkrankten und pflegenden Angehörigen. Lange Verleugnungsphasen der Erkrankten sowie widersprüchliche Informationen und Behandlungserfahrungen im medizinischen Kontext führen dazu, dass v. a. pflegende Angehörige den Umgang mit der allmählichen Leistungsminderung des erkrankten Gegenübers, der Umgestaltung ihres Alltags und der zunehmenden Begrenzung des Lebenshorizonts als „Sisyphus-Arbeit" beschreiben (Lippiett et al. 2022).

Tab. 11.1 listet die Auswirkungen von Lebensbruch und Lebenserosion durch die jeweilige Krankheitsentität auf.

Besonderes Augenmerk verdienen die Unterschiede zwischen den Grunderfahrungen im Hinblick auf Informationsstrategien:

- Bei Lungenkrebs (und Lungenfibrose) können Erkrankte und Angehörige auf generell hochwertige Informationen von Teams aus Spezialistinnen/Spezialisten (mündlich, schriftlich) zurückgreifen. „Informationsmangel" ist in diesem Fall eine bewusste Entscheidung (von Patientinnen/Patienten oder der Angehörigen) und dient meist als (Vermeidungs-)Taktik zur Aufrechterhaltung von Hoffnung angesichts einer infausten Prognose. Informationssuche und Informationsvermeidung sind allerdings keine gegensätzlichen Copingstrategien, sondern müssen eher als „zwei Seiten einer Medaille" und als sich ergänzende Normalisierungsbestrebungen betrachtet werden: „Wissen ist Macht" bzw. „Unwissenheit ist Glückseligkeit" (Germeni und Schulz 2014).
- Bei COPD erhalten Erkrankte und Angehörige eher wenige und zudem häufig widersprüchliche Informationen von der Diagnose bis zum Tod. Dies verschlimmert die Situation von Erkrankten und Angehörigen (Lippiett et al. 2022).

Tab. 11.1 Auswirkungen von Life Disruption/Lebensbruch und Life Erosion/Lebenserosion durch Lungenkrebs bzw. COPD. (In Anlehnung an Lippiett et al. 2022; Jowsey et al. 2014; Germeni und Schulz 2014)

Life Disruption (Lebensbruch z. B. durch Lungenkrebs)	Life Erosion (Lebenserosion z. B. durch COPD)
Diagnose als Schock	Diagnose als nicht wahrnehmbare Erfahrung
Offensichtliche Krankheitsentität mit soziokultureller Resonanz (verständlich für Betroffene, Angehörige, Behandelnde	Unklare Krankheitsentität ohne soziokulturelle Resonanz (wenig bis nichtverständlich für Betroffene, Angehörige, manche Behandelnde)
Kurzer Krankheitsverlauf (bewusst für Betroffene und Angehörige)	Langer und ungewisser Krankheitsverlauf (wenig oder nichtbewusst für Betroffene und Angehörige)
Behandlung als oberste Lebenspriorität (für Betroffene und Angehörige)	Balance zwischen Auswirkungen der Behandlung und den häuslichen, beruflichen, emotionalen Anforderungen des Alltags (für Betroffene und Angehörige)
Behandlungspensum als Entlastung von der existenziellen Bedrohung durch die Erkrankung	Behandlungspensum als harte Arbeit
Behandlung als Hoffnungsspender	Institutionelle Pflege als Atempause
Fehlende Optionen: Therapie oder Tod	Fehlende Informationen bzw. das Gefühl, dass Behandelnde „nichts tun können"
Unmittelbare Verfügbarkeit einer spezialisierten Krankheitsversorgung	Barrieren (für Betroffene und Angehörige) beim Zugang zu angemessener Gesundheitsversorgung
Expertinnen/Experten mit spezifischem Krankheitswissen	Behandelnde der Grundversorgung mit fehlendem spezifischen Krankheitswissen
Strukturierte Behandlungspfade	Fragmentierte Behandlungspfade

Im Laufe der Zeit wurde das ursprüngliche Konzept der *Life Disruption* kritisch beleuchtet und um zahlreiche Aspekte ergänzt, die zumeist auf das Bewältigungshandeln der Erkrankten fokussieren:

- „biographical reinforcement" (Carricaburu und Pierret 1995) – biografische Verstärkung;
- „biographical continuity" (Williams 2000) – biografische Kontinuität;
- „biographical flow" (Faircloth et al. 2004) – biografischer Fluss;
- „biographical oscillation" (Bell et al. 2016) – biografische Schwingung;
- „recurrent disruption" (Saunders 2017) – wiederkehrende Unterbrechung;
- „biographical reconstruction" (Reynolds 2002) – biografische Rekonstruktion;
- „biographical dialectics" (Cluley et al. 2023) – biografische Dialektik.

Diese Begriffe spiegeln die Erkenntnis wider, dass der Einbruch einer chronischen oder onkologischen (Lungen)Erkrankung keineswegs nur unter destruktiven, sondern ebenso unter konstruktiven Gesichtspunkten betrachtet werden kann, vergleichbar etwa mit dem Konzept *posttraumatisches Wachstum* nach schweren Belastungen (Mangelsdorf 2020). Dieser Perspektivenwechsel kann unter dem Aspekt Ressourcen- und Resilienzorientierung auch für psychopneumologische Ansätze wegweisend sein.

11.2.3 Odyssee

Bei seltenen Krankheiten („orphan diseases") mit Lungenbeteiligung (Alpha-1-Antitrypsin-Mangel, interstitielle Lungenerkrankungen, Tuberkulose) verläuft die Patientenreise häufig als Irrfahrt. Meist vergehen bereits von der ersten Symptomwahrnehmung bis zur Diagnosestellung Jahre (bei Lungenfibrose im Durchschnitt 1,5–2 Jahre) (lungeninformationsdienst.de, Zugriff: 11.12.2024).

Diese Zeit ist geprägt von diffusen, mitunter als quälend oder bedrohlich erlebten Symptomen, uneindeutigen Befunden und umfangreichen Testungen und Analysen bei unterschiedlichen Behandelnden. Nach der Diagnosestellung gestaltet sich die Suche nach kompetenter Hilfe schwierig, besonders für die Patientinnen/Patienten, die nicht in der Nähe eines spezialisierten Behandlungszentrums (Zentrum für seltene Erkrankungen = ZSE) leben.

Die Erfahrung der Odyssee kann unterschiedliche Bewältigungsprozesse anstoßen:

- Enttäuschung – Rückzug – Demoralisation.
- Resilienz – Empowerment – Engagement.

▶ **Praxistipp** Eine aufmerksame, empathische Gesprächsführung kann ermitteln, wo sich eine Betroffene/ein Betroffener auf ihrer/seiner Patientenreise gerade befindet, und darauf abgestimmte Interventionen anbieten (Abschn. 20.3).

11.2.4 Krankheitsarbeit

Ein Klassiker der Literatur über Krankheitsverlaufskurven (*Weiterleben lernen* von Corbin und Strauss 2010) erweitert die Herausforderungen im Laufe der Patientenreise um das Konzept Arbeit.

Die Bewältigungsarbeit, die bei chronischen Erkrankungen längerfristig von Erkrankten und Angehörigen geleistet werden muss, lässt sich in mehrere Bereiche unterteilen:

- krankheitsbezogene Arbeit im Alltag (z. B. Zeit- und Energiemanagement),

- emotionsbezogene Arbeit (z. B. Angstregulation, Protective/Emotional Buffering) (Kap. 10),
- identitätsbezogene Arbeit (z. B. Selbstbildstabilisierung),
- biografiebezogene Arbeit (z. B. Rollenveränderungen).

Im täglichen Leben mit chronischen und onkologischen Lungenerkrankungen überschneiden sich diese Bereiche und variieren von Phase zu Phase (Abschn. 11.3).

▶ **Praxistipp** Das Konzept der Krankheitsarbeit ist für Erkrankte und Angehörige intuitiv nachvollziehbar und bietet aufgrund seiner klaren Gliederung vielfältige Ansatzpunkte für psychopneumologische Interventionen (Kap. 20, v. a. Abschn. 20.12).

11.3 Krankheitstrajektorien bei chronischen und onkologischen Lungenerkrankungen

Die jeweilige Gestalt der Krankheitstrajektorien (Krankheitsverlaufskurven) wird durch mehrere Prozesse bestimmt, u. a. maßgeblich durch:

- den körperlichen Krankheitsverlauf,
- das Bewältigungshandeln (von Erkrankten, Angehörigen, Behandlungsteam),
- die Belastungen der Betroffenen.

Zudem zeigen die Verlaufskurven bei chronischen Krankheiten im Allgemeinen mehrere Phasen. Neben einer relativ gleichförmigen Phase bei Krankheitsbeginn und am Lebensende zeichnet sich das Leben mit der Krankheit durch eine individuelle Abfolge und Dauer der Phasen aus (Abb. 11.3). Hier spielen die Krankheitsentität und das individuelle und gemeinschaftliche) Coping bedeutsame Rollen.

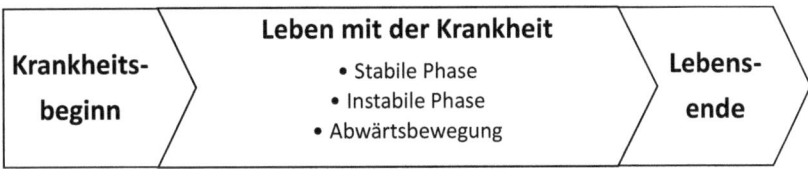

Abb. 11.3 Schema der Verlaufskurvenphasen bei chronischen Erkrankungen. (In Anlehnung an Schaeffer und Haslbeck 2023; Pfeffer 2019)

11.3.1 Krankheitstrajektorien und Krankheitsentitäten

Krankheitsverlaufskurven lassen sich nutzen, um das Erleben und die Erwartungen von Erkrankten im Kontrast zur durchschnittlichen Krankheitstrajektorie darzustellen. So klaffen beispielsweise bei COPD-Erkrankten die Kurven ihrer Erfahrungen und -erwartungen und die klinischen Krankheitsverlaufskurven deutlich auseinander (Giacomini et al. 2012).

Die Diskrepanz zwischen den beiden Verlaufskurven ergibt sich aus den Deutungen der COPD-Erkrankten im Hinblick auf ihre nachlassenden Fähigkeiten, sowie auf ihre Erfahrungen bei Exazerbationen und Prognosekommunikation mit medizinischen Fachkräften.

Die nachlassende Leistungsfähigkeit missdeuten viele Erkrankte beispielsweise:

- als vorübergehende Erscheinung,
- als Selbstmanagementversagen,
- als Folge von Umwelteinflüssen.

Auf die fehlende oder unangemessene Prognosekommunikation reagieren Erkrankte häufig so:

- Sie verschaffen sich Informationen aus anderen Quellen (Internet, alternative Gesundheitsanbieter).
- Sie suchen in Informationen, Verhalten und Tipps des Behandlungsteams nach „optimistischen Zeichen".
- Sie ergreifen „letzte Chancen" oder dramatische Interventionen (Volumenreduktion, Transplantation) im Gefühl, „nichts mehr verlieren zu können".
- Sie entwickeln extrem pessimistische Vermutungen („qualvoll ersticken").

▶ **Praxistipp** Mit Kommunikationsangeboten entlang der *Meilensteine* (Abschn. 20.3.1) kann es gelingen, die Diskrepanzen zwischen den klinisch begründeten Krankheitsverlaufskurven und den Einschätzungen und Erwartungen der Erkrankten (und Angehörigen) möglichst gering zu halten. Dies gilt nicht nur für chronische, sondern auch für onkologische Lungenerkrankungen (Villalobos et al. 2019).

11.3.2 Krankheitstrajektorien und Einstellungsprofile

Zahlreiche Faktoren beeinflussen nachweislich den Krankheitsverlauf. Bei COPD sind dies beispielsweise:

- Krankheitswahrnehmung (COPD: Kaptein et al. 2008a, b; Asthma: Kaptein et al. 2008a, b),
- Coping- und Selbstmanagementstrategien (Brien et al. 2016),
- Persönlichkeitszüge (Topp et al. 2016).

Diese Faktoren beeinflussen u. a. Verhaltensparameter wie das Adhärenz-Level (Therapietreue und Lebensstiländerung) und das Aktivitäts-Level (alltägliche Aktivitäten und körperliche Lebensstiländerung). Martinez-Guiu et al. (2022) erstellten nach Interviews mit COPD-Erkrankten anhand der Verhaltensparameter vier Einstellungsprofile gegenüber Erkrankung und Behandlung:

- aktiver Kontrolleur (hohes Maß an Adhärenz und Proaktivität),
- naiver Verharmloser (hohes Maß an Adhärenz; begrenzt jedoch Aktivitäten, welche die Lebensqualität beeinträchtigen),
- geschlagener Leidender (pessimistisch, von der Krankheit überwältigt; geringe Selbstdisziplin bei der Behandlung),
- kämpfender Lebenskünstler (behält Gewohnheit bei, im Hier und Jetzt zu leben; Nonadhärenz).

Betrachtet man die jeweiligen Patientenreisen dieser vier Typen, so ergeben sich unterschiedliche Verlaufskurven der subjektiven gesundheitsbezogenen Lebensqualität (HRQoL) mit rasch abfallender Lebensqualität beim *kämpfenden Lebenskünstler* und lang anhaltend guter Lebensqualität beim *aktiven Kontrolleur.* Die beiden anderen Typen bewegen sich im Mittelfeld.

Die Einstellungsprofile bleiben über den gesamten Krankheitsverlauf unterscheidbar. Eine Ausnahme bildet der *naive Verharmloser:* Nachdem ihm durch eine schwere Krise (z. B. eine Exazerbation) das volle Ausmaß seiner Erkrankung bewusst geworden ist, wechselt er zum Einstellungsprofil *aktiver Kontrolleur* oder *geschlagener Leidender.*

▶ **Praxistipp** Die Konstanz der Einstellungsprofile im Krankheitsverlauf legt nahe, dass Krankheitswahrnehmung, Erwartungen und Persönlichkeitszüge der Betroffenen relativ unverändert bleiben. Umso wichtiger erscheint es, für den Anstoß zu einem gesundheitsförderlichen Lebensstil die „Fenster der Möglichkeiten" (Abschn. 11.4.1) im Laufe der Patientenreise zu nutzen.

11.4 Besonderheiten auf Teilstrecken der Patientenreise

Einige Streckenabschnitte auf der Patientenreise von Menschen mit chronischen und onkologischen Lungenerkrankungen verdienen besondere Beachtung:

- „Fenster der Möglichkeiten" (z. B. Exazerbation bei COPD, Diagnose oder Operation bei Lungenkrebs),
- „Horrortrip NIV" (nichtinvasive Beatmung bei COPD),
- Bedürfnisse in der Palliativsituation (bei Lungenkrebs).

11.4.1 Fenster der Möglichkeiten

Schwere akute Verschlechterungen fungieren (z. B. bei COPD) als „Fenster der Möglichkeiten" für extrapulmonale Interventionen mit Langzeiteffekten (Lainscak et al. 2013). Dies gilt nicht nur im Hinblick auf die Themen Ernährung und Bewegung, sondern in besonderem Maße auch für Risikominimierung (Rauchstopp und Nikotinentwöhnung) und psychische Stabilisierung (psychosoziale Beratung, psychosomatische Therapie).

Rauchstopp und Nikotinentwöhnung sind die wichtigsten Bausteine im Rahmen der Risikominimierung bei zahlreichen chronischen und onkologischen Lungenerkrankungen (Kap. 12). Für COPD-Erkrankte öffnet beispielsweise die Erfahrung einer schweren Exazerbation ein „Fenster der Möglichkeiten" zum Ausstieg aus der Sucht (Rüther et al. 2021).

▶ **Praxistipp** Der durch die körperliche Verschlechterung und die (meist) stationäre Akutbehandlung erzwungene Rauchstopp sollte umgehend thematisiert und als *Teachable Moment* für die Initiierung einer Nikotinentwöhnung genutzt werden. Hierbei sind Beschämung und Stigmatisierung zu vermeiden und die Methoden der Kurzintervention und motivierenden Gesprächsführung anzuwenden (Kap. 12 und Abschn. 20.14).

Besonders hoch ist die Bereitschaft zum Rauchstopp auch bei der Diagnose einer Lungenkrebserkrankung und vor einer großen Lungenoperation. Diese *Teachable Moments* sollten nicht aus Angst vor Überforderung der Betroffenen oder Provokation von Schuldgefühlen ungenutzt bleiben. Stattdessen sollten Ärztinnen/Ärzte empathisch und überzeugend eine leitliniengerechte Unterstützung zur Nikotinentwöhnung anbieten (Bauer-Kemény und Kreuter 2021).

Die oben beschriebenen Streckenabschnitte der Patientenreise öffnen häufig auch ein „Fenster der Möglichkeiten" im Hinblick auf das Thema „Lunge und Psyche". Erkrankte zeigen mehr Offenheit und höhere Bereitschaft für (erste) Versuche mit psychosomatisch orientierten Interventionen (Almagro und Castro 2013).

11.4.2 Horrortrip NIV

Die Erfahrung einer nichtinvasiven Beatmung (NIV) (Kap. 14) erfolgt für Erkrankte häufig im Rahmen einer akuten respiratorischen Insuffizienz (ARI) bei einer akuten Krankheitsexazerbation (z. B. AECOPD). Betroffene beschreiben dies nicht selten als „Horrortrip". Die hochemotionale „Patientenreise mit NIV" lässt sich in vier Abschnitte unterteilen:

- Prä-NIV-Phase,
- NIV-Einleitung,
- NIV-Behandlung,
- Post-NIV-Phase.

Mit Ausnahme der Post-NIV-Phase können alle Abschnitte in hohem Maße durch negative Gefühle bestimmt sein. Angst, Panik, Kontrollverlust werden geschildert, aber auch Verwirrung durch Desorientierung und lückenhafte Erinnerungen (McCormick et al. 2022).

▶ **Praxistipp** Die nichtinvasive Beatmung ist für viele Erkrankte und Angehörige ein besonders belastender Streckenabschnitt im Krankheitsverlauf. Psychopneumologische Interventionen zur Erhöhung der NIV-Toleranz und zur Minimierung von posttraumatischen Symptomen sollten:

- die Informationsbedürfnisse von Erkrankten und Angehörigen berücksichtigen,
- Sicherheit vermitteln (Kap. 18),
- Empathie und Verständnis zum Ausdruck bringen (Kap. 18).

11.4.3 Bedürfnisse in der Palliativsituation

Um im Sinne des *Advance Care Planning*-Konzepts (ACP) Erkrankten mit (meist bereits bei der Diagnosestellung) unheilbarem Lungenkrebs ein angemessenes Unterstützungsangebot bieten zu können, erscheint es wichtig, dies nach den individuellen Bedürfnissen zu planen (Stanze et al. 2019).

Die Bedürfnisse von Menschen mit Lungenkrebs ergeben sich im Krankheitsverlauf aus den zunehmenden Belastungen:

- eingeschränkte Mobilität,
- erschwerte Kommunikation zum Thema Lungenkrebs,
- ungewisse Prognose und Überlebenszeit,
- reduzierte Möglichkeit für positive Erlebnisse.

Je nachdem, wie Erkrankte in der Palliativsituation diese Belastungen bewältigen bzw. ertragen, lassen sich vier Bedürfnistypen im Hinblick auf Unterstützungsangebote unterscheiden:

- *emotional Handelnder,*
- *genügsamer Einsamer,*
- *gefangener Rationalist,*
- *sozialer Kämpfer.*

Eine Charakterisierung der Bedürfnistypen und die jeweils angemessenen Haltungen vonseiten des Behandlungsteams sind in Tab. 11.2 dargestellt.

Tab. 11.2 Bedürfnistypen und bedarfsgerechte Haltung der Behandelnden in der Palliativsituation. (In Anlehnung an Stanze et al. 2019)

Bedürfnistyp	Charakterisierung	Bedarfsgerechte Haltung der Behandelnden
Emotional Handelnder	Will nicht alles wissen, sondern mehr fühlen Will viele Therapieoptionen Will sozialen Rückhalt haben Will als Individuum gesehen werden	Emotionale Anteilnahme zeigen Rücksicht auf tiefgehende Sensibilität (z. B. bestärkte vs. negierte Hoffnung) nehmen Respekt vor eigenständig gewählten Therapieoptionen zeigen
Genügsamer Einsamer	Will (eigene) Rituale leben können Will verständliche Therapien Will darin unterstützt werden, alles „selbst zu schaffen" Will sozial wahrgenommen werden	Strukturierte (Alltags-)Rituale respektieren Möglichst hohe Kontinuität der Behandelnden und der Versorgungsabläufe gewährleisten Gegenüber umfassend als Person wahrnehmen, nicht nur als Erkrankte/Erkrankter
Gefangener Rationalist	Will Emotionen mit rationalem Denken in Einklang bringen Will Krankheit verstehen Will sich mit eigener Sterblichkeit auseinandersetzen Will aktiver Teil der Gesellschaft (bleiben)	Situation und Abläufe detailliert und wahrheitsgemäß beschreiben Sensibilität für mögliche emotionale Überforderung entwickeln Wunsch nach möglichst langer (beruflicher) Teilhabe respektieren
Sozialer Kämpfer	Will positives Denken wahren Will alle Therapien durchkämpfen Will sozial präsent bleiben	Verständnis für Primat der Lebensverlängerung (um fast jeden Preis) entwickeln Wunsch nach sozialer Teilhabe respektieren

In der Palliativsituation sollte v. a. das „Prinzip Hoffnung" (Bloch 1959) gestärkt werden, denn der Hoffnung kommt auf diesem Streckenabschnitt der Patientenreise entscheidende Bedeutung zu. Die anfängliche Hoffnung auf Heilung bzw. Remission ist unerfüllbar. Sie muss sich wandeln in eine Hoffnung auf ein möglichst leidarmes Leben mit der fortschreitenden Erkrankung und schließlich in eine Hoffnung auf ein würdevolles Sterben. Werden diese Übergänge bewältigt, so lassen sich Stress und Demoralisation minimieren. Die Herausforderungen bei dieser Entwicklungs- und Regulationsaufgabe werden im Konzept der *Double Awareness* (doppelte Bewusstheit) thematisiert und in Kap. 17 ausführlich dargestellt.

▶ **Praxistipp** Um Lungenkrebserkrankte in der Palliativphase effektiv zu unterstützen und die Hoffnung als zentrales Wirkelement zu erhalten ist auch die *Double Awareness* des Behandlungsteams grundlegend (Kap. 17). Zudem erscheint eine Orientierung des *Advance Care Planning* (ACP) am jeweiligen Bedürfnistyp hilfreich.

11.5   Patientenreisen und Versorgungspfade: Chancen für psychopneumologische Angebote

Die Ausführungen zum Konzept Patientenreise lassen erahnen, wie anspruchsvoll es ist, die komplexen Bedürfnisse von Menschen mit chronischen und onkologischen Lungenerkrankungen im Rahmen von Versorgungspfaden angemessen zu berücksichtigen. Leitlinien versuchen, diesem Anspruch gerecht zu werden. Dabei orientieren sie sich vorrangig an Evidenz und Praktikabilität. Zunehmend werden auch *Patient Reported Outcome Measures* (PROMs) und *Patient Reported Experience Measures* (PREMs) berücksichtigt, was dem Konzept der Patientenreise höhere Bedeutung verleiht.

11.5.1 Leitwerte für Versorgungspfade

Eine hochwertige Gesundheitsversorgung liefert Erkrankten einen optimalen Nutzen. Diese wird angestrebt durch Orientierung an definierten Parametern (Boywitt 2019). Üblicherweise zählen dazu fünf medizinische Ergebnisparameter (sicher, wirksam, zeitgerecht, effizient, sozialgerecht).Hinzu kommt ein Erfahrungsparameter (patientenorientiert).

Für die Entwicklung von Versorgungspfaden sind alle sechs Parameter von Bedeutung. Dabei ergeben sich im Hinblick auf den Erfahrungsparameter Patientenorientierung mehrere Schwierigkeiten (Mihaljevic et al. 2022):

- Patientenorientierung steht im Konflikt mit Systemorientierung, Kostenorientierung und gesetzlichen Vorgaben des Gesundheitssystems.

- Patientenorientierung steht im Widerspruch zu Leitbildern, Verhaltensmustern und Organisationsabläufen von Akteuren der Gesundheitsversorgung.
- Patientenorientierung steht im Kontrast zum Praxis- und Klinikalltag (ärztliche Behandlungsbeziehung).
- Es fehlt eine klare Festlegung, welche Dimensionen das Konzept Patientenorientierung umfasst und wie es gemessen werden kann (*Patient Reported Experience Measures* = PREM; *Patient Reported Outcome Measures* = PROM).

Trotz dieser Gemengelage kann die Patientenorientierung als Leitbild dienen, um Versorgungspfade (z. B. Leitlinien) zu entwickeln.

Ziel der Leitlinien als Versorgungspfade ist es, für jede erkrankte Person die individuell passende Therapie zum bestmöglichen Zeitpunkt in einem optimalen Format zu finden und praxisnah darzustellen.

Diese Versorgungspfade (Leitlinien) lassen sich mit Blick auf die Bedürfnisse von psychisch belasteten Menschen mit chronischen und onkologischen Lungenerkrankungen und auf mögliche Anknüpfungspunkte für psychopneumologische Betrachtungsweisen oder Angebote sichten. Dabei ist es wichtig, die Leitlinien als ständig zu aktualisierende Dokumente *(Living Guidelines)* zu verstehen. Momentan gilt für die *Living Guidelines* der Arbeitsgemeinschaft der Wissenschaftlichen Medizinischen Fachgesellschaften (AWMF) eine Aktualisierungsfrist von einem Jahr. Der maximal mögliche Gültigkeitszeitraum für Leitlinien beträgt 5 Jahre ab Verabschiedung durch die beteiligten Fachgesellschaften und Organisationen.

11.5.2 Leitlinien der Deutschen Gesellschaft für Pneumologie (DGP)

In nahezu allen Leitlinien unter Federführung oder Beteiligung der DGP (Stand: Ende 2024) lassen sich psychopneumologische Ansätze finden. Sie können deshalb bei Fragestellungen zu speziellen psychischen Konstellationen bei Lungenkranken und bei der Suche nach Hinweisen für die Begleitung auf der Patientenreise zu Rate gezogen werden.

Exemplarisch werden aus der umfangreichen Liste an dieser Stelle einige Ansatzpunkte für psychopneumologische Interventionen aus drei Leitlinien vorgestellt. Diese Ansatzpunkte lassen sich jeweils den unter Abschn. 11.4 dargestellten Teilstrecken der Patientenreise zuordnen.

S3-Leitlinie „Rauchen und Tabakabhängigkeit: Screening, Diagnostik und Behandlung" (AWMF 2021) und die "Fenster der Möglichkeiten"
Diese Leitlinie möchte an erster Stelle Behandlungsempfehlungen aussprechen:

- Was soll, sollte oder kann Raucherinnen/Rauchern im Allgemeinen oder in speziellen Konstellationen zur Motivation oder zur Unterstützung der Tabakentwöhnung angeboten werden?
- Welche problematischen Vorgehensweisen sollen oder sollten nicht angeboten werden?

Zu jedem Thema werden Schlüsselempfehlungen ausgesprochen und Hinweise für die praktische Umsetzung im Alltag gegeben.

Mit Blick auf die "Fenster der Möglichkeiten" lassen sich folgende Schlüsselempfehlungen (mit dem höchsten Evidenzgrad A) als Ansatzpunkte für psychopneumologische Angebote nutzen:

- Systematisches Screening (ggf. FTZA = Fagerström-Test für Zigarettenabhängigkeit) (Kap. 12 und Abschn. 20.14).
- Kurzberatung (5 A-Methode; ABC-Methode) (Kap. 12 und Abschn. 20.14).
- Tabakentwöhnung bei Krankenhausaufenthalt (*Teachable Moment*) (Kap. 12).
- Tabakentwöhnung bei geplanter Operation (z. B. bei Lungenkrebs – *Teachable Moment*) (Kap. 12).
- Tabakentwöhnung bei Screening auf Lungenkrebs (*Teachable Moment*) (Kap. 12).
- Tabakentwöhnung bei komorbiden depressiven Erkrankungen (z. B. bei Exazerbationen – *Teachable Moment*) (Kap. 14).
- Psychologische Unterstützung bei Depressionen in der Vorgeschichte (z. B. bei Diagnosestellung – *Teachable Moment*) (Kap. 13).

S2k-Leitlinie „Nichtinvasive Beatmung als Therapie der akuten respiratorischen Insuffizienz" (AWMF 2023) und der „Horrortrip NIV"
Diese Leitlinie geht erstaunlich knapp auf das Phänomen „Horrortrip NIV" ein. Die Empfehlung der Leitlinie gegenüber der NIV-Einleitung lautet:

> „Vor Einleitung der NIV soll eine situationsgerechte Aufklärung über den Zweck der NIV und mögliche Nebenwirkungen erfolgen, sowie bei Anwendung der NIV ein Sicherheitsgefühl durch Personalanwesenheit und Zusicherung rascher Hilfe vermittelt werden." (AWMF 2023, E 37, S. 57)

Begründet wird diese knappe Stellungnahme mit aktuellen Studienergebnissen: Diese zeichnen im Kontrast zu älteren Befunden ein differenzierteres Bild der Erfahrungen von Betroffenen und lassen eine grundsätzlich zu erreichende NIV-Toleranz bei gut geschultem Behandlungsteam erwarten. Studien zeigen, dass ein Schwerpunkt der Interventionen zur Stärkung der NIV-Toleranz bei psychopneumologischen Ansätzen (z. B. suggestive Kommunikation, Musiktherapie) liegen könnte (Kap. 14, 18 und Abschn. 20.8).

S3-Leitlinie „Palliativmedizin für Patienten mit einer nicht-heilbaren Krebserkran-kung" (AWMF 2019) und die Palliativphase (z. B. bei Lungenkrebs)
Diese Leitlinie ist für Menschen mit Lungenkrebs besonders relevant, da dieser häufig bereits bei Diagnosestellung nicht mehr heilbar ist. Zudem ist diese Leitlinie ein gelungenes Beispiel dafür, wie eine konsequente Orientierung an den komplexen Bedürfnissen der Erkrankten (und Angehörigen) und am Konzept der Patientenreise zur Entwicklung von gut ausgebauten Versorgungspfaden beiträgt.

Die Leitlinie startet mit den Grundsätzen der Palliativversorgung, den Versorgungsstruk-turen und den Themen Kommunikation und Entscheidungsfindung. Erst danach widmet sie sich typischen Symptomen in der Palliativsituation und beginnt hier mit dem psychopneumo-logisch relevanten Symptom Atemnot. Nach einigen vorwiegend somatischen Beschwerden werden schließlich die Themen Angst, Depression, Todeswünsche und zum Abschluss die Sterbephase ausführlich dargestellt.

Vor allem durch das häufige Auftreten von Atemnot und Angst im Verlauf der Lungen-krebserkrankung ergeben sich in der Palliativsituation vielfältige Anknüpfungspunkte für psychopneumologische Interventionen (Abschn. 20.5 und 20.6).

▶   **Praxistipp** Für die psychopneumologische Begleitung auf der Patientenreise kann der Blick in die aktuellen Leitlinien (z. B. unter Federführung oder Beteiligung der pneumologischen, psychoonkologischen, palliativmedizinischen Fachgesell-schaften) evidenzbasierte Informationen und Behandlungsempfehlungen liefern (Anhang A6).

11.6   Fazit für die Praxis

Patientenreisen und Versorgungspfade erfahren aus mehreren Gründen vermehrte Auf-merksamkeit:

- Die demografisch bedingte Zunahme von chronischen (Lungen)Erkrankungen stellt die Gesundheitsversorgung vor enorme Probleme. Zusätzlich gefährdet Ressourcenknapp-heit (Personal, Finanzen) die bis dato gute Gesundheitsversorgung.
- Daraus ergibt sich die Notwendigkeit einer effizienten (barriere- und diskriminierungs-freien, koordinierten, zielgerichteten) Steuerung der Erkrankten von der Notfall- bis zur Palliativmedizin.
- Unter Berücksichtigung der Patientenreisen lassen sich Versorgungspfade etablieren, die eine komplexe Versorgung durch Fachpersonal aus den verschiedenen Disziplinen zum Wohle der Erkrankten gewährleisten.

- Möglicherweise kann das anschauliche und eingängige Konzept der Patientenreise auch dabei helfen, die Gesundheitskompetenz der Menschen zu stärken und die Akzeptanz von Versorgungspfaden zu erleichtern.

References

Zitierte Literatur

Almagro P, Castro A (2013) Helping COPD patients change health behavior in order to improve their quality of life. Int J Chron Obstruc Pulm Dis: 335–345

AWMF (2019) S3-Leitlinie Palliativmedizin für Patienten mit einer nicht heilbaren Krebserkrankung. Registernr. 128-001OL. https://register.awmf.org/de/leitlinien/detail/128-001OL. (Zugegriffen: 13. Okt 2024)

AWMF (2021) S3-Leitlinie Rauchen und Tabakabhängigkeit: Screening, Diagnostik und Behandlung. Registernr. 076-006. https://register.awmf.org/de/leitlinien/detail/076-006. (Zugegriffen: 13. Okt 2024)

AWMF (2023) S2k-Leitlinie Nichtinvasive Beatmung als Therapie der akuten respiratorischen Insuffizienz. Registernr. 020-004. https://register.awmf.org/de/leitlinien/detail/020-004. (Zugegriffen: 13. Okt 2024)

Bauer-Kemény C, Kreuter M (2021) Raucherentwöhnung mit Fokus auf onkologische Patienten. CME 18:9–19

Bell SL, Tyrrell J, Phoenix C (2016) Ménière's disease and biographical disruption: where family transitions collide. Soc Sci Med 166:177–185

Bloch E (1959) Das Prinzip Hoffnung (Bd. 3). Suhrkamp, Frankfurt

Boywitt D, Institut für Qualitätssicherung und Transparenz im Gesundheitswesen. (2019) Qualität der Gesundheitsversorgung–das Rahmenkonzept des IQTIG. Institut für Qualitätssicherung und Transparenz im Gesundheitswesen (Hrsg.) Qual, S. 227–230

Brien SB, Lewith GT, Thomas M (2016) Patient coping strategies in COPD across disease severity and quality of life: a qualitative study. NPJ Prim Care Respir Med 26(1):1–7

Bury M (1982) Chronic illness as biographical disruption. Sociol Health Illn 4(2):167–182

Carricaburu D, Pierret J (1995) From biographical disruption to biographical reinforcement: the case of HIV-positive men. Sociol Health Illn 17(1):65–88

Cluley V, Burton JO, Quann N, Hull KL, Eborall H (2023) Biographical dialectics: The ongoing and creative problem solving required to negotiate the biographical disruption of chronic illness. Soc Sci Med 325:115900

Corbin, J, Strauss A (2010) Weiterleben leben. Verlauf und Bewältigung chronischer Krankheit. (3. Aufl.) Hans Huber Verlag, Bern

Davies EL, Bulto LN, Walsh A, Pollock D, Langton VM, Laing RE, Kelly J (2023) Reporting and conducting patient journey mapping research in healthcare: a scoping review. J Adv Nurs 79(1):83–100

Faircloth CA, Boylstein C, Rittman M, Young ME, Gubrium J (2004) Sudden illness and biographical flow in narratives of stroke recovery. Sociol Health Illn 26(2):242–261

Germeni E, Schulz PJ (2014) Information seeking and avoidance throughout the cancer patient journey: two sides of the same coin? A synthesis of qualitative studies. Psycho-Oncology 23(12):1373–1381

Giacomini M, DeJean D, Simeonov D, Smith A (2012) Experiences of living and dying with COPD: a systematic review and synthesis of the qualitative empirical literature. Ontario Health Technol Assess Series 12(13):1

Jowsey T, Yen LE, Bagheri N, McRae IS (2014) Time spent by people managing chronic obstructive pulmonary disease indicates biographical disruption. Int J Chron Obstru Pulm Dis: 87–97

Kaptein AA, Hughes BM, Scharloo M, Fischer MJ, Snoei L, Weinman J, Rabe KF (2008a) Illness perceptions about asthma are determinants of outcome. J Asthma 45(6):459–464

Kaptein AA, Scharloo M, Fischer MJ, Snoei L, Cameron LD, Sont JK, Weinman J (2008b) Illness perceptions and COPD: an emerging field for COPD patient management. J Asthma 45(8):625–629

Lainscak M, Gosker HR, Schols AM (2013) Chronic obstructive pulmonary disease patient journey: hospitalizations as window of opportunity for extra-pulmonary intervention. Curr Opin Clin Nutr Metab Care 16(3):278–283

Lippiett K, Richardson A, May CR (2022) How do illness identity, patient workload and agentic capacity interact to shape patient and caregiver experience? Comparative analysis of lung cancer and chronic obstructive pulmonary disease. Health Soc Care Community 30(6):e4545–e4555

Mangelsdorf J (2020) Posttraumatisches Wachstum. Zeitschrift für Psychodrama und Soziometrie 19(1):21–33

Martínez-Guiu J, Arroyo-Fernández I, Rubio R (2022) Impact of patients' attitudes and dynamics in needs and life experiences during their journey in COPD: An ethnographic study. Expert Rev Respir Med 16(1):121–132

McCormick JL, Clark TA, Shea CM, Hess DR, Lindenauer PK, Hill NS, Allen CE, Farmer MS, Hughes AM, Steingrub JS, Stefan MS (2022) Exploring the Patient Experience with Noninvasive Ventilation: A Human-Centered Design Analysis to Inform Planning for Better Tolerance Chronic Obstructive Pulmonary Diseases: J COPD Foundation 9(1) 80–94. https://doi.org/10.15326/jcopdf.2021.0274

Mihaljevic AL, Michalski C, Kaisers U, Strunk G (2022) Patientenorientierung. Die Chirurgie 93(9):861–869

Pfeffer S (2019) Krankheit und Biografie – Herausforderungen für die Lebensorientierung und Lebensführung. Gesundheitswissenschaften: 165–176

Reynolds F (2002) Stitching together past and present: Narratives of biographical reconstruction during chronic illness. University of Huddersfield

Rüther T, Jähne A, Leifert J (2021) Welche Vorteile bietet der Rauchstopp im Krankenhaus? MMW-Fortschritte der Medizin 163(15):35–38

Saunders B (2017) 'It seems like you're going around in circles': recurrent biographical disruption constructed through the past, present and anticipated future in the narratives of young adults with inflammatory bowel disease. Sociol Health Illn 39(5):726–740

Schaeffer D, Haslbeck J (2023) Bewältigung chronischer Krankheit. Soziologie von Gesundheit und Krankheit. Springer Fachmedien Wiesbaden, Wiesbaden, S 261–280

Stanze H, Marx G, Schneider N, Nauck F (2019) Individuelle Bedürfnisse von Patienten mit unheilbarem Lungenkrebs im Krankheitsverlauf – eine qualitative Längsschnittstudie. Zeitschrift für Palliativmedizin 20(05):241–249

Topp M, Vestbo J, Mortensen EL (2016) Personality traits and mental symptoms are associated with impact of chronic obstructive pulmonary disease on patients' daily life. COPD. J Chron Obstruct Pulm Dis 13(6): 773–778

Villalobos M, Siegle A, Hagelskamp L, Jung C, Thomas M (2019) Kommunikation entlang der Behandlungsmeilensteine bei Patienten mit fortgeschrittenem Lungenkrebs. Kompass Pneumologie 7(6):300–304

Williams S (2000) Chronic illness as biographical disruption or biographical disruption as chronic illness? Reflections on a core concept. Sociol Health Illn 22(1):40–67

Williams SJ, Williams SJ (2017) Analysis of the COPD pathway: lean, agile and leagility. Improv Healthc Operat: 79–94

Wolf C, Kunz-Braun A (2020) Patient journey. Market Access Management für Pharma- und Medizinprodukte: Instrumente, Verfahren Erfolgsfaktoren: 433–447

Zyumbileva P, Uebe M, Rudolph S, von Kalle C (2022) Den Patienten wirklich verstehen lernen: Real-world-Evidenz aus der „patient journey". Prävent Gesundh: 1–7

Weiterführende Literatur

Lungeninformationsdienst.   https://www.lungeninformationsdienst.de/krankheiten/lungenfibrose/grundlagen. Zugegriffen: 11. Dez 2024)

Lange, K (2022) Bewältigung und Umgang mit chronischen Krankheiten. In Gesundheitswissenschaften (S. 351–361). Springer Berlin Heidelberg, Berlin, Heidelberg

Risikoreduktion und Rauchentwöhnung

12

Karin Vitzthum und Monika Tempel

Inhaltsverzeichnis

K. Vitzthum (✉)
Vivantes Institut für Tabakentwöhnung und Raucherprävention, Berlin, Deutschland
E-Mail: karin.vitzthum@vivantes.de

M. Tempel (✉)
die LungenCouch®, Regensburg, Deutschland
E-Mail: info@monikatempel.de

Kap. 12 legt dar

- Welche Bedeutung dem *GETomics-Ansatz* und dem Schutz-Risikofaktoren-Konzept mit Blick auf die Prävention von chronischen und onkologischen Lungenerkrankungen zukommen
- Wie sich Präventionskonzepte (Strukturmodell, Spezifitätsmodell, Verhaltensprävention, Verhältnisprävention) unterscheiden und ergänzen
- Welche Risikofaktoren in den verschiedenen Lebensphasen für die Entwicklung einer chronischen Lungenerkrankung (COPD) mitverantwortlich sind und wie sie vermieden bzw. reduziert werden können
- Welchen Einfluss die *Adverse Childhood Experiences* (ACE) auf die Entstehung von chronischen und onkologischen Lungenerkrankungen ausüben
- Wo und wie eine effiziente und nachhaltige Tabak- und Nikotinentwöhnung ansetzt und vorgeht, um den wichtigsten Risikofaktor für chronische und onkologische Lungenerkrankungen auszuschalten

12.1   Risikoreduktion

Monika Tempel

12.1.1   Risikoreduktion durch Prävention

GETomics-Ansatz und Schutz-Risiko-Faktoren-Konzept

Wegen ihrer grundlegenden Bedeutung für die Prävention von chronischen und onkologischen Lungenerkrankungen werden die beiden Konzepte (*GETomics-Ansatz* und Schutz-Risiko-Faktoren-Modell) hier jeweils kurz vorgestellt und anhand einer Abbildung veranschaulicht.

GETomics-Ansatz

Der *GETomics-Ansatz* berücksichtigt die Bandbreite der Interaktionen zwischen Genen (*G* für Genome) und der Umwelt (*E* für Exposome/Environment), die im Laufe der Lebenszeit (*T* für Timeline) auftreten. Von der Empfängnis bis zum Tod wirken die Umweltfaktoren mit den genetischen Faktoren durch verschiedene Mechanismen zusammen und beeinflussen den Gesundheitszustand (Abb. 12.1).

Präventionsmaßnahmen können an beeinflussbaren Faktoren ansetzen, um eine kumulative schädigende Wirkung der Gen-Umwelt-Interaktionen möglichst frühzeitig und nachhaltig zu verhindern bzw. abzumildern.

Abb. 12.1 GETomics-Ansatz. (In Anlehnung an Agustí et al. 2022)

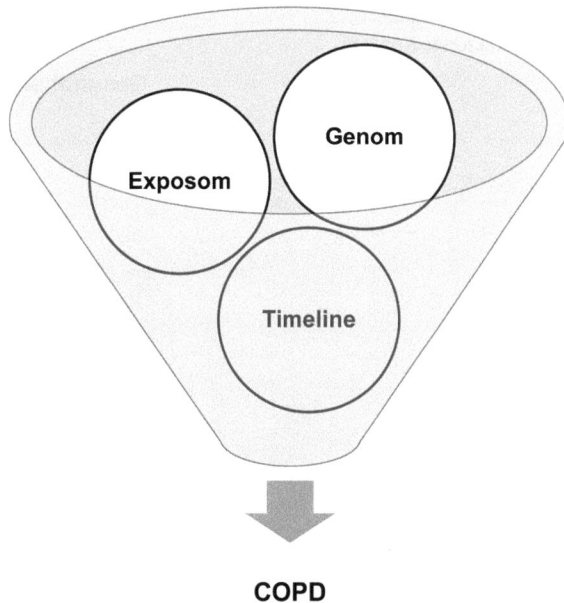

Schutz-Risikofaktoren-Konzept
Gesundheit und Krankheit sind keine statischen Zustände, sondern die beiden Extrempositionen auf einem Kontinuum. Das Zusammenspiel von Schutz- und Risikofaktoren bestimmt die (veränderbare) Position auf dem Gesundheits-Krankheits-Kontinuum (Abb. 12.2).

Eine zentrale Strategie der Prävention besteht darin, die Konstellation zwischen salutogenen (gesundheitsfördernden) Schutzfaktoren und pathogenen (krankmachenden) Risikofaktoren zugunsten der protektiven Faktoren zu beeinflussen.

Definition und Grundlagen der Krankheitsprävention
Der Begriff Prävention wird üblicherweise (und so auch im folgenden Text) synonym verwendet für Krankheitsprävention. Er bezeichnet alle Maßnahmen, die auf Vermeidung, Verringerung/Abschwächung und zeitliche Verschiebung von Gesundheitsstörungen abzielen.

Es gibt zwei komplementäre Präventionssystematiken:

- Strukturmodell (primär – sekundär – tertiär),
- Spezifitätsmodell (universell – selektiv – individuell).

Diese Systematiken weisen unterschiedliche Ansatzpunkte (z. B. Verhaltens- oder Verhältnisprävention) auf.

Abb. 12.2 Schutz-
Risikofaktoren-Konzept

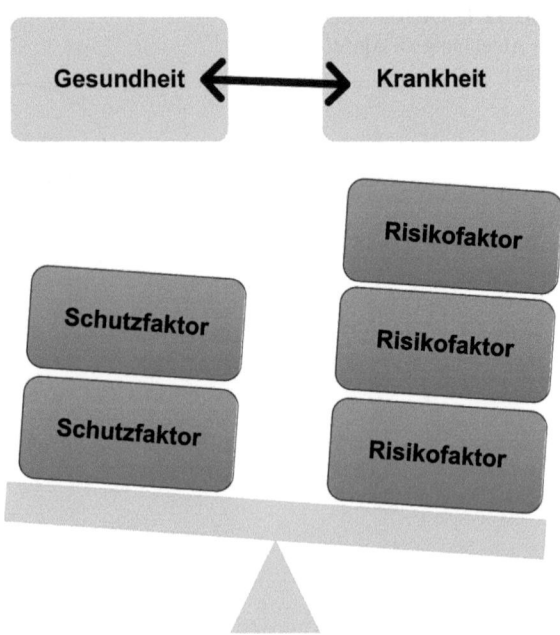

Definition Verhaltensprävention Die Verhaltensprävention richtet sich an Individuen oder (Risiko)Gruppen. Sie zielt auf eine Lebensstiländerung bzw. -optimierung durch Information, Übung, Training ab.

Definition Verhältnisprävention Die Verhältnisprävention bemüht sich um eine menschengerechte, gesundheitsfördernde Gestaltung der Arbeits-, Umwelt- und Lebensbedingungen. Politische und gesellschaftliche Akteure wirken zusammen bei der Erhaltung und der Förderung von Gesundheit, Wohlbefinden und Leistungsfähigkeit der Menschen.

In der Praxis sind strikte Abgrenzungen zwischen den Modellen nicht üblich. Es überwiegen vielmehr die wechselseitigen Ergänzungen im Sinne von komplementären Ansätzen. Dies zeigt sich beispielsweise beim Präventionselement „Betriebliche Gesundheitsförderung".

Strukturmodell der Krankheitsprävention

Das Strukturmodell unterteilt die Interventionshandlungen nach dem Zeitpunkt des Eingriffs in einer Abfolge von Entwicklungsstufen der Störung (präsymptomatisch – symptomatisch – im Verlauf).

Tab. 12.1 gibt einen Überblick über das Strukturmodell im Hinblick auf die Maßnahmen der Verhaltensprävention. Elemente mit Bezug zu psychopneumologischen Ansätzen sind *kursiv* dargestellt.

Tab. 12.1 Strukturmodell der Krankheitsprävention. (In Anlehnung an Franzkowiak 2002)

Klassifikation	Ziele für Einzelpersonen	Zeitlicher Ansatz	Umsetzung
Primärprävention	Krankheitsverhütung Risikosenkung Risikoeliminierung	Vor dem Eintritt von Krankheit und fassbaren Schädigungen	Beseitigung von Noxen Verhinderung von verhaltensbedingten RF (z. B. *Lebensstilberatung, Tabak- und Nikotinentwöhnung*) Erhöhung der Resilienz (z. B. *Gesundheitskompetenztraining*) Veränderung von relevanten Umweltfaktoren (z. B. Frühe Hilfen)
Sekundärprävention	Krankheitsfrüherkennung und -eindämmung	Vor dem Eintritt von Beschwerden und manifestem Schaden bzw. Chronifizierung	Früherkennung (z. B. Screenings) *Empfehlungen für Lebensstiländerungen* (Genussmittel, Ernährung, Bewegung, Entspannung) Frühbehandlung
Tertiärprävention	Verhütung oder Begrenzung der Progredienz und damit verbundener Einbußen	Bei manifester Erkrankung	Tertiäre Prävention überschneidet sich teilweise mit Krankheitsmanagement (z. B. *DMP*) und *Rehabilitation*

RF Risikofaktoren; *DMP* Disease-Management-Programm
kursiv = Elemente mit Relevanz für psychopneumologische Ansätze

Tab. 12.2 Spezifitätsmodell der Krankheitsprävention. (In Anlehnung an Franzkowiak 2002)

Klassifikation	Zielgruppen	Nutzen, Aufwand, Umsetzung
Universelle Prävention	Gesamtbevölkerung bzw. große Teilpopulationen	Allgemein nützliche/notwendige Maßnahmen, die auch ohne professionelle Unterstützung durchführbar sind (z. B. *Drogenaufklärung in der Schule*)
Selektive Prävention	Zielgruppen mit überdurchschnittlichem Risiko	Vorsorge- und Früherkennungsmaßnahmen (z. B. *Schüler- und Elterntrainings in sozialen Brennpunkten, spezifische Aufklärungskampagnen für [Drogen]Szene*)
Indizierte Prävention	Gruppen mit gesicherten RF oder manifesten Störungen	*Mentoringprogramme* für erstauffällige jugendliche Drogenkonsumenten Screening und Früherfassung von Risikoträgern (z. B. *Alpha-1-Kit, LD-CT-Screening*)

Alpha-1-Kit Screening auf Alpha-1-Antitrypsin-Mangel; *LD-CT-Screening* Low-Dose-Computertomografie-Screening
kursiv = Elemente mit Relevanz für psychopneumologische Ansätze

Spezifitätsmodell der Krankheitsprävention

Das Spezifitätsmodell folgt einem „Risiko-Nutzen-Modell" und unterscheidet nach Präventionsformen bzw. -zugängen.

Tab. 12.2 stellt die wesentlichen Elemente des Spezifitätsmodells dar. Auch hier sind Elemente mit Bezug zu psychopneumologischen Ansätzen kursiv gedruckt.

Lebens- und Gesundheitsrisiken sind nie gänzlich vermeidbar. Gerade bei chronischen und onkologischen Lungenerkrankungen liegen jedoch valide Ergebnisse für Korrelationen von einzelnen oder mehreren Risikofaktoren und dem Auftreten von einzelnen oder mehreren Krankheiten in bestimmten Populationen vor. Krankheitsprävention (auch unter Berücksichtigung der psychopneumologischen Perspektive) spielt somit eine fundamentale Rolle bei chronischen und onkologischen Lungenerkrankungen.

Risikofaktoren bei chronischen Lungenerkrankungen (am Beispiel COPD)

In einem Übersichtsartikel (Postma et al. 2015) findet sich eine umfangreiche Liste der Risikofaktoren für COPD, die in verschiedenen Lebensphasen eine Rolle spielen. Zahlreiche dieser Risikofaktoren sind auch für andere chronische Lungenerkrankungen (z. B. Lungenfibrose) oder Lungenkrebs zumindest mitverantwortlich.

Risikofaktoren für chronische Lungenerkrankungen sind in Tab. 12.3 dargestellt; solche mit Relevanz für psychopneumologische Ansätze sind in der Liste kursiv hervorgehoben.

Die psychopneumologisch relevanten Risikofaktoren und diesbezügliche Präventionsmöglichkeiten werden in den folgenden Ausführungen dargestellt. Der Exkurs in Abschn. 12.2 geht im Anschluss detailliert auf den gewichtigen Risikofaktor Rauchen und die damit zusammenhängenden präventiven Ansätze ein.

Tab. 12.3 Risikofaktoren für COPD in verschiedenen Lebensphasen. (In Anlehnung an Postma et al. 2015)

Lebensphase	Risikofaktoren
Ab Konzeption (Konstitution/Wirtsfaktoren)	Familienanamnese von COPD Familienanamnese von Asthma genetische Konstitution Überempfindlichkeit der Bronchien Atopie geringe Lungenfunktion
Prä-/Perinatale Faktoren	*Mütterliches Rauchen* Belastung der Mutter durch Schadstoffe Antibiotikagebrauch *Entbindungsmodus (Sectio)* *Frühgeburt*
Kindesalter	Infektionen der Atemwege *Rauchen der Mutter/Bezugsperson* Luftverschmutzung in Innenräumen und im Freien *Ernährungsentwicklung/Übergewicht* *Asthma im Kindesalter* Entwicklungsstörung der Atemwege *Adverse Childhood Experiences (ACE)*
Erwachsenenalter	Schadstoffbelastung am Arbeitsplatz Belastung durch Biomasse in Innenräumen *Zigarettenrauchen* Luftverschmutzung in Innenräumen und im Freien *Fehlernährung/Übergewicht*

COPD (Chronic Obstructive Pulmonary Disease) chronisch obstruktive Lungenerkrankung; *Sectio* (Sectio caesarea) Kaiserschnittentbindung; *Adverse Childhood Experiences (ACE)* belastende Kindheitserfahrungen; *Biomasse* Brennstoff aus pflanzlichen und tierischen Naturprodukten
kursiv = Risikofaktoren mit Relevanz für psychopneumologische Ansätze

12.1.2 Prä-/Perinatale Risikofaktoren

Bereits in der Schwangerschaft und rund um die Geburt werden die Weichen für die Entwicklung der Lungengesundheit im weiteren Lebenslauf gestellt.

Mütterliches Rauchen

Mütterliches Rauchen (auch von E-Zigaretten) während der Schwangerschaft ist laut Studien für signifikante Verminderungen der Lungenfunktion bereits im Kindes- und jungen Erwachsenenalter verantwortlich (Spindel und McEvoy 2016). Mit Blick auf diese Korrelationen muss Nikotinabstinenz vor und während der Schwangerschaft ein Ziel der selektiven Primärprävention sein.

▶ **Praxistipp** Der Kinderwunsch von rauchenden Frauen, spätestens jedoch der Eintritt einer Schwangerschaft, sollte als *Teachable Moment* genutzt werden, um Frauen ein strukturiertes, möglichst spezifisches Rauchentwöhnungsprogramm anzubieten (Abschn. 12.2).

Entbindungsmodus

Die Zahl der elektiven Kaiserschnittentbindungen steigt (Mylonas und Friese 2015). Im Vergleich zur Spontangeburt weisen Kinder nach Entbindung durch Sectio ein höheres Risiko für Atopie und asthmatische Lungenerkrankungen auf (Bager et al. 2008; Thavagnanam et al. 2008; van Nimwegen et al. 2011).

▶ **Praxistipp** Bei einer umfassenden Aufklärung über die Folgen einer elektiven Sectio sollte auch auf die Risikoerhöhung für Lungenerkrankungen hingewiesen werden.

Frühgeburtlichkeit

Bei frühgeborenen, besonders bei sehr frühgeborenen Kindern (< 27. SSW), lassen sich erhebliche negative Langzeiteffekte auf die Lungenfunktion nachweisen. Dies gilt in besonderem Maße, falls die Frühgeborenen aufgrund einer bronchopulmonalen Dysplasie länger als 28 Tage post partum sauerstoffpflichtig sind (Kotecha et al. 2013). Die genauen Pathomechanismen sind unklar, liegen jedoch vermutlich in einer Atemwegsinflammation durch mechanische Beatmung und Sauerstoffgabe.

▶ **Praxistipp** Vermeidbare Risikofaktoren für eine Frühgeburt (Drogenkonsum, Mangelernährung, Stress) sollten im Rahmen der Schwangerschaftsbegleitung, auch im Hinblick auf die Lungengesundheit des Kindes, explizit thematisiert werden. Wege zu einem gesundheitsförderlichen Verhalten sollten aufgezeigt werden.

12.1.3 Belastungen im Kindesalter

Postnatales Rauchen der Mutter/Bezugsperson

Postnatales Rauchen der Mutter (Bezugsperson) wirkt schädigend auf die Lungenfunktion. So zeigen bereits junge Raucherinnen/Raucher (< 26 Jahre), die elterlichem Nikotinkonsum ausgesetzt waren, größere Defizite der FEV1 als solche, deren Eltern nicht rauchten (Guerra et al. 2013).

Kindliche Ernährungsentwicklung/Übergewicht

Die Prävalenz der kindlichen Adipositas und die damit verknüpften Gesundheitsprobleme nehmen rapide zu (Wabitsch et al. 2013). Fehl- und Überernährung korrelieren beispielsweise mit kindlichem Asthma (Gramß et al. 2016) und eingeschränkter Lungenfunktion (Flexeder et al. 2016).

▶ **Praxistipp** Die Präventivmaßnahmen der *Frühen Hilfen* sind bisher schwerpunktmäßig als psychosoziale Elternunterstützung konzipiert. Angesichts der Zunahme chronischer (Lungen)Erkrankungen im Erwachsenenalter erscheint die Integration von Lebensstilinterventionen (beispielsweise Tabak- und Nikotinentwöhnung und elterliche Ernährungsberatung) erwägenswert.

Asthma im Kindesalter

Die Mechanismen, durch die Asthma, v. a. im frühen Kindesalter, die Lungenfunktion beeinträchtigt, sind noch unzureichend geklärt. Nachweislich ist die Phase zwischen Geburt und dem 6. Lebensjahr kritisch für die Entwicklung einer andauernden Atemwegsobstruktion bei Kindern mit persistierendem Asthma (Martinez 2016).

Inwieweit eine gute therapeutische Einstellung einer schweren kindlichen Asthmaerkrankung die lebenslange Lungenschädigung minimieren und beispielsweise die Entwicklung eines *Asthma-COPD-Overlap* (ACO) verhindern kann, ist ungeklärt.

Es gibt bisher keine umfassenden Primärpräventionsstrategien im Hinblick auf allergische Atemwegserkrankungen im Kindesalter. Im Rahmen der Sekundär- und Tertiärprävention ist die Asthmaschulung in Deutschland integrativer Bestandteil der Versorgung asthmakranker Kinder und Jugendlicher und fest in die nationale Versorgungsleitlinie (Asthma NVL Asthma) integriert (BÄK, KBV, AWMF 2024). Auch das Konzept ASEV (Asthmaschulung für Eltern von Vorschulkindern) ist inzwischen in der Vereinbarung zum *Disease-Management-Programm Asthma* (DMP Asthma) aufgenommen. Elemente der Asthmaschulung für Kinder sind deutlich psychopneumologisch orientiert, z. B. in der Schulungseinheit „Psychosoziale Belastungen und der Umgang der Familie damit" der AG Asthmaschulung (https://www.asthmaschulung.de/fuer-fachleute/ablauf-einer-ast hmaschulung, Zugriff: 1.10.2024).

▶ **Praxistipp** Auch ohne nachgewiesene Evidenz im Hinblick auf primärpräventive Effektivität sollten alle asthmakranken (Klein)Kinder und ihre Eltern auf das Angebot einer Asthmaschulung hingewiesen werden (Anhang A9).

Adverse Childhood Experiences (ACE)

Belastende Kindheitserlebnisse (Adverse Childhood Experiences, ACE), wie Vernachlässigung, emotionaler, körperlicher oder sexueller Missbrauch, beeinflussen die physische

und psychische Gesundheit und können direkt oder indirekt als Risikofaktoren für die
Entwicklung von Krankheiten im Erwachsenenalter wirken (Felitti 2002).

Die Studienergebnisse im Hinblick auf chronische Lungenerkrankungen sind nicht
eindeutig. Mehrere Metaanalysen weisen direkte und indirekte negative Einflüsse nach
(Duan et al. 2021; Lopes et al. 2020).Eine neuere deutsche Studie stellt diese Zusammenhänge infrage (Spitzer et al. 2021) und bezieht sich dabei auch auf eine ältere
Langzeitbeobachtungsstudie (Widom et al. 2012).

In der ACE-Forschung wird derzeit diskutiert, wie sich ACEs konzeptualisieren,
messen und in ihrer klinischen Bedeutung würdigen lassen.

Konzeptualisierung Es gibt keine allgemein akzeptierte Definition von ACE. Das meist
verbreitete Konzept erläutert die gesundheitsschädigenden Mechanismen der ACE über die
Lebensspanne anhand einer Pyramide (Abb. 12.3).

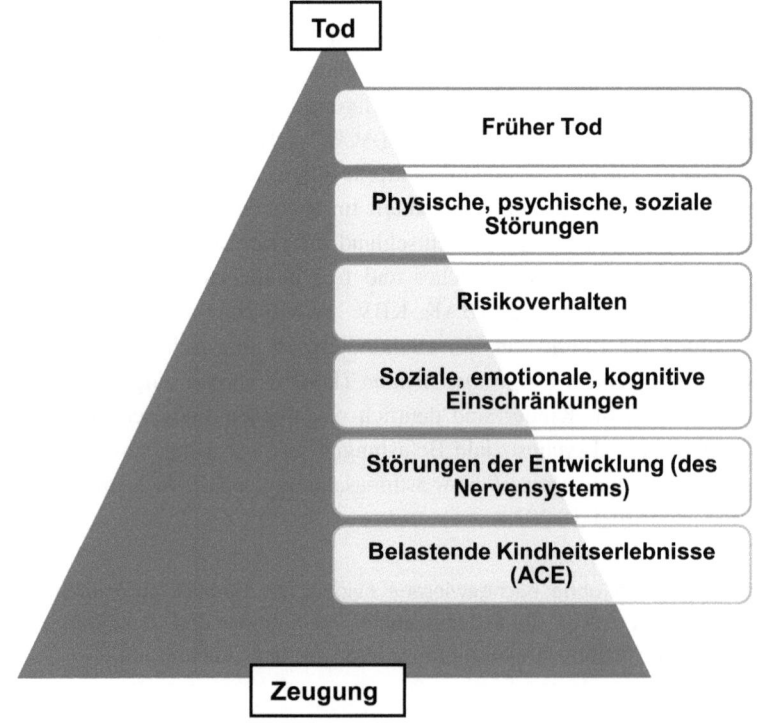

Abb. 12.3 ACE-Pyramide. (In Anlehnung an Felitti 2002)

Messung Für die Erfassung belastender Kindheitserlebnisse gibt es zahlreiche Tools. Eine deutschsprachige Version des allgemein akzeptierten ACE-Bogens von Felliti mit zehn Items steht zur Verfügung (Wingenfeld et al. 2011).

Der ACE-D erfasst mittels zehn Items folgende Ereignisse im Alter von unter 18 Jahren:

- emotionaler Missbrauch,
- körperliche Misshandlung,
- sexueller Missbrauch,
- emotionale Vernachlässigung,
- körperliche Vernachlässigung,
- Trennung von einem Elternteil,
- Gewalt gegen die Mutter,
- Substanzprobleme eines Haushaltsmitglieds,
- psychische Erkrankung eines Haushaltsmitglieds,
- Gefängnisaufenthalt eines Haushaltsmitglieds.

Alternativ kann auch der *Childhood Trauma Screener* (CTS) (Grabe et al. 2012) oder ein anderes validiertes Screeninginstrument zur Erfassung traumatischer Ereignisse eingesetzt werden (Rariden et al. 2021; Maercker und Bromberger 2005).

Klinische Relevanz In einer Metaanalyse (Soares et al. 2021) zeigte die Mehrheit der Studien einen positiven Zusammenhang zwischen ACEs und Biomarkern des Immunsystems. DNA-Methylierung und Telomerlänge waren bei Teilnehmenden geringer, die ACEs ausgesetzt waren. Die Ergebnisse bekräftigen die Hypothese, dass ACEs bereits in jungen Jahren physiologische Veränderungen hervorrufen, die im Lebenslauf zur Entwicklung von Krankheiten führen können.

Mediatoren

- *Depression:* In einer großen Kohorte (12.277 Teilnehmende) ließen sich Korrelationen zwischen ACEs und dem Risiko für chronische Lungenerkrankungen und der Komorbidität Depression nachweisen. Depression wirkte als Mediator auf die Korrelation zwischen chronischen Lungenerkrankungen und bestimmte ACEs (wie Alleinsein, Mobbing durch Gleichaltrige, subjektiv schlechter Gesundheitszustand, Tod von Geschwistern, körperlicher Missbrauch und psychischer Gesundheitszustand der Eltern) (Li et al. 2024).
- *Body Mass Index (BMI):* Bei Teilnehmenden des 2019 *Behavioral Risk Factor Surveillance System Survey* zeigte sich ein Zusammenhang zwischen ACEs und COPD. Dieser Zusammenhang erwies sich als abhängig vom BMI-Status. Der BMI milderte den Zusammenhang zwischen ACEs und COPD im Erwachsenenalter ab, und zwar am stärksten bei fettleibigen Personen (Westmore et al. 2022).

Awareness der Behandelnden Ein Screening auf ACEs ist nicht routinemäßig üblich. Eine Befragung von hausärztlich Tätigen, psychiatrisch Tätigen und anderen fachärztlich Tätigen erbrachte, dass das Screening stark von der Fachrichtung abhängig ist (Psychiatrie > Allgemeinmedizin > andere Fachrichtungen). Der Einsatz des Screenings war signifikant vom Wissen abhängig, dass ACEs mit Erkrankungen (u. a. COPD) verbunden sind. Barrieren für ein Screening waren:

- fehlende Angebote für psychische Gesundheit,
- Zeitmangel,
- Sorge vor Stressauslösung bei den Befragten,
- mangelndes Selbstvertrauen.

Diese Barrieren verdienen Beachtung, wenn ein Screening etabliert werden soll (Maunder et al. 2020).

12.1.4 Belastungen im Erwachsenenalter

Von den modifizierbaren Risikofaktoren für chronische und onkologische Lungenerkrankungen bieten Tabak- und Nikotinabusus und Fehl- bzw. Überernährung im Erwachsenenalter Ansatzpunkte für psychopneumologische Interventionen.

Zigarettenrauchen
Die individuell und gesellschaftlich bedeutsamen Zusammenhänge zwischen Nikotinkonsum und Lungenerkrankungen sowie die Angebote zur Tabak- und Nikotinentwöhnung werden im Exkurs ausführlich behandelt (Abschn. 12.2).

Übergewicht/Fehlernährung
Lebensstilinterventionen im Hinblick auf Ernährung sind seit langem fester Bestandteil des Präventionsrepertoires.

Bei chronisch und onkologisch Lungenerkrankten sind im Rahmen der Prävention zwei spezifische Ernährungsthemen bedeutsam:

- Überernährung,
- Fehlernährung.

Übergewicht stellt einen unabhängigen Risikofaktor v. a. bei COPD und Asthma dar (Dixon und Peters 2018).

Zunehmend gewinnt der Zusammenhang von Fehlernährung und der Entwicklung von chronischen Lungenerkrankungen (v. a. COPD) an Bedeutung. Mehrere prospektive Studien wiesen ein geringeres COPD-Risiko für Frauen und Männer nach, deren Ernährung reich an Obst, Gemüse, Vollkorn, mehrfach ungesättigten Fettsäuren, langkettigen Omega-3-Fettsäuren und Nüssen war und wenig rotes, verarbeitetes Fleisch, raffiniertes Getreide und zuckergesüßte Getränke beinhaltete (Varraso et al. 2007a, 2007b, 2015).

Inzwischen haben zwei weitere Studien Geschlechtsunterschiede im Nutzen bestimmter Nahrungsmittel mit Blick auf die COPD-Prävalenz nachgewiesen: Raucher und Exraucher profitieren stärker als Nieraucher von hohem Obst- und Gemüsekonsum (Kaluza et al. 2017).

Bei Frauen scheinen die Zusammenhänge weniger klar: Bei ihnen war ein hoher Obstkonsum (v. a. von Äpfeln, Birnen, Bananen), nicht jedoch der Gemüsekonsum, mit einem geringeren COPD-Risiko verbunden. Der aktuelle oder ehemalige Rauchstatus spielte v. a. in Kombination mit der Höhe des Obstkonsums eine bedeutsame Rolle: Aktuelle Raucherinnen mit geringem Obstkonsum (< 1 Portion/Tag) hatten ein 38fach höheres COPD-Risiko als Nichtraucherinnen mit hohem Konsum ($\geq$ 3 Portionen/Tag). Exraucherinnen mit geringem Obstkonsum (< 1 Portion/Tag) hatten ein 13fach höheres COPD-Risiko als Nichtraucherinnen mit hohem Konsum ($\geq$ 3 Portionen/Tag) (Kaluza et al. 2018).

Krankheitsspezifische Ernährungsberatung (zur Vermeidung von Übergewicht und Fehlernährung) sollte deshalb, neben der Empfehlung zum Nikotinstopp, in keiner Lebensstilintervention für Menschen mit chronischen und onkologischen Lungenerkrankungen fehlen.

12.2   Im Fokus: Tabak- und Nikotinentwöhnung

Karin Vitzthum

12.2.1 Hintergrund der Tabak- und Nikotinentwöhnung

Die Tabak- und Nikotinentwöhnung kann als ein Paradebeispiel einer individualisierten, kontinuierlichen Präventionsstrategie verstanden werden:

- Der Einstieg in eine Abhängigkeit soll primärpräventiv verhindert werden.
- Ein umgehender Ausstieg soll einer Verschlechterung des körperlichen Zustandes entgegenwirken.
- Ein intensiviertes Behandlungsprogramm soll bereits erkrankten Menschen Unterstützung bei der Entwöhnung anbieten und Rückfällen vorbeugen.

Gesellschaftspolitische Regelungen wie rauchfreie Innen- und Außenbereiche, Steuererhöhungen und Werbe- und Verkaufsbeschränkungen etc. bieten zusätzliche Möglichkeiten, diese Strategie verhältnispräventiv zu flankieren und zu forcieren. Ein zeitgleiches Zusammenwirken aller präventiven verhaltens- und verhältnisorientierten Maßnahmen erzielt die größten Effekte auf Bevölkerungsebene und reduziert Ungleichheiten in der Versorgung (Ravara et al. 2023).

▶ **Praxistipp** Primäre, sekundäre und tertiäre Verhaltens- und Verhältnispräventionsmaßnahmen wirken gleichzeitig und parallel angewandt am effektivsten. Frauen sind durch das Rauchen gesundheitlich stärker gefährdet als Männer. Bedenkt man, dass im Gesundheitswesen überwiegend Frauen arbeiten, so ist das berufliche Setting als Sozialisierungsort ein wichtiges Präventionsziel.

12.2.2 Vorgehen bei der Tabak- und Nikotinentwöhnung

Teachable Moments

Im Lebens- und Behandlungsverlauf ergeben sich immer wieder „sensitive Phasen" („teachable moments"), in denen Menschen offener für Hinweise hinsichtlich einer Änderung eigener Verhaltensweisen sind als in Zeiten ohne Anzeichen auf gesundheitliche Einschränkungen. Gemeint sind hier z. B. eine Schwangerschaft, Vorsorgetermine, neu aufgetretene Beschwerden oder Erkrankungen bei sich oder im engeren Umfeld der Patientinnen/Patienten.

Vor diesem Hintergrund kann und sollte jeder Kontakt mit dem Gesundheitswesen zum Anlass genommen werden, zu informieren, aufzuklären und zu beraten, handelt es sich bei einer Tabakabhängigkeit schließlich um das größte vermeidbare Gesundheitsrisiko (West et al. 2000; Wheat et al. 2022).

Bisher wird diese Möglichkeit in Deutschland nur selten genutzt, obwohl gerade Lungenkranke von einem Rauchstopp objektiv und subjektiv erheblich profitieren würden (Kotz et al. 2020; Hering et al. 2021).

Fallstricke bei der Tabak- und Nikotinentwöhnung

Ein Vermeiden und Nichtansprechen des Rauchverhaltens im Rahmen einer (fach-) ärztlichen Konsultation wird von Erkrankten als eine stille Zustimmung, eine Verharmlosung oder Desinteresse interpretiert. Ein Moralisieren, Anordnen oder bloßes Verbieten des Rauchens werden als Empathielosigkeit missverstanden und mit Reaktanz und Widerstand quittiert. Auf Seite der Behandelnden führt dies mittelfristig zu Frustration und nachlassendem Engagement. Bedenkt man darüber hinaus, dass es zumeist mehrere Anläufe bis zu einer erfolgreichen Entwöhnung braucht, gewinnt eine mittel- und langfristig vertrauensvolle Beziehung zwischen Ärztinnen/Ärzten und Patientinnen/Patienten zusätzlich an Bedeutung (Cazalis et al. 2023; Lindson et al. 2019; Mühlig et al. 2018).

Nikotinkonsumierende bzw. -abhängige sind zu einem überwiegenden Teil „ambivalent" hinsichtlich des eigenen Handelns und Verhaltens, benötigen zumeist aber eine kompetente Begleitung und Unterstützung beim Aufhören (Livingstone-Banks et al. 2019).

Ein flächendeckendes und systematisches Erheben des Rauchstatus ärztlicherseits und die Empfehlung eines Rauchstopps erhöhen bereits die Motivation, aufhören zu wollen, und die Anzahl von Ausstiegsversuchen erheblich. Die Erfolgsaussichten steigen, wenn es zusätzlich gelingt, an nachsorgende Angebote zu vermitteln (Fiore et al. 2008).

Rahmenbedingungen für die Tabak- und Nikotinentwöhnung
Der Erfolg einer intensiveren Intervention zum Rauchstopp hängt dabei eng mit der inneren Haltung, der Gesprächstechnik und den Rahmenbedingungen zusammen. Wünschenswert sind z. B.

- ein ausreichendes Zeitfenster (möglichst 5–15 min),
- die Bereitschaft, die Überlegungen und Einwände der Betroffenen ernst zu nehmen,
- Kenntnisse der S3-Leitlinie zur Behandlung der Tabakabhängigkeit,
- Kenntnisse der motivierenden Gesprächsführung.

12.2.3 Techniken der Tabak- und Nikotinentwöhnung

Gesprächseinstieg und Beziehungsaufbau
Ein leitliniengerechter Gesprächseinstieg könnte sich dabei auf die Ergebnisse des Fragebogens zur körperlichen Abhängigkeit (Fagerström-Test, Abschn. 20.14.1) beziehen (Heatherton et al. 1991; Batra et al. 2021).

Bedeutung der motivierenden Gesprächsführung
Definition: Motivierende Gesprächsführung (Motivational Interview, MI) „*Motivational Interviewing* ist ein kooperativer, zielorientierter Kommunikationsstil mit besonderer Aufmerksamkeit auf die Sprache der Veränderung. Dieser Stil ist darauf konzipiert, die persönliche Motivation für und die Selbstverpflichtung auf ein spezifisches Ziel zu stärken, indem er die Motive eines Menschen, sich zu ändern, in einer Atmosphäre von Akzeptanz und Mitgefühl herausarbeitet und erkundet." (Miller und Rollnick 2015, S. 50).

Die *motivierende Gesprächsführung* bildet die Grundlage für viele Interventionstechniken im Rahmen der Tabak- und Nikotinentwöhnung. Mit Elementen wie offenen Fragen, Empathie, Wertschätzung und Gesprächszusammenfassungen soll versucht werden, die Ambivalenz der Patientinnen/Patienten bzgl. des Rauchens („*change talk*") und die Verhaltensänderungsbereitschaft zu verstärken. Die Zuversicht, eine Abstinenz erreichen zu können, soll erhöht werden. Durch eine gezielte Steigerung der intrinsischen Motivation versucht man, die 5R's („relevance, risks, rewards, roadblocks, repetition") zu adressieren.

Dazu eignen sich folgende Gesprächseinstiege:

- Rauchen Sie? Sind Sie Raucherin/Raucher? Wie geht es Ihnen mit dem Rauchen zur Zeit?
- Haben Sie schon einmal daran gedacht aufzuhören?
- Haben Sie es vielleicht schon einmal probiert?
- Wie hoch ist im Moment Ihre Motivation aufhören zu wollen von 0–10? Was müsste passieren, damit diese steigt?
- Was wird passieren, wenn Sie nichts unternehmen?
- Was ist Ihnen schon alles widerfahren wegen des Rauchens?

Bedenkt man, dass ein überwiegender Anteil der Nikotinabhängigen sich wünscht, niemals angefangen zu haben, und etwa zwei Drittel gerne aufhören würden, überrascht einerseits die geringe Anzahl von aktuell 10 % der tatsächlichen Aufhörversuche in Deutschland (Borchardt et al. 2023).

(Fach-)Ärztliches Personal im Gesundheitswesen ist sich andererseits nicht immer bewusst, wie leicht man durch eine gesprächsbasierte Intervention die Motivation für einen Ausstiegsversuch erhöhen kann (Raupach et al. 2013).

Kurzinterventionen bei Nikotinabhängigkeit

Zu den Kurzinterventionen zählen Techniken wie die ABC-Strategie (Abschn. 20.14.2). Die ABC-Strategie nimmt nur etwa 30 s (z. B. zu Beginn oder am Ende des Kontaktes) in Anspruch und kann bereits nachhaltige Effekte erzielen.

(Kontinuierliche) Beratung

Steht im ärztlichen Gespräch etwas mehr Zeit zur Verfügung, bietet sich ein Gesprächsablauf an, wie in Abb. 12.4 (5 A's-Technik) dargestellt. Hier können konkrete Hindernisse, gescheiterte Vorversuche, Ängste bzgl. einer Gewichtszunahme und Entzugssymptome miteinander erörtert, aber auch bisher erzielte Erfolge gewürdigt werden.

12.2.4 Settings der Tabak- und Nikotinentwöhnung

Niedrigschwellige Rauchstoppangebote

Info- und Selbsthilfematerialien, Öffentlichkeitswerbung

Als besonders niedrigschwellig gelten Info- und Selbsthilfematerialien oder Plakathinweise und Videobotschaften, die das Thema *Rauchstopp/Tabakabhängigkeit* aufgreifen und auf mögliche Angebote z. B. rauchfrei-info & rauchfrei-ticket des Bundesinstituts für öffentliche Gesundheit (ehemals: Bundeszentrale für gesundheitliche Aufklärung) verweisen. Hierzu gibt es bisher zwar wenige Daten, die diese Effekte valide gemessen haben, allerdings erhöht

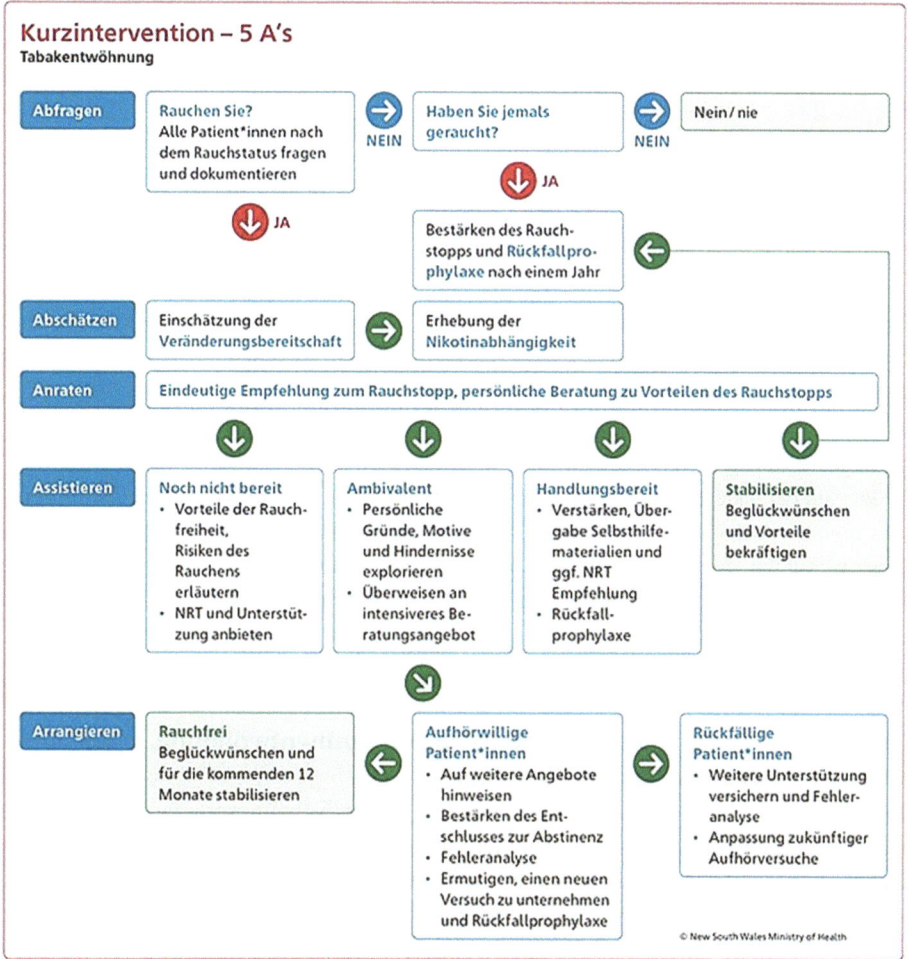

Abb. 12.4 Kurzintervention 5 A's-Technik der (kontinuierlichen) Beratung zur Tabakentwöhnung. (NSW Health 2016). *NRT* Nicotine Replacement Therapy = *NET* Nikotinersatztherapie

die regelmäßige/intensive Nutzung der Selbsthilfematerialien die Erfolgsaussichten beim Aufhören und Nebenwirkungen sind sehr unwahrscheinlich (Kotz et al. 2023; Hartmann-Boyce et al. 2021).

Multiprofessionelle Weiterleitung an Nachsorgeprogramm via rauchfrei-ticket
Für ambulante und stationäre Patientinnen/Patienten gibt es die Möglichkeit einer multiprofessionellen Weiterleitung über das sog. *rauchfrei-ticket* an das kostenfreie, telefonische Nachsorgeprogramm des *Rauchfrei-Telefons*. Eine Anmeldung, die sich weitestgehend an

den Terminwünschen der Betroffenen orientiert, erhöht die Verbindlichkeit dieser Empfehlung im Vergleich zum bloßen Hinweis auf die kostenfreie Rauchfrei-Telefonnummer. Der Nutzen dieses Angebotes wurde national und international regelmäßig als effektiv evaluiert (Rigotti et al. 2022; Lindinger et al. 2012).

Digitale Angebote

Im Zuge der Digitalisierung stehen neben (personalisierten, automatisierten, interaktiven) Online-Programmen und Textbotschaftsdiensten, die über Kliniken oder Krankenkassen angeboten werden, inzwischen auch App-basierte Angebote für Smartphones zur Verfügung, die außerhalb des Budgets im niedergelassenen Bereich verordnet werden können. Auch hier zeigt sich eine Überlegenheit der Applikationen im Vergleich zum bloßen ärztlichen Ratschlag, das Rauchen zu beenden (Rupp et al. 2024a, b).

Analoger und digitaler Peer Support

Anders als bei anderen Suchterkrankungen gibt es bisher wenige analoge Selbsthilfegruppen; digitale Alternativen in sozialen Netzwerken wie Facebook oder auf YouTube sind bisher wenig wissenschaftlich untersucht, sodass deren Effekt nicht seriös eingeschätzt werden kann. Aktuell werden Medien wie TikTok, Instagram etc. v. a. zu Werbezwecken von industriegesponserten Influencern dominiert (Jancey et al. 2024).

Strukturierte Programme zur Tabak- und Nikotinentwöhnung

Analoge Gruppenentwöhnungsprogramme

In Deutschland sind insbesondere ambulante Gruppenentwöhnungsprogramme, die verhaltenstherapeutisch orientiert sind, verbreitet und werden auch von den gesetzlichen Kassen nachträglich und teilweise rückerstattet. In beispielsweise 6–8 Kursterminen mit jeweils 60–90 min werden Hintergründe zur Suchtentstehung und zum Suchtverhalten, Verhaltensänderungsstrategien, Rückfallprävention und Elemente des Stressmanagements, aber auch die Möglichkeit einer medikamentösen Ersatztherapie vermittelt. Bei Nachuntersuchungen nach etwa einem Jahr können Erfolgsraten von bis zu 40 % nachgewiesen werden (Hartmann-Boyce et al. 2021; 2018).

Hybride/digitale Gruppenentwöhnungsprogramme

Einige Anbieter sind insbesondere während der Coronavirus-Pandemie dazu übergegangen, diese Kursangebote auch videogestützt anzubieten. Die inhaltliche Ausrichtung der Module orientiert sich hier am üblichen Kursprogramm und es gibt erste Hinweise auf ähnliche positive Effekte wie bei den analogen Kursangeboten (Tzelepis et al. 2019).

Einzel- und Paarberatung

Einzel- oder Paarberatung sind zumeist Privatleistungen. Sie haben sich als ebenfalls effektiv herausgestellt, sind aus Kostengründen aber nicht so weit verbreitet.

Stationäre Entwöhnungsangebote

Stationäre Entwöhnungsangebote sind nur für Nebendiagnosen z. B. bei Reha-Aufenthalten vorgesehen. In Pilotstudien konnte allerdings der Nutzen von stationären Angeboten bereits gezeigt werden (Dickreuther et al. 2020; Vitzthum et al. 2013).

Anreizorientierte Angebote

Seit etwa 10–15 Jahren gibt es auch vielversprechende internationale Studien zu Angeboten, die finanzielle oder materielle Anreize beim Aufhören besonders für Zielgruppen wie Schwangere integrieren. Hierzu gibt es in Deutschland noch keine Forschungsergebnisse (Berlin et al. 2021; Notley et al. 2019).

Im Moment spielen elektrische und rauchlose Produkte eine untergeordnete Rolle und werden im Rahmen der etablierten Programme mitbehandelt. Ein Umstieg oder Dual Use ist nicht zu empfehlen (Batra und Petersen 2021). Durch die Nutzung von rauchsimulierenden Produkten bleibt einerseits die Nikotinabhängigkeit bestehen; andererseits erhöht die psychische Abhängigkeit durch die Aufrechterhaltung des Inhalierens das Risiko eines Rückfalls. Neue Studienergebnisse zeigen sowohl bei Einzel- und Doppelnutzung erhebliche Gesundheitsgefahren (Deutsches Krebsforschungszentrum 2023).

12.3 Fazit für die Praxis

- Sowohl zur allgemeinen Risikominimierung als auch zur Tabak- und Nikotinentwöhnung sollten im Hinblick auf chronische und onkologische Lungenerkrankungen primäre, sekundäre und tertiäre Verhaltens- und Verhältnispräventionsmaßnahmen gleichzeitig und parallel angewandt werden.
- Eine wichtige Rolle in der Vermittlung an die strukturierten Angebote (z. B. frühe Hilfen, Ernährungsberatung, Tabak- und Nikotinentwöhnung) spielt das niedergelassene (fach)ärztliche Versorgungspersonal.
- Zur Nikotin- und Tabakentwöhnung sollte systematisch ein Gruppenangebot in der Umgebung empfohlen oder die Information zu einer unterstützenden medikamentösen Therapie vermittelt werden.
- Gesundheitspolitische Maßnahmen könnten wesentlich zur Risikominimierung beitragen. Dazu zählen die Aufnahme der Rauchstoppberatung in den Leistungskatalog der Krankenversicherung, die Rezeptierbarkeit von Nikotinersatzprodukten (IQWiG 2023), sowie die verpflichtende Tabak- und Nikotinentwöhnung bei der geplanten Einführung des Low-Dose-CT für rauchende Patientinnen/Patienten (Rupp et al. 2024a, b).

References

Zitierte Literatur

Agustí A, Melén E, DeMeo DL, Breyer-Kohansal R, Faner R (2022) Pathogenesis of chronic obstructive pulmonary disease: understanding the contributions of gene-environment interactions across the lifespan. Lancet Respir Med 10(5):512–524

Bager P, Wohlfahrt J, Westergaard T (2008) Caesarean delivery and risk of atopy and allergic disesase: meta-analyses. Clin Exp Allergy 38(4):634–642

Batra A, Petersen K-U (Hrsg) S3-Leitlinie Screening, Diagnose und Behandlung des schädlichen und abhängigen Tabakkonsums; AWMF Leitlinienregister. Zugegriffen: 6. Febr 2023

Berlin I, Berlin N, Malecot M, Breton M, Jusot F, Goldzahl L (2021 Dec 1) Financial incentives for smoking cessation in pregnancy: multicentre randomised controlled trial; BMJ 375:e065217

Borchardt B, Kastaun S, Pashutina Y, Viechtbauer W, Kotz D (2023May 30) Motivation to stop smoking in the German population between 2016–2021 and associated factors: results from a repeated cross-sectional representative population survey (German Study on Tobacco Use, DEBRA study). BMJ Open 13(5):e068198

Bundesärztekammer (BÄK), Kassenärztliche Bundesvereinigung (KBV), Arbeitsgemeinschaft der Wissenschaftlichen Medizinischen Fachgesellschaften (AWMF). Nationale VersorgungsLeitlinie Asthma, Version 5.0. 2024 [cited: 2025-04-15]. register.awmf.org/de/leitlinien/detail/nvl-002

Cazalis A, Lambert L, Auriacombe M (2023 Oct 24) Stigmatization of people with addiction by health professionals: Current knowledge. A scoping review. Drug Alcohol Depend Rep 9:100196

Deutsches Krebsforschungszentrum (DKFZ) (2023): Risiken von E-Zigaretten und Tabakerhitzern. https://www.dkfz.de/de/krebspraevention/Downloads/pdf/Buecher_und_Berichte/2023_Risiken-von-E-Zigaretten-und-Tabakerhitzern.pdf. Zugegriffen: 27. Febr 2025

Dickreuter J, Schmoor C, Bengel J, Jähne A, Leifert JA (2020Jun 23) Efficacy of a short-term residential smoking cessation therapy versus standard outpatient group therapy ('START-Study'): study protocol of a randomized controlled trial. Trials 21(1):562

Duan P, Wang Y, Lin R, Zeng Y, Chen C, Yang L, Zhang Q (2021) Impact of early life exposures on COPD in adulthood: a systematic review and meta-analysis. Respirology 26(12):1131–1151

Felitti VJ (2002) The relationship of adverse childhood experiences to adult health: Turning gold into lead/Belastungen in der Kindheit und Gesundheit im Erwachsenenalter: die Verwandlung von Gold in Blei. Z Psychosom Med Psychother 48(4):359–369

Flexeder C, Thiering E, Von Berg A, Berdel D, Hoffmann B, Koletzko S, Schulz H (2016) Peak weight velocity in infancy is negatively associated with lung function in adolescence. Pediatr Pulmonol 51(2):147–156

Franzkowiak, P. (2022). Prävention und Krankheitsprävention. In: Bundeszentrale für gesundheitliche Aufklärung (BZgA) (Hrsg) Leitbegriffe der Gesundheitsförderung und Prävention. Glossar zu Konzepten, Strategien und Methoden. https://doi.org/10.17623/BZGA:Q4-i091-3.0

Grabe HJ, Schulz A, Schmidt CO, Appel K, Driessen M, Wingenfeld K, Freyberger HJ (2012) Ein Screeninginstrument für Missbrauch und Vernachlässigung in der Kindheit: der Childhood Trauma Screener (CTS). Psychiatr Prax 39(03):109–115

Gramß M, Hiemisch A, Kiess W (2016) Stellt Übergewicht ein Risiko für die Entwicklung von Asthma bronchiale im Kindes- und Jugendalter dar? Adipositas-Ursachen, Folgeerkrankungen, Therapie 10(02):88–92

Guerra S, Stern DA, Zhou M, Sherrill DL, Wright AL, Morgan WJ, Martinez FD (2013) Combined effects of parental and active smoking on early lung function deficits: a prospective study from birth to age 26 years. Thorax 68(11):1021–1028

Hartmann-Boyce J, Livingstone-Banks J, Ordóñez-Mena JM, Fanshawe TR, Lindson N, Freeman SC, Sutton AJ, Theodoulou A, Aveyard P (2021 Jan 4) Behavioural interventions for smoking cessation: an overview and network meta-analysis. Cochrane Database Syst Rev 1:CD013229

Hartmann-Boyce J, Chepkin SC, Ye W, Bullen C, Lancaster T, Cochrane Tobacco Addiction Group (2018) Nicotine replacement therapy versus control for smoking cessation. Cochrane Database Syst Rev 2018(5): CD000146

Heatherton TF, Kozlowski LT, Frecker RC, Fagerström KO (1991 Sep) The Fagerström Test for Nicotine Dependence: a revision of the Fagerström Tolerance Questionnaire. Br J Addict 86(9):1119–1127

Hering T, Batra A, Mühlig S, Nowak D, Rüther T, Schwarzkopf L (2021 Aug) Potential Savings in Treatment Costs of COPD through Smoking Cessation: Modeling for DMP COPD in Germany – Scientific Action Group on Tobacco Cessation (WAT) e. V. Pneumologie 75(8):577–582

IQWiG (2023): Nutzenbewertung von Bupropion, Cytisin, Nicotin und Vareniclin zur Tabakentwöhnung bei schwerer Tabakabhängigkeit. https://www.iqwig.de/download/a22-34_tabakentwoehnung-bei-schwerer-tabakabhaengigkeit_abschlussbericht_v1-0.pdf. Zugegriffen: 11. Dez 2024

Jancey J, Carey RN, Freeman B, Leaver T, Wolf K, Bromberg M, Chai K, Bialous S, Adams P, Mcleod M, McCausland K (2024 Jan) E-cigarettes on Instagram: Exploring vape content via an Australian vaping influencer. Tob Induc Dis 19:22

Kaluza J, Larsson SC, Orsini N, Linden A, Wolk A (2017) Fruit and vegetable consumption and risk of COPD: a prospective cohort study of men. Thorax 72(6):500–509

Kaluza J, Harris HR, Linden A, Wolk A (2018) Long-term consumption of fruits and vegetables and risk of chronic obstructive pulmonary disease: a prospective cohort study of women. Int J Epidemiol 47(6):1897–1909

Kotecha SJ, Edwards MO, Watkins WJ, Henderson AJ, Paranjothy S, Dunstan FD, Kotecha S (2013) Effect of preterm birth on later $FEV1$: a systematic review and meta-analysis. Thorax 68(8):760–766

Kotz D, Batra A, Kastaun S (2020 Jan 6) Smoking Cessation Attempts and Common Strategies Employed. Dtsch Arztebl Int 117(1–2):7–13

Kotz D, Acar Z, Kastaun S, Klosterhalfen S (February 07, 2023) Die Medienkampagne „Deine Chance" Wahrnehmung und Auswirkungen auf Rauchstoppmotivation und Rauchstoppversuche Online veröffentlicht: Die Medienkampagne „Deine Chance": Wahrnehmung und Auswirkungen auf Rauchstoppmotivation und Rauchstoppversuche: SUCHT: Vol 69, No 1 (hogrefe.com) 06.02.2024

Li J, Sun Q, Zhang H, Li B, Zhang C, Zhao Y, Lu J (2024) Depressive symptoms mediate associations of adverse childhood experiences and chronic lung diseases: A mediation effect analysis. J Affect Disord 345:342–348

Lindinger P, Strunk M, Nübling M, Lang P (2012) Arbeitsweise und Wirksamkeit einer Telefonberatung für Tabakentwöhnung; SUCHT – Zeitschrift für Wissenschaft und Praxis/Journal of Addiction Research and Practice 58(1):33–43

Lindson N, Klemperer E, Hong B, Ordóñez-Mena JM, Aveyard P, Cochrane Tobacco Addiction Group (2019) Smoking reduction interventions for smoking cessation. Cochrane Database Syst Rev. 2019(9): CD013183

Livingstone-Banks J, Norris E, Hartmann-Boyce J, West R, Jarvis M, Hajek P. (2019) Relapse prevention interventions for smoking cessation. Cochrane Database Syst Rev 2019(2): CD003999

Lopes S, Hallak JEC, Machado de Sousa JP, Osorio FDL (2020) Adverse childhood experiences and chronic lung diseases in adulthood: a systematic review and meta-analysis. Eur J Psychotraumatol 11(1):1720336

Maercker A, Bromberger F (2005) Checklisten und Fragebogen zur Erfassung traumatischer Ereignisse in deutscher Sprache. Univ., Psychologie

Martinez FD (2016) Early-life origins of chronic obstructive pulmonary disease. N Engl J Med 375(9):871–878

Maunder RG, Hunter JJ, Tannenbaum DW, Le TL, Lay C (2020) Physicians' knowledge and practices regarding screening adult patients for adverse childhood experiences: A survey. BMC Health Serv Res 20:1–5

Miller W. R., Rollnick S. (2015) Motivierende Gesprächsführung: Motivational Interviewing: 3. Auflage des Standardwerks in Deutsch, Lambertus-Verlag

Mühlig S, Loth FG, Bickhardt J, Heindl T (September 2018) Results of a model project for fully financed tobacco cessation for patients with chronic obstructive pulmonary disease (COPD) (ATEMM-Study). Conference Paper, SRNT Europe

Mylonas I, Friese K (2015) Indications for and risks of elective cesarean section. Dtsch Arztebl Int 112(29–30):489

Notley C, Gentry S, Livingstone-Banks J, Bauld L, Perera R, Hartmann-Boyce J (2019 Jul 17) Incentives for smoking cessation. Cochrane Database Syst Rev 7(7):CD004307

NSW Health (2016): Quick guide to smoking cessation brief intervention Smoking Cessation 5As. https://www.health.nsw.gov.au/tobacco/Factsheets/tool-2-guide-5as.pdf. Zugegriffen: 11. Dez 2024

Postma DS, Bush A, van den Berge M (2015) Risk factors and early origins of chronic obstructive pulmonary disease. The Lancet 385(9971):899–909

Rariden C, SmithBattle L, Yoo JH, Cibulka N, Loman D (2021) Screening for adverse childhood experiences: literature review and practice implications. J Nurse Pract 17(1):98–104

Raupach T, Strobel L, Beard E, Krampe H, Anders S, West R (2013Nov) German medical students' beliefs about the effectiveness of different methods of stopping smoking. Nicotine Tob Res 15(11):1892–1901

Ravara B, Giuriati W, Maccarone MC, Kern H, Masiero S, Carraro U (2023) Optimized progression of Full-Body In-Bed Gym workout: an educational case report. Eur J Transl Myol 33(2):11525

Rigotti NA, Kruse GR, Livingstone-Banks J, Hartmann-Boyce J (2022Feb 8) Treatment of Tobacco Smoking: A Review. JAMA 327(6):566–577

Rupp A, Rietzler S, Di Lellis MA, Weiland T, Tschirner C, Kreuter M (2024 Jan 18) Digital smoking cessation with a comprehensive guideline-based app – results of a nationwide, multicentric, parallel, randomized controlled trial in Germany. Nicotine Tob Res:ntae009

Rupp A, Sohrab S, Pankow W, Raspe M, Kotz D, Rustler C, rauchfreier Krankenhäuser, D. N. (2024b) Implementierung der Tabakentwöhnung in den Workflow des Lungenkrebsscreenings in Deutschland. Pneumologie 78(09):612–619

Soares S, Rocha V, Kelly-Irving M, Stringhini S, Fraga S (2021) Adverse childhood events and health biomarkers: a systematic review. Front Public Health 9:649825

Spindel ER, McEvoy CT (2016) The role of nicotine in the effects of maternal smoking during pregnancy on lung development and childhood respiratory disease. Implications for dangers of e-cigarettes. Am J Respir Crit Care Med 193(5):486–494

Spitzer C, Ewert R, Völzke H, Frenzel S, Felix SB, Lübke L, Grabe HJ (2021) Childhood maltreatment and lung function: findings from the general population. Eur Respir J 57(4)

Thavagnanam S, Fleming J, Bromley A, Shields MD, Cardwell CR (2008) A meta-analysis of the association between Caesarean section and childhood asthma. Clin Exp Allergy 38(4):629–633

Tzelepis F, Paul CL, Williams CM, Gilligan C, Regan T, Daly J, Hodder RK, Byrnes E, Byaruhanga J, McFadyen T, Wiggers J (2019 Oct 29) Real-time video counselling for smoking cessation. Cochrane Database Syst Rev 2019(10)

Van Nimwegen FA, Penders J, Stobberingh EE, Postma DS, Koppelman GH, Kerkhof M, Thijs C (2011) Mode and place of delivery, gastrointestinal microbiota, and their influence on asthma and atopy. J Allergy Clin Immunol 128(5):948–955

Varraso R, Chiuve SE, Fung TT, Barr RG, Hu FB, Willett WC, Camargo CA (2015) Alternate Healthy Eating Index 2010 and risk of chronic obstructive pulmonary disease among US women and men: prospective study. BMJ: 350

Varraso R, Fung TT, Hu FB, Willett W, Camargo CA (2007a) Prospective study of dietary patterns and chronic obstructive pulmonary disease among US men. Thorax 62(9):786–791

Varraso R, Fung TT, Barr RG, Hu FB, Willett W, Camargo CA Jr (2007b) Prospective study of dietary patterns and chronic obstructive pulmonary disease among US women. Am J Clin Nutr 86(2):488–495

Vitzthum K, Marly N, Föhse S, Salamero y Mur M, Mache S, Pankow W: Quasi-stationäre Tabakentwöhnung für drei COPD Patienten mit intellektuellen Einschränkungen; Sucht 2013, 59/5

Wabitsch M, Kiess W, Neef M, Reinehr T, Wabitsch M, Kiess W, Reinehr T (2013) Adipositas bei Kindern und Jugendlichen. Adipositas: Ätiologie, Folgekrankheiten, Diagnostik, Therapie. Springer, Berlin, Heidelberg, S 367–388

West R, McNeill A, Raw M (2000) Smoking cessation guidelines for health professionals: an update. Thorax 55:987–999

Westmore MR, Chakraborty P, Thomas LA, Jenkins L, Ohri F, Baiden P (2022) BMI moderates the association between adverse childhood experiences and COPD. J Psychosom Res 160:110990

Wheat J, Barnes RK, Aveyard P, Stevenson F, Begh R (2022Dec) Brief opportunistic interventions by general practitioners to promote smoking cessation: A conversation analytic study. Soc Sci Med 314:115463

Widom CS, Czaja SJ, Bentley T, Johnson MS (2012) A prospective investigation of physical health outcomes in abused and neglected children: New findings from a 30-year follow-up. Am J Public Health 102(6):1135–1144

Wingenfeld K, Schäfer I, Terfehr K, Grabski H, Driessen M, Grabe H,... Spitzer C (2011) Reliable, valide und ökonomische Erfassung früher Traumatisierung: Erste psychometrische Charakterisierung der deutschen Version des adverse childhood experiences questionnaire (ACE). PPmP-Psychotherapie· Psychosomatik· Medizinische Psychologie 61(01): e10–e14

Weiterführende Literatur

AG Asthmaschulung: Ablauf einer Asthmaschulung. https://www.asthmaschulung.de/fuer-fachleute/ablauf-einer-asthmaschulung. Zugegriffen: 1. Okt 2024

Debra, Deutsche Befragung zum Rauchverhalten. Study Factsheet-09-v3.pdf (debra-study.info. Zugegriffen: 6. Febr 2023

Dixon AE, Peters U (2018) The effect of obesity on lung function. Expert Rev Respir Med 12(9):755–767. https://doi.org/10.1080/17476348.2018.1506331. Epub 2018 Aug 14

Schaller K et al. Tabakatlas Deutschland 2020 (dkfz.de). Zugegriffen: 6. Febr 2023

Statistisches Bundesamt. 2022. https://www.destatis.de/DE/Presse/Pressemitteilungen/2022/05/PD22_N033_23.html. Zugegriffen: 28 Nov 2023

WHO The ICD-10 Classification of Mental and Behavioural Disorders: Diagnostic criteria for research (who.int). Zugegriffen: 22. Febr 2023

Jaén CR, Benowitz NL, Curry SJ, Parsippany N, Kottke TE, Mermelstein RJ, Morgan G, Tommasello AC, Wewers ME (2008) A clinical practice guideline for treating tobacco use and dependence: 2008 update. Am J Prev Med. Aug;35(2):158-76.

Fiore M, Jaén CR, Baker TB, Bailey WC, Bennett G, Benowitz NL, Christiansen BA, Connell M, Susan J Curry, Sally Faith Dorfman, David Fraser, Erika S Froelicher, Michael G Goldstein, Victor Hasselblad, Cheryl G Healton, Stephen Heishman, Patricia Nez Henderson, Richard B Heyman, Corinne Husten, Howard K Koh, Thomas E Kottke, Harry A Lando, Cathlyn Leitzke, Robert E Mecklenburg, Robin J Mermelstein, Glen Morgan, Patricia Dolan Mullen, Ernestine W Murray, C Tracy Orleans, Megan E Piper, Lawrence Robinson, Maxine L Stitzer, Wendy Theobald, Anthony C Tommasello, Louise Villejo, Mary Ellen Wewers, Christine Williams. PMID: 18617085 PMCID: PMC4465757 DOI: 10.1016/j.amepre.2008.04.009

Diagnose und Therapieeinleitung bei chronischen und onkologischen Lungenerkrankungen

13

Christian Grah

Inhaltsverzeichnis

C. Grah (✉)
Pneumologie, Lungenkrebszentrum, Gemeinschaftskrankenhaus Havelhöhe, Berlin, Deutschland
E-Mail: cgrah@havelhoehe.de

© Der/die Autor(en), exklusiv lizenziert an Springer-Verlag GmbH, DE, ein Teil von Springer Nature 2026
M. Tempel und P. Köbler (Hrsg.), *Psychopneumologie*,
https://doi.org/10.1007/978-3-662-71757-8_13

Kap. 13 legt dar

- welche Herausforderungen die Kommunikation schwerwiegender Neudiagnosen von chronischen oder onkologischen Lungenerkrankungen für Erkrankte und Behandlungsteams beinhaltet
- wie eine einfühlsame Kommunikation durch die Aufmerksamkeit des Behandlungsteams für Silent Messages, Phasen der Aufnahmefähigkeit, biografische Vorerfahrungen und kulturelle Prägungen gelingen kann
- wie individuell angepasste Kommunikationstechniken (z. B. *SPIKES-Protokoll, motivierende Gesprächsführung*) auf der Grundlage einer personenzentrierten Haltung zur Verarbeitung von Diagnose und Therapieeinleitung und zu einer partizipativen Entscheidungsfindung beitragen können
- wie das Verarbeitungskonzept zur Anpassung an die Diagnose (ACCEPT®-Programm) Menschen mit Lungenkrebs, ihre Angehörigen und das Behandlungsteam auf mehreren Ebenen wirksam unterstützt

13.1   Kommunikation bei schwerwiegenden Neudiagnosen

13.1.1   Ausgangslage

Die Diagnostikphase einer schwerwiegenden Neudiagnose wie z. B. bei Lungenkrebs, Lungenfibrose, fortgeschrittener COPD oder Lungenemphysem ist häufig für Erkrankte eine der herausforderndsten Lebensphasen der gesamten Biografie. Betroffene befinden sich in vielen Fällen ohne Vorbereitung und ohne Vorkenntnisse in großer Abhängigkeit und „hineingeworfen" in ein unbekanntes Umfeld: das Medizinsystem ihres Lebensortes. Sie verstehen weder die Abläufe, noch die Bedeutung einzelner Diagnostikschritte im Verhältnis zu ihrem gewünschten Ziel, mit dem sie medizinische Hilfe aufgesucht haben: am besten bitte möglichst schnell und dauerhaft „das aufgetretene Problem wieder loszuwerden".

Erkrankte begegnen (insbesondere in spezialisierten Zentren) Fachpersonal, welches diese Situation alltäglich gewohnt ist und auch die infrage stehende Diagnose wie z. B. Krebs als etwas „Normales" kennt und die damit verbundenen Abläufe als Routine erlebt.

Größer könnten die Gegensätze wohl kaum sein. Auch emotional befinden sich Betroffene und Fachpersonal in einer sehr unterschiedlichen Position: Sicherheit, Kenntnisse,

Zugang zu allem Wissen ist Normalität und Erfahrung auf der einen Seite; Unwissen und ein emotionaler Ausnahmezustand, mitunter vergesellschaftet mit existenzieller Anspannung und Angst um das eigene Leben, auf der anderen Seite.

Welche Bedeutung hat die Kommunikation in dieser Phase, welches Wissen aus der Kommunikationsforschung und welche Bedingungen oder auch Techniken sollten für eine gelungene Kommunikation berücksichtigt werden? Um dies zu beantworten, sollte die Frage geklärt sein, mit welchem Auftrag und Ziel diese Kommunikation ablaufen sollte:

- Um den medizinischen Sachverhalt zu erklären?
- Um die Therapieadhärenz zu sichern?
- Um Zufriedenheit und Wohlbefinden der Betroffenen zu erhöhen?
- Um eine interne/intrinsische Resilienz zu stimulieren?

Die Auflistung legt nahe, dass es um mehr geht als um Information. Aber wie klar ist es Behandlungsteams, dass eine gelungene Kommunikation Einfluss auf den Outcome im Krankheitsverlauf selbst hat? Was wissen wir über die Bedeutung einer gelungenen Kommunikation bei der Übermittlung schwerwiegender Neudiagnosen wie z. B. Krebs für Betroffene und deren Angehörige? Auch wenn wohl jede/jeder von uns eine einfühlsame und fachlich angemessene Kommunikation für sich selbst oder eigene Angehörige unbedingt in Anspruch nehmen würde, anstatt etwa von einem Avatar eine Krebsdiagnose erläutert zu bekommen, so soll zunächst für die Bedeutung dieses Buchkapitels die Frage, welches Wissen wir zu diesem Wunsch haben, der Ausgangspunkt sein.

13.1.2 Auswirkungen einer gelungenen Kommunikation in der Diagnostikphase

Zunächst finden wir Untersuchungsergebnisse, die zeigen, dass eine offene und unterstützende Kommunikation zwischen Behandlungsteam und Erkrankten die Lebensqualität von Krebsbetroffenen im nachfolgenden Krankheitsverlauf verbessern kann, indem sie Ängste und Stress reduziert und das psychische Wohlbefinden stärkt (Faller et al. 2013; Mystakidou et al. 2004). Allerdings gibt es wenig systematische Untersuchungen über die Bedeutung einer gelungenen Kommunikation gezielt in der Diagnostikphase auf die nachfolgende Zeit.

Eindeutiger wird in Studien der Einfluss auf die Entscheidungsfindung zur Behandlung der Erkrankung und ebenfalls der Behandlungseinhaltung oder deren Begrenzung beschrieben. Eine klare und umfassende Kommunikation ermöglicht es Erkrankten und ihren Angehörigen, fundierte Entscheidungen über ihre Behandlung zu treffen und ihre persönlichen Vorlieben und Werte besser zu berücksichtigen (Bylicki et al. 2019; Street et al. 2009).

Vor diesem Hintergrund können sich Behandlungsteams also ihrer Verantwortung für eine gelungene Kommunikation bewusst werden und die eigenen kommunikativen Kompetenzen hinterfragen. Wesentlich hierfür sind grundlegende Kenntnisse über:

- den angemessenen Gesprächsaufbau,
- die Wirkung von Fachpersonen auf Betroffene,
- die tatsächliche Aufnahmefähigkeit von Betroffenen,
- die Wirkung der Botschaften auf Betroffene,
- die zeitlichen Aufnahmekapazitäten von Betroffenen.

13.2 Basiswissen für die Kommunikation in der Diagnostikphase

13.2.1 SPIKES-Protokoll

Der Gesprächsfahrplan des *SPIKES-Protokolls* bietet einen wertvollen Strukturvorschlag für die Kommunikation bei der Mitteilung schwerwiegender Diagnosen. Er wurde von dem britischen Onkologen Dr. Robert Buckman und dem US-amerikanischen Onkologen Dr. Walter Baile in den 1990er-Jahren entwickelt (Baile et al. 2000). Dieses Protokoll bietet Ärztinnen/Ärzten und allen beteiligten Personen eine gut durchdachte Struktur für die Kommunikation mit Erkrankten und ihren Angehörigen. Der Name *SPIKES* ist ein Akronym, das sich aus den sechs Phasen des Protokolls zusammensetzt:

- *S*etting-up,
- *P*erception (of patients and carers),
- *I*nvitation,
- *K*nowledge,
- *E*mpathetic Response,
- *S*trategy and Summary.

Eine ausführliche Darstellung des *SPIKES-Protokolls* mit Formulierungsvorschlägen findet sich in Abschn. 20.3.2.

In einer ersten Durchsicht der sechs vorgeschlagenen Gesprächsphasen könnten die Überschriften vielleicht simpel oder selbstverständlich anmuten. Die Erfahrung gibt Buckman und Baile aber sehr recht: Es lohnt sich, die vorgeschlagene Struktur für Aufklärungsgespräche systematisch zugrunde zu legen und die Abfolge der Phasen sogar gut einzuüben. Im konkreten Gespräch kann dabei eine hohe Varianz zum Tragen kommen und einzelne Phasen können im Gespräch sehr kurz ausfallen. Jedoch ist es ratsam, keine der Phasen zu übergehen; die Erfahrung zeigt, dass es für Betroffene dann leichter ist, die Botschaften tatsächlich zu erfassen.

▶ **Praxistipp** Für Ärztinnen/Ärzte könnte der Schritt der Informationsübermittlung (Knowledge) leicht als der wichtigste erscheinen und alle übrigen Gesprächsschritte mehr als ein Beiwerk anmuten. Aber gerade diese Auffassung wäre wohl eine Fehleinschätzung, denn sie übersieht eine wichtige Grunderkenntnis für eine gelungene Kommunikation in der Diagnostikphase: Dass die Qualität der Kommunikation, die darin zum Ausdruck gebrachte Wertschätzung und das „Verstehenkönnen" für Erkrankte einen höheren Stellenwert haben als die Aufnahme der Diagnose als Information.

13.2.2 Silent Messages

Aus der Kommunikationsforschung können wir lernen, dass Betroffene in vergleichbaren Gesprächssituationen den gesprochenen Worten eine geringere Bedeutung beimessen, als das Fachpersonal dies erwartet. Untersuchungen von Mehrabian (Mehrabian und Wiener 1967; Mehrabian 1971) fanden heraus, dass andere Bedeutungsebenen (paraverbale und nonverbale) als der reine sachliche Informationsgehalt für eine gelungene Kommunikation wesentlich bedeutsamer sind. Bei allen Einschränkungen in Bezug auf die Übertragbarkeit dieser Studienergebnisse, kann verständlich werden, warum andere Bedeutungsebenen (als der pure Informationsgehalt) für eine gute Kommunikation zu berücksichtigen sind (Birdwhistell 1952).

Das *SPIKES-Protokoll* und die Kenntnis über die „leisen" und nichtverbalen Aspekte der Kommunikation („silent messages") können uns zu der Einsicht führen, die Gespräche zur Übermittlung einer schwerwiegenden Diagnose nicht nur auf den Informationsinhalt hin auszurichten. Um Erkrankte in dieser besonderen Situation tatsächlich zu erreichen, ist es angebracht, diese Gespräche wie eine besondere Fertigkeit zu trainieren.

Der Wert solcher Trainings ist auch wissenschaftlich untersucht worden. Mehrere Studienergebnisse konnten bestätigen, dass es sich lohnt, die Befähigung zum Gespräch nicht dem Zufall zu überlassen. Eine erfolgreiche Trainingsmethode ist z. B. das Filmen von Gesprächsinteraktionen und deren Auswertung im Team (Street et al. 2009) oder die Teilnahme an Kommunikationsseminaren (Bos-van den Hoeck et al. 2019). Regelmäßige externe Reflexionen und Überprüfungen sichern die Qualität der Kommunikation mit Betroffenen (Boissy et al. 2016; Stewart et al. 2024).

Bei Gesundheitsfachkräften steht diesen Erkenntnissen häufig jedoch ein mächtiger Gegenspieler im Wege: Professionals reagieren bei Angeboten zu solchen Kommunikationstrainings gerne mit der Überzeugung „*Alles klar, das ist wichtig*", aber: „*Ganz ehrlich, ich glaube, das kann ich doch schon*" oder: „*Das muss ich nicht üben, ich bin ja Ärztin/ Arzt bzw. Psychologin/Psychologe*".

13.2.3 Phasen der Aufnahmebereitschaft

Die beste Gesprächsführung hilft Erkrankten nicht, wenn das richtige Timing fehlt. Es ist wohl ähnlich wie in der Musik: Das Timing für verschiedene Themen entscheidet darüber, ob Resonanz entsteht. Bei Fragen rund um die Diagnose und Therapieeinleitung sind die Phasen der Aufnahmebereitschaft sehr wichtig. Dazu ist besonders das individuelle Potenzial der Erkrankten für Stressbewältigung zu beachten. In der Forschung zur Stressbewältigung ist die Bedeutung der Phasen der Aufnahmebereitschaft und der schrittweisen Bewältigung von Stress untersucht worden (Selye 1936; Lazarus und Folkman 1984; McEwen und Seeman 1999; Sapolsky 2004). Die Fähigkeit, mit Stress umzugehen, ihn zu verarbeiten und zu bewältigen, ist demnach sehr unterschiedlich. Sie wird z. B. vom Grad der Bildung, den vorangegangenen Erfahrungen mit Krankheiten und komplexen soziokulturellen und auch spirituellen Faktoren beeinflusst. Um solche Faktoren im klinischen Alltag berücksichtigen zu können, sollten mindestens zwei Gespräche in der Diagnosephase geplant werden.

Das erste Gespräch kann manchmal recht kurz ausfallen und dient neben der ersten Diagnoseübermittlung v. a. dazu, das Timing und Setting für das nachfolgende Gespräch vorzubereiten.

Die Wiederholung des Informationsanteils aus dem ersten Gespräch ermöglicht es, Missverständnisse zu korrigieren und nicht selten überhaupt erst die Kernbotschaften für Erkrankte verständlich werden zu lassen. Gesundheitsfachkräfte können auf diese Weise herausfinden, wie die Dynamik des Verstehens bei ihrem konkreten erkrankten Gegenüber wirksam ist. Denn auch die Verarbeitung einer schwerwiegenden Diagnose verläuft in Phasen.

Die bekannten Phasen des Verstehens und des Bewältigens einer schwerwiegenden Diagnose sind von E. Kübler-Ross beschrieben (Corr 2020). Sie benennt fünf Phasen des Verstehens:

- Verleugnung (Verdrängung),
- Zorn (Rebellion, Wut),
- Verhandeln,
- Depression,
- und schließlich die Akzeptanz (Kap. 4).

Sie treten bei Betroffenen durchaus in einer großen Varianz auf (Sapolsky 2004). Gesundheitsfachkräfte können sich in der Reflexion des ersten Gespräches mit Erkrankten und ihren Angehörigen fragen, in welcher Phase Betroffene sich vielleicht gerade befinden. Vielleicht braucht eine Patientin/ein Patient Tage oder Monate, um zu einem wirklichen Verstehen der neuen Lebenssituation zu kommen. Vielleicht ist die Phase der Verleugnung/Verdrängung sehr ausgeprägt.

▶ **Praxistipp** Die Übermittlung und die Verarbeitung einer lebensentscheidenden Diagnose können tatsächlich mehrere Monate Zeit benötigen. Betroffene benötigen dabei Begleitung und Unterstützung, um gute Anpassungs- und Bewältigungsstrategien zu finden.

Der nächste Abschnitt konzentriert sich auf weitere Schlüsselelemente der Kommunikation in der Diagnostikphase. Die gesamte Bandbreite der Kommunikationsforschung ist inzwischen bestens ausgearbeitet und publiziert. Wir greifen hieraus besonders relevante Themen heraus und verweisen für eine Vertiefung auf Standardwerke und Übersichtsartikel (Plate 2013; Kissane 2011; Bechmann 2014; Emmerling 2015; Weyland 2013; Lown 2002; Dörner 2001; Grah 2016).

13.3 Schlüsselelemente für die Kommunikation in der Diagnostikphase

In den westlichen Medizinsystemen ist die Aufklärung und Teilhabe von Betroffenen am Entscheidungsprozess allein durch die Entwicklung in der Rechtsprechung weit ausgebildet. Keine Histologiegewinnung, keine eingreifende medikamentöse Therapie findet heute ohne Aufklärung und Unterschrift zum Einverständnis der Patientinnen/Patienten statt. Diese Entwicklung ist zutreffend und nicht mehr umkehrbar. Häufig wird jedoch übersehen, dass die zunehmende juristische Durchdringung des medizinischen Bereichs das Risiko mit sich bringen kann, dass die Beziehung zwischen medizinischem Personal und Erkrankten einen stärker formalen und distanzierten Charakter annimmt (Wieland 1986). Denn im Kern geht es um Partizipation, um Teilhabe. Sie ist weit mehr, ja im Kern etwas ganz anderes als eine Absicherung für ärztliches Personal. In den 2000er-Jahren wurde von Dr. Michael S. Barry und Dr. Susan Edgman-Levitan die Technik der patientenzentrierten Kommunikation und partizipativen Entscheidung vorgeschlagen (Barry und Edgman-Levitan 2012). Dieser Gesprächstechnik liegen die Arbeiten von Carl Rogers zugrunde.

13.3.1 Personenzentrierte Gesprächsführung (nach C. Rogers)

Carl Rogers entwickelte Mitte des vergangenen Jahrhunderts die humanistische Psychotherapie und führte in diesem konzeptionellen Rahmen den Begriff der *personenzentrierten* Therapie ein (Rogers 1951), Hierfür war zunächst für die Psychotherapie ein neuer Weg eingeschlagen worden, der nachfolgend auch in die Tätigkeitsfelder der Humanmedizin übertragen wurde.

Die personenzentrierte Gesprächsführung wird in Abschn. 20.2.2 ausführlich dargestellt (patientenorientierte Grundhaltung).

13.3.2 Partizipative Entscheidungsfindung (Shared Decision Making, SDM)

Die Veränderung des Rollenverständnisses von informierenden und wissenden Expertinnen/Experten zu ratgebenden und schließlich sogar zu gleichberechtigten partnerschaftlichen Begleiterinnen/Begleitern für gemeinsame Entscheidungsfindung (in Bezug auf eine konkrete Therapie, aber auch den gesamten Umgang mit der Erkrankung) ist mit dem Modell der partizipativen Entscheidungsfindung (*Shared Decision Making,* SDM) entwickelt worden.

Das Konzept der partizipativen Entscheidungsfindung (Shared Decision Making, SDM) wird in Abschn. 20.2.2 ausführlich dargestellt (patientenorientierte Grundhaltung).

Eine patientenzentrierte Kommunikation kann somit als neue Option für den Umgang mit schweren Diagnosen gewertet werden. Techniken wie die Verwendung von offenen Fragen, *aktives Zuhören* und das *Verbalisieren des emotionalen Erlebnisinhaltes* können dazu beitragen, eine vertrauensvolle Beziehung aufzubauen. Erkrankte fühlen sich angenommen und verstanden. Studien und Metaanalysen bestätigen die Bedeutung dieses Vorgehens (Fallowfield et al. 2003; Jalali et al. 2023).

13.4 Organ- und krankheitsspezifische Besonderheiten bei Lungenkranken in der Diagnostikphase

Die Unsicherheiten und Ängste, die zum Diagnosezeitpunkt typischerweise zu berücksichtigen sind, unterliegen bei schwerwiegenden Lungenkrankheiten einigen Besonderheiten, die mit dem Organ Lunge und der jeweiligen Erkrankung verbunden sind. Als Besonderheiten sind aber auch andere Faktoren zu bedenken, wie z. B. die Intensität oder Dauer der Symptomlast, unter denen Erkrankte leiden, oder auch soziokulturelle Aspekte. Zudem ist es von Bedeutung, ob Betroffene im sozialen Umfeld bereits Vorerfahrung mit der Erkrankung gemacht haben. Häufiger kommt es vor, dass im direkten Familien- oder Bekanntenkreis bereits eine ähnliche Lungenerkrankung aufgetreten war – und nicht eben immer nur gute Erfahrungen den Erwartungshorizont prägen, mit denen Erkrankte alles Besprochene entgegennehmen.

So kann es sehr sinnvoll sein, zum Beginn der Diagnosegespräche von Betroffenen folgende Fakten zu erfragen:

- soziokultureller Hintergrund,
- medizinischer Wissensstand,
- persönliche Vorerfahrungen.

Nicht selten treffen wir auf Betroffene, die durch Übertragungen von anderen Personen auf ihre eigene Erkrankung eine starke Belastung erleben. Diese Belastungen sind nicht unbedingt abgängig davon, ob die Erkrankten bereits selbst Symptome erleben, sondern welche Befürchtungen bestehen (Leventhal et al. 1992, 2016; Alexander und Klein 2009).

Nachfolgend finden sich einige Aspekte, die als organ- und krankheitstypische Besonderheiten bei Lungenkranken häufig von Bedeutung sind.

13.4.1 Angst vor Ersticken und Lebensende

Für ärztliche Fachkräfte ist es ungewohnt, die Emotionen von Erkrankten und Angehörigen abzufragen. Häufig versiegt das genauere Interesse nach kurzem Fragen wie „Und wie geht es Ihnen?". Sich genauer zu informieren, nach dem Vorhandensein, den Ursachen und Auswirkungen von Gefühlen wie Traurigkeit, Angst, Wut oder Verzweiflung, von Ausweglosigkeit oder Zuversicht zu fragen, gehört nicht unbedingt zum Kommunikationsalltag.

Es kann vielleicht ermutigen und hilfreich sein, sich darüber klar zu werden, dass diese Nachfrage einer therapeutischen Intervention entspricht, die zur Bewältigung der Erkrankung beiträgt. Schon beim *SPIKES-Protokoll* ist dieser Schritt eine wichtige Phase der Gesprächsstruktur. Auch im weiteren Verarbeiten der Diagnose ist es von großem Wert, die auftretenden Gefühle wahrzunehmen und Fragen zuzulassen.

Besonders häufig beschäftigt Menschen mit Lungenerkrankungen die Frage, ob sie zu einem späteren Zeitpunkt der Erkrankung verstärkt Luftnot bekommen werden, und ob sie vielleicht im Spätstadium der Erkrankung unter Erstickungsgefühlen leiden werden. Gerade diese Ängste (atemnotbezogene Ängste) (Kap. 10 und 17) zu thematisieren, sie direkt anzusprechen und nachzufragen, entlastet viele Betroffene und kann ihnen Halt geben, wenn die Wahrscheinlichkeit für das Auftreten solcher Belastungen frühzeitig erörtert wird und für diese Fälle medizinische Hilfe und kompetente Begleitung verabredet werden kann.

Auch die Nachfrage, wie z. B. die Frage „Sind Sie jetzt sehr betroffen von dem, was ich gerade erklärt habe?", braucht eine aufmerksame Reflexion, denn sie kann sehr verschieden ausfallen. Zum Beispiel die Antwort „Nein, eigentlich nicht!" hat einen Kontext, der paraverbal und nonverbal gehört werden sollte. Die kluge und weitsichtige Reaktion darauf kann von großem therapeutischem Wert sein.

Beispielhaft werden nun an drei Lungenerkrankungen die spezifischen Aspekte der Kommunikation in der Diagnostikphase erläutert.

13.4.2 Besonderheiten bei Lungenkrebserkrankten

Die Diagnose Lungenkrebs richtig einordnen zu können, erfordert eine präzise Bewertung verschiedener Teilbefunde. Abhängig vom Tumorstadium wird in multidisziplinären Konferenzen eine Behandlungsempfehlung erarbeitet. Leitlinien bieten evidenzbasierte

Empfehlungen für die Diagnose und das Management von Lungenkrebs (Detterbeck et al. 2013). Eine herausragende Bearbeitung der Frage der Kommunikation nimmt die deutsche S3-Leitlinie ein, die die internationale Literatur zu diesem Thema sorgfältig aufgearbeitet hat (Leitlinienprogramm Onkologie 2024). Dort wurde der Frage nach der richtigen Kommunikation ein eigenes Kapitel eingeräumt.

Die Behandlungsangebote bei Lungenkrebs sind in den letzten Jahren immer vielfältiger und komplexer geworden. Die Umsetzung von einer Diagnose zu einer Behandlungsempfehlung, welche die vielen Aspekte wie den histologischen Subtyp inkl. der genetischen Krebszellanalyse, das Stadium der Erkrankung und ebenfalls die personalisierten Merkmale der betroffenen Person inkl. ihrer Nebendiagnosen berücksichtigt, ist schon für Behandlungsteams selbst eine Herausforderung. Die erarbeitete therapeutische Empfehlung in einen partizipativen Entscheidungsprozess zu überführen, ist aus mehreren Gründen sehr anspruchsvoll:

- Die große Varianz der Ansprechraten von onkologischen System-Therapien und der zum Teil kurzlebige Wandel der therapeutischen Empfehlungen durch neu zugelassene Medikamente macht es selbst für Fachleute schwer, den Überblick zu behalten und Betroffene mit dem richtigen Maß an Informationen einzubeziehen. Hinzu kommt noch die die Anforderung, eine kompetente Bewertung von klinischen Studien als Grundlage von Therapieempfehlungen abzugeben. Da diese oft durch Untersuchungen mit kleinen Fallzahlen und nur in einem frühen Stadium der Forschung (sog. Phase-II-Studien) Medikamente zur Zulassung gebracht haben, sind die Aussagen keineswegs so sicher wie über viele Jahre erpobte Therapien, und dies ist schwer Erkrankten verständlich darzustellen.
- Hinzu kommt nicht selten, dass Studienergebnisse sich gar nicht auf das Alter und die bestehenden Komorbiditäten der konkreten erkrankten Person übertragen lassen. Ein Problem, was gerade auf die zunehmende Gruppe von älteren Erkrankten zutrifft, für die oft keine Studiendaten vorliegen.
- Schließlich kann die Bezeichnung *kurative Therapiezielsetzung* in der gegenwärtigen Tumortherapie des Lungenkarzinoms eine statistische Rezidivwahrscheinlichkeit von bis zu 80 % in 5 Jahren bedeuten und eine *palliative* Therapie-Zielsetzung kann ein Überleben von mehr als 5 Jahren bedeuten, während die Mehrzahl der Betroffenen im gleichen Tumorstadium eine Überlebenswahrscheinlichkeit von wenigen Jahren haben.
- Es ist darüber hinaus eine Herausforderung, der erkrankten Person all diese Gegebenheiten verständlich zu kommunizieren und ihr dann zu erklären, dass all dieses statistische Wissen nicht auf ihren konkreten Fall übertragbar ist. Dies gilt stets für statistisches Wissen.

Um genau dieser Aufgabe etwas besser gerecht werden zu können, liegt für den deutschsprachigen Raum der Versuch eines Handbuches gemeinsam für Patientinnen/Patienten und deren Behandelnde vor (Grah 2015). Manchen Betroffenen hilft es in diesen Situationen; andere sind allerdings überfordert und wenig erfreut, wenn sie mit einer Lektüre versorgt werden, statt mit einem einfühlsamen Gespräch.

In den vorangegangenen Ausführungen wurde bereits auf die Bedeutung von mehreren Gesprächen hingewiesen. In Lungenkrebszentren wird hierzu häufig die fehlende wirtschaftliche Abbildung für solche Gespräche als Grund dafür herangezogen, weshalb eine Umsetzung nicht gelingt. Wir möchten dieses Argument für das deutsche Gesundheitssystem nicht als alleinige Ursache gelten lassen. Gesundheitsfachkräfte können die Verhältnisse für Erkrankte schaffen, die ihnen für ihre Arbeit wichtig sind. Für die genannten Zentren stehen auch die wirtschaftlichen Grundlagen für diese Versorgungskonzepte zur Verfügung, wenn es gewollt wird. Es ist allerdings offensichtlich, dass die mancherorts bemerkte Unterversorgung an guter Kommunikation gerade in der modernen Medizin des globalen Nordens eine der zu wenig beachteten Aufgaben der Onkologie darstellt, für die die Verantwortung nicht abgegeben werden darf, denn sie gehört zum Kern der Medizin selbst.

Eine zusätzliche Aufgabe ist die Überführung der Kommunikation von der Diagnose- und Therapieeinleitung in die weiteren Krankheitsphasen (Kap. 11). Wir sehen es als ein krankheitsspezifisches Merkmal für Lungenkrebs an, nach Abschluss der *First-Line-Therapie* ein Gespräch zu veranschlagen, in dem das Erreichte zusammen betrachtet und ausgewertet wird. Die nachfolgende Kommunikation im Verlauf der Krankheit kann ggf. neu verabredet oder an andere Personen abgegeben werden. Sie führt über so unterschiedliche Phasen wie:

- leitliniengerechte Nachsorge,
- Begleitung von Langzeitüberlebenden,
- besondere Situation im Krankheitsrezidiv (Kap. 16),
- Wechsel der onkologischen Therapie auf eine symptombezogene palliative Therapie (Kap. 16 und 17),
- bis hin zu *End-of-life Care* (Kap. 17).

Viele hier angesprochenen Prinzipien der Kommunikation bleiben wichtig. Wir verweisen in Bezug auf die spezifischen Anforderungen im weiteren Verlauf der Erkrankung auf die sehr guten Ausführungen in den vorliegenden Leitlinien (Leitlinienprogramm Onkologie 2024; Onkologie L 2019).

13.4.3 Besonderheiten bei COPD-Erkrankten

Die Diagnose und Behandlung der fortgeschrittenen chronisch obstruktiven Lungenerkrankung (COPD) erfordert eine Bewertung der Lungenfunktion in Ruhe und unter

Belastungsbedingungen und die Berücksichtigung von mehreren Dimensionen der Therapie. Amerikanische (Qaseem et al. 2011) oder deutsche (Vogelmeier et al. 2018) Leitlinien und internationale Empfehlungen (Rabe et al. 2007) bieten dazu auch differenzierte Empfehlungen für die Diagnose und das Management von COPD an. Sie unterstreichen die Bedeutung einer frühzeitigen Diagnose, um das Fortschreiten der Erkrankung zu verlangsamen und die Lebensqualität der Erkrankten zu verbessern.

Die Kommunikation mit COPD-Kranken über ihre Diagnose ist aus mehreren Gründen störanfällig. Da die Verbreitung der COPD ca. 10-mal so häufig ist wie die Prävalenz des Lungenkarzinoms, braucht es auch eine andere Herangehensweise, um den beschriebenen Anforderungen gerecht zu werden. Zu berücksichtigen ist dabei besonders die Einordnung als chronisch-progrediente Erkrankung zu einem Zeitpunkt, an dem Erkrankte manchmal zur Bagatellisierung ihrer Erkrankung neigen. Dies ist weit häufiger als eine Überbewertung anzutreffen. Jedoch bringen beide Fälle es mit sich, dass Gesundheitsfachkräfte dies zunächst verstehen müssen und versuchen sollten, ihre Kommunikation daran anzupassen (Kap. 11).

Menschen, die an einer schwergradigen COPD erkrankt sind, wird der Schweregrad der Erkrankung häufig durch eine Aufnahme ins Krankenhaus im Rahmen einer Exazerbation augenfällig. Jahrelang war die Erkrankung wenig beachtet und eben oft bagatellisiert worden. Unvorhergesehen und für Erkrankte unerwartet wird dann vielleicht die Indikation für die Verordnung einer Langzeitsauerstofftherapie (LTOT) oder einer intermittierenden (nächtlichen) Maskenbeatmung (NIV) festgestellt. Dies ist ein typischer Moment, der als Gelegenheit für ein Diagnosegespräch der schwergradigen COPD genutzt werden kann. Es ist hier also eine etwas andere Frage des „richtigen Timings und Settings" der geplanten Gespräche für Erkrankte und Angehörige, um den günstigen *Teachable Moment* zu finden und das Ziel einer Behandlung partizipativ zu erarbeiten (Kap. 11 und Abschn. 20.2.2).

Differenzierte und evidenzbasierte Analysen zum Stellenwert der Kommunikation, so wie dies beim Lungenkarzinom vorliegt, finden sich für diese Situation nicht. Die Erkrankung besteht oft seit Jahrzehnten, und die Ursachen sind bei der Mehrzahl der Betroffenen mit unserem modernen Lebensstil verbunden. Obwohl es gut bekannt ist, dass die Ursache für die Verbreitung der COPD v. a. unser moderner Lebensstil ist, wird dies mit Erkrankten zu wenig besprochen. Damit sind u. a. die folgenden Aspekte gemeint.

Zweifelsfrei ist der Gebrauch von inhalativem Tabak ein Lebensstil, der weltweit bekämpft wird und der häufig nur der jeweils betroffenen Person als Fehlverhalten zugesprochen wird. Vergessen wird dabei manchmal, dass in keinem Land Europas die Hilfsangebote für die Prävention von Tabakabhängigkeit so schlecht sind wie in Deutschland (Krebsforschungszentrum 2021; Pötschke-Langer et al. 2009). Dieser Sachverhalt kann mit Betroffenen geteilt werden. In jedem Fall aber gehört die Frage der Tabakkarenz bei noch aktiven Raucherinnen/Rauchern unbedingt mit in die Gespräche. Partizipativ kann eine Therapie erwogen werden, und die Vermittlung von Hilfsangeboten zur Tabakentwöhnung kann sich daran anschließen (Kap. 12 und Abschn. 20.14).

Die Leitlinienempfehlungen weisen darauf hin, jedoch kann die erforderliche Einordnung und die notwendigen Kommunikationshilfen vor dem Hintergrund der Bedeutung und Dringlichkeit nicht genug betont werden (Grah et al. 2013; Grah und Rustler 2022).

Lebensstilfragen für an COPD Erkrankte in einer Therapieeinleitung zu thematisieren, umfasst noch weitere Themen: Neben der Ursache und guten Behandelbarkeit der Tabakabhängigkeit sollte zu den Gesprächsinhalten die Aufklärung über die Verursachung der Erkrankung und den Anpassungsbedarf durch die voranschreitende Klimakrise gehören (Schmiemann et al. 2024; Mücke und Straff 2020). Dies in die Kommunikation einzubeziehen, ist für die Bearbeitung des Verständnisses der Erkrankung zunehmend von Bedeutung. Denn COPD-Kranke sind bei den häufiger werdenden Extremwetterereignissen besonders gefährdet. Die Lebensstilfrage der gesamten Zivilisation der letzten 150 Jahre kann indirekt in diese Gesprächen mit einbezogen werden, denn die Betroffenen sind besonders Leidtragende an den Folgen des menschengemachten Klimawandels und ein Verständnis für die anstehenden Anpassungen ermöglicht eine vermeidbare Verschlechterung z. B. in Hitzeperioden. Suchtabhängige Raucherinnen/Raucher empfinden es sogar als entlastend, zu erfahren, dass ihre Beschwerden nicht einzig und allein auf ihre Suchterkrankung zurückzuführen sind, sondern in Zusammenhang zu einem noch größeren Umweltschaden einzuordnen sind.

Ähnlich verhält es sich mit der Erfassung und dem Behandlungsbedarf von psychischen Beschwerden. Auf diese angesprochen zu werden und die damit verbundenen Belastungen aussprechen zu dürfen, wird häufig als Entlastung erlebt. Angststörungen und depressive Syndrome bestehen bei der schwergradigen COPD sehr häufig (Atlantis et al. 2013; Yohannes und Alexopoulos 2014).

Leider wird die Diagnose der schwergradigen COPD und die Möglichkeiten der Therapie typischerweise nicht von einem interdisziplinären Team erarbeitet. Dies ist besonders auch durch die hohe Anzahl der Erkrankten mit der Diagnose „schwergradige COPD" eine Herausforderung. Zudem können Fachkräfte aus den Bereichen Allgemeinmedizin, Innere Medizin und Pneumologie häufig keine psychotherapeutische Mitversorgung bereitstellen. Diese bestehende Unterversorgung könnte aber durch niederschwellige ambulante gruppentherapeutische Reha-Angebote *(Lungensport)* besser aufgefangen werden, wenn Erkrankte in strukturierten Gesprächen stärker auf solche Möglichkeiten hingewiesen werden. Es ist eine besondere Herausforderung in der Kommunikation, diese Gespräche mit COPD-Kranken zu führen, da von Luftnot Betroffene nicht selbstverständlich den Vorteil von einem gruppentherapeutischen Bewegungstraining verstehen. Sie an die positiven Auswirkungen auf ihre Gesundheit und ihr Wohlbefinden heranzuführen, ist eine Aufgabe für Fachkräfte. Diese Umsetzungsassistenz könnte durch die beschriebene Kommunikationsform der Motivational-Interview-Technik geleistet werden (Puhan et al. 2016; Spruit et al. 2013; McCarthy et al. 2015). Der Aufwand, mit Betroffen die Bedeutung von solchen Lebensstilmodifikationen mit Gesundheitsvertretern partizipativ zu erarbeiten, würde sich sowohl auf die Lebensqualität der einzelnen betroffenen Person und nicht zuletzt auch gesundheitsökonomisch positiv auswirken (Abschn. 20.14).

13.4.4 Besonderheiten bei Erkrankten mit interstitiellen Lungenerkrankungen

Die genaue Diagnose und Behandlung von interstitiellen Lungenerkrankungen (ILD) erfordern eine sorgfältige Bewertung der klinischen, radiologischen und ggf. histologischen Befunde. Wir unterscheiden die idiopathische Lungenfibrose (IPF) oder andere sekundäre Erscheinungsformen wie ILD-Erkrankungen in Folge der Einnahme von Medikamenten, rheumatische (autoimmune) oder granulomatöse Erkrankungen wie allergische Lungenerkrankungen (z. B. die exogen allergische Alveolitis, oft auch infolge von beruflichen Tätigkeiten) oder die Sarkoidose. Bei diesen zum Teil seltenen Krankheitsbildern ist es bedeutsam, die Behandlungsperspektiven verständlich zu kommunizieren. Da die Prognose bei den verschiedenen Formen der ILD sehr unterschiedlich sein kann, ist dies in den Gesprächen angemessen zu berücksichtigen. Gerade idiopathische interstitielle Lungenerkrankungen (ILE) unterscheiden sich von anderen ILD häufig in der erwartbaren Perspektive der Verschlechterung. Die internationalen (Raghu et al. 2011) oder auch die deutsche Leitlinie (Behr et al. 2020) bieten gute Empfehlungen für die Diagnose und das Management von ILD und auch ILE.

Das immer differenziertere Wissen und die wachsende Forschung zu Behandlungsmöglichkeiten der ILD hat zur Entwicklung von sog. *ILD-Boards* geführt, die alle Erkenntnisse aus der Perspektive verschiedener Spezialgebiete systematisch zusammenführen. In der Regel bestehen diese Boards aus Fachkräften der Bereiche Pneumologie, Rheumatologie, Radiologie und Pathologie, die die Diagnosesicherheit diskutieren und nachfolgend eine angemessene Therapieempfehlung erarbeiten.

Leider hat in diese erfreuliche Entwicklung von ILD-Boards bislang die regelhafte Mitbehandlung durch qualifizierte Fachkräfte der Psychopneumologie noch keinen Eingang gefunden. Sie wäre zum Zeitpunkt der Diagnoseübermittlung sehr wertvoll und leicht umzusetzen. Zahlenmäßig kommen die Erkrankungen selten vor und es gibt eine etablierte Struktur. Erkrankte finden bislang mit der Diagnoseübermittlung durch Fachärztinnen/Fachärzte und den Entscheidungsprozessen um die Optionen einer medikamentösen Therapie keinen angemessenen Raum, um die zahlreichen Aspekte der Lebensstilanpassung und der prognostischen Einschätzung des Krankheitsverlaufs so zu berücksichtigen, wie das für andere Erkrankungen (z. B. Lungenkarzinom unter Einbeziehung der Psychoonkologie im Tumorboard) bereits viel etablierter ist.

In Situationen, in denen die Neudiagnose bereits eine fortgeschrittene ILD aufweist, oder bei schnell voranschreitenden Krankheitsverläufen kommt die Kommunikation über medizinische Hilfsmittel wie Langzeitsauerstofftherapie und den Umgang damit hinzu. In den Aufklärungsprozess gehört schließlich die Kommunikation der Optionen der möglichen Therapieeskalationen (NIV, Intensivmedizin, Beatmung) und Therapielimitationen (palliative Therapie) mit hinein (Kap. 17).

Ähnlich wie bei der Kommunikation im Diagnosezusammenhang des Lungenkarzinoms gilt es hier in einem schrittweisen Prozess, den richtigen Zeitpunkt für diese

Gesprächsinhalte zu finden – ein Prozess, der sich ebenfalls über mehrere Monate erstrecken kann. Aus der eigenen Erfahrung ist dadurch eine „dritte Phase der Gesprächsinhalte im Aufklärungsprozess" beschrieben, für die zeitlich vielfach frühestens erst nach Wochen eine Aufnahmebereitschaft besteht.

13.5   Gesprächskontexte

13.5.1 Das soziale Netz

Die Grundsatzüberlegungen zur Kommunikation bei schwerwiegenden Diagnosen in der Diagnostikphase betreffen nicht nur die Betroffenen selbst, sondern in besonderem Maße auch ihre Angehörigen (Kap. 10). Zahlreiche Untersuchungen haben den Einfluss des sozialen Umfeldes und die Bewältigungskapazitäten der Betroffenen über die Erkrankungen, die Entwicklung der Lebensqualität, ja sogar den medizinischen Verlauf der Erkrankung und die Überlebenszeitdauer festgestellt (Walsh 2006; Uchino 2006; Helgeson und Cohen 1999).

Eine familienorientierte Kommunikation ist daher von Bedeutung. Ärztinnen/Ärzte sollten die Angehörigen in den Kommunikationsprozess einbeziehen, ihre Fragen beantworten und Unterstützung anbieten (Baile et al. 2000; Back et al. 2007; Kurtz et al. 2003). Untersuchungen wie die von Ptacek und Eberhardt (1996) zeigten bereits 1996, dass eine offene und ehrliche Kommunikation mit den Angehörigen dazu beiträgt, ihre Ängste und Sorgen zu mindern und das Familienunterstützungssystem zu stärken.

Durch Arbeiten wie die von Bodenmann und später von Revenson et al. wurde die Bedeutung der Unterstützung von Partnerinnen/Partnern unter dem Aspekt des dyadischen Copings untersucht (Revenson et al. 2005; Bodenmann 1995). Es wurden Rahmenkonzepte erarbeitet, die sich mit den Bewältigungsstrategien von Paaren in stressigen Situationen befassen, und es wurde untersucht, wie Paare zusammenarbeiten, um Stressoren zu bewältigen. Hierbei wird aktives vs. passives Coping, emotionales vs. instrumentelles Coping, und affektives vs. kognitives Coping, aber auch positives vs. negatives dyadisches Coping unterschieden (Bodenmann 2005; Falconier und Kuhn 2019; Badr 2004). Eine besondere Herausforderung entsteht, wenn Angehörige nicht unterstützend, sondern in einem konflikthaften Verhältnis zur erkrankten Person stehen.

Die therapeutischen Anforderungen für derartige Situationen gehören in die Hände von erfahrenen ärztlichen oder psychologischen Gesundheitsfachkräften und sind durch die zeitlichen Zwänge bei schwerwiegenden Neudiagnosen mit Entscheidungs- und Handlungsdruck oft besondere Herausforderungen. Für Handlungsempfehlungen wird auf die klinische Psychologie verwiesen (Kap. 10 und Abschn. 20.4).

13.5.2 Langfristigkeit und Kontinuität

Ein großes Problem in den gegenwärtigen Strukturen der Behandlungszentren bildet die Diskontinuität der Ansprech- und Bezugspersonen. In Organkrebszentren, Lungenzentren oder Fachabteilungen, wie auch in den Strukturen von medizinischen Versorgungszentren finden Erkrankte häufig keine kontinuierlichen Ansprechpersonen. Durch diesen Sachverhalt entsteht auch bei guter fachlicher Versorgungsstruktur für Betroffene oft ein Gefühl des Verlorenseins und des Alleingelassenwerdens. Ambulant tätiges Fachpersonal (Allgemeinmedizin, Pneumologie) ist vielfach ebenfalls überfordert und zum Teil fachlich nicht spezialisiert, dieses Defizit zu kompensieren.

Gerade aus der entstandenen Beziehung in der Kommunikation von schwerwiegenden Neudiagnosen könnte sich eine besondere Vertrauensbeziehung entwickeln, die auch therapeutische Bedeutung entfalten kann. Denn die Kommunikation zwischen Ärztinnen/ Ärzten und Patientinnen/Patienten muss nicht mit der Übermittlung der Diagnose aufhören, sondern könnte eine langfristige Begleitung und Unterstützung in der Therapiephase umfassen. Gesundheitsfachkräfte könnten Erkrankte und ihre Angehörigen kontinuierlich über den Verlauf der Erkrankung informieren, Behandlungsoptionen diskutieren und psychosoziale Unterstützung anbieten. Studien wie die von Kissane et al. (2012) zeigen, dass eine kontinuierliche Unterstützung durch die behandelnden Personen dazu beiträgt, die Lebensqualität der Erkrankten zu verbessern und ihre Bewältigungsstrategien zu stärken (Kap. 11).

13.5.3 Kulturelle Differenzierung

Die kulturellen Unterschiede im Umgang mit Neudiagnosen sind vielfach vom Selbstverständnis über Krankheit und über die Vorstellungen vom Stand des einzelnen Menschen und der um ihn herum lebenden Gemeinschaft geprägt. In Ländern mit ähnlichen kulturellen Prägungen wie in Deutschland herrscht im Allgemeinen mehr ein Individualismus und freiheitliches Selbstbestimmungsrecht vor. Damit werden der Wert und das Recht auf Information der einzelnen Person zugesprochen und dies selbstverständlich auch in der Kommunikation über schwerwiegende Diagnosen.

In Gesellschaften, die ihr Selbstverständnis mehr aus dem kollektiven Zusammenhalt definieren, wie in vielen asiatischen und z. T. nahöstlichen Ländern, können Gespräche und Entscheidungen über aufgetretene Krankheiten weniger von den jeweils Betroffenen geführt werden, sondern liegen mitunter allein in der Verantwortung der Familie. Zum Beispiel war es in China bis vor wenigen Jahren üblich, nur die Angehörigen über eine Erkrankung aufzuklären und die Entscheidung, ob die Betroffenen über die Erkrankung informiert werden sollen, diesen zu überlassen. Seit kurzem sollen in China nun die Ärztinnen/Ärzte entscheiden, wem sie die Präferenz geben, der erkrankten Person oder der

Familie, was zu Konflikten geführt hat, ob Fachkräfte nun der kulturellen Tradition oder der Autonomie der Erkrankten den Vorrang geben sollen (Wuensch et al. 2013).

> ▶ **Praxistipp** In der Diagnostikphase ist eine kultursensible Gesprächsgestaltung von großer Bedeutung, da zum einen oft ein hohes Maß an Vertrauen in die Autorität der Gesundheitsfachkraft besteht und deren Entscheidungen möglicherweise ohne Überprüfung oder Hinterfragen angenommen werden. Zum anderen gibt es große kulturelle Differenzen mit Blick auf den Umgang mit Ehrlichkeit und Klarheit der Diagnose und beim Wunsch der Schonung der erkrankten Person vor unnötigem Leid.

Ein weiterer Aspekt ist die spirituelle Überzeugung: In religiösen Gemeinschaften kann es vorkommen, dass die deterministisch-naturwissenschaftliche Erklärung von Zellmutationen, Umweltauslöser oder Noxen (wie inhalativer Nikotingebrauch) als Erklärungsmodel zwar gesehen wird – aber keine Bedeutung hat. In solchen kulturellen Kontexten wird die Krankheit als Schicksal oder Karma, ja auch als Bestrafung gewertet, was die Einstellung und auch die Bereitschaft, über die Erkrankung aufzuklären, deutlich beeinflussen kann.

Damit wird verständlich, wie wichtig es für Gesundheitsfachkräfte sein kann, eine kulturelle Sensibilität zu entwickeln und durch angepasste Kommunikationsstrategien zu berücksichtigen (Kagawa-Singer und Blackhall 2001). Es gibt verschiedene Ansätze, diesen Herausforderungen zu begegnen und nicht starr die eigenen Wertvorstellungen aus dem selbst gelebten Medizinsystem zum alleinigen Maßstab werden zu lassen (Holmes und Illing 2021). Entscheidend für die erkrankte Person wird es immer sein, zuerst sie und ihre Angehörigen in ihren Maximen anzunehmen und die auftretenden Differenzen zu den eigenen kulturellen Gewohnheiten ohne vorschnelle Bewertung in Gesprächen miteinander gelten zu lassen. Das dadurch wachsende Vertrauen öffnet in vielen Fällen die Türe zu einer individuellen Lösung.

13.6 Utopie und Wirklichkeit bei schwerwiegenden Neudiagnosen und Behandlungsplanung

13.6.1 Individualisierte Medizin 2.0

Mit der Übermittlung einer schwerwiegenden Diagnose werden komplexe Grundfragen der Medizin berührt. Es fehlt nicht an Techniken und an Evidenz hierzu. Wir erlauben uns mit diesen Ausführungen, noch weiterführender und genauer nachzudenken, welche Fragen hiermit tatsächlich berührt werden. In Anbetracht der bereits angebrochenen Zeit, in der die künstliche Intelligenz in die Medizin Einzug erhält, sollte die Bedeutung eines zwischenmenschlichen Gesprächs zum Diagnosezeitpunkt berücksichtigt und reflektiert werden.

Die auf den individuellen erkrankten Menschen abgestimmte Form der Diagnoseübermittlung und Behandlungsplanung hat einen relevanten Einfluss auf alles, was danach folgt. Zwar hängt nicht alles davon ab und auch ein weniger gelungener Start kann im weiteren Verlauf durch gute Gesprächsbegleitung kompensiert werden – aber unser Ziel bleibt es wohl, die individuelle Situation der erkrankten Person bereits mit der Diagnoseübermittlung aufzunehmen. Untersuchungen beleuchten auch diesen Aspekt, dass eine individualisierte Herangehensweise an die Kommunikation mit Erkrankten bedeutsam ist, um deren Verständnis und Reaktionen angemessen zu berücksichtigen (Hanratty et al. 2012; Gorniewicz et al. 2017).

Einfache Instrumente, diese Vielgestaltigkeit der Patientenpräferenz zu erfassen, sind nicht zu erwarten. Die moderne Onkologie kann sehr gut stratifizieren (z. B. genetische Muster erkennen) und personalisieren (z. B. charakteristische Phänotypen definieren). In diesem Zusammenhang taucht der Begriff *individualisierte Medizin* häufig auf. Genau hingeschaut ist dieser aber nicht im Wortsinn zu verstehen, sondern wird sinngleich zur personalisierten Medizin gebraucht. Im medizinischen System des Messens und Zählens lässt sich die Einzigartigkeit eines Menschen auch gar nicht beschreiben (Sepucha und Ozanne 2010).

Existiert er denn wirklich, der „einzigartige" Mensch? Im Alltag scheint diese fehlende Differenzierung keine große Bedeutung zu haben, da Tumorboardempfehlungen und Therapiealgorithmen diese Frage systematisch ausklammern. Dass jede Patientin/jeder Patient mit der eigenen Erkrankung letztlich eine einzigartige physiologische, psychologische und persönliche Signatur aufweist, ist einsichtig. So wenig man dieser Tatsache widersprechen wird, so ist die Konsequenz dennoch im medizinischen Alltag offen und es wird auch theoretisch wenig hinterfragt,

- welche Bedeutung genau diese Qualität für die Therapie haben könnte?
- ob dies mehr die Zufallsvariablen im Spiel des Lebens beschreibt?
- ob es einer Eigenart des Menschen entspricht, die Konsequenzen haben könnte?

Wir sehen hier durchaus Konsequenzen für den Stellenwert, wie wir Kommunikation mit Erkrankten ernst nehmen sollten. Die Sichtweise, den Menschen als ein Produkt von „Zufallsvariablen" einzustufen, könnte (konsequent weitergedacht) die Zukunft gesundheitsbezogener Gespräche mittels KI-programmierter Avatare einleiten. Wenn es uns nicht gelingt, zu verstehen und verständlich zu machen, welches Potenzial das Gespräch zwischen Menschen tatsächlich hat, werden uns bald die Argumente für menschliche Kommunikation in der Medizin fehlen. Wir wollen deswegen ein Konzept der *individualisierten Medizin 2.0* vorschlagen, das auf bewährten sozialwissenschaftlichen und philosophischen Grundlagen basieren könnte.

Für die Bewertung der Kommunikation bei der Überbringung von schwerwiegenden Neudiagnosen sollte die individualisierte Medizin 2.0 auf diese Grundlagen zurückgreifen. Es geht in der Überbringung der Diagnose und partizipativen Festlegung der Therapie nicht um die Erläuterung und Variation einer Standardtherapie, sondern um die Suche nach einer tatsächlich „einzigartigen", eben individuell passenden Antwort auf die Erkrankung. Die Übermittlung der Neudiagnose kann in diesem Sinne die Eröffnung einer Fragestellung bedeuten, bei der Gesundheitsfachpersonen Hilfestellungen auf einer Suche nach genau dieser einzigen Antwort leisten, nicht mehr, aber auch nicht weniger.

Verfolgen die Gespräche zwischen Gesundheitsfachkräften und Betroffenen diese Gesprächshaltung, entsteht ein bedeutsamer Wandel von Informationsgesprächen über die angebrachte Therapie hin zu einer echten menschlichen Begegnung. Vielleicht unübertroffen hat diese Qualität Martin Buber (Buber 1999) auf seine Beschreibung der menschlichen Begegnungsqualität zwischen Mensch und Mensch, in Bezug auf den handelnden Menschen, auf das Individuum, und in der Gesellschaft herausgearbeitet. Gespräche im Umfeld von, mit und für Erkrankte können aus diesem Blickwinkel wie ein Brennglas für Gespräche als Kulturmerkmal unter Menschen gelesen werden. Für Interessierte sei der Hinweis auf Hannah Ahrend erlaubt, die dies in ihrem Schaffen ebenfalls als eine zentrale Frage für die moderne Zivilisation formuliert hat (Arendt 2020).

Der an Lungenkrebs erkrankte Regisseur Christoph Schlingensief hat schließlich genau dies in seinem Durchleben der Erkrankung so wahrgenommen und unnachahmlich zum Ausdruck gebracht. Sowohl seine schriftlichen Zeugnisse (Schlingensief 2009, 2012), als auch seine Handlungen (Laberenz et al. 2020) mit und durch die Krankheit zeugen davon: Kommunikation wird zu einer veränderten Handlung in der Gesellschaft. Er betitelt seine Biografie im Zeichen dieser Krankheit mit *Ich weiß, ich war's* und gründet in Folge der Erkrankung ein Operndorf in Afrika, weil er sich mit seiner Krankheit als ein Teil der Gesellschaft entdeckt, die aus einem Kontinent stammt, der heute krank ist und unsere Heilung braucht, allerdings ohne, dass „Weißnasen" sich dort als belehrende Besserwisser aufspielen sollten.

Aus der Begleitung dieses einzelnen Krankheitsgeschehens und deren „Resonanz" (Fuchs 2020; Rosa 2018) entstanden für uns in der klinischen Arbeit im Lungenkrebszentrum die unten dargestellten Konzepte: Durch einen offenen Dialog und eine empathische Kommunikation können Gesundheitsfachpersonen mit Betroffenen sich auf einer tieferen Ebene des „menschlichen Seins" treffen, als dies Expertise oder die zunehmend die Medizin bestimmende künstliche Intelligenz je tun kann. Dies ermöglicht eine gemeinsame Entscheidungsfindung, die die individuellen Bedürfnisse und Präferenzen der jeweils erkrankten Person berücksichtigt und zu einer wirklichen patientenzentrierten Versorgung führt.

Die Integration von Leitlinienempfehlungen, individuellen Präferenzen der Betroffenen, ärztlichem Urteil und philosophischen Überlegungen in die Behandlung von Lungenerkrankungen ist eine komplexe Aufgabe, die ganzheitliche Medizin oder integrative Medizin genannt werden könnte. Wir halten jedoch diese Begriffe für unangebracht. Im wirklichen Verständnis meint diese Sichtweise nichts anderes als das, was wir mit Humanmedizin im grundlegenden Wortsinn beschreiben. Die Erfahrungen hierzu in unserem Berliner Lungenzentrum haben zu dem Konzept *Inhibit Wish Inactivation* (Grah 2022) und zu einem Begleitprogramm bei Lungenkrebs, dem sog. *ACCEPT-Programm* (Schibel et al. 2020a), geführt. Es ist für die Kommunikation und Anpassung an Bedürfnisse von Patientinnen/Patienten in onkologischen Zentren entwickelt worden. Beide Ergebnisse unserer Arbeit stellen wir im Folgenden kurz vor.

13.6.2 Ablehnung der Unterstützung durch die Betroffenen

Nicht selten stößt die beste Absicht für achtsame Überbringung der schwerwiegenden Neudiagnose, das beste psychoonkologische Angebot in der Diagnostikphase einer schweren Lungenerkrankung auf brüske Ablehnung aufseiten der Betroffenen. Der Herausforderung, betroffenen Personen, die jedes tiefere Hilfs- oder Gesprächsangebot abschlagen, eine angemessene Unterstützung zu gewähren, soll hier ein gesonderter Abschnitt gewidmet sein.

Häufig wenden sich Gesundheitsfachkräfte schnell ab, wenn sie erfahren, dass Betroffene „keinen Gesprächsbedarf" äußern, allenfalls eine „Short-cut-Version" zur geplanten Therapie erfahren möchten. Allein die Berufsbezeichnung *Psychoonkologin/ Psychoonkologe* ruft bei diesen Erkrankten bereits heftige Abwehr hervor, und wohlmeinende Therapeutinnen/Therapeuten werden nicht selten wenig freundlich abgewiesen.

Was liegt vor, wenn die betroffene Person keine Fragen hat, keine weitergehenden Aufklärungs- oder Therapiegespräche wünscht oder die Erstaufklärung der Diagnose ohne Fragen „über sich ergehen lässt" und weder medizinische Alternativen, und schon gar keine psychologische Beratung oder Unterstützung in Anspruch nehmen möchte? Ist es nicht ihr volles Recht, keinen weiteren Gesprächsbedarf zu haben? Wäre es nicht die Einmischung in ihre freie Selbstbestimmung, ja käme es nicht einer therapeutisch gewaltvollen Übergriffigkeit gleich, die geäußerte Ablehnung zu ignorieren?

Konzept Inaktivierung der Wunschinhibition (IWI)

Das *Konzept Inaktivierung der Wunschinhibition* (IWI, „inhibit wish inactivation") erkennt die Ablehnung von Hilfsangeboten erst dann an, wenn diese eine „aktivere" Form gefunden hat. Das Konzept wurde 2022 erstmals veröffentlicht (Matthes et al. 2022; Grah 2022). Es liegt ihm die aus der Beobachtung mit Erkrankten gewonnene Hypothese zugrunde, dass jeder Mensch ein inneres Bedürfnis nach Kongruenz mit seiner eigenen Persönlichkeit hat, dies aber durch verschiedene Ereignisse im Laufe des Lebens verloren gehen kann.

Allzu häufig sind wir für diese Übereinstimmungen nicht „auf Sendung" bzw. „auf Empfang", so beschreibt es Christoph Schlingensief (2009). Für ihn gilt: Die Krankheit kann helfen, auf Sendung zu kommen, die nötigen „Antennen" wieder „anzuschalten".

Unsere Gespräche mit an Lungenkrebs Erkrankten führten zu der Formulierung von IWI. Das Konzept der Inhibition der individuellen Inaktivität der eigenen Wünsche ähnelt dem Modell der Checkpoint-Inhibitoren, bei denen auf der biologischen Ebene die tumorsensiblen Immunfunktionen wieder ermöglicht werden, indem die immunologische Hemmung inhibiert wird (Hodi et al. 2010; Diaz und Le 2015). Allerdings sind die Hemmungen bei IWI mehrdimensional:

- die krankheitsspezifische Symptomlast,
- psychische oder soziokulturelle Gegebenheiten,
- erworbene Faktoren (z. B. durch die psychischen Folgen einer Suchterkrankung).

Die vertrauensvolle Beziehung und die Kommunikation zwischen Gesundheitsfachkräften und Erkrankten können in diesem Konstrukt als Teil der Behandlung gesehen werden. Von dem ersten Gespräch über die neue Diagnose kann die Reise zur Aufdeckung und Aktivierung der eigenen Wünsche beginnen (Abb. 13.1).

Motivierende Gesprächsführung (Motivational Interview, MI
Bei Ablehnung von Gesprächsangeboten oder ambivalenten Willensbekundungen können Gesundheitsfachkräfte die Technik der motivierenden Gesprächsführung (MI) einsetzen.

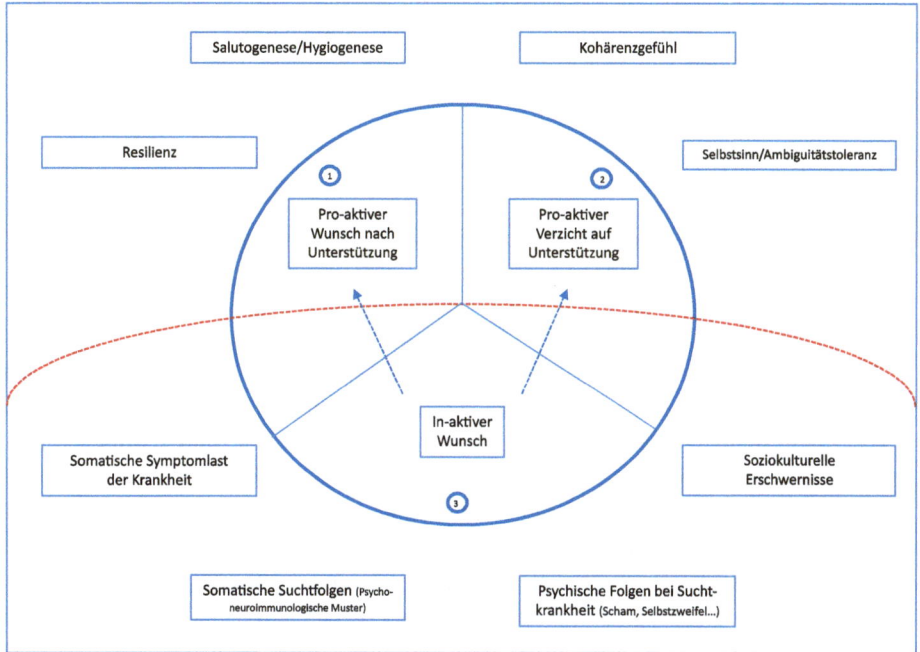

Abb. 13.1 Konzept der Inaktivierung der Wunschinhibition (IWI, „inhibit wish inactivation"). (Nach Grah 2022). Das Konzept geht davon aus, dass das eigene Wahrnehmen von Präferenzen durch verschiedene Dimensionen unterdrückt (inhibiert) werden kann und Gesundheitsvertreter die Aufgabe wahrnehmen können, die unterdrückenden Faktoren zu inhibieren

Mit der Technik der MI ist eine Gesprächsführung entwickelt worden, die in vielen Fällen diesen Veränderungsprozess unterstützen kann (Kap. 12 und Abschn. 20.14.3).

Transtheoretisches Modell der Verhaltensänderung
Eine weitere Grundlage für die Arbeit der Inhibition ist der Faktor Zeit und Geduld bzw. der iterative Prozess der Veränderung. Hier bildet das *transtheoretische Modell der Veränderung* (TTM) von James Prochaska und Carlo DiClemente eine wesentliche Grundlage zum Verständnis des Vorgehens (Prochaska und DiClemente 1983; Prochaska et al. 1993).

TTM beschreibt fünf Stufen der Veränderung:

- Vorstufe,
- Überlegung,
- Vorbereitung,
- Handlung,
- Erhaltung.

Erkrankte, die Unterstützung benötigen, um ihr Verhaltensmuster neu zu adjustieren, durchlaufen diese Phasen. Das Erfassen von Risiken, Vorteilen, Hindernissen und einem „tastenden" Versuchen von neuen Verhaltensmustern profitiert von einer therapeutisch angeleiteten Moderation.

13.7 ACCEPT® – Verarbeitungskonzept zur Anpassung an eine schwerwiegende Diagnose

Im Jahr 2010 publizierte J. Temel die Ergebnisse ihrer Untersuchung, in der sie den Stellenwert eines frühen niederschwelligen Unterstützungsangebotes in den Monaten nach Diagnosestellung additiv zur konventionellen Therapie beim fortgeschrittenen Lungenkarzinom ausgewertet hatte (Temel et al. 2010). Die große Überraschung dieser Untersuchung bestand darin, dass nicht nur die Lebensqualität im Vergleich signifikant anstieg, sondern die Erkrankten auch länger lebten und im Behandlungsverlauf sogar weniger aggressive spezifische onkologische Therapie beansprucht hatten. Infolge dieser bahnbrechenden Ergebnisse wurden zahlreiche Folgeprojekte durchgeführt, die diese Ergebnisse bestätigen (Bakitas et al. 2015; Greer et al. 2012; Gaertner et al. 2011; Badr et al. 2015; Zimmermann et al. 2014).

Auf dem Boden eigener Erfahrungen in einem Lungenkrebszentrum und bestärkt durch die Forschungsergebnisse von J. Temel et al. entwickelten wir ein auf das deutsche Gesundheitssystem angepasstes frühsupportives und frühpalliatives Konzept zur Verarbeitung und Anpassung an die Diagnose Lungenkrebs. Ziel der Konzeptentwicklung war die

Machbarkeit von *nichtpharmazeutischen Interventionen* (NPI) im realen Alltag der onkologischen Versorgung so zu entwickeln, dass Erkrankte mit unterschiedlicher Symptomlast und unterschiedlicher Motivationslage für Edukations- und Empowerment-Programme gleichermaßen angesprochen werden können.

Heraus kam ein multiprofessionelles 12-Wochen-Programm mit drei verschiedenen Modulen und Intensitätslevels. Es hat sich seitdem als ein Begleitprogramm bei neudiagostizierten thorakalen Tumoren bewährt und ist im Rahmen einer onkologischen Tagesklinik im Versorgungsalltag in Berlin etabliert. Eine anschauliche Darstellung und eine Kurzbeschreibung des *ACCEPT®-Programms* findet sich in Abschn. 20.3.4.

Das Programm wurde 2008–2015 entwickelt und zunächst in einer Machbarkeitsstudie untersucht, die 2020 publiziert werden konnte. Nachfolgend wurden die unterschiedlichen Wirkungen der einzelnen Module in einer Phase-II-Studie an 182 Erkrankten untersucht. Die Publikation hierzu ist zur Drucklegung dieser Publikation im Reviewverfahren und wird ab 2026 veröffentlich sein. Zwischenauswertungen zeigten bereits die Machbarkeit im deutschen Gesundheitssystem und weisen auf starke Effekte mit Verminderung der krankheitsspezifischen Symptomlast und Verbesserung der Lebensqualität hin, wenn Erkrankte das Programm ganz oder teilweise durchlaufen (Schibel et al. 2020b). Die vollständige Auswertung bestätigte diese Befunde und zeigt darüber hinaus einen signifikanten Überlebensvorteil für Teilnehmende des ACCEPT(R) Ergänzungsprogramm.

ACCEPT® erweist sich seit inzwischen > 8 Jahren im Lungenkrebszentrum in Berlin-Havelhöhe als ein vielversprechender Ansatz, um Erkrankte und ihre Angehörigen in dieser kritischen Phase zu unterstützen. Vielen Betroffenen gelingt es dadurch, sich stärker als Akteurinnen/Akteure und Mitgestaltende im Krankheitsgeschehen zu erleben. Sie berichten über den besonderen Stellenwert, den sie durch die Teilnahme am ACCEPT®-Programm erlebt haben.

Die Elemente der drei Module bestehen aus:

- Edukationsmodul für Patienten und Begleitpersonen in Kleingruppen,
- psychoonkologischem Modul in drei persönlichen Gesprächen
- Kurzschulung zum Erlernen eines häuslichen Trainingsprogrammes (Selbstwirksamkeitsübungen einmal täglich für 10 Minuten für sechs Wochen).

Einen Schlüssel zum Erfolg des Programmes erkannten wir in der Differenzierung zwischen rezeptiver Edukation und Eigenaktivität der Betroffen innerhalb der Module.

Die Kosten für die Durchführung belaufen sich pro behandelte Person auf ca. 2000 € bei vollständiger Nutzung des Programms. Wagt man einen Vergleich mit den Kosten der medikamentösen Therapien, steigen die Hoffnungen auf eine zukünftige Finanzierung durch Kostenträger, wenn die Evaluationsphase des Programmes abgeschlossen sein wird.

Die Implementierung des *ACCEPT®-Konzepts* in Lungenkrebszentren ist problemlos möglich. Es erfordert die Bereitschaft einer engeren Zusammenarbeit zwischen medizinischem Fachpersonal verschiedener Disziplinen (einschließlich Onkologie, Pflege,

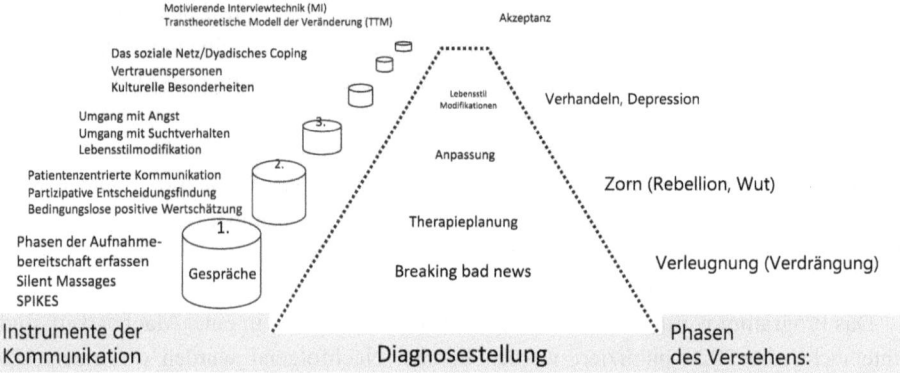

Abb. 13.2 Roadmap der Kommunikation bei Diagnose und Therapieeinleitung

Psychologie und Sozialarbeit). Wenige Schulungen und Fortbildungen sind erforderlich, um das Personal mit den Grundlagen des Konzepts vertraut zu machen und sicherzustellen, dass es effektiv angewendet werden kann.

Interessanterweise scheint *ACCEPT®* auch einen positiven Einfluss auf die Qualität der Arbeit in onkologischen Zentren zu haben. Durch die Beteiligung an der Umsetzung im Team wirkt *ACCEPT®* dem Verlust von kommunikativen Fähigkeiten im medizinischen Kontext entgegen: Studien haben gezeigt, dass medizinische Fachkräfte (einschließlich Ärztinnen/Ärzte) dazu neigen, im Laufe der Zeit kommunikative Fähigkeiten zu verlieren, wenn sie nicht aktiv trainiert und reflektiert werden. Dies kann zu einer unzureichenden Aufklärung, mangelndem Verständnis und einer geringeren Zufriedenheit der Patientinnen/Patienten führen (Levinson et al. 2013). Regelmäßiges Feedback und Intervisionen im *ACCEPT®-Team* können dazu beitragen, das Bewusstsein für kommunikative Herausforderungen zu schärfen und effektive Strategien zu entwickeln (Moore et al. 2018) (Abb. 13.2). Und schließlich hilft *ACCEPT®*, die Kommunikation im Team zu erhalten. Untersuchungen legen nahe, dass eine unzureichende Kommunikation zwischen medizinischem Personal und Erkrankten negative Auswirkungen für Erkrankte haben kann, einschließlich einer geringeren Einhaltung der Behandlung, einer schlechteren Krankheitsbewältigung und einer erhöhten Wahrscheinlichkeit von Komplikationen (Zolnierek und DiMatteo 2009).

13.8   Fazit für die Praxis

- Die Diagnoseübermittlung von chronischen Lungenerkrankungen ist ein iterativer Prozess mit komplexen Herausforderungen.

- Informationsübermittlung, Therapieadhärenz, Lebensqualität und intrinsische Resilienz der Betroffenen werden maßgeblich durch die Form der Gespräche beeinflusst. Eine differenzierte, einfühlsame klare Kommunikation ist entscheidend für die Bewältigung dieser auf die erkrankte Person zukommenden Herausforderungen.
- Je komplexer die Sachlage sich darstellt, umso wesentlicher ist eine geplante und mehrschrittige Gesprächsfolge. Sie sollte die spezifischen Herausforderungen der einzelnen Krankheitsbilder berücksichtigen und die vorausschauende Planung von Präferenzen in der individuellen Biografie der Betroffenen mit einbeziehen.

References

Zitierte Literatur

Alexander DA, Klein S (2009) First responders after disasters: a review of stress reactions, at-risk, vulnerability, and resilience factors. Prehosp Disaster Med 24(2):87–94

Arendt H (2020) Vita activa oder Vom tätigen Leben: Piper ebooks

Atlantis E, Fahey P, Cochrane B, Smith S (2013) Bidirectional associations between clinically relevant depression or anxiety and COPD: a systematic review and meta-analysis. Chest 144(3):766–777

Back AL, Arnold RM, Baile WF, Fryer-Edwards KA, Alexander SC, Barley GE, Gooley TA, Tulsky JA (2007) Efficacy of communication skills training for giving bad news and discussing transitions to palliative care. Arch Intern Med 167(5):453–460

Badr H, Smith CB, Goldstein NE, Gomez JE, Redd WH (2015) Dyadic psychosocial intervention for advanced lung cancer patients and their family caregivers: results of a randomized pilot trial. Cancer 121(1):150–158

Badr H (2004) Coping in marital dyads: A contextual perspective on the role of gender and health. Pers Relat 11(2):197–211

Baile WF, Buckman R, Lenzi R, Glober G, Beale EA, Kudelka AP (2000) SPIKES—a six-step protocol for delivering bad news: application to the patient with cancer, Bd 5. Oxford University Press, S 302–311

Bakitas MA, Tosteson TD, Li Z, Lyons KD, Hull JG, Li Z, Dionne-Odom JN, Frost J, Dragnev KH, Hegel MT et al (2015) Early Versus Delayed Initiation of Concurrent Palliative Oncology Care: Patient Outcomes in the ENABLE III Randomized Controlled Trial. Journal of Clinical Oncology 33(13):1438–1445

Barry MJ, Edgman-Levitan S (2012) Shared decision making—The pinnacle patient-centered care

Bechmann S (2014) Medizinische Kommunikation. Grundlagen der ärztlichen Gesprächsführung. Narr Francke Attempto, Tübinge

Behr J, Günther A, Bonella F, Dinkel J, Fink L, Geiser T, Geißler K, Gläser S, Handzhhiev S, Jonigk D (2020) S2K-Leitlinie zur Diagnostik der idiopathischen Lungenfibrose. Pneumologie 74(05):263–293

Birdwhistell RL (1952) Introduction to kinesics: (An annotation system for analysis of body motion and gesture). Department of State, Foreign Service Institute

Bodenmann G (1995) A systemic-transactional conceptualization of stress and coping in couples. Swiss Journal of Psychology/Schweizerische Zeitschrift für Psychologie/Revue Suisse de Psychologie

Bodenmann G (2005) Dyadic coping and its significance for marital functioning

Boissy A, Windover AK, Bokar D, Karafa M, Neuendorf K, Frankel RM, Merlino J, Rothberg MB (2016) Communication skills training for physicians improves patient satisfaction. J Gen Intern Med 31:755–761

Bos–van den Hoek DW, Visser LN, Brown RF, Smets EM, Henselmans I (2019) Communication skills training for healthcare professionals in oncology over the past decade: a systematic review of reviews. Curr Opin Support Palliat Care 13(1):33–45

Buber M (1999) Ich und Du. Reclam. BUBER, M, Stuttgart

Bylicki O, Didier M, Riviere F, Margery J, Grassin F, Chouaid C (2019) Lung cancer and end-of-life care: a systematic review and thematic synthesis of aggressive inpatient care. BMJ Support Palliat Care 9(4):413–424

Corr CA (2020) Elisabeth Kübler-Ross and the "five stages" model in a sampling of recent American textbooks. OMEGA-J Death Dying 82(2):294–322

Detterbeck FC, Mazzone PJ, Naidich DP, Bach PB (2013) Screening for lung cancer: diagnosis and management of lung cancer: American College of Chest Physicians evidence-based clinical practice guidelines. Chest 143(5):e78S-e92S

Diaz LA, Le DT (2015) PD-1 blockade in tumors with mismatch-repair deficiency. N Engl J Med 373(20):1979

Dörner K (2001) Der gute Arzt. Lehrbuch der ärztlichen Grundhaltung. Stuttgart: Schattauer

Emmerling P (2015) Ärztliche Kommunikation. Als Erstes heile mit dem Wort... Schattauer, Stuttgart

Falconier MK, Kuhn R (2019) Dyadic coping in couples: A conceptual integration and a review of the empirical literature. Front Psychol 10:412047

Faller H, Schuler M, Richard M, Heckl U, Weis J, Küffner R (2013) Effects of psycho-oncologic interventions on emotional distress and quality of life in adult patients with cancer: systematic review and meta-analysis. J Clin Oncol 31(6):782–793

Fallowfield LJV, Farewell V, Solis-Trapala I (2003) Enduring impact of communication skills training: results of a 12-month follow-up. Br J Cancer 89:1445–1449

Fuchs T (2020) Verteidigung des Menschen: Grundfragen einer verkörperten Anthropologie. Suhrkamp Verlag

Gaertner J, Wolf J, Hallek M, Glossmann J-P, Voltz R (2011) Standardizing integration of palliative care into comprehensive cancer therapy—a disease specific approach. Support Care Cancer 19(7):1037

Gorniewicz J, Floyd M, Krishnan K, Bishop TW, Tudiver F, Lang F (2017) Breaking bad news to patients with cancer: a randomized control trial of a brief communication skills training module incorporating the stories and preferences of actual patients. Patient Educ Couns 100(4):655–666

Grah C, Rustler C, Kreuter M, Grah J, Loddenkemper R (2013) Die Strukturqualität zur Tabakentwöhnung in pneumologischen Kliniken im Vergleich zu anderen Mitgliedskliniken vom Netzwerk Rauchfreier Krankenhäuser (DNRfK). Pneumologie 67(S 01):S. 439

Grah C, Rustler, C. (2022) Onkologische Pflege eine Chance für Rauchende. Onkologische Pflege

Grah C (2022) Integrative Psychoonkologie bei Scham, Disstress und deaktivem Wunsch nach psychoonkologischer Begleitung. In Matthes H, Schad, F, Hofheinz, RD (Hrsg) Integrative Onkologie. Wissenschaftliche Verlagsgesellschaft, Stuttgart

Grah C (2016) Kommunikation als ärztliche Therapieform bei Lungenkrebs. Pneumologe 2016(3–2016):1–8

Grah C (2015) Kommunikation bei Lungenkrebs: für Fachleute, für Patienten und Angehörige, für eine partizipative Entscheidungsfindung. BoD–Books on Demand

Greer JA, Pirl WF, Jackson VA, Muzikansky A, Lennes IT, Heist RS, Gallagher ER, Temel JS (2012) Effect of early palliative care on chemotherapy use and end-of-life care in patients with metastatic non-small-cell lung cancer. J Clin Oncol 30(4):394–400

Hanratty B, Lowson E, Holmes L, Grande G, Jacoby A, Payne S, Seymour J, Whitehead M (2012) Breaking bad news sensitively: what is important to patients in their last year of life? BMJ Support Palliat Care 2(1):24–28

Helgeson VS, Cohen S (1999) Social support and adjustment to cancer: reconciling descriptive, correlational, and intervention research

Hodi FS, O'day SJ, McDermott DF, Weber RW, Sosman JA, Haanen JB, Gonzalez R, Robert C, Schadendorf D, Hassel JC (2010) Improved survival with ipilimumab in patients with metastatic melanoma. N Engl J Med 363(8):711–723

Holmes SN, Illing J (2021) Breaking bad news: tackling cultural dilemmas. BMJ Support Palliat Care 11(2):128–132

Jalali R, Jalali A, Jalilian M (2023) Breaking bad news in medical services: a comprehensive systematic review. Heliyon 9(4)

Kagawa-Singer M, Blackhall LJ (2001) Negotiating cross-cultural issues at the end of life: You got to go where he lives. JAMA 286(23):2993–3001

Kissane D (2011) Handbook of communication in oncology and palliative care. Oxford University Press

Kissane DW, Bylund CL, Banerjee SC, Bialer PA, Levin TT, Maloney EK, D'Agostino TA (2012) Communication skills training for oncology professionals. J Clin Oncol 30(11):1242

Krebsforschungszentrum D, Krebshilfe D, Nichtrauchen A (2021) Strategie für ein tabakfreies Deutschland 2040. Heidelberg, Germany. https://www.dkfz.de/de…

Kurtz S, Silverman J, Benson J, Draper J (2003) Marrying content and process in clinical method teaching: enhancing the Calgary-Cambridge guides. Acad Med 78(8):802–809

Laberenz A, Spencer-Davidson D, Coustillac M (2020) Christoph Schlingensiefs Operndorf Afrika. Spector Books

Lazarus RS, Folkman S (1984) Stress, appraisal, and coping: Springer publishing company

Leitlinienprogramm Onkologie (Deutsche Krebsgesellschaft DK, AWMF) (2024) S3-Leitlinie Prävention Diagnostik, Therapie und Nachsorge des Lungenkarzinoms – Living Guide, 2024, AWMF-Registernummer: 020-007OL, am hwl-odllZ, 05.04.2024: S3-Leitlinie Prävention Diagnostik, Therapie und Nachsorge des Lungenkarzinom. AWMF 590

Leventhal H, Diefenbach M, Leventhal EA (1992) Illness cognition: Using common sense to understand treatment adherence and affect cognition interactions. Cogn Ther Res 16:143–163

Leventhal H, Phillips LA, Burns E (2016) The Common-Sense Model of Self-Regulation (CSM): a dynamic framework for understanding illness self-management. J Behav Med 39:935–946

Levinson W, Hudak P, Tricco AC (2013) A systematic review of surgeon-patient communication: strengths and opportunities for improvement. Patient Educ Couns 93(1):3–17

Lown B (2002) Die verlorene Kunst des Heilens. Anleitung zum Umdenken. Stuttgart: Schattauer

Matthes H, Schad F, Hofheinz RD (2022) Integrative Onkologie. Wissenschaftliche Verlagsgesellschaft

McCarthy B, Casey D, Devane D, Murphy K, Murphy E, Lacasse Y (2015) Pulmonary rehabilitation for chronic obstructive pulmonary disease. Cochrane database of systematic reviews 2015(2)

McEwen BS, Seeman T (1999) Protective and damaging effects of mediators of stress: elaborating and testing the concepts of allostasis and allostatic load. Ann N Y Acad Sci 896(1):30–47

Mehrabian A, Wiener M (1967) Decoding of inconsistent communications. J Pers Soc Psychol 6(1):109

Mehrabian A (1971) Silent messages, Bd. 8. Wadsworth Belmont, CA

Mücke H-G, Straff W (2020) Empfehlungen für die Erstellung von Hitzeaktionsplänen–Handeln für eine bessere Gesundheitsvorsorge. Public Health Forum: 2020: De Gruyter S 29–32

Mystakidou K, Parpa E, Tsilika E, Katsouda E, Vlahos L (2004) Cancer information disclosure in different cultural contexts. Support Care Cancer 12:147–154

Onkologie L (2019) Erweiterte S3-Leitlinie Palliativmedizin für Patienten mit einer nicht-heilbaren Krebserkrankung: Langversion 2.0-August 2019, AWMF-Registernummer: 128/001-OL: Leitlinie (Langversion): Kohlhammer

Plate M (2013) Grundlagen der Kommunikation: Gespräche effektiv gestalten, Bd. 3855. UTB

Pötschke-Langer M, Mons U, Schaller K, Stein S, Kahnert S, Schneider NK, Nair U, Schunk S, Mersmann H, Krebsforschungszentrum D (2009) Tabakatlas Deutschland 2009. Springer

Prochaska JO, DiClemente CC, Norcross JC (1993) In search of how people change: Applications to addictive behaviors. J Addict Nurs 5(1):2–16

Prochaska JO, DiClemente CC (1983) Stages and processes of self-change of smoking: toward an integrative model of change. J Consult Clin Psychol 51(3):390

Ptacek JT, Eberhardt TL (1996) Breaking bad news: a review of the literature. JAMA 276(6):496–502

Puhan MA, Gimeno-Santos E, Cates CJ, Troosters T (2016) Pulmonary rehabilitation following exacerbations of chronic obstructive pulmonary disease. Cochrane Database Syst Rev 2016(12)

Qaseem A, Wilt TJ, Weinberger SE, Hanania NA, Criner G, van der Molen T, Marciniuk DD, Denberg T, Schünemann H, Wedzicha W (2011) Diagnosis and management of stable chronic obstructive pulmonary disease: a clinical practice guideline update from the American College of Physicians, American College of Chest Physicians, American Thoracic Society, and European Respiratory Society. Ann Intern Med 155(3):179–191

Rabe, Klaus F., et al. (2007) Global strategy for the diagnosis, management, and prevention of chronic obstructive pulmonary disease: GOLD executive summary. Am J Respir Crit Care Med 176.6 (2007): 532–555.46

Raghu G, Collard HR, Egan JJ, Martinez FJ, Behr J, Brown KK, Colby TV, Cordier J-F, Flaherty KR, Lasky JA (2011) An official ATS/ERS/JRS/ALAT statement: idiopathic pulmonary fibrosis: evidence-based guidelines for diagnosis and management. Am J Respir Crit Care Med 183(6):788–824

Revenson TA, Kayser KE, Bodenmann GE (2005) Couples coping with stress: Emerging perspectives on dyadic coping. American Psychological Association

Rogers CR (1951) Client-centerd therapy: its current practice. Implications and Therapy

Rosa H (2018) Resonanz als Schlüsselbegriff der Sozialtheorie. In: Resonanz: 2018: Nomos Verlagsgesellschaft mbH & Co. KG, S 9–30

Sapolsky RM (2004) Why zebras don't get ulcers: The acclaimed guide to stress, stress-related diseases, and coping: Holt paperbacks

Schibel S, Steinert, L.M., Matthes, H., Grah, C. (2020) ACCEPT(R) - A complentary anthroposophical program for the palliative treatment of lung cancer - rationale and a randomized feasibility study. Complementary Medicine Research 2020

Schibel S, Wüstefeld H, Eichberger A, Kurzeja A, Stenzel N, Grah C (2020) Die Wirksamkeit von nicht-medikamentösen Zusatzinterventionen während der First-Line-Therapie beim fortgeschrittenen Lungenkarzinom. Pneumologie 74(S 01): 364

Schlingensief C (2012) Ich weiß, ich war's. Kiepenheuer & Witsch

Schlingensief C (2009) So schön wie hier kanns im Himmel gar nicht sein!: Tagebuch einer Krebserkrankung. Kiepenheuer & Witsch

Schmiemann G, Dörks M, Martin E, Grah C (2024) Klimabewusste Verordnung von Inhalativa–Umsetzung in der hausärztlichen Praxis. Zeitschrift für Allgemeinmedizin 2024:1–6

Selye H (1936) A syndrome produced by diverse nocuous agents. Nature 138(3479):32–32

Sepucha K, Ozanne EM (2010) How to define and measure concordance between patients' preferences and medical treatments: a systematic review of approaches and recommendations for standardization. Patient Educ Couns 78(1):12–23

Spruit MA, Singh SJ, Garvey C, ZuWallack R, Nici L, Rochester C, Hill K, Holland AE, Lareau SC (2013) Man WD-C: An official American Thoracic Society/European Respiratory Society statement: key concepts and advances in pulmonary rehabilitation. Am J Respir Crit Care Med 188(8):e13–e64

Stewart M, Brown JB, Weston WW, Freeman T, Ryan BL, McWilliam CL, McWhinney IR (2024) Patient-centered medicine: transforming the clinical method. CRC press

Street RL Jr, Makoul G, Arora NK, Epstein RM (2009) How does communication heal? Pathways linking clinician–patient communication to health outcomes. Patient Educ Couns 74(3):295–301

Temel JS, Greer JA, Muzikansky A, Gallagher ER, Admane S, Jackson VA, Dahlin CM, Blinderman CD, Jacobsen J, Pirl WF et al (2010) Early palliative care for patients with metastatic non-small-cell lung cancer. N Engl J Med 363(8):733–742

Uchino BN (2006) Social support and health: a review of physiological processes potentially underlying links to disease outcomes. J Behav Med 29:377–387

Vogelmeier C, Buhl R, Burghuber O, Criée C-P, Ewig S, Godnic-Cvar J, Hartl S, Herth F, Kardos P, Kenn K (2018) Leitlinie zur Diagnostik und Therapie von Patienten mit chronisch obstruktiver Bronchitis und Lungenemphysem (COPD). Pneumologie 72(04):253–308

Walsh D (2006) Subverting the assembly-line: childbirth in a free-standing birth centre. Soc Sci Med 62(6):1330–1340

Weyland P (2013) Psychoonkologie - das Erstgespräch und die weitere Begleitung. Schattauer, Stuttgart

Wieland W (1986) Strukturwandel der Medizin und ärztlichen Ethik. Carl Winter Universitätsverlag, Heidelberg

Wuensch A, Tang L, Goelz T, Zhang Y, Stubenrauch S, Song L, Hong Y, Zhang H, Wirsching M, Fritzsche K (2013) Breaking bad news in China–the dilemma of patients' autonomy and traditional norms. A first communication skills training for Chinese oncologists and caretakers. Psycho-Oncology 22(5):1192–1195

Yohannes AM, Alexopoulos GS (2014) Depression and anxiety in patients with COPD. Eur Respir Rev 23(133):345–349

Zimmermann C, Swami N, Krzyzanowska M, Hannon B, Leighl N, Oza A, Moore M, Rydall A, Rodin G, Tannock I et al (2014) Early palliative care for patients with advanced cancer: a cluster-randomised controlled trial. Lancet 383(9930):1721–1730

Zolnierek KBH, DiMatteo MR (2009) Physician communication and patient adherence to treatment: a meta-analysis. Med Care 47(8):826–834

Weiterführende Literatur

Elwyn G, Edwards A, Kinnersley P (1999) Shared decision-making in primary care: the neglected second half of the consultation. Br J Gen Pract 49(443):477–482

Moore PM, Rivera S, Bravo-Soto GA, Olivares C, Lawrie TA (2018) Communication skills training for healthcare professionals working with people who have cancer. Cochrane Database System Rev 2018(7)

Stiggelbout AM, Van der Weijden T, De Wit MP, Frosch D, Légaré F, Montori VM, Trevena L, Elwyn G (2012) Shared decision making: really putting patients at the centre of healthcare. BMJ 2012, 344

Exazerbation bei chronischen Lungenerkrankungen

14

Monika Tempel

Inhaltsverzeichnis

M. Tempel (✉)
die LungenCouch®, Regensburg, Deutschland
E-Mail: info@monikatempel.de

Kap. 14 legt dar

- Welchen Einfluss eine akute Exazerbation auf den Krankheitsverlauf und das Krankheitserleben hat
- Welche psychischen Belastungen im Vorfeld einer Exazerbation beachtet und behandelt werden sollten
- Wie den Herausforderungen während der Akutphase einer Exazerbation begegnet werden kann
- Weshalb und mit welchen Methoden die Motivation für die Aufnahme einer pneumologischen Rehabilitation im Anschluss an eine Exazerbation gefördert werden sollte
- Wie die einsetzende stabile Phase nach einer Exazerbation für die Thematisierung eines Transplantationsprozesses genutzt werden kann

14.1 Akute Exazerbation bei chronischen Lungenerkrankungen

14.1.1 Bedeutung von Exazerbationen für den Krankheitsverlauf

Eine akute Exazerbation (Krankheitsschub) bei einer chronischen Lungenerkrankung (COPD, Lungenfibrose, Asthma) ist ein ernstzunehmendes und potenziell lebensbedrohliches Ereignis. Sie verschlechtert die Lebensqualität und die Prognose (Kap. 3).

Eine Exazerbation bedeutet im Vorfeld, in der Akutphase und in der Nachsorge eine erhebliche, auch psychische Belastung für Erkrankte (und pflegende Angehörige). Um diese psychische Belastung im Zusammenhang mit einer akuten Exazerbation besser verstehen zu können, ist ein vertiefter Einblick in das Erleben von Betroffenen im Zusammenhang mit einer akuten Exazerbation hilfreich.

14.1.2 Patientenerleben bei akuter Exazerbation

Für die meisten Erkrankten bedeutet eine Exazerbation (z. B. eine akute Exazerbation einer chronisch obstruktiven Lungenerkrankung = AECOPD) eine einschneidende Erfahrung mit weitreichenden Auswirkungen auf ihr Leben (Machado et al. 2022).

Das *Common Sense Model* (CSM) nach Leventhal et al. (1980) erklärt die Grundlagen der Regulationsprozesse bei einer Gesundheitsbedrohung oder Krankheit und lässt sich somit auf die akute Exazerbation einer chronischen Lungenerkrankung anwenden. Die kognitiven Deutungsmuster, Überzeugungen und Erwartungen von Erkrankten bilden hierbei die zentralen Komponenten (McAndrew et al. 2018) (Kap. 4).

Untersucht man die COPD-Exazerbationserfahrung auf der Grundlage des CSM, so lassen sich wiederkehrende Themen und Subthemen nachweisen (Chin 2017). Die

COPD-Exazerbationserfahrung weist ein interindividuell unterschiedliches, intraindividuell jedoch gleichförmig ablaufendes Symptommuster auf. In den meisten Fällen entwickelt sich eine Exazerbation im Laufe von 1–4 Tagen aus einem Prodromalstadium. In Einzelfällen kann sie plötzlich (meist mit heftiger Atemnot) einsetzen.

Die Veränderung erkennen *„Da kommt was. "*
Diese Aussage spiegelt die Erfahrung wider, dass fast alle Erkrankten im Vorfeld einer Exazerbation eine Veränderung ihrer typischen Tag-zu-Tag-Varianz der COPD-Symptome wahrnehmen. Zunehmende Fatigue wird dabei (neben Atemnot und Leistungsschwäche) als das lästigste Prodromalsymptom einer Exazerbation benannt.
„Jetzt geht das schon wieder los. "
Diese Aussage beschreibt die Wahrnehmung des individuellen, stets wiederkehrenden Musters im Ablauf einer Exazerbation. Meist fühlen sich Betroffene durch diese Wahrnehmung genervt oder geängstigt und neigen deshalb zum Verdrängen, mit allen negativen Konsequenzen für ein angemessenes Exazerbationsmanagement.

Mit der Veränderung umgehen *„Es aussitzen"*
Diese Aussage bezieht sich auf eine „Abwarten-und-Beobachten-Haltung" im individuellen Umgang mit Exazerbationssymptomen. Die Entscheidung, eine Exazerbation „auszusitzen", wird von verschiedenen Faktoren beeinflusst: Persönlichkeitsfaktoren (z. B. Starrsinn, Eigensinn), psychosozialen Faktoren (soziale Verpflichtungen, Angst vor Belästigung von Angehörigen oder Behandelnden), ärztliche Behandlungsbeziehung, Vermeidung von Hospitalisierung, Angst vor Stigmatisierung. Auch die „Abwarten-und-Beobachten-Haltung" kann negative Auswirkungen auf ein angemessenes Exazerbationsmanagement entwickeln.
„Dringende Behandlung suchen"
Dieses Vorgehen betrifft v. a. Erkrankte mit rasch einsetzenden, lebensbedrohlichen Veränderungen bei Exazerbationen. Dabei spielt häufig die Todesangst durch eine rapide Zunahme der Luftnot die führende Rolle.

Auf die Veränderung reagieren *„Mein letzter Tag"*
Die Angst zu sterben erleben auf dem Höhepunkt der Symptomatik einer Exazerbation fast zwei Drittel der Betroffenen. Stress, Panik, Erstickungsangst (oft im Zusammenhang mit einer NIV oder einer drohenden invasiven Beatmung) führen bei den Betroffenen zum Gefühl, dass sie ihr „letztes Stündlein" erleben.
„Nicht mehr das Sagen haben"
Diese Aussage spiegelt die zentrale Erfahrung des Kontrollverlustes bei einer Exazerbation wider. Während des gesamten Krankheitsverlaufs erleben Erkrankte Frustration, Angst, Begrenzung, Entmutigung und Kraftlosigkeit. Bei einer Exazerbation werden diese Erfahrungen (v. a. verstärkt durch die extreme Luftnot und die drohende Notwendigkeit einer mechanischen Beatmung) zu einem überwältigenden Gefühl des Kontrollverlustes über die

aktuelle Situation. Dieses Gefühl kann nach einer Exazerbation fortbestehen, wenn die körperlichen und emotionalen Folgen spürbar werden.

▶ **Praxistipp** Die Deutung der Exazerbationserfahrung mithilfe des *Common-Sense-Modells* (CMS) zeigt, dass Vorerfahrungen und psychosoziale Faktoren die individuellen Selbstmanagement- und Copingstrategien, die emotionalen Reaktionen und die Inanspruchnahme der Therapieoptionen maßgeblich beeinflussen. An diesen Erkenntnissen orientiert sich beispielsweise der individuelle „Aktionsplan für Lunge und Psyche" (Abschn. 20.7.3).

14.2 Psychopneumologische Aspekte im Vorfeld einer Exazerbation

14.2.1 Prognostische Risikofaktoren allgemein

Komorbiditäten sind bei COPD häufig, teilweise aufgrund gemeinsamer Risikofaktoren (z. B. Alter, Tabak- und Nikotinabusus, Lebensstilfaktoren), die auch das Risiko für andere chronische Krankheiten erhöhen (Hurst et al. 2022).

So wurden signifikante Zusammenhänge zwischen dem Exazerbationsrisiko und Komorbiditäten wie Herz-Kreislauf-Erkrankungen, Diabetes und Atemwegserkrankungen beobachtet. Die Stärke des Zusammenhangs nimmt mit der Anzahl der Komorbiditäten zu. Psychopneumologisch bedeutsam sind die nachgewiesenen Korrelationen zwischen dem Exazerbationsrisiko und Angstzuständen und Depressionen (Feng et al. 2022).

▶ **Praxistipp** Mit Blick auf die Exazerbationen ist aus psychopneumologischer Perspektive eine gezielte personalisierte Medizin wünschenswert, die sich sowohl auf das Exazerbationsrisiko als auch auf komorbide psychische Störungen konzentriert. Ferner erscheinen gezielte Strategien zur Stärkung der Selbstwirksamkeit im Vorfeld eines Krankheitsschubes sinnvoll. Hierbei spielt das Exazerbationsmanagement eine Schlüsselrolle (Abschn. 20.7.2).

14.2.2 Depressivität

Es ist bekannt, dass Depressionen die Inanspruchnahme der Gesundheitsversorgung bei älteren Menschen mit COPD erhöhen.

Die ECLIPSE-Studie (Yohannes et al. 2017) analysierte Daten aus einer prospektiven Kohorte von 2059 Menschen mit COPD. Sie bestimmte den Einfluss depressiver Symptome auf die Häufigkeit mittelschwerer und schwerer akuter Exazerbationen der

COPD (AECOPD) über 3 Jahre. Waren zu Beginn der Studie ausgeprägte depressive Symptome vorhanden, so war dies bei COPD-Erkrankten über einen Zeitraum von 3 Jahren mit nachfolgenden mittelschweren bis schweren Exazerbationen und Krankenhauseinweisungen verbunden. Der Zusammenhang war unabhängig von einer Vorgeschichte mit Exazerbationen und anderen demografischen und klinischen Faktoren.

Die Ergebnisse der ECLIPSE-Studie wurden inzwischen mehrfach bestätigt. Depressivität erweist sich durchgehend als unabhängiger Risikofaktor für AECOPD (Martinez-Gestoso et al. 2022).

Als Mechanismen für diesen Zusammenhang werden sowohl gemeinsame biologische Faktoren, wie systemische Inflammation (Barnes und Celli 2009), als auch nichtbiologische Faktoren wie größere Symptomsensibilität und hilfesuchendes Verhalten (Xu et al. 2008) diskutiert (Kap. 5).

14.2.3 Ängste

Trotz zahlreicher empirischer Hinweise, dass auch Angst ein Prädiktor für AECOPD sein könnte, sind die bisherigen Daten weniger belastbar als beim Zusammenhang von Depressionen mit akuten Exazerbationen (Viniol und Vogelmeier 2018).

Auch jüngere Studien kommen nicht zu eindeutigen Befunden (Martinez-Gestose et al. 2022).

Für ältere Erkrankte scheint sich der Zusammenhang zwischen Angst und Exazerbationsrisiko allerdings zu erhärten (Mou et al. 2024).

Ungeachtet der Studienlage spielt das Thema Angst für Erkrankte im Vorfeld eines Krankheitsschubes eine zentrale Rolle, da sie aufgrund von zahlreichen überlappenden Symptomen nur mit Mühe zwischen Angst und Exazerbation unterscheiden können.

Überlappende Symptome von Angst und Exazerbation sind beispielsweise:

- Dyspnoe,
- Tachykardie,
- vegetative Stresszeichen (Schwitzen, Zittern, weiche Knie),
- Unruhe, Agitiertheit, Verwirrtheit.

▶ **Praxistipp** Die Symptomüberlappung zwischen Angst und Exazerbation macht es für Erkrankte und Angehörige oft sehr schwierig, angemessen auf einen möglichen Krankheitsschub zu reagieren. Hilfestellung für die Unterscheidung zwischen Angst und Exazerbation bieten bestimmte Elemente der Schulungen für Patientinnen/Patienten (Abschn. 20.7.1).

14.2.4 Einsamkeit

Fast jede sechste erwachsene Person mit COPD leidet unter sozialer Isolation und jede fünfte unter Einsamkeit, wobei die Prävalenz bei Personen, die zusätzlichen Sauerstoff erhalten, fast doppelt so hoch ist wie in der Allgemeinbevölkerung (Suen et al. 2023).

Beobachtungen und Untersuchungen legen nahe, dass Einsamkeit bei Menschen mit COPD signifikant und unabhängig mit der Vorstellung in Notfallambulanzen (in der Regel aufgrund vermehrter Atemnot) und mit schlechterer Gesundheitswahrnehmung korreliert. Es wird diskutiert, inwieweit die vermehrte Atemnot jeweils Anzeichen einer Exazerbation ist (Marty et al. 2019).

▶ **Praxistipp** Ein regelmäßiges Screening auf Depressivität und Angst (bzw. Einsamkeit) im Rahmen von (fach-)ärztlichen Kontrollterminen kann einen Beitrag zur Exazerbationsprophylaxe leisten. Bei auffälligen Befunden sollten individuelle Verhaltens- und Behandlungsempfehlungen ausgesprochen und ggf. eingeleitet werden. (Kap. 6 und Abschn. 20.6 und 20.9).

In Tab. 14.1 sind geeignete Instrumente für das Screening auf psychische Belastungen im Vorfeld einer Exazerbation und auf mögliche Interventionen zur Reduktion von Depressivität, Ängstlichkeit bzw. zur Verbesserung der Adhärenz zusammengestellt und mit einem Hinweis zu den ausführlicheren Darstellungen versehen.

14.3 Psychopneumologische Aspekte in der Akutphase einer Exazerbation

14.3.1 Atemnotängste

Die Dyspnoe in der Akutphase einer Exazerbation kann rasch lebensbedrohliche Ausmaße annehmen. Entsprechend heftig empfinden Betroffene die damit einhergehende Atemnotangst. Sie ist schwierig zu kontrollieren, weil schwere Atemnot automatisch Todesangst auslöst, und Angst und Atemnot sich zudem im Sinne eines Teufelskreises gegenseitig verstärken (Bailey 2004) (Kap. 5 und 7). An Erfahrungen im Zusammenhang mit dem *Atemnot-Angst-Teufelskreis* knüpfen beispielsweise die Empfehlungen und Übungen des *Breathing-Thinking-Functioning-Modells* (Spathis et al. 2017) an (Kap. 7 und 17).

▶ **Praxistipp** Rasch wirksame Übungen zur Unterbrechung des *Atemnot-Angst-Teufelskreises* gehören zu den Basiswerkzeugen in der Psychopneumologie. Aus dem vorhandenen Repertoire (z. B. in Anlehnung an das BTF-Modell) kann ein individuell passender Notfallkoffer für Patientinnen/Patienten zusammengestellt werden (Kap. 7, 17 und Abschn. 20.5).

Tab. 14.1 Auswahl von psychopneumologischen Assessmentinstrumenten und Interventionen im Vorfeld einer Exazerbation

Baustein	Zielsetzung	Rubrik	Beschreibung
PHQ-9	Erfassung von Depressivität	Screening-Tool (9 Items)	Abschn. 6.2.2
GAD-7	Erfassung von Ängstlichkeit	Screening-Tool (7 Items)	Abschn. 6.2.2
LS-S (Richter und Weinhardt 2013)	Erfassung von Einsamkeit	Screening-Tool (3 Items)	Anhang A11
Unterscheidungstraining: Angst oder Lunge?	Identifizierung und Selbstmanagement von Exazerbationen	Psychoedukation	Abschn. 20.7.1
Aktionsplan für Lunge und Psyche	Selbstmanagement von Exazerbationen	Psychoedukation	Abschn. 20.7.3
MSC	Reduktion von Depressivität und Ängstlichkeit	Achtsamkeitsbasierte Selbsthilfe	Anhang A13
PID-C	Reduktion von Depressivität, Verbesserung der Adhärenz	Manualisierte Kurzintervention	Alexopoulos et al. (2020)

PHQ-9 Patient Health Questionnaire-9; *GAD-7* Generalized Anxiety Disorder-7; *LS-S* Loneliness Scale-SOEP; *MSC* Mindful Self-Compassion; *PID-C* personalisierte Intervention Depression-COPD

14.3.2 Ängste im Zusammenhang mit nichtinvasiver Beatmung

Auf die psychischen Problemfelder im Zusammenhang mit nichtinvasiver Beatmung (NIV) geht Kap. 18 ausführlich ein. Wegen der zentralen Bedeutung, die eine NIV-Erfahrung im Rahmen einer AECOPD für viele Betroffene darstellt, erfolgt an dieser Stelle zusätzlich eine kurze Würdigung und Darstellung dieser Erfahrung.

Lässt sich die respiratorische Insuffizienz im Rahmen einer AECOPD nicht medikamentös behandeln, so wird eine mechanische Beatmung notwendig. Dazu werden nichtinvasive Beatmung bzw. invasive Beatmung eingesetzt.

Der Vorteil der NIV im Vergleich zur invasiven Beatmung liegt darin, dass sie ohne Sedierung angewendet werden kann. Dieser medizinische Vorteil wird von einem Teil der behandelten Erkrankten (und Angehörigen) jedoch als psychische Belastung erlebt, denn die bewusste Erfahrung der NIV stellt für viele Betroffene eine unerwartete, stressende Situation dar (Ngandu et al. 2016).

Hier spielen verschiedene Ängste (Beatmungsängste) eine Rolle (Torheim und Gjengedal 2010):

- Angst vor Verlust (von Kontrolle, Autonomie, Würde, Selbstbild, Lebensqualität),
- klaustrophobische Ängste („Platzangst", Angst vor dem Ersticken, Todesangst),
- Angst vor Maske und Technik,
- Reaktivierung vergangener traumatischer Erlebnisse.

In verschiedenen Interviewstudien wurden Erkrankte über ihre NIV-Erfahrung (meist im
Rahmen einer akuten Exazerbation) befragt. Die Auswertungen ließen ein relativ weit-
gefächertes Spektrum an Erfahrungen erkennen und erbrachten wertvolle Hinweise auf
Unterstützungsmöglichkeiten für nichtinvasiv Beatmete.

Die kognitiven und affektiven Einstellungen der Betroffenen unterschieden sich vor,
während und nach der NIV. Die Bewertungen der Betroffenen verschlechterten sich
im Verlauf mit zunehmender NIV-Erfahrung. Dabei bevorzugten die Betroffenen die
Anwesenheit einer Pflegefachkraft während der NIV gegenüber der Anwesenheit von
Angehörigen (Iosifyan et al. 2019).

Insbesondere die Bedeutung des gut geschultem Beatmungsteams für das Sicherheitsempfinden bei NIV bestätigte die Ergebnisse der PARVENIR-Studie, welche bereits
unterschiedliche Wahrnehmungen der NIV bei Pflegekräften, Erkrankten und deren
Angehörigen aufgezeigt hatte (Schmidt et al. 2016).

Die Möglichkeit einer positiven Beeinflussung der NIV-Erfahrung wird durch weitere
Studien gestützt: Beckert et al. (2020) beschreiben ein hohes Maß an Vertrauen in die pro-
fessionellen Gesundheitsfachkräfte und in deren Entscheidung hinsichtlich des Vorgehens.
Trotz erheblicher Nebenwirkungen und Nachteile durch die NIV (Unbehagen, Beeinträch-
tigung der kognitiven Fähigkeiten) zogen die meisten Erkrankten NIV als praktikable
Option für eine zukünftige Behandlung in Betracht.

Laut McCormick et al. (2022) sind folgende Faktoren förderlich für NIV-Toleranz:

- das Vertrauen in die anbietenden Gesundheitsfachkräfte,
- der positive Eindruck von der Einrichtung und dem Personal,
- das Verständnis, warum die Maske benötigt wird, wie NIV funktioniert und wie lange
  sie benötigt wird,
- die sofortige Linderung des drohenden Erstickungsgefühls,
- die Vertrautheit mit ähnlichen Behandlungen,
- die Anwendung von Meditation und Achtsamkeit,
- die Erkenntnis, dass die Behandlung nützlich ist.

Folgende Faktoren schwächen die NIV-Toleranz:

- körperliches und psychisches Unbehagen mit der Maske,

- eingeschränkte Kontrolle und Gefühl des Kontrollverlusts,
- Fehlinformation.

▶ **Praxistipp** Gut geschulte Behandlungs- und Beatmungsteams können die Angst bei Exazerbation und NIV sowohl für Erkrankte als auch für Angehörige reduzieren. Bewährt haben sich eindeutige, verlässliche Informationen, suggestive Kommunikation und hypnotherapeutische Ansätze zur Vermittlung von Entspannung und Sicherheit (Kap. 18 und Abschn. 20.8).

14.3.3 Ängste im Zusammenhang mit intensivmedizinischer Behandlung

Auf die psychischen Problemfelder im Zusammenhang mit intensivmedizinischer Behandlung, v. a. auf die dabei möglichen Ängste (ICU-Ängste) geht Kap. 18 ausführlich ein. An dieser Stelle soll lediglich ein kurzer Überblick über die relevanten Erfahrungen von Menschen mit AECOPD in Intensivbehandlung gegeben werden.

Die Betroffenen beschreiben das Gefühl, in einer lebensbedrohlichen Situation gefangen zu sein, in der die Gesundheitsfachkräfte die Kontrolle über ihr Leben übernehmen. Die gesamte Interaktion mit den Pflegekräften ist dabei bedeutsam. Da die Betroffenen in der Akutphase der Exazerbation auf die Erhaltung des Lebensatems durch andere angewiesen sind, werden sie besonders verletzlich. Gut unterstützt fühlen sie sich, wenn die Behandlung so durchgeführt wird, dass die Betroffenen mehr Einblick in ihre Krankheit gewinnen und neue Möglichkeiten für die Zukunft erhalten (Torheim und Kvangarsnes 2014).

Eine kleine Auswahl von psychopneumologischen Interventionen in der Akutphase einer Exazerbation bietet Tab. 14.2. Die ausführlichen Beschreibungen dieser und weiterer Interventionen finden sich in den angegebenen Kapiteln bzw. Abschnitten.

14.4 Psychopneumologische Aspekte im Langzeitverlauf nach Exazerbation

Blickt man auf den Langzeitverlauf nach Exazerbation, so zeigen sich sehr komplexe Zusammenhänge zwischen psychischer Gesundheit und Krankheitsschüben.

Tab. 14.2 Auswahl von psychopneumologischen Interventionen in der Akutphase einer Exazerbation

Baustein	Zielsetzung	Rubrik	Beschreibung
Atemnot-Angst-Teufelskreis	Reduktion von Angst und Dyspnoe	Psychoedukation	Abschn. 20.6.1
Ruhe-Hand	Reduktion von Angst und Dyspnoe	Entspannung und Ressourcenaktivierung	Abschn. 20.5.2
Blitzentspannung (am imaginierten Wohlfühlort)	Reduktion von Angst und Dyspnoe	Entspannung Ressourcenaktivierung	Abschn. 20.6.7
5–4–3–2–1-Methode	Ablenkung von Angst und Dyspnoe	Aufmerksamkeitslenkung	Abschn. 20.13.1
Handventilator	Reduktion von Angst und Dyspnoe	Sensorische Intervention (Trigeminus-Stimulation)	Kap. 10
Menthol-Applikation	Reduktion von Angst und Dyspnoe	Sensorische Intervention (Olfactorius-Stimulation)	Kap. 10
Suggestive Kommunikation und traumasensible Behandlung	Stärkung des Sicherheitsempfindens Reduktion von Beatmungsängsten und Förderung der Beatmungsakzeptanz	Angehörigenintegration bei nichtinvasiver, invasiver Beatmung und ECMO	Kap. 18 Abschn. 20.8.2
Musikintervention	Entspannung Reduktion von Beatmungs- und ICU-Ängsten	Akustische Distraktion	Abschn. 20.8.1

Dyspnoe Atemnot; *ICU-Ängste* Ängste im Zusammenhang mit einer intensivmedizinischen Behandlung; *ECMO* Extra Corporal Membrane Oxygenation = extrakorporale Membranoxygenierung (Lungenersatzverfahren)

14.4.1 Depressionen

Zum einen kommt es nach Krankheitsschüben vermehrt zu depressiven Störungen und Ängsten. Zum anderen weisen Studien darauf hin, dass depressive Patientinnen/ Patienten eine höhere stationäre Wiederaufnahmerate wegen AECOPD und eine höhere Sterblichkeit nach Entlassung aufweisen (Lecheler et al. 2017).

Möglicherweise verursacht das Zusammenwirken von AECOPD, Lungenfunktionseinbuße, reduzierter körperlicher Belastbarkeit, beeinträchtigter psychischer Gesundheit und verminderter Lebensqualität eine stetige Verschlechterung des körperlichen und seelischen Befindens und schließlich eine erhöhte Sterblichkeit.

Der Langzeitverlauf einer COPD wirkt sich nicht nur auf die psychische Gesundheit der Erkrankten aus (Kap. 10). Fast zwei Drittel der Angehörigen, die Menschen mit COPD betreuen, schildern depressive Symptome (Hurst et al. 2020).

14.4.2 Ängste

Die bedrohlichen Erfahrungen im Rahmen einer AECOPD können dazu führen, dass Betroffene im Langzeitverlauf Ängste entwickeln oder dass sich bereits bestehende Ängste verstärken.

Häufig handelt es sich dabei um Progredienzangst. Progredienzangst bezeichnet die Angst vor der plötzlichen oder stetigen Verschlimmerung und dem Fortschreiten der Erkrankung, sowie den damit verbundenen Auswirkungen auf Körper, Psyche, soziale Beziehungen (Stenzel et al. 2012).

14.4.3 Traumatisierung (posttraumatische Belastungsstörung)

Erkrankte, die wegen einer AECOPD auf einer Intensivstation betreut wurden, beschreiben diese Erfahrung wie folgt: Sie fühlen sich gefangen in einer lebensbedrohlichen Situation, in der das Behandlungssystem die Kontrolle über ihr Leben übernimmt. Eine akute COPD-Exazerbation wird von vielen Betroffenen als eine traumatische Erfahrung geschildert (Torheim und Kvangarsnes 2014).

Angesichts der Häufigkeit von schweren Exazerbationen bei COPD-Erkrankten erstaunt die geringe Zahl von Studien zu posttraumatischen Störungen nach AECOPD (Yohannes et al. 2023). Zudem sind die Ergebnisse der Studien zu COPD und PTBS nicht widerspruchsfrei.

Eine Metaanalyse von 19 Veröffentlichungen erbrachte keinen eindeutigen Beleg für eine erhöhte Korrelation von COPD und PTBS. Es ergaben sich allerdings starke Hinweise darauf, dass PTBS eine wichtige Komorbidität ist, die sich auf den Krankheits- und Behandlungsverlauf bei COPD auswirkt. Die zugrunde liegenden Mechanismen müssen in weiteren Forschungen untersucht und geklärt werden (Abrams et al. 2015).

Die Ergebnisse einer Studie mit 33 COPD-Erkrankten legen nahe, dass PTBS-Symptome zunehmen, wenn die Anzahl der Exazerbationen einer Patientin/eines Patienten zunimmt. Zwei oder mehr vorangegangene Exazerbationen führten zu einer fast zweifachen Erhöhung der Prävalenz von posttraumatischen Stresssymptomen im Rahmen einer PTBS (Teixeira et al. 2015).

▶ **Praxistipp** Die leitliniengerechte Therapie nach einer akuten Exazerbation umfasst eine möglichst umgehende pneumologische Rehabilitation (PR). Hier liegt eine große Chance für die psychopneumologische Nachsorge, denn so können bereits frühzeitig maßgeschneiderte Angebote zur Stärkung der psychischen Gesundheit starten.

Leider gelingt es nur bei einem Bruchteil der Erkrankten nach AECOPD, sie zur Aufnahme bzw. Vollendung eines PR-Programms zu bewegen (35 % bei Milner et al.

2018). Noch geringer sind diese Raten, trotz nachweislichem Nutzen einer PR, für IPF-Erkrankte (19 % bei De Andrade et al. 2021). Dies ist umso bedauerlicher, da nach dem Ergebnis der TANDEM-Studie, die Hoffnungen auf eine psychische Stabilisierung von COPD-Erkrankten mit Atemnot, Angst und Depression durch eine kognitiv-verhaltenstherapeutische Intervention enttäuscht wurden (Taylor et al. 2023). Auch die Abschlussrate eines PR-Programms wurde durch die TANDEM-Intervention nicht positiv beeinflusst. In der Studie wird deshalb die Intensivierung und die Differenzierung der Anstrengungen empfohlen, um Erkrankte nach einer AECOPD zur Aufnahme und Vollendung eines PR-Programms zu bewegen.

Die Hemmfaktoren und die Ermöglichungsfaktoren einer PR sind gut untersucht (Lahham und Holland 2021); ebenso die unterschiedlichen Erfolgsaussichten von motivationsfördernden Interventionen. Dazu zählen v. a.:

- Schulung der Gesundheitsfachkräfte,
- erklärendes Manual (das die Wirksamkeit der PR verständlich darstellt),
- individuelle Versorgungspläne (begleitet durch Gesundheitsfachkräfte),
- erleichterte Zugangswege zur PR (auch Tele-Reha, heimbasierte Angebote).

▶ **Praxistipp** Psychopneumologische Ansatzpunkte bieten sich besonders bei den Barrieren Schuld- und Schamgefühle, Selbststigmatisierung und niedrige Selbstwirksamkeitserwartung, die viele Erkrankte nach AECOPD von der Aufnahme einer PR zurückhalten (Abschn. 20.12 und 20.14).

Bei ausgeprägten psychischen Störungen sollte eine ambulante psychosomatische Behandlung vermittelt werden, die gezielt auf Depressionen, die individuellen Ängste (z. B. Angst vor Verschlechterung, Fortschreiten der Krankheit) oder eine Traumafolgestörung im Langzeitverlauf nach einer Exazerbation einwirkt. Einen Überblick über geeignete Assessmentinstrumente und psychopneumologische Interventionen liefert Tab. 14.3.

Die dargestellten Zusammenhänge zwischen psychischer Belastung und AECOPD verweisen auf die zentrale Bedeutung, die einer angemessenen psychopneumologischen Begleitung im Vorfeld, in der Akutphase und in der Nachsorge eines Krankheitsschubes zukommt.

Das nun folgende Fazit für die psychopneumologische Praxis ist jedoch nicht nur aus diesem Grund bedeutsam. Denn: Laut Studien, die Befragungen von Patientinnen/ Patienten mit ärztlichen Einschätzungen vergleichen, übersehen und unterschätzen Ärztinnen/Ärzte die psychologischen Auswirkungen von Exazerbationen auf die Erkrankten (Hurst et al. 2021). Es ist also wichtig, das Bewusstsein der Gesundheitsfachkräfte für die komorbiden psychischen Probleme im Zusammenhang mit einer AECOPD zu schärfen.

Tab. 14.3 Auswahl von psychopneumologischen Screeninginstrumenten und Interventionen im Langzeitverlauf nach einer Exazerbation

Baustein	Zielsetzung	Rubrik	Beschreibung
PHQ-9	Erfassung von Depressivität	Screening-Tool (9 Items)	Abschn. 6.2.2
GAD-7	Erfassung von Ängstlichkeit	Screening-Tool (7 Items)	Abschn. 6.2.2
IES-R	Erfassung der Symptome einer PTBS	Screening-Tool (22 Items)	Abschn. 6.2.2
DemTect	Erfassung der kognitiven Funktion	Screening-Tool (5 Aufgaben)	Anhang A12
LS-S	Erfassung von Einsamkeit	Screening-Tool (3 Items)	Anhang A12
MSC	Reduktion von Depressivität und Ängstlichkeit	Achtsamkeitsbasierte Selbsthilfe	Kap. 20 Anhang A13
Kommunikationstraining für Angehörige	Verbesserung des dyadischen Copings	Online-Tool (ComfortCommunicationApp)	Abschn. 20.4 Anhang A10
Stressbewältigungstraining	Reduktion von Anspannung Resilienzstärkung	Imaginationsübungen	Abschn. 20.6
TRUST-Resilienztraining	Trauma- und Krisenbewältigung	Kreative und imaginative Interventionen	Abschn. 20.12 Anhang A13
Progredienzangsttraining	Reduktion von Progredienzangst und End-of-Life-Ängsten	Manualisierte Kurzintervention	Waadt et al. (2018)

PHQ-9 Patient Health Questionnaire-9; *GAD-7* Generalized Anxiety Disorder-7; *IES-R* Impact of Event-Scale; *DemTect* Demenzdetektion; *LS-S* Loneliness Scale-SOEP; *MSC* Mindful Self-Compassion

14.5 Fazit für die Praxis

- Aktuelle Leitlinien für Deutschland (NVL COPD: BÄK, KVB, AWMF 2021), für UK (NICE Guideline:NG115 2018/2019) sowie die GOLD-Reports (z. B. GOLD-Report 2022) empfehlen pneumologische Rehabilitation, Schulung der Patientinnen/Patienten, Selbstmanagement und integrierte Versorgung im Zusammenhang mit AECOPD. Dabei verweisen sie jedoch auf die heterogene Studienlage im Hinblick auf die Wirksamkeit von strukturierten Selbstmanagementprogrammen. Das Abstract des systematischen Cochrane Review zum Thema „Selbstmanagement bei COPD" (Schrijver et al. 2022) lässt sich zusammenfassen mit dem Satz: *One size does not fit all.*
- Dieser Befund macht weitere Forschungen mit möglichst spezifischem Studiendesign dringend erforderlich. Die Hoffnung richtet sich dabei auf innovative Ansätze, wie beispielsweise den Einsatz des *Behavior Change Wheel* (Schmid-Mohler et al. 2022) oder von *Web-basiertem Selbstmanagement* (Houchen-Wolloff et al. 2021).

- Besonderes Augenmerk verdient die Vermittlung von Betroffenen nach einer Exazerbation in eine *pneumologische Rehabilitation*. Dazu sollten alle nachweislich wirksamen Ansätze zur Motivationsförderung zum Einsatz kommen.
- Zunehmende Exazerbationshäufigkeit und -schwere bei chronischen Lungenerkrankungen sind Konstellationen, die als *Teachable Moments* (Kap. 10 und 11) für Gespräche über die Möglichkeiten und Grenzen einer Lungentransplantation genutzt werden sollten. Eine vorsichtige, empathische Heranführung an einen Transplantationsprozess gelingt am ehesten, wenn sich am Ende oder unmittelbar nach einer akuten, schweren Exazerbation die Aussicht auf eine relativ stabile Phase abzeichnet.

References

Zitierte Literatur

Abrams TE, Blevins A, Weg MWV (2015) Chronic obstructive lung disease and posttraumatic stress disorder: current perspectives. Int J chronic obstructive pulm dis 10:2219–2233

Alexopoulos GS, Raue P, Sirey JA (2020) Personalized Intervention for Patients with Major Depression and COPD (PID-C). https://psychiatry.weill.cornell.edu/sites/default/files/personalized_intervention_for_depression_and_copd.pdf

Bailey PH (2004) The dyspnea-anxiety-dyspnea cycle – COPD patients' stories of breathlessness: „It's scary/when you can't breathe". Qual Health Res 14(6):760–778

Barnes PJ, Celli BR (2009) Systemic manifestations and comorbidities of COPD. Eur Respir J 33(5):1165–1185

Bundesärztekammer (BÄK), Kassenärztliche Bundesvereinigung (KBV), Arbeitsgemeinschaft der Wissenschaftlichen Medizinischen Fachgesellschaften (AWMF). Nationale VersorgungsLeitlinie COPD – Teilpublikation der Langfassung, 2. Aufl. Version 1. 2021 [cited: 2025–04–15]. https://doi.org/10.6101/AZQ/000477. www.leitlinien.de/copd

Beckert L, Wiseman R, Pitama S, Landers A (2020) What can we learn from patients to improve their non-invasive ventilation experience? 'It was unpleasant; if I was offered it again, I would do what I was told'. BMJ Support Palliat Care 10(1):e7–e7

Chin ED (2017) The COPD exacerbation experience: a qualitative descriptive study. Appl Nurs Res 38:38–44

de Andrade JA, Kulkarni T, Neely ML, Hellkamp AS, Case AH, Guntupalli K, Snyder LD (2021) Implementation of guideline recommendations and outcomes in patients with idiopathic pulmonary fibrosis: Data from the IPF-PRO registry. Respir Med 189:106637

Feng L, Li J, Lv X, Chu S, Li C, Zhang R, Liang L (2022) Temporal trends in anxiety and depression prevalence and their association with adverse outcomes in patients hospitalized for acute exacerbations of chronic obstructive pulmonary disease in Beijing, China, from 2004 to 2020. Front Psych 13:996451

GOLD Report (2022) https://goldcopd.org/archived-reports/

Houchen-Wolloff L, Orme M, Barradell A, Clinch L, Chaplin E, Gardiner N, Singh SJ (2021) Web-based self-management program (SPACE for COPD) for individuals hospitalized with an acute exacerbation of chronic obstructive pulmonary disease: nonrandomized feasibility trial of acceptability. JMIR Mhealth Uhealth 9(6):e21728

Hurst JR, Skolnik N, Hansen GJ, Anzueto A, Donaldson GC, Dransfield MT, Varghese P (2020) Understanding the impact of chronic obstructive pulmonary disease exacerbations on patient health and quality of life. Eur J Intern Med 73:1–6

Hurst JR, Siddiqui MK, Singh B, Varghese P, Holmgren U, de Nigris E (2021). A systematic literature review of the humanistic burden of COPD. Int J Chronic Obstructive Pulm Dis 1303–1314. https://doi.org/10.1016/j.ejim.2019.12.014

Hurst JR, Han MK, Singh B, Sharma S, Kaur G, de Nigris E, Siddiqui MK (2022) Prognostic risk factors for moderate-to-severe exacerbations in patients with chronic obstructive pulmonary disease: a systematic literature review. Respir Res 23(1):213

Iosifyan M, Schmidt M, Hurbault A, Mayaux J, Delafosse C, Mishenko M, Similowski T (2019) „I had the feeling that I was trapped": a bedside qualitative study of cognitive and affective attitudes toward noninvasive ventilation in patients with acute respiratory failure. Ann Intensive Care 9:1–10

Lahham A, Holland AE (2021) The need for expanding pulmonary rehabilitation services. Life 11(11):1236

Lecheler L, Richter M, Franzen DP, Rampini SK, Cheetham M, Jenewein J,... & Nowak A (2017) The frequent and underrecognised co-occurrence of acute exacerbated COPD and depression warrants screening: a systematic review. Eur Respir Rev 26(144):170026. https://doi.org/10.1183/16000617.0026-2017

Leventhal H, Meyer D, Nerenz D (1980). The common sense representation of illness danger. In S Rachman (Hrsg) Medical psychology (Bd 2). Pergamon Press, New York

Machado A, Almeida S, Burtin C, Marques A (2022) Giving voice to people–experiences during mild to moderate acute exacerbations of COPD. Chronic Obstructive Pulmonary Diseases: Journal of the COPD Foundation 9(3):336

Marty, PK, Novotny P & Benzo RP (2019) Loneliness and ED visits in chronic obstructive pulmonary disease. Mayo Clinic Proceedings: Innovations, Quality & Outcomes 3(3):350–357

Martínez-Gestoso S, García-Sanz MT, Carreira JM, Salgado FJ, Calvo-Álvarez U, Doval-Oubiña L, … & González-Barcala FJ (2022) Impact of anxiety and depression on the prognosis of copd exacerbations. BMC pulmonary medicine 22(1):169

McAndrew LM, Martin JL, Friedlander ML, Shaffer K, Breland JY, Slotkin S, Leventhal H (2018) The common sense of counseling psychology: introducing the Common-Sense Model of self-regulation. Couns Psychol Q 31(4):497–512

McCormick JL, Clark TA, Shea CM, Hess DR, Lindenauer PK, Hill NS, Stefan MS (2022) Exploring the patient experience with noninvasive ventilation: a human-centered design analysis to inform planning for better tolerance. Chronic Obstructive Pulmonary Diseases: Journal of the COPD Foundation 9(1):80

Milner SC, Boruff JT, Beaurepaire C, Ahmed S, Janaudis-Ferreira T (2018) Rate of, and barriers and enablers to, pulmonary rehabilitation referral in COPD: a systematic scoping review. respiratory Medicine 137:103–114

Mou Y, Shan L, Liu Y, Wang Y, He Z, Li X,... Ge H (2024) Risk factors for anxiety and its impacts on acute exacerbation in older patients with chronic obstructive pulmonary disease. Frontiers in Medicine 11:1340182.

Ngandu H, Gale N, Hopkinson JB (2016) Experiences of noninvasive ventilation in adults with hypercapnic respiratory failure: a review of evidence. Eur Respir Rev 25(142):451–471

NICE Guidline NG115 (2019) https://www.nice.org.uk/guidance/ng115/chapter/Recommendations

Schmid-Mohler G, Hübsch C, Steurer-Stey C, Greco N, Schuurmans MM, Beckmann S, Clarenbach C (2022) Supporting behavior change after AECOPD–Development of a Hospital-initiated intervention using the behavior change wheel. Int J Chron Obstruct Pulmon Dis 17:1651

Schmidt M, Boutmy-Deslandes E, Perbet S, Mongardon N, Dres M, Razazi K, Demoule A (2016) Differential perceptions of noninvasive ventilation in intensive care among medical caregivers, patients, and their relatives: a multicenter prospective study—The PARVENIR Study. Anesthesiology 124(6):1347–1359

Xu W, Collet JP, Shapiro S, Lin Y, Yang T, Platt RW, Bourbeau J (2008) Independent effect of depression and anxiety on chronic obstructive pulmonary disease exacerbations and hospitalizations. Am J Respir Crit Care Med 178(9):913–920

Yohannes AM, Mülerová H, Lavoie K, Vestbo J, Rennard SI, Wouters E, Hanania NA (2017) The association of depressive symptoms with rates of acute exacerbations in patients with COPD: results from a 3-year longitudinal follow-up of the ECLIPSE cohort. J Am Med Dir Assoc 18(11):955–959

Schmidt B, Schneider J, Deffner T, Rosendahl J (2021) Hypnotic suggestions of safety improve well-being in non-invasively ventilated patients in the intensive care unit. Intensive Care Med 47(4):485–486

Schrijver J, Lenferink A, Brusse-Keizer M, Zwerink M, van der Valk PDLPM, van der Palen J, Effing TW. Self-management interventions for people with chronic obstructive pulmonary disease. Cochrane Database of Systematic Reviews 2022, Issue 1. Art. No.: CD002990. DOI: https://doi.org/10.1002/14651858.CD002990.pub4. Accessed 09 September 2025

Spathis A, Booth S, Moffat C, Hurst R, Ryan R, Chin C, Burkin J (2017) The breathing, thinking, functioning clinical model: a proposal to facilitate evidence-based breathlessness management in chronic respiratory disease. NPJ primary care respiratory medicine 27(1):27

Stenzel N, Rief W, Kühl K, Pinzer S, Kenn K (2012) Fear of progression and end-of-life fear in COPD patients. Pneumologie (Stuttgart, Germany) 66(2):111–118

Suen AO, Iyer, AS, Cenzer, I, Farrand E, White Singer J, … & Kotwal, A (2023). National prevalence of social isolation and loneliness in adults with chronic obstructive pulmonary disease. Annals of the American Thoracic Society, 20(12):1709–1717

Taylor SJ, Sohanpal R, Steed L., Marshall K, Chan C, Yaziji N... & Pin H (2023). Tailored psychological intervention for anxiety or depression in COPD (TANDEM): a randomised controlled trial. European Respiratory Journal, 62(5)

Teixeira PJZ, Porto L, Kristensen CH, Santos AH, Menna-Barreto SS, Prado-Lima PASD (2015) Post-traumatic stress symptoms and exacerbations in COPD patients. COPD: J Chronic Obstructive Pulm Dis 12(1):90–95

Torheim H, Gjengedal E (2010) How to cope with the mask? Experiences of mask treatment in patients with acute chronic obstructive pulmonary disease-exacerbations. Scandinavian J caring sci 24(3):499–506

Torheim H, Kvangarsnes M (2014) How do patients with exacerbated chronic obstructive pulmonary disease experience care in the intensive care unit? Scand J Caring Sci 28(4):741–748

Viniol C, Vogelmeier CF (2018) Exacerbations of COPD. European Respiratory Review 27(147)

Weiterführende Literatur

Germer C, Germer C, Neff KD (2019) Mindful Self-Compassion (MSC). In: Itvzan I (Hrsg) The handbook of mindfulness-based programs: Every established intervention, from medicine to education. Routledge, London, S 357–367

Hughes M, Brown SL, Campbell S, Dandy S, Cherry MG (2021) Self-compassion and anxiety and depression in chronic physical illness populations: A systematic review. Mindfulness 12:1597–1610

Messika J, Martin Y, Maquigneau N, Puechberty C, Henry-Lagarrigue M, Stoclin A, … & Ricard JD (2019) A musical intervention for respiratory comfort during noninvasive ventilation in the ICU. Eur Respir J, 53(1)

Waadt S, Duran G, Berg P, Herschbach PP (2011) Manual for the treatment of fears about the future in chronically ill patients. Stuttgart, Schattauer

Williams V, Hardinge M, Ryan S, Farmer A (2014) Patients' experience of identifying and managing exacerbations in COPD: a qualitative study. NPJ primary care respiratory medicine 24(1):1–6

Xu W, Collet JP, Shapiro S, Lin Y, Yang T, Platt RW, Wang C, Bourbeau J, Yohannes AM (2023) Anxiety and post-traumatic stress disorders in patients with chronic respiratory diseases. Curr Opin Support Palliat Care 17(4):290–295

Psychopneumologie im Transplantationsprozess

15

Mariel Nöhre und Martina de Zwaan

Inhaltsverzeichnis

Kapitel 15 legt dar

- Welche Bedeutung der psychosozialen Evaluation vor der Transplantation zukommt und wie diese durchgeführt werden sollte

---

M. Nöhre (✉) · M. de Zwaan
Klinik für Psychosomatik und Psychotherapie, Medizinische Hochschule Hannover, Hannover, Deutschland
E-Mail: noehre.mariel@mh-hannover.de

M. de Zwaan
E-Mail: dezwaan.martina@mh-hannover.de

- Wie krankheitsbezogene Ängste während der Wartezeit vor der Transplantation psychopneumologisch behandelt werden können
- Bei welchen Komplikationen nach der Transplantation eine psychopneumologische Behandlung eingeleitet werden sollte
- Warum in der Nachsorge nach Transplantation (Non-)Adhärenz besonders adressiert werden muss
- Welche psychischen Belastungen durch Transplantatabstoßung eine psychopneumologische Begleitung erfordern
- Warum eine multidisziplinäre Herangehensweise die spezifischen Herausforderungen im gesamten Transplantationsprozess am besten meistern kann

15.1 Begleitung vor der Lungentransplantation

15.1.1 Die psychosoziale Evaluation vor Lungentransplantation

Bei der Lungentransplantation handelt sich um die einzige kurative Therapiemöglichkeit für Menschen mit einer Lungenerkrankung im Endstadium. Häufig geht der Notwendigkeit einer Transplantation eine lange Krankheitsphase voraus. Die Hauptindikationen für eine Lungentransplantation sind in Deutschland gemäß den Angaben der Deutschen Stiftung Organtransplantation (DSO) die sonstige chronische obstruktive Lungenkrankheit, die sonstige interstitielle Lungenkrankheit und sonstige Krankheiten der Atemwege (DSO 2023). Die zystische Fibrose hat als Indikation zur Lungentransplantation in den letzten Jahren aufgrund der verbesserten medikamentösen Behandlungsoptionen an Bedeutung verloren. In 2022 wurden in Deutschland 254 Lungen transplantiert (DSO 2023). In verschiedenen Studien wurden Lungentransplantationskandidaten auf psychische Begleiterkrankungen untersucht: Bei 12–25 % zeigte sich eine depressive Störung (Courtwright et al. 2016; Evon et al. 2010; Parekh et al. 2003) und bei 40–58 % eine Angsterkrankung (Parekh et al. 2003).

Davon ausgehend wurde 2017 die psychosoziale Evaluation und das Verfassen einer psychosozialen Stellungnahme in der Richtlinie der Bundesärztekammer zur Wartelistenführung und Organvermittlung zur Lungentransplantation verankert. Ziel der psychosozialen Evaluation, die auch in der S3-Leitlinie „Psychosoziale Diagnostik und Behandlung von Patientinnen und Patienten vor und nach Organtransplantationen" (DKPM und DGPM 2022) ausführlich beschrieben ist, ist in erster Linie das Erkennen von psychosozialen Risikofaktoren, die den Verlauf nach Transplantation ungünstig beeinflussen können. So gibt es aus psychischer Sicht wenige absolute Kontraindikationen für eine Lungentransplantation, jedoch ist insbesondere der Kenntnisstand über vorbestehende psychische Erkrankungen wichtig, um die Betroffenen angemessen behandeln zu können. Denn nur wenn diese Vorerkrankungen rechtzeitig detektiert werden, können ausreichende und angemessene Unterstützungsangebote zur Verfügung gestellt werden.

Im allgemeinen Teil der Richtlinien der Bundesärztekammer sowie in der S3-Leitlinie ist festgehalten, dass eine solche Evaluation durch einen Mental Health Professional erfolgen soll. Dieser Begriff umfasst Fachärztinnen/-ärzte für Psychosomatische Medizin und Psychotherapie, Fachärztinnen/-ärzte für Psychiatrie und Psychotherapie sowie Psychologische Psychotherapeutinnen/Psychotherapeuten. Unter bestimmten Voraussetzungen können auch Ärztinnen/Ärzte in Weiterbildung und Psychologinnen/Psychologen in Ausbildung oder ohne Approbation die Aufgabe übernehmen. Im Kinder- und Jugendbereich wird das Vorliegen von Qualifikationen im Bereich der Kinder- und Jugendpsychiatrie und/oder -psychotherapie empfohlen. Mental Health Professionals sollten zudem über hinreichende theoretische Kenntnisse und klinische Erfahrungen in Hinblick auf psychologische/psychosomatische/psychiatrische Fragestellungen und Problemlagen in der Transplantationsmedizin verfügen.

In der S3-Leitlinie „Psychosoziale Diagnostik und Behandlung von Patientinnen und Patienten vor und nach Organtransplantationen" (DKPM und DGPM 2022) werden Kriterien benannt, die für die psychosoziale Evaluation von Transplantationskandidatinnen/ -kandidaten von besonderer Relevanz sind. Dazu zählen:

- die Transplantationsmotivation,
- aktuelle und frühere Adhärenz hinsichtlich der Inanspruchnahme medizinischer Behandlungen, der Medikamenteneinnahme etc.,
- ein Substanzgebrauch (Alkohol, Tabak/Nikotin, andere Suchtmittel) inkl. einer Suchtanamnese und möglicherweise Behandlung,
- aktuelle und frühere psychische Störungen und deren Behandlung,
- aktuelle und frühere Suizidalität und Suizidversuche,
- sowie eine Einschätzung des kognitiven Status inkl. Einwilligungsfähigkeit.

Weitere relevante Kriterien sind:

- die soziale Anamnese einschließlich familiärer Situation und Wohnsituation,
- das soziale Netzwerk,
- die soziale Unterstützung,
- berufliche, schulische und finanzielle Situation,
- psychosoziale Stressoren,
- aktuelles und früheres Copingverhalten inkl. Krankheitsverarbeitung,
- aktuelle Angst und depressive Symptomatik,
- präoperative Angst,
- die subjektive Krankheitstheorie,
- das Wissen bzgl. Krankheit und Transplantation,
- die Risikoeinschätzung bzgl. Transplantation,
- Entscheidungsfindung bzgl. Transplantation,
- Erwartungen bzgl. des Outcomes,

- das Gesundheitsverhalten (Bewegung, Gewichtskontrolle, Schlaf).

▶ **Praxistipp** Die Durchführung der psychosozialen Evaluation anhand eines (semi-) strukturierten Evaluationsinstruments wird empfohlen, um alle relevanten Aspekte zu erfassen und allen Erkrankten dadurch die gleiche Ausgangssituation zu bieten. Zwei Instrumente zur psychosozialen Evaluation von Transplantationskandidatinnen/-kandidaten haben sich in den letzten Jahren besonders etabliert (*Transplant Evaluation Rating Scale* [TERS] und *Stanford Integrated Psychosocial Assessment for Transplantatio*n [SIPAT]).

Transplant Evaluation Rating Scale (TERS)

Die *Transplant Evaluation Rating Scale* (TERS) wurde bereits 1993 entwickelt und besteht aus zehn verschiedenen Dimensionen, die jeweils auf einer dreistufigen Skala bewertet werden (Twillman et al. 1993). Die Bewertung erfolgt auf Grundlage eines diagnostischen Gesprächs, im Rahmen dessen die relevanten Aspekte erhoben werden. Für dieses wird im Mittel eine Stunde benötigt. Das anschließende Ausfüllen der TERS beansprucht zusätzlich nur noch wenige Minuten, abhängig von den Erfahrungen der Mental Health Professionals. Im zweiten Schritt werden die Rohwerte gewichtet, sodass sich ein Summenscore zwischen 26,5 und 79,5 ergibt. Basierend auf einer Publikation von Erim et al. (2009) können die Erkrankten drei Gruppen zugeordnet werden: Geeignete ($M = 33,3$), Risiko- ($M = 37,6$) und Hochrisikopatientinnen/-patienten ($M = 51,1$). Die deutsche Version zeigt gute psychometrische Werte (Nöhre et al. 2020). Eigene Studien konnten zeigen, dass die TERS das Ausmaß an Adhärenz, Depressivität und Ängstlichkeit ein Jahr nach Lungentransplantation voraussagen konnte (Nöhre et al. 2021).

Stanford Integrated Psychosocial Assessment for Transplantation (SIPAT)

Das Stanford Integrated Psychosocial Assessment for Transplantation (SIPAT) wurde 2012 von Maldonado et al. (2012) in Stanford entwickelt und publiziert. Es beinhaltet 18 verschiedene psychosoziale Dimensionen, die sich vier Kategorien zuordnen lassen (Bereitschaft zur Transplantation, soziale Unterstützung, psychische Stabilität und Substanzgebrauch) (Maldonado et al. 2012). Pro Frage sind bis zu fünf Antwortmöglichkeiten vorgegeben, die entsprechend ihrer Bedeutsamkeit für den Verlauf nach Transplantation gewichtet sind. In Vorstudien zeigte sich eine gute Interrater-Reliabilität von bis zu 0,853 (Maldonado et al. 2012). Es kann ein Gesamtscore zwischen 0 und 110 Punkten erreicht werden, wobei höhere Werte für das Vorliegen von stärker ausgeprägten psychosozialen Risikofaktoren stehen. Es gibt fünf Kategorien, die basierend auf dem Gesamtergebnis ermöglichen, zwischen exzellenten (0–6), guten (7–20), akzeptablen (21–39), schlechten (40–69) und Hochrisikokandidaten ($\geq$70) zu unterscheiden. Eine deutsche Übersetzung des SIPAT existiert bereits und wird aktuell im Rahmen einer multizentrischen Studie validiert.

Im Vergleich zum TERS ermöglicht der SIPAT eine nuanciertere Beurteilung der Erkrankten. Dies führt zu einer Reduktion von Boden- und Deckeneffekten, was potenziell zu verbesserter Sensitivität und diskriminatorischer Kapazität beiträgt. Erste Studienergebnisse zur Anwendung des SIPAT deuten darauf hin, dass der Score eine prädiktive Aussagekraft bezüglich psychosozialer Outcomes nach einer Organtransplantation besitzt (Maldonado et al. 2012, 2015). Bislang liegen noch keine spezifischen Ergebnisse für Betroffene nach Lungentransplantationen vor.

15.1.2 Begleitung während der Wartezeit

Ängste

In der Phase der Wartezeit können sich krankheitsbezogene Ängste in Bezug auf die anstehende Transplantation zeigen. Die Betroffenen befinden sich in einem reduzierten körperlichen Zustand, sind teilweise auf eine Sauerstoffversorgung angewiesen und in ihrer körperlichen Leistungsfähigkeit eingeschränkt. Insbesondere Ängste darüber, ob rechtzeitig ein passendes Spenderorgan zur Verfügung stehen wird, bereiten Unruhe. Viele Erkrankte äußern in dieser Phase in erster Linie Sorgen um das Wohlergehen ihrer Familien und Angehörigen und weniger um sich selbst. Die Befürchtung, diese allein zurücklassen zu müssen, steht dabei im Vordergrund und kann die Sorgen um die eigene Person und das eigene Wohlergehen übertreffen.

Viele Erkrankte berichten auch von Sorgen um die Transplantation per se und den postoperativen Verlauf. Dabei handelt es sich zum einen Teil um reale, der Situation angemessene Ängste. Zugleich können jedoch auch übermäßige Ängste hinzukommen, die den Umgang mit der Situation deutlich erschweren können. So kann es beispielsweise vorkommen, dass Betroffene aus Angst vor einer Infektion das Haus nicht mehr verlassen und vollkommen auf soziale Kontakte verzichten, was eine deutliche Einschränkung des Funktionsniveaus und der Lebensqualität zur Folge haben kann.

▶ **Praxistipp** Von psychotherapeutischer Seite können über das nachvollziehbare Maß hinausgehende Ängste adressiert werden. Durch eine Auseinandersetzung mit diesen Ängsten kann häufig eine Reduktion der psychischen Belastung erreicht werden.

Ungewissheit

Darüber hinaus ist es in dieser Phase auch Teil der psychotherapeutischen Begleitung, die Unsicherheiten mit den Betroffenen auszuhalten. Denn auch die Gesundheitsfachkräfte haben keine Antworten auf die Fragen, ob und wann ein passendes Spenderorgan zur Verfügung stehen wird. Eine besondere Herausforderung stellt in dieser Phase der Aufbau und die Fokussierung auf Ressourcen dar, da die Erkrankten, aufgrund ihrer reduzierten Leistungsfähigkeit und dem dadurch eingeschränkten Funktionsniveau, zumeist einen Teil ihrer ehemaligen Ressourcen und Hobbys nicht weiterverfolgen können.

Besonderer Unterstützungsbedarf ergibt sich bei den Erkrankten, die die Wartezeit aufgrund ihrer schlechten körperlichen Verfassung in stationärer Behandlung verbringen müssen. Ausgehend von der körperlichen Situation ist in diesen Fällen nicht selten eine intensivmedizinische Behandlung erforderlich. In einigen Fällen ist vor der Lungentransplantation die Behandlung an der Wach-ECMO erforderlich.

Extrakorporale Membranoxygenierung (ECMO)
Das Verfahren der extrakorporalen Membranoxygenierung (ECMO) wird eingesetzt, wenn die Aufsättigung des Blutes mit Sauerstoff in der Lunge aufgrund der Lungenerkrankung nicht mehr im ausreichenden Maß möglich ist. Vor einer Lungentransplantation handelt es sich dabei um ein sog. Überbrückungs-/Bridging-Verfahren, welches über verschiedene Vorteile im Vergleich zur herkömmlichen invasiven Beatmung für die Zeit nach der Organtransplantation verfügt (Fuehner et al. 2012). Da diese Form der Behandlung auch ohne Narkose möglich sein kann, können die Betroffenen mit ihrem sozialen Umfeld und ihrem Behandlungsteam kommunizieren sowie aktiv in die Behandlung eingebunden werden. So sind beispielsweise auch physiotherapeutische Maßnahmen möglich, welche zu einer Stabilisierung der körperlichen Verfassung beitragen können.

In dieser Behandlungsphase profitieren die Betroffenen zumeist schon von kurzen psychotherapeutischen Kontakten. Insbesondere vor dem Hintergrund der reduzierten Leistungsfähigkeit, durch die auch eine Ruhe- oder Sprechdyspnoe bestehen kann, ist es für die Mental Health Professionals wichtig, sich auf dieses besondere Setting einzustellen und Behandlungen anders zu strukturieren, als beispielsweise in der ambulanten Richtlinienpsychotherapie (Kap. 18).

▶ **Praxistipp** Wichtig für die Behandlung der Betroffenen in verschiedenen Phasen des Transplantationsprozesses ist auf Seiten der Mental Health Professionals spezifisches Wissen über die Transplantation, den potenziellen Erfolg der Behandlung sowie über Schwierigkeiten und mögliche Komplikationen im weiteren Transplantationsverlauf. Erst dann kann die Einordnung der geschilderten Ängste und Befürchtungen auf angemessene Art und Weise erfolgen.

15.1.3 Psychopneumologische Begleitung im Rahmen der Rehabilitationsbehandlung vor Lungentransplantation

Die Rehabilitation vor Lungentransplantation verfolgt insbesondere das Ziel einer Stabilisierung und Vorbereitung vor der angestrebten Transplantation (Kenn und Sczepanski 2011). Neben einer Verbesserung der physischen Verfassung, insbesondere der Kraft, der Ausdauer und der Alltagsmobilität, dient der Klinikaufenthalt auch zur Steigerung der Motivation und zur Vermittlung von transplantationsspezifischen Inhalten. In diesem Kontext ist auch eine psychotherapeutische (Mit-)Behandlung sinnvoll.

▶ **Praxistipp** In der Wartezeit vor Lungentransplantation steht v. a. die Akzeptanz, die Auseinandersetzung mit der aktuellen Situation und den Unsicherheiten in Bezug auf die Transplantation, dem weiteren Verlauf, sowie der Umgang mit daraus resultierenden Ängsten und Befürchtungen im Fokus. Psychotherapeutische Gespräche können hilfreich sein, um in dieser Phase zu unterstützen und die Betroffenen anzuleiten, einen Umgang mit ihrer aktuellen Situation zu finden.

In der Rehabilitationsbehandlung besteht darüber hinaus noch die Möglichkeit des Austausches mit anderen Betroffenen vor und nach Lungentransplantation. Insbesondere der Austausch mit anderen Personen in vergleichbaren Lebenssituationen wird von vielen Betroffenen als hilfreich und stabilisierend erlebt. Wie auch in stationären psychosomatischen oder psychiatrischen Behandlungssettings kommt dem Zusammenhalt in der Behandlungsgruppe eine besondere Bedeutung zu. Dies kann auch therapeutisch genutzt werden.

15.2   Begleitung nach der Lungentransplantation

15.2.1 Interventionen im postoperativen Setting

Unmittelbar an die Transplantation schließt sich zunächst ein intensivmedizinischer Aufenthalt an. Im Zuge dessen ergeben sich verschiedene Herausforderungen (Kap. 18).

Delir
Eine häufige Nebenwirkung, die sich unmittelbar nach der Transplantation zeigt, ist ein Delir. In intensivmedizinischen Behandlungssettings besteht generell eine hohe Auftretenswahrscheinlichkeit, die zwischen 30 und 80 % liegt (Zoremba und Coburn 2019). Im Rahmen eines Delirs können verschiedene Symptome auftreten, wie rasch wechselnde Bewusstseins- und Aufmerksamkeitsstörungen, Störungen der Kognition, Verschiebungen im Schlaf-Wach-Rhythmus, optische Halluzinationen und psychomotorische Störungen. Die hyperaktive Form eines Delirs wird zumeist schnell erkannt, während die hypoaktive Form häufig übersehen wird.

▶ **Praxistipp** Empfehlungen zur Prävention, sowie nichtmedikamentösen und medikamentösen Behandlungsoptionen eines Delirs finden sich in der S3-Leitlinie „Analgesie, Sedierung und Delirmanagement in der Intensivmedizin" (DGAI und DIVI 2021).

Psychotherapeutische Interventionen beschränken sich in dieser Phase eher auf Maßnahmen der Reorientierung. In der Regel ist dieses Krankheitsbild im intensivmedizinischen Behandlungssetting bereits gut bekannt. Von psychotherapeutischer Seite besteht
die Herausforderung eher darin, mit den Betroffenen diese Situation nach zu besprechen
und daraus resultierende Ängste und Befürchtungen zu reduzieren.

Posttraumatische Belastungsstörung (PTBS)

Generell ist ein Delir, wie auch eine intensivmedizinische Behandlung an sich, geeignet, eine
posttraumatische Belastungsstörung auszulösen. Die Symptome zeigen sich zumeist erst mit
Abstand zur intensivmedizinische Behandlung. Auf Grundlage einer Metaanalyse wird die
Häufigkeit von posttraumatischen Belastungsstörungen nach Lungentransplantation auf bis
zu 15 % eingeschätzt (Davydow et al. 2015) (Kap. 5).

Ängste

Weitere häufige Komplikationen nach erfolgter Lungentransplantation sind Angstzustände
und Panikattacken. Bei diesen Panikattacken besteht zumeist ein ausgeprägtes somatisches Entgegenkommen und teilweise fällt es schwer, somatisch bedingte Luftnot von
einer durch die Panikattacke ausgelösten Dyspnoe zu differenzieren. Oft entwickelt sich
bei den Betroffenen eine „Angst vor der Angst", welche Schwierigkeiten bereiten kann,
wenn es darum geht, die unterstützende Beatmung oder Sauerstoffzufuhr zu reduzieren
oder die Patientinnen/Patienten vermehrt zu mobilisieren. In dieser Phase ist insbesondere
die Psychoedukation der Betroffenen, d. h. die Aufklärung über das Krankheitsbild sowie
die Erarbeitung von Strategien im Umgang damit, hilfreich. Besonders hilfreich zeigen
sich dabei, im Sinne einer Akutintervention, Ablenkungsstrategien sowie die Etablierung
hilfreicher Skills (Kap. 7 und Abschn. 20.6). Atemübungen müssen in diesem Kontext gut
angeleitet werden, damit sie nicht den gegenteiligen Effekt erzielen, beispielsweise um eine
angstverstärkende Fokussierung auf die Atmung zu vermeiden. Hierfür können vorsichtig
achtsamkeitsbasierte Übungen mit Aufmerksamkeitslenkung eingesetzt werden, z. B. „Ein
offenes Fenster atmen", Ruhe-Hand und die A.L.I.-Übung (Abschn. 20.5). Generell ist bei
allen Erkrankten mit ausgeprägter Dyspnoe zu prüfen, ob eine Atemübung indiziert ist und
sicher umgesetzt werden kann.

Wichtig ist dabei, dass diese Behandlungsstrategien im multiprofessionellen Team gut
kommuniziert werden, damit auch von anderen Berufsgruppen hilfreiche Interventionen
angeleitet werden können.

► **Praxistipp** Atemübungen als Methode der Entspannungstherapie, die in der Psychotherapie einen hohen Stellenwert haben, sollten bei Patientinnen/Patienten
nach Lungentransplantation mit Bedacht eingesetzt und gut angeleitet werden.

15.2.2 Psychopneumologische Interventionen bei Komplikationen nach Lungentransplantation

Viele Bereiche, bezüglich derer eine psychotherapeutische Unterstützung erforderlich ist, zeigen sich erst in der Phase nach der Entlassung aus der stationären Behandlung. Besonders bedeutsam für ein langes Transplantatüberleben ist die Adhärenz zur Einnahme der immunsuppressiven Medikation sowie zu weiteren Behandlungsempfehlungen. Der Begriff Adhärenz wurde bereits 2003 durch die WHO geprägt und beschreibt das Ausmaß, zu dem das Verhalten von Erkrankten in Bezug auf Medikamenteneinnahme, der Umsetzung von Ernährungsempfehlungen und Lebensstiländerungen etc. den mit dem Gesundheitspersonal gemeinsam vereinbarten Empfehlungen entspricht (World Health Organization 2003).

Adhärenz/Non-Adhärenz
Generell handelt es sich bei der Adhärenz um ein komplexes Konstrukt, welche sich aus verschiedenen Dimensionen zusammensetzt (Kap. 4):

- krankheitsbezogene,
- therapiebezogene,
- gesundheitssystembedingte,
- sozioökonomische und
- patientenbezogene Faktoren (World Health Organization 2003).

Somit können die Ursachen für suboptimale Adhärenz sehr unterschiedlich sein. Auch wenn den allermeisten Erkrankten die weitreichenden und potenziell tödlichen Folgen von Non-Adhärenz bewusst sind, zeigen sich über verschiedene Studien bei Betroffenen nach Lungentransplantation Non-Adhärenzraten von bis zu 42,9 % (Korb-Savoldelli et al. 2010). Adhärenzprobleme lassen sich psychotherapeutisch adressieren (Tab. 15.1).

Zentral für eine erfolgreiche Behandlung ist jedoch die Identifikation der genauen Beweggründe, die zur Non-Adhärenz geführt haben. Damit dies gelingen kann, ist es wichtig, Non-Adhärenz zur Einnahme der immunsuppressiven Medikation frühzeitig im Rahmen der somatischen Routinekontakte zu identifizieren. In der S3-Leitlinie zur psychosozialen Diagnostik und Behandlung von Erkrankten vor und nach Organtransplantation (DKPM und DGPM 2022) wird die Etablierung eines Screeningverfahrens im Rahmen der Nachsorgeuntersuchungen in der Transplantationsambulanz empfohlen.

▶ **Praxistipp** Sobald bei einem Screening im Rahmen der Nachsorgeuntersuchungen Non-Adhärenz festgestellt wird, ist eine weitere und differenzierte Anamnese durch einen Mental Health Professional und in der Folge die Einleitung spezifischer Interventionen, angepasst an die individuellen Gründe, sinnvoll und erforderlich (Tab. 15.1).

Tab. 15.1 Exemplarische Interventionen zur Unterstützung bei Non-Adhärenz

Adhärenzproblem	Möglicher Lösungsansatz
Überforderung mit der Umsetzung des komplexen Medikationsregimes	• Etablierung von praktischen Hilfestellungen, wie dem Einführen von Medikamentenboxen, Erinnerungsfunktionen im Smartphone etc. • Involvierung des sozialen Umfelds, möglicherweise eines Pflegedienstes zur Unterstützung der Betroffenen
Ängste vor Nebenwirkungen der Medikation	• Psychoedukation • Kosten-Nutzen-Abwägung • enge Zusammenarbeit mit den somatomedizinisch Behandelnden
Vorliegen einer psychischen Erkrankung (z. B. Depression), die sich negativ auf die Adhärenz auswirkt	• Psychoedukation • Einleiten einer psychotherapeutischen Behandlung

Transplantatabstoßung

Non-Adhärenz kann einer der Gründe für die Entstehung einer Transplantatabstoßung sein, welche potenziell lebensbedrohliche Folgen haben kann. Es können jedoch auch andere Gründe zu einer Transplantatabstoßung führen.

Bei vielen Betroffenen stellt sich im Verlauf eine chronische Form der Transplantatabstoßung ein. Diese kann durch verschiedene Therapieoptionen, wie beispielsweise die Anpassung der immunsuppressiven Therapie oder durch Photopherese in ihrem Fortschreiten verlangsamt werden, jedoch existiert bisher kein kurativer Behandlungsansatz. In der Folge kommt es zumeist zu einer Verschlechterung der Lungenfunktion. Die einzige dann noch zur Verfügung stehende Therapieoption ist eine erneute Transplantation, welche jedoch nicht für alle Betroffenen geeignet ist.

Nicht selten kommt es nach der Diagnose einer Transplantatabstoßung zum Auftreten ausgeprägter psychischer Belastungen. Im Rahmen der psychotherapeutischen Begleitung steht dann zunächst im Fokus, einen Umgang mit den aktuell auftretenden Emotionen zu finden sowie auftretende krankheitsbezogene Ängste in einen Kontext zur realen Situation zu bringen. Im Verlauf kommt es häufig zu einer Adaptation an die aktuelle Situation, welche natürlich erheblich durch das Krankheitsstadium, die zur Verfügung stehenden Therapieoptionen und die Option einer möglichen Retransplantation mitbeeinflusst wird.

▶ **Praxistipp** Die meisten Betroffenen haben sich bereits vor der Lungentransplantation damit auseinandergesetzt, dass eine Lungentransplantation nur ein zeitlich begrenztes Überleben ermöglicht. In einer solchen Behandlungssituation werden auch die Mental Health Professionals mit der Auseinandersetzung mit Tod und Sterben konfrontiert. Es gilt dann, die Patientinnen/Patienten in diesem Behandlungsverlauf bestmöglich zu unterstützen (Kap. 17 und Abschn. 20.11).

Krankheitsbezogene Ängste

Zentral sind im Langzeitverlauf auch die Auseinandersetzung und der Umgang mit krankheitsbezogenen Ängsten. Auch hier ist es erforderlich, realistische von übermäßigen Ängsten zu differenzieren. Häufig fällt es den Betroffenen in der ersten Zeit nach der Transplantation schwer, einen Umgang mit dem neuen Organ und der damit verbundenen, erlebten Verantwortung zu finden. Bei einem Teil der Betroffenen zeigt sich eine übermäßige Selbstbeobachtung vor dem Hintergrund stark ausgeprägter Krankheitsängste. Diese Patientinnen/ Patienten berichten oft über „Unsicherheiten mit der neuen Lunge" und Schwierigkeiten damit, Veränderungen und Symptome im Kontext richtig einzuschätzen. Während es bei einem Teil der Betroffenen von selbst im Verlauf zu einer Habituation und zu einem Abbau von übermäßigem Rückversicherungsverhalten kommt, so benötigt ein anderer Teil dazu therapeutische Unterstützung. Auch hier ist wiederum der Austausch mit den somatischen Gesundheitsfachkräften wichtig und erforderlich, um für den individuellen Fall angepasste Verhaltensweisen und Behandlungsempfehlungen zu etablieren.

> ▶ **Praxistipp** Generell kann jede Art der psychischen Erkrankung, die möglicherweise auch vor der Transplantation bestanden hatte, erneut nach der Transplantation auftreten. Es ist zu beachten, dass im Zuge dessen transplantationsspezifische Inhalte eine Rolle spielen können, aber nicht müssen.

Es gibt Hinweise, dass das Auftreten depressiver Symptome nach der Transplantation, die Prognose verschlechtert (Smith et al. 2016). Auch wenn die zugrunde liegenden Mechanismen noch nicht im Detail verstanden sind, ergibt sich dennoch die Notwendigkeit, ein Auftreten depressiver Symptome nach Lungentransplantation frühzeitig zu identifizieren. Ein regelmäßiges Screening nach depressiven Symptomen, wie es auch in der S3-Leitlinie empfohlen wird, ist daher indiziert (DKPM und DGPM 2022). Bei Auffälligkeiten im Screening sollten Mental Health Professionals hinzugezogen werden, zur diagnostischen Einschätzung, und um zeitnah eine angemessene psychotherapeutische Behandlung einzuleiten.

15.3   Fazit für die Praxis

- Eine psychopneumologische Unterstützung kann in jeder Phase der Transplantation indiziert sein (Abb. 15.1).
- Von besonderer Bedeutung ist das Berücksichtigen der körperlichen Symptome, die mit psychischen Belastungen eng verwoben sein können.
- Ein regelmäßiges Screening auf psychische Belastungen ist auch im Langzeitverlauf nach Lungentransplantation indiziert.
- Psychische Belastungen können, aber müssen nicht, die Therapieadhärenz ungünstig beeinflussen.

Transplantation im Langzeitverlauf
- Verbesserung der Therapieadhärenz
- Umgang mit krankheitsbezogenen Ängsten
- Behandlung psychischer Erkrankungen
- Umgang mit Tod und Sterben

Vor der Transplantation
- psychosoziale Evaluation
- Umgang mit Ängsten
- Auseinandersetzun mit den Unsicherheiten in Bezug auf die Transplantation

Perioperative Phase
- Mitbetreuung auf der Intensivstation
- Umgang mit Delir und Panik

Abb. 15.1 Psychopneumologische Ansatzpunkte in den verschiedenen Behandlungsphasen der Lungentransplantation

References

Courtwright AM, Salomon S, Lehmann LS et al (2016) The effect of pretransplant depression and anxiety on survival following lung transplant: A meta-analysis. Psychosomatics 57:238–245

Davydow DS, Lease ED, Reyes JD (2015) Posttraumatic stress disorder in organ transplant recipients: a systematic review. Gen Hosp Psychiatry 37:387–398

DGAI und DIVI (2021) S3-Leitlinie Analgesie, Sedierung und Delirmanagement in der Intensivmedizin (DAS-Leitlinie) https://register.awmf.org/de/leitlinien/detail/001-012. Zugegriffen: 30. März 2024

DKPM und DGPM (2022) S3-Leitlinie Psychosoziale Diagnostik und Behandlung von Patientinnen und Patienten vor und nach Organtransplantationen. https://register.awmf.org/assets/guidelines/051-031l_S3_Psychosoziale-Diagnostik-Behandlung-PatienInnen-vor-und-nach-Organtransplantation_2022-08_1.pdf. Zugegriffen: 30. März 2024

DSO (2023) Jahresbericht 2022. https://dso.de/SiteCollectionDocuments/DSO-Jahresbericht%202022.pdf. Zugegriffen: 30. März 2024

Erim Y, Beckmann M, Marggraf G et al (2009) Psychosomatic evaluation of patients awaiting lung transplantation. Transplant Proc 41:2595–2598

Evon DM, Burker EJ, Galanko JA et al (2010) Depressive symptoms and mortality in lung transplant. Clin Transplant 24:E201–E206

Fuehner T, Welte T, Gottlieb J (2012) Lungentransplantation. Internist 53:567–574

Kenn K, Sczepanski B (2011) Pneumologische Rehabilitation vor und nach Lungentransplantation. Pneumologie 65:419–427

Korb-Savoldelli V, Sabatier B, Gillaizeau F et al (2010) Non-adherence with drug treatment after heart or lung transplantation in adults: a systematic review. Patient Educ Couns 81:148–154

Maldonado JR, Dubois HC, David EE et al (2012) The Stanford Integrated Psychosocial Assessment for Transplantation (SIPAT): a new tool for the psychosocial evaluation of pre-transplant candidates. Psychosomatics 53:123–132

Maldonado JR, Sher Y, Lolak S et al (2015) The stanford integrated psychosocial assessment for transplantation: A prospective study of medical and psychosocial outcomes. Psychosom Med 77:1018–1030

Nöhre M, Paslakis G, Albayrak Ö et al (2020) Factor analyses and validity of the Transplant Evaluation Rating Scale (TERS) in a large sample of lung transplant candidates. Front Psychiatry 11:373

Nöhre M, de Zwaan M, Bauer-Hohmann M et al (2021) The transplant evaluation rating scale predicts clinical outcomes 1 year after lung transplantation: a prospective longitudinal study. Front Psychiatry 12:704319

Parekh PI, Blumenthal JA, Babyak MA et al (2003) Psychiatric disorder and quality of life in patients awaiting lung transplantation. Chest 124:1682–1688

Smith PJ, Blumenthal JA, Trulock EP et al (2016) Psychosocial predictors of mortality following Lung Transplantation. Am J Transplant 16:271–277

Twillman RK, Manetto C, Wellisch DK et al (1993) The transplant evaluation rating scale. A revision of the psychosocial levels system for evaluating organ transplant candidates. Psychosomatics 34:144–153

World Health Organization (2003). Adherence to long-term therapies: evidence for action. https://iris.who.int/bitstream/handle/10665/42682/9241545992.pdf. Zugegriffen: 30. März 2024

Zoremba N, Coburn M (2019) Acute confusional states in hospital. Dtsch Arztebl Int 116:101–106

Rezidiv bei Lungenkrebs

16

Monika Tempel

Inhaltsverzeichnis

Kapitel 16 legt dar

- Welche psychischen Belastungen bereits im Vorfeld eines Lungenkrebsrezidivs beachtet und ggf. behandelt werden sollten

---

M. Tempel (✉)
die LungenCouch®, Regensburg, Deutschland
E-Mail: info@monikatempel.de

- Wie die extremen Belastungen der Betroffenen bei und nach der Diagnose eines Lungenkrebsrezidivs angemessen psychoonkologisch-palliativpsychologisch begleitet werden können

16.1 Bedeutung eines Rezidivs bei Lungenkrebs

16.1.1 Grundlagen zum Lungenkrebsrezidiv

Lungenkrebs ist in Deutschland, Österreich und der Schweiz weiterhin die mit Abstand häufigste Krebstodesursache bei Männern und die zweithäufigste bei Frauen. Das mediane Erkrankungsalter liegt zwischen 68 und 70 Jahren. Der Hauptrisikofaktor ist Tabak- und Nikotinabusus.

Das Lungenkarzinom wird in zahlreiche biologisch unterschiedliche Entitäten mit eigenen Behandlungskonzepten eingeteilt. Die Prognose der Erkrankten wird u. a. vom Stadium, dem molekularen Subtyp, der Histologie, dem Geschlecht, dem Allgemeinzustand und der Komorbidität bestimmt.

In etwa der Hälfte der Neuerkrankungen mit ausreichender Dokumentation der Tumorstadien liegen bei Erstdiagnose bereits Fernmetastasen vor. Bei den Plattenepithelkarzinomen ist die Verteilung etwas günstiger als bei den Adenokarzinomen (Onkopedia-Leitlinien 2023, 2024).

Um die psychische Belastung im Zusammenhang mit einem Rezidiv bei Lungenkrebs besser verstehen zu können, ist ein Blick auf die Besonderheiten dieser onkologischen Erkrankung hilfreich.

16.1.2 Hintergrundwissen

Lungenkrebs hat, trotz aller Behandlungsfortschritte, nach wie vor eine vergleichsweise hohe Todesrate. Diese rührt daher, dass Lungenkrebs meist erst im Stadium der Extensive Disease (ausgedehnten Stadium) diagnostiziert wird. Damit verschieben sich die Behandlungsoptionen von der Kuration zur Palliation (s. S3-Leitlinie Prävention, Diagnostik, Therapie und Nachsorge des Lungenkarzinoms) (Leitlinienprogramm Onkologie 2025). Dennoch können Erkrankte heute von einer deutlich erhöhten durchschnittlichen Überlebenszeit und einer erfreulich gebesserten Lebensqualität unter Therapie ausgehen.

Für die Begleitung der Lungenkrebserkrankten gelten im Wesentlichen die Grundsätze der Psychoonkologie (s. S3-Leitlinie Psychoonkologische Diagnostik, Beratung und Behandlung von Erwachsenen Krebspatient*innen) (Leitlinienprogramm Onkologie 2023) und der Palliativtherapie (s. Erweiterte S3-Leitlinie Palliativmedizin für Patienten mit einer nicht-heilbaren Krebserkrankung) (Leitlinienprogramm Onkologie 2020; Kap. 7, 11 und 17). Je nach den Bedürfnissen von Betroffenen und deren Angehörigen werden Konzepte angeboten, die bei der Verarbeitung psychischer Belastungen in allen Stadien der Krebserkrankung helfen können.

Dazu gibt die S3-Leitlinie Lungenkarzinom zu bedenken:

„Studien mit Lungenkrebspatienten zeigen, dass die Betroffenen in den Aufklärungsgesprächen ihre Situation häufig nicht ausreichend erfassen; insbesondere die Intention der Therapie (palliativ vs. kurativ) wird häufig nicht richtig erinnert…Sie unterschätzen das Ausmaß ihrer Erkrankung und überschätzen die Möglichkeiten der Heilung. Wenn Informationen zurückgehalten werden, führt das zu Anstieg von Angst und Unsicherheit bei Patienten und Familien sowie fehlender Möglichkeit sich auf die Zeit vermehrter Belastung vorzubereiten, gestörter Kommunikation in der Familie sowie fehlendem Vertrauen zwischen Betroffenen und Behandlungsteam." (Leitlinienprogramm Onkologie 2025, S. 190)

► **Praxistipp** Das Behandlungsziel (Kuration oder Palliation) muss im Aufklärungsgespräch verständlich verdeutlicht und möglicherweise in Folgegesprächen wiederholt werden. Eine strukturierte Gesprächsführung (z. B. im Sinne der „Meilensteinkommunikation" und anhand des SPIKES- oder NURSE-Protokolls) wird empfohlen (Kap. 13 und Abschn. 20.3).

Nur bei vorangegangener kurativer Therapie kann im Rahmen der Nachsorge und Kontrolluntersuchungen bei Lungenkrebs von einem Rezidiv gesprochen werden. Intention der Nachsorge nach kurativer Therapie ist die frühzeitige Diagnose eines Rezidivs mit den Zielen:

- Verlängerung der Überlebenszeit,
- Erhöhung der Heilungschance,
- Erkennung von Nebenwirkungen der Therapie,
- Vorsorge (frühzeitige Diagnostik eines Zweittumors).

Aus dieser Konstellation ergeben sich die nachfolgenden Überlegungen zur psychopneumologischen Begleitung im Hinblick auf ein Lungenkrebsrezidiv.

Dabei wurde berücksichtigt, dass bereits Kap. 7 auf die psychoonkologischen Besonderheiten bei Lungenkrebs eingeht und zudem auf die Grundlagenliteratur zur Psychoonkologie verweist. Kap. 13 bietet eine ausführliche Darstellung der psychoonkologischen Begleitung im Rahmen von Diagnose und Therapieeinleitung bei Lungenkrebs. Die S3-Leitlinie Lungenkarzinom enthält ebenfalls wegweisende Informationen zur psychoonkologischen Versorgung sowie zur supportiven, komplementärmedizinischen und palliativmedizinischen Behandlung beim Lungenkarzinom (Leitlinienprogramm Onkologie 2025, S. 457–461). Die folgenden Ausführungen konzentrieren sich daher auf die Konstellationen rund um ein Lungenkrebsrezidiv.

Tab. 16.1 Strukturierte Nachsorge nach kurativer Therapie bei Lungenkrebs. (Deutsches Krebsforschungszentrum [dkfz] 2024)

Zeitpunkt	Nachsorgeintervall
Abschluss der Erstbehandlung	4–6 Wochen nach Therapie
1. und 2. rezidivfreies Jahr nach Therapie	Alle 3 Monate
Ab dem 3. Jahr nach Therapie	Alle 6 Monate
Ab dem 5. Jahr nach Therapie	Einmal jährlich

16.2 Psychoonkologische Aspekte im Vorfeld eines Lungenkrebsrezidivs

16.2.1 Gesundheit unter Vorbehalt

Nach Abschluss einer kurativen Behandlung treten die Erkrankten in die Phase der Nachsorge. Sie lässt sich beschreiben als „Gesundheit unter Vorbehalt". Für diese Zeit gilt, dass die Wahrscheinlichkeit eines Rezidivtumors in den ersten beiden Jahren nach Resektion am höchsten ist, der Anteil an Zweitkarzinomen mit dem Abstand zur Operation zunimmt.

Das strukturierte Nachsorgeprotokoll nach kurativer Therapie bei Lungenkrebs ist in Kenntnis dieser Befunde v. a. in den beiden ersten Jahren nach der Erstdiagnose eng getaktet und erinnert die Betroffenen ständig an die Bedrohung durch die Krankheit (Tab. 16.1).

16.2.2 Ängste (v. a. Rezidivangst)

Das ständige Wissen um die Nachkontrollen führt bei mehr als der Hälfte der Krebserkrankten und ihren Angehörigen zu psychischen Belastungen. Hierbei steht die Angst vor der Diagnose eines Rezidivs im Vordergrund (Rezidivangst, *Fear of Cancer Recurrence*, FCR). Psychopneumologisch bedeutsam ist hierbei, dass eine schlechte allgemeine Lebensqualität sowie schlechte emotionale und soziale Funktionsfähigkeit unabhängige Prädiktoren für eine hohe Rezidivangst sind (Jung et al. 2023).

Die unterschwellige Bedrohung durch ein Rezidiv muss abgewehrt oder verdrängt werden. Im zeitlichen Vorfeld der Nachsorgetermine steigen Anspannung und Ängste in der Regel nochmals an. Diese *Scanxiety* („Scan-Angst" vor Folgeuntersuchungen) ist ein weit verbreitetes Problem.

Als positiver Aspekt der Nachsorgetermine lässt sich jedoch das Wiedererlangen eines Kontroll- und Sicherheitsgefühls feststellen, was zur Stärkung des psychischen Wohlergehens von Erkrankten und Angehörigen beitragen kann. Beide Aspekte sollten im Rahmen der psychosozialen Nachsorge berücksichtigt werden (Seibel et al. 2023).

▶ **Praxistipp** Nach der Ersttherapie eines Lungenkrebses sollte das Augenmerk besonders auf Rezidivangst und „Scan-Angst" (v. a. vor Nachuntersuchungsterminen) gerichtet sein und bei Gesprächskontakten thematisiert werden.

Zusätzliche Anspannung erfahren viele Betroffene durch das Wissen um die Risikofaktoren für das Auftreten eines Rezidivs. An erster Stelle steht hierbei der Tabak- und Nikotinabusus (Leitlinienprogramm Onkologie 2025). Inzwischen werden auch Elemente eines ungesunden Lebensstils (Bewegungsmangel, Schlafmangel, obst- und gemüsearme Ernährung) als mögliche Risikofaktoren für die Begünstigung eines Rezidivs untersucht (Murphy et al. 2022) (Kap. 12).

Durch die Empfindung, mit einer entsprechenden Lebensstiländerung maßgeblich zur Rezidivfreiheit beizutragen, können Patientinnen/Patienten einerseits in ihrer Selbstwirksamkeitserwartung gestärkt werden. Scheitern sie an diesen Ansprüchen, können andererseits Selbstvorwürfe, Schuldgefühle und Hoffnungslosigkeit zunehmen und die Anspannung verstärken („Alles umsonst!").

Die Nachsorgetermine bieten Gelegenheiten zum Erfassen dieser psychischen Belastungen. Im Sinne einer *Meilensteinkommunikation* kann so auch eine bedarfsgerechte psychopneumologische Begleitung angeboten werden (Tab. 16.2).

16.3 Psychoonkologische Aspekte bei Diagnose eines Lungenkrebsrezidivs

Eine Vollremission nach kurativer Behandlung deuten Lungenkrebserkrankte häufig als endgültige „Heilung". Umso belastender erleben sie das Auftreten von Rezidiven oder Zweitkarzinomen.

16.3.1 „Todesurteil"

Ein Rezidiv ist für die meisten Betroffenen das größte anzunehmende Unglück. Es zerstört unerbittlich das Vertrauen in eine Heilung, konfrontiert mit der begrenzten Lebenszeit und klingt wie ein „Todesurteil".

Aus dieser Erfahrung resultieren in der Regel Gefühle wie:

- Hoffnungslosigkeit,
- Depressionen,
- Panik,
- Depersonalisation,
- Kontrollverlust,
- Schuldgefühle.

Tab. 16.2 Auswahl von Assessmentinstrumenten und psychoonkologischen Interventionen nach Ersttherapie bei Lungenkrebs

Baustein	Zielsetzung	Rubrik	Siehe
PO-Bado-KF	Erfassung des psychosozialen Befindens bei Krebserkrankungen (aller Diagnosen, Stadien, Behandlungsarten)	Fremdeinschätzungsskala (Basisdaten, 3 Beurteilungsrubriken, Bewertung)	Anhang A12
Distress-Thermometer	Erfassung des psychosozialen Befindens bei Krebserkrankungen (aller Diagnosen, Stadien, Behandlungsarten)	Ultrakurzscreening (Skala und Problemliste mit 4 Rubriken)	Mehnert et al. (2006)
Fear of Cancer Recurrence Inventory Short Form (FCRI-SF)	Erfassung der Schwere der Rezidivangst und psychischer Komorbiditäten	Screening-Tool (9 Items)	
ACCEPT®-Programm	Unterstützung der Krankheitsverarbeitung während der First-Line-Therapie bei Lungenkrebs	Zwölfwöchiges multimodales Interventionskonzept	Abschn. 20.3.4
Reframing, Verhaltenstechniken	Rasche Reduktion von psychischen Belastungen	CBT	Abschn. 20.6, Abschn. 20.9
PMR, imaginative Verfahren	Stärkung des Kontrollgefühls (v. a. bei Scanxiety)	Entspannungs- und Imaginationsverfahren	Abschn. 20.6.7, Abschn. 20.13.2 und 20.13.3
Achtsamkeitsbasierte Übungen	Selbstregulation der Aufmerksamkeit, Förderung von Offenheit und Akzeptanz	MBT	Abschn. 20.5, Abschn. 20.6.5 und 20.6.6, Abschn. 20.7.4, Abschn. 20.13.1

CBT (Cognitive Behavioral Therapy) kognitive Verhaltenstherapie; MBT (Mindfulness Based Therapy) achtsamkeitsbasierte Psychotherapie; PMR progressive Muskelrelaxation; PO-Bado-KF psychoonkologische Basisdokumentation Kurzform

Für die meisten Betroffenen ist die Diagnose eines Rezidivs verheerender als die Erstdiagnose des Krebses. Sie zeigen nach der Rezidivdiagnose Anzeichen von Schock und Trauma (Vivar et al. 2010).

Für die psychische Auseinandersetzung mit dem Rezidiv verweist die S3-Leitlinie Lungenkarzinom (Leitlinienprogramm Onkologie 2025) auf die S3-Leitlinie Palliativmedizin (Leitlinienprogramm Onkologie 2020). Unter der Überschrift „Gespräche über schwerwiegende Änderungen im Krankheitsverlauf" finden sich folgende Aussagen und Zitate:

> „Für die Aufklärung von Tumorrezidiven nach kurativer Therapie bzw. über ein Nicht-bzw. nicht ausreichendes Ansprechen auf die tumorspezifische Therapie in einer palliativen Erkrankungssituation gelten die Grundlagen der patientenzentrierten Kommunikation. Schwerwiegende Veränderungen im Krankheitsverlauf durch das Wiederauftreten oder Fortschreiten der Tumorerkrankung, den ausbleibenden Erfolg der Tumortherapie oder der nahende Tod konfrontieren Patienten mit Begrenzungen von Lebenszeit und -perspektiven sowie die Begleitung ihrer Angehörigen stellt an die an der Behandlung Beteiligten hohe Anforderungen im Hinblick auf die Kommunikation sowie Interaktion.

> Eine Schulung in kommunikativen Kompetenzen ist für das Behandlungsteam hilfreich, eigene Belastungen zu reduzieren und die Zufriedenheit der Betroffenen zu verbessern." (Leitlinienprogramm Onkologie 2025, S. 194)

16.3.2 Psychische Anpassung

Für Behandelnde ist es wichtig, zu beachten, dass die psychische Anpassung bei rezidiviertem bzw. metastasiertem Lungenkrebs nach einer erfolgreichen Erstbehandlung mit Faktoren wie Geschlecht, Berufstätigkeit, Alter (über 65 Jahre), Familienstand und Krebsstadium in Verbindung steht.

Die in der Psychoonkologie als relevant betrachteten Copingstrategien waren wie folgt verteilt (Bando et al. 2023):

- Ältere Patientinnen/Patienten (>65 Jahre) – signifikant höherer Fatalismus,
- weibliches Geschlecht – signifikant höherer Kampfgeist,
- verheiratete Patientinnen/Patienten – signifikant niedrigere Vermeidung,
- berufstätige Patientinnen/Patienten – signifikant niedrigere Hilf- und Hoffnungslosigkeit,
- Krebsstadium II (Primärerkrankung) – signifikant höhere Vermeidung.

Zunehmend gerät die Suizidalität bei onkologischen Erkrankungen in den Fokus der Forschung. Da ein starker Zusammenhang zwischen Depressivität und Todeswünschen (auch

bei Krebserkrankten) nachgewiesen wurde, sollte gerade bei der Diagnose eines Lungenkrebsrezidivs ein Screening auf Depressivität und Suizidalität erfolgen (Rabe et al. 2020;
Brähler et al. 2022) (Abschn. 5.2.1 und Kap. 6).

▶   **Praxistipp** Die Diagnose eines Lungenkrebsrezidivs als Extremerfahrung verlangt
    besondere Aufmerksamkeit für eine Vielzahl akuter psychischer Folgen, einschließ-
    lich erhöhter Suizidalität.

Die Möglichkeiten zum Erfassen der psychischen Belastungen bei einer Rezidivdiagnose
entsprechen den vorgestellten Instrumenten in Tab. 16.2. Zusätzlich sollten Depressivität
und Suizidalität mit dem PHQ-9 (insbesondere Item „Suizidalität") ermittelt werden. Zur
Unterstützung eignen sich die psychoonkologischen Interventionen aus Tab. 16.2.

16.4   Psychoonkologische Aspekte nach einem Lungenkrebsrezidiv

16.4.1 Zwischen Hoffnung und Verzweiflung, Verlust und Todesfurcht

Nach einem Lungenkrebsrezidiv werden Patientinnen/Patienten unausweichlich mit der
Unheilbarkeit ihrer Erkrankung und dem herannahenden Lebensende konfrontiert. Das
bedeutet in der Regel drastische Veränderungen in mehreren Dimensionen: körperlich,
psychisch, sozial und existenziell.

Die emotionalen Erfahrungen lassen sich folgendermaßen ordnen (Refsgaard und
Frederiksen 2013):

- Schuld, Selbstvorwürfe, Scham, (Selbst)Stigmatisierung,
- Hoffnung vs. Verzweiflung,
- Einsamkeit,
- Veränderung des Selbstbildes und des Selbstwerts,
- Nutzlosigkeit und Abhängigkeit,
- Unsicherheit und Sorgen,
- Angst und Furcht,
- Verluste (erfahrene und antizipierte).

16.4.2 Ängste (v. a. End-of-Life-Ängste)

Zu den häufigsten psychischen Störungen bei fortgeschrittenem Lungenkrebs zählen:

- Angststörungen (v. a. End-of-Life-Ängste),
- depressive Störungen,
- Demoralisierung,
- Suizidgedanken und der Wunsch, zu sterben.

Besondere Bedeutung kommt bei der psychoonkologischen Begleitung von Lungenkrebs-erkrankten nach einem Rezidiv der Bewältigung von End-of-Life-Ängsten zu.

Diese Angstform wird im Rahmen der noch relativ jungen Palliativpsychologie zunehmend erforscht. Die psychoonkologische Unterstützung in der Palliativversorgung muss sich flexibel an den individuellen emotionalen Belastungen, dem jeweiligen Befinden der Betroffenen und den mitunter stark eingeschränkten Kommunikations- und Verständnismöglichkeiten orientieren. Double Awareness, d. h. die bewusste Balance zwischen Wissen um das herannahende Lebensende ohne Verlust von Lebenssinn und Hoffnung, bleibt eine ständige Herausforderung (Mehnert und Nauck 2016) (Kap. 17).

▶ **Praxistipp** Grundsätzlich sollte der multimodale Ansatz der psychoonkologischen Begleitung von Patientinnen/Patienten mit fortgeschrittener Krebserkrankung auf Unterstützung von Erkrankten (und Angehörigen) im Umgang mit belastenden Gefühlen, Identifikation von Stärken, Ausbau bestehender Ressourcen und auf der Förderung eines adaptiven Umgangs mit der Krankheit zielen (Abschn. 20.11).

Die Assessmentinstrumente und Interventionen, die sich zur Diagnostik und zur psychoonkologischen Behandlung nach einem Lungenkrebsrezidiv eignen, sind in Tab. 16.3 dargestellt.

16.5   Fazit für die Praxis

- Die Extrembelastung, die sich aus der Diagnose und den Folgen eines Lungenkrebsrezidivs für Patientinnen/Patienten und Angehörige ergeben, verlangt in der Regel eine Anpassung und eine Individualisierung des allgemein üblichen psychoonkologischen Vorgehens in frühen und kurativen Behandlungsstadien.
- Die Interventionen müssen dem stark begrenzten Zeitrahmen, dem mitunter rasanten Krankheitsverlauf und den rasch wechselnden Versorgungsbedürfnissen der Erkrankten und Angehörigen gerecht werden.
- Aktuelle medizinische Grundkenntnisse über onkologische Lungenerkrankungen, deren Verlauf und Behandlung (Wirkungen und Nebenwirkungen) sind für die Arbeit in der Palliativpsychologie unverzichtbar.

Tab. 16.3 Psychoonkologisches Assessment und Interventionen bei fortgeschrittenem Lungenkrebs. (In Anlehnung an: Mehnert und Nauck 2016)

Baustein	Zielsetzung	Rubrik	Siehe
PO-Bado-KF	Erfassung des psychosozialen Befindens bei Krebserkrankungen (aller Diagnosen, Stadien, Behandlungsarten)	Fremdeinschätzungsskala (Kurzform)	Anhang A12
Distress Thermometer	Erfassung des psychosozialen Befindens bei Krebserkrankungen (aller Diagnosen, Stadien, Behandlungsarten)	Ultrakurzscreening	Mehnert et al. (2006)
Reframing, Verhaltenstechniken	Rasche Reduktion von psychischen Belastungen	CBT	Kap. 20
PMR, imaginative Verfahren	Stärkung des Kontrollgefühls (v. a. bei belastenden Eingriffen, Therapienebenwirkungen)	Entspannungs- und Imaginationsverfahren	Kap. 20
Achtsamkeitsbasierte Übungen	Selbstregulation der Aufmerksamkeit, Förderung von Offenheit und Akzeptanz	MBT	Kap. 20
Sinnorientierte Interventionen	Förderung von individuellem Lebenssinn und (autobiografischem) Kohärenzgefühl	Logotherapie und Existenzanalyse	Abschn. 20.10, Frankl (1987)
Würdeorientierte Interventionen(Lebenserwartung > 2 Wochen)	Förderung von emotionalem und spirituellem Wohlbefinden durch Stärkung des Würdegefühls	Interview plus 1–2 Therapiesitzungen	Abschn. 20.11 Chochinov et al. (2005)

(Fortsetzung)

Tab. 16.3 (Fortsetzung)

Baustein	Zielsetzung	Rubrik	Siehe
Familienzentrierte Trauertherapie	Reduktion psychischer Belastung (Betroffene und Angehörige), Prävention von komplizierter Trauer	Kurzzeitintervention	Kissane und Lichtenthal (2008)

CBT (Cognitive Behavioral Therapy) kognitive Verhaltenstherapie; *MBT* (Mindfulness Based Therapy) achtsamkeitsbasierte Psychotherapie; *PMR* progressive Muskelrelaxation; *PO-Bado-KF* psychoonkologische Basisdokumentation Kurzform

- Die psychoonkologische Begleitung von Menschen mit fortgeschrittenem Lungenkrebs konfrontiert Gesundheitsfachkräfte in besonderer Weise mit Sterben und Tod. Eine geklärte Beziehung zur eigenen Endlichkeit, eine Auseinandersetzung mit der eigenen Hilflosigkeit und mit den eigenen Fragen zum Sinn von Leben und Tod sind die Voraussetzung für einen professionellen Einsatz, der durch zusätzliche Selbstfürsorge vor einem Burn-out der Behandelnden schützen kann.

References

Zitierte Literatur

Bando T, Kondo K, Matsumoto M, Kuroshima S, Takizawa H, Imai Y, … & Ueta I (2023) Psychological Adjustment and Related Factors in Patients with Recurrence/Metastatic Lung Cancer after Curative Surgery. J Med Invest 70(1.2), 200–207

Chochinov HM, Hack T, Hassard T, Kristjanson LJ, McClement S, Harlos M (2005) Dignity therapy: a novel psychotherapeutic intervention for patients near the end of life. J Clin Oncol 23(24):5520–5525

Deutsches Krebsforschungszentrum (dkfz) (2024) Krebsinformationsdienst. Reha, Nachsorge und Verlaufskontrollen bei Lungenkrebs. https://www.krebsinformationsdienst.de/lungenkrebs/nachsorge-und-reha. Zugegriffen: 20. Dez 2024

Ernst M, Brähler E, Beutel ME, Wiltink J (2022) Prävention von Suizidalität bei Menschen mit Krebs. Die Onkologie 28(1):69–74

Frankl VE (1987) Ärzliche Seelsorge: Grundlagen der Logotherapie und Existenzanalyse. Fischer Taschenbuch Verlag, Frankfurt am Main

Jung W, Park J, Jeong A, Cho JH, Jeon YJ, Shin DW (2023) Fear of cancer recurrence and its predictors among patients with non-small cell lung cancer (NSCLC). J Cancer Surviv 18(6):1782–1789

Kissane DW, Lichtenthal WG (2008) Family focused grief therapy: From palliative care into bereavement. In: Stroebe MS (ed) Handbook of Bereavement Research and Practice: Advances in Theory and Intervention. Washington, DC: American Psychological Association, pp 485–510

Leitlinienprogramm Onkologie (Deutsche Krebsgesellschaft, Deutsche Krebshilfe, AWMF): Palliativmedizin für Patienten mit einer nicht-heilbaren Krebserkrankung, Langversion 2.2, 2020, AWMF-Registernummer: 128/001OL, https://www.leitlinienprogramm-onkologie.de/leitlinien/palliativmedizin/. Zugegriffen: 14. Apr 2025

Leitlinienprogramm Onkologie (Deutsche Krebsgesellschaft, Deutsche Krebshilfe, AWMF): Prävention, Diagnostik, Therapie und Nachsorge des Lungenkarzinoms, Langversion 4.0, 2025, AWMF-Registernummer: 020–007OL https://www.leitlinienprogramm-onkologie.de/leitlinien/lungenkarzinom/; Zugegriffen: 14. Apr 2025

Leitlinienprogramm Onkologie (Deutsche Krebsgesellschaft, Deutsche Krebshilfe, AWMF): Psychoonkologische Diagnostik, Beratung und Behandlung von erwachsenen Krebspatient*innen, Langversion 2.1, 2023, AWMF-Registernummer: 032–051OL. https://www.leitlinienprogramm-onkologie.de/leitlinien/psychoonkologie/; Zugegriffen: 14. Apr 2025

Mehnert A, Nauck F (2016) Psychotherapie in der palliativen Versorgung. Zeitschrift für Palliativmedizin 17(06):289–301

Mehnert A, Müller D, Lehmann C, Koch U (2006) Die deutsche Version des NCCN Distress-Thermometers. Empirische Prüfung eines Screening-Instruments zur Erfassung psychosozialer Belastung bei Krebspatienten. Zeitschrift für Psychiatrie, Psychologie und Psychotherapie. 54(3):213–223. https://doi.org/10.1024/1661-4747.54.3.213

Murphy RA, Darvishian M, Qi J, Chen Y, Chu Q, Vena J, Bhatti P (2022) Lifestyle factors and lung cancer risk among never smokers in the Canadian Partnership for Tomorrow's Health (CanPath). Cancer Causes Control 33(6):913–918

Onkopedia-Leitlinien (2023) Lungenkarzinom, kleinzellig. https://www.onkopedia.com/de/onkopedia/guidelines/lungenkarzinom-kleinzellig-sclc/@@guideline/html/index.html. Zugegriffen: 2. Jan 2025

Onkopedia-Leitlinien (2024) Lungenkarzinom, nicht-kleinzellig. https://www.onkopedia.com/de/onkopedia/guidelines/lungenkarzinom-nicht-kleinzellig-nsclc/@@guideline/html/index.html. Zugegriffen: 2. Jan 2025

Rabe A, van Oorschot B, Jentschke E (2020) Suizidalität bei Krebspatienten. Der Onkologe 26(2):163–168

Refsgaard B, Frederiksen K (2013) Illness-related emotional experiences of patients living with incurable lung cancer: A qualitative metasynthesis. Cancer Nurs 36(3):221–228

Seibel K, Sauer B, Wagner B, Becker G (2023) "Scanxiety" and a sense of control: the perspective of lung cancer survivors and their caregivers on follow-up-a qualitative study. BMC psychology 11(1):119

Vivar CG, Whyte DA, Mcqueen A (2010) 'Again': the impact of recurrence on survivors of cancer and family members. J Clin Nurs 19(13–14):2048–2056

Weiterführende Literatur

Villalobos M, Siegle A, Hagelskamp L, Jung C, Thomas M (2019) Kommunikation entlang der Behandlungsmeilensteine bei Patienten mit fortgeschrittenem Lungenkrebs. Kompass Pneumologie 7(6):300–304

Palliativversorgung bei malignen und nichtmalignen Lungenerkrankungen

17

Sandra Delis und Wiebke Nehls

Inhaltsverzeichnis

S. Delis (✉)
Pneumologie, Palliativmedizin, Geriatrie, Helios Klinikum Emil-von-Behring, Berlin, Deutschland
E-Mail: sandra.delis@helios-gesundheit.de

W. Nehls
Palliativmedizin, Geriatrie, Helios Klinikum Emil-von-Behring, Berlin, Deutschland
E-Mail: wiebke.nehls@helios-gesundheit.de

© Der/die Autor(en), exklusiv lizenziert an Springer-Verlag GmbH, DE, ein Teil von Springer Nature 2026
M. Tempel und P. Köbler (Hrsg.), *Psychopneumologie,*
https://doi.org/10.1007/978-3-662-71757-8_17

Kapitel 17 legt dar

- Auf welchen Grundlagen die heutigen ambulanten und stationären Angebote der Palliativversorgung basieren
- Warum trotz bekannter Triggerfaktoren die Initiierung einer Palliativversorgung für Menschen mit chronisch-fortschreitenden Lungenerkrankungen (wie COPD und Lungenfibrose) häufig zu spät oder gar nicht erfolgt
- Welche Dimensionen die *End-of-Life Care* bei Menschen mit Lungenerkrankungen beinhaltet, wie diese erfasst und bei der Therapiezielfindung berücksichtigt werden können
- Wie *Advance Care Planning* (ACP) zu einer adäquaten Palliativversorgung und der Vermeidung von Übertherapie beitragen kann
- Welche Möglichkeiten die Palliativpsychologie bei der Begleitung von Menschen mit Lungenkrebs, Lungenfibrose und COPD in der Sterbephase und nach dem Versterben nutzen kann

17.1   Definition von Palliativversorgung und grundlegende Konzepte

Das Verständnis von Palliativversorgung hat sich seit Gründung der Deutschen Gesellschaft für Palliativmedizin im Jahre 1994 deutlich verändert. Palliative Care beschränkt sich nicht nur auf *End-of-Life Care* – der Behandlung am Lebensende – sondern wird frühzeitig bzw. zeitgemäß in die Behandlung und Begleitung von unheilbar Erkrankten integriert. Während noch vor 20 Jahren die Palliativversorgung v. a. ein Angebot für Menschen mit Krebserkrankungen war, sind inzwischen Betroffene mit nichtmalignen Erkrankungen entsprechend ihrer Bedürfnislage ebenfalls im Fokus.

Definition: Palliativversorgung
Palliativversorgung begreift sich als ganzheitliche Behandlung und Begleitung von schwerkranken Menschen und ihren Nahestehenden. Sie hilft, das Leben im Rahmen der

Erkrankung bestmöglich nach den eigenen Vorstellungen zu leben. Ebenfalls die Herausforderungen der Menschen wahrzunehmen und zu begleiten, die die Erkrankten im persönlichen
Umfeld umsorgen, gehört auch zu dem Verständnis von Palliativversorgung.

Total-Pain-Konzept (C. Saunders)
Palliativversorgung versteht sich als achtsame und würdevolle Fürsorge. Hierzu gehört das
sog. *Total-Pain-Konzept*. Dieses wurde von Cicely Saunders, der Gründerin der modernen
Hospizbewegung, beschrieben. Die Belastungen bzw. das Leiden der Erkrankten werden
dabei in verschiedenen Dimensionen wahrgenommen und in ihrem körperlichen, seelischen,
sozialen und spirituellen Umfang erfasst (Saunders 1966) (Abb. 17.1).

Mit diesem Modell wird versucht, das Leiden als komplexes Erleben eines Menschen
zu erklären. Für die häufige Belastung durch Atemnot bei Menschen mit malignen und
nichtmalignen Lungenerkrankungen bedeutet dieser Ansatz, dass eine alleinige Steigerung der Medikamente zur symptomatischen Reduktion von Atemnot kein ausreichender
Ansatz ist, da die Betroffenen ganzheitlich mit allen Bedürfnissen betrachtet werden
müssen.

Abb. 17.1
Total-Pain-Konzept. (Saunders
1966)

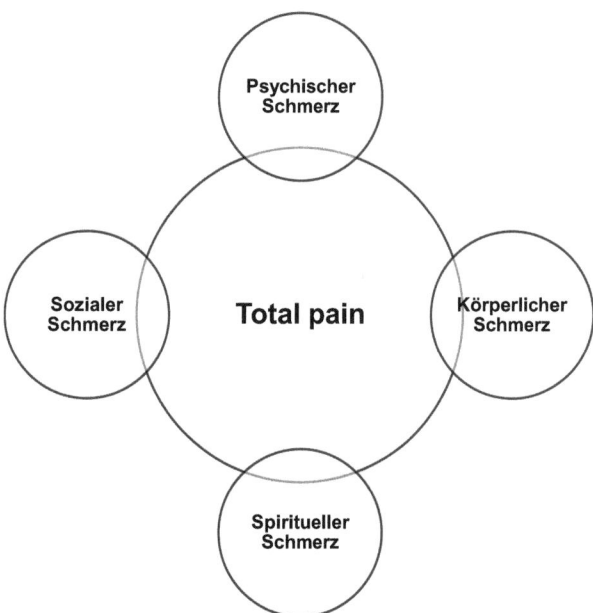

17.1.1 Allgemeine und spezialisierte Palliativmedizin

Längst ist man abgerückt von einem Verständnis, dass Palliative Care sich auf die letzte Lebensphase beschränkt. Immer häufiger liegt der Schwerpunkt auf „frühzeitig" und „Prävention". Zudem darf in den gängigen Definitionen nicht übersehen werden, dass Palliativversorgung nicht auf die Betreuung durch die spezialisierten Palliativteams zu reduzieren ist. Auch die primär behandelnden Fachdisziplinen (z. B. Allgemeinmedizin, Pneumologie, Onkologie) tragen als allgemeine Palliativmedizin zu einer gelungenen Palliativversorgung bei. Dies geschieht z. B. durch Aspekte der Vorausplanung, in der offenen Kommunikation und der Therapiezielfindung, aber auch in der Symptomlinderung.

17.1.2 Triggerfaktoren für die Initiierung der Palliativversorgung

Die Schnittmenge zwischen Pneumologie und Palliativmedizin ist groß, da Menschen mit chronischen pulmonalen Erkrankungen häufig eine eingeschränkte Lebenserwartung haben und durch eine Vielzahl von belastenden Symptomen gefordert sind. Deren Ausprägung und Interaktion beschreiben die Komplexität eines Versorgungsbedarfs. Die Intensität der palliativmedizinischen Unterstützung ergibt sich aus diesem Komplexitätsgrad. Die Lebensprognose steht hierbei nicht im Vordergrund.

▶ **Praxistipp** Menschen mit nichtheilbarem Lungenkarzinom sollen entsprechend der S3-Leitlinie Lungenkarzinom (Leitlinienprogramm Onkologie 2025) frühzeitig bei Diagnosestellung palliativmedizinisch beraten und ggf. versorgt werden. Durch diesen Erstkontakt innerhalb der ersten 2 Monate nach Erkrankung können Folgegespräche und -behandlungen niederschwellig angeboten werden.

Für viele Atemwegserkrankungen gibt es leider keine kurativen Therapieansätze, sie verlaufen chronisch fortschreitend. Bei Menschen mit schweren nichtmalignen Lungenerkrankungen wie COPD oder Lungenfibrose wird die Palliativversorgung häufig sehr spät im Krankheitsverlauf oder gar nicht angeboten. Diese Behandlungsrealität widerspricht den internationalen Empfehlungen (AmericanThoracicSociety/American Academy of Hospice and Palliative Medicine/Hospice and Palliative Nurses Association/Social Work Hospice and Palliative Care Network Policy Statement) (Sullivan et al. 2022).

Ein entscheidender Grund hierfür ist die schwierige Einschätzung der Prognose dieser Erkrankten durch die Gesundheitsfachkräfte. Seit Jahren ist bekannt, dass bei COPD-Erkrankten eine palliative Behandlung parallel zur kausalen Behandlung vorliegen sollte, wenn Kriterien wie ein schlechter Funktionszustand, Gewichtsverlust oder gehäufte ungeplante Krankenhauseinweisungen vorliegen.

Menschen mit nichtmalignen fortgeschrittenen Lungenerkrankungen erhalten später Zugang zur Palliativversorgung und erfahren eine schlechtere Behandlung zur Symptomreduktion als Tumorpatientinnen und -patienten (Strang et al. 2021).

17.1.3 Belastung durch Atemnot bei Palliativpatientinnen/-patienten in der Pneumologie

Atemnot ist das häufigste und am schlechtesten behandelte Symptom von Palliativpatientinnen/-patienten der Pneumologie. Gleichzeitig ist Atemnot für Betroffene und ihre Nahestehenden extrem belastend. In den Kontakten mit den Gesundheitsfachkräften fühlen die Betroffenen sich nicht selten unverstanden, da Atemnot von Behandelnden als unvermeidbarer Teil der Krankheit akzeptiert wird.

Breathing-Thinking-Functioning (BTF)-Modell
Spathis et al. (2019) haben ein *Breathing-Thinking-Functioning* (BTF)-*Modell* (Atmen, Denken, Aktivität) entwickelt. In diesem Modell wird davon ausgegangen, dass es drei große „Klassen" von Faktoren gibt, die zur Entstehung von Atemnot beitragen

- *Der Zyklus Atmen:* Ein ineffektives Atemmuster wie schnelle, flache Atemzüge führt als Teufelskreis zu zunehmender Atemnot, die oft mit anhaltender Angst verbunden ist.
- *Der Zyklus Denken/Fühlen:* Gedanken und Gefühle, die Erkrankte (und/oder Begleitende) in Zusammenhang mit Atemnot haben, wie beispielhaft der Gedanke „eines Tages werde ich ersticken". Diese führen durch anhaltende Angst in einen Teufelskreis der Aufrechterhaltung. Erkenntnisse und Gedanken führen zu Emotionen, die die Atemnot verschlimmern.
- *Der Aktivitätszyklus:* Erkrankte haben eine veränderte Fitness und eine verminderte körperliche und geistige Aktivität. Sport, Bewegung und Aktivität wird vermieden, um Atemnot und/oder Angstzuständen vorzubeugen. Es entsteht ein Teufelskreis aus Dekonditionierung und zunehmender Atemnot.

Eine weiterführende Darstellung des BTF-Modells und seiner Bedeutung für den Umgang mit Atemnot findet sich in Kap. 4.

▶ **Praxistipp** Die geschilderte Atemnot von Betroffenen ernst zu nehmen, Umstände der Verstärkung und Entlastung genau zu erfragen und die Auswirkungen von Atemnot auf die Lebensqualität zu verstehen, sind die wichtigsten Grundlagen zur Linderung und können bereits als therapeutische Maßnahme verstanden werden.

Um Atemnot und die Bedeutung für die Betroffenen einschätzen zu können, muss das soziale Leben und das psychische Wohlbefinden der Erkrankten erfragt und erfasst werden. Es ist bedeutsam, zu verstehen, wie der Alltag durch die Atemnot angepasst und körperliche Aktivität verändert wurde. Auch die Perspektive und Belastungssituation der Nahestehenden sollten wahrgenommen werden. Ein umfassendes Assessment dient dazu, geeignete Möglichkeiten zur Linderung anbieten zu können und Betroffene auch in ihrer Selbstwirksamkeit zu unterstützen.

▶ **Praxistipp** In der Regel profitieren die Betroffenen bezüglich einer Linderung von Atemnot davon, wenn mehrere Interventionen gleichzeitig angeboten werden.

Es ist bedeutsam, dass bei möglichen kausalen Ansätzen zur Linderung von Atemnot – wie z. B. der interventionellen Entlastung eines Pleuraergusses – die symptomatische Therapie gleichzeitig durchgeführt wird. Nichtmedikamentöse und medikamentöse Maßnahmen ergänzen sich. Je nachdem, wo die größten Herausforderungen liegen, können spezielle Entlastungsmaßnahmen am besten wirksam werden.

17.2 End-of-Life Care bei Menschen mit Lungenerkrankungen

17.2.1 Symptomlast bei Menschen mit fortgeschrittenen Lungenerkrankungen

Menschen mit fortgeschrittenen Lungenkrankheiten weisen schon frühzeitig im Verlauf ihrer Erkrankung vielfältige Symptome auf, welche in der Regel v. a. in der letzten Lebensphase zunehmen. Die Gesamtheit der Symptome und die Belastung dadurch werden in der Palliativversorgung auch als Symptomlast bezeichnet. Hierbei handelt es sich nicht nur um körperliche Symptome, sondern auch um Belastungen auf der psychischen, spirituellen und sozialen Ebene. Eine umfassende Begleitung schwerkranker Menschen beinhaltet daher die regelmäßige Erfassung von Beschwerden in allen vier genannten Dimensionen. Dies entspricht der o. g. Interpretation des *Total-Pain-Konzeptes* von Cicely Saunders. Hierbei wird der ganzheitliche Zusammenhang in Bezug auf individuelles Leid beschrieben und entspricht der Definition von Palliativmedizin der WHO (WHO 2020).

17.2.2 Körperliche Symptome

Häufige Symptome bei Menschen mit Lungenerkrankungen sind:

- Luftnot,
- Husten,

- Engegefühl in der Brust,
- Schwäche,
- Schmerzen,
- Verstopfung.

Durch Zunahme einer dieser Beschwerden können weitere Symptome verschlimmert werden, z. B. nehmen bereits bestehende Ängste bei Luftnotattacken zu (Kap. 10).

17.2.3 Psychische Symptome

Ängste wurden in den Kap. 5 und 10 explizit beschrieben. Zusammenfassend sind neben Ängsten v. a. Depressionen belastende Komorbiditäten für Menschen mit fortgeschrittenen Lungenerkrankungen. Besonders bei Zunahme der körperlichen Beschwerden treten oft weitere komplexe psychische Beschwerden auf, wie beispielsweise:

- Fatigue,
- Schlafstörungen,
- aggressive/wütende Verstimmung,
- Trauergefühle,
- Gefühl der „Ohnmacht",
- Todeswünsche.

Im Rahmen von akuten Belastungssituationen können diese Symptome im Sinne von konkreten Suizidgedanken, Anpassungsstörungen oder auch Angststörungen aggravieren.

17.2.4 Belastungen in der sozialen Dimension

Aufgrund der vielfältigen körperlichen wie auch psychischen Beschwerden treten im Laufe des Erkrankungsverlaufs regelhaft erhebliche Einschränkungen im sozialen Umfeld der Betroffenen auf. Neben dem Unvermögen, sozialen Kontakten wie bisher nachzugehen (soziale Isolation), sind berufstätige Patientinnen/Patienten oftmals mit Fragen wie Berufsunfähigkeit sowie Erwerbsunfähigkeit konfrontiert. Das Unvermögen, dem Beruf nachzugehen, zieht neben existenziellen Sorgen auch Probleme mit der eigenen Identifikation und Zweifeln am Rollenverständnis in familiären Gefügen mit sich (Kap. 10 und 11).

Eine zunehmende körperliche Gebrechlichkeit erfordert nicht selten Unterstützung durch Zugehörige bei den alltäglichen Dingen des Lebens. Bestehende soziale Kontakte können hierdurch starke Belastungen erfahren, sodass professionelle Hilfen z. B. durch Pflegedienste in Anspruch genommen werden sollten. Manchmal ist aufgrund der

Verschlimmerung des Krankheitsbildes auch ein Umzug aus der gewohnten Umgebung – z. B. in eine Pflegeinrichtung oder ein Hospiz – notwendig. Die Entscheidung hierzu kann gleichzeitig be- wie entlastend für Betroffene sowie deren Zugehörige sein.

17.2.5 Erleben von spirituellem Leid

Die Zunahme der Symptomlast, Probleme in der Alltagsbewältigung und auch die Wahrnehmung der eigenen Sterblichkeit bedingt bei den meisten Betroffenen eine erhebliche Belastung auch auf der spirituellen Ebene. Zwar kann ein fester Glaube oder auch eine bestimmte Weltanschauung dem einzelnen helfen, um angesichts der Lebensbedrohlichkeit der Erkrankung gestärkt in die Zukunft zu blicken. Aber angesichts zunehmender Symptome bzw. dem Nahen eines ungewollten Lebensendes kann das Glaubensgerüst ins Wanken geraten. Neben Ohnmachtsgefühlen gegenüber dem „von oben" bestimmten Lebensweg treten nicht selten Emotionen wie Wut und Verzweiflung auf. Hierbei können bisher tragende Weltanschauungen von Betroffenen angezweifelt werden. Die Erkrankten erleben diese spirituelle Belastung dann oft in Form von Gefühlen der Hoffnungslosigkeit, Verzweiflung, Leere, Gefühllosigkeit und existenzieller Verunsicherung.

▶ **Praxistipp** Eine regelmäßige und strukturierte Evaluation der vielfältigen Beschwerden von Palliativpatientinnen/-patienten in der Pneumologie ist eine Voraussetzung für eine umfassende Begleitung am Lebensende.

Erkrankte in der letzten Lebensphase wünschen neben einer symptomorientierten Therapie v. a. Vertrauen in die Gesundheitsfachkräfte und eine gute Kommunikation. Themen wie Therapiezielbegrenzungen, eine bedarfsgerechte Versorgungsplanung, aber auch Sinnfragen sind dabei von allen Gesundheitsfachkräften gleichzeitig aufzugreifen. Hierzu gehört auch die Wahrnehmung des kulturellen Hintergrundes der Erkrankten und Zugehörigen (Kap. 13 und Abb. 17.2).

17.3   Entscheidungswege in der Palliativversorgung

17.3.1 Therapiezielfindung und Kriterien der Entscheidungsfindung

Im Kontext einer nichtheilbaren Erkrankung der Atemwegsorgane und einer begrenzten Überlebenszeitprognose steht eine Vielzahl an Fragestellungen zur Entscheidung an, die sowohl medizinisch-therapeutische, pflegerische, versorgungsbezogene als auch ethisch-normative Aspekte des Lebens betreffen.

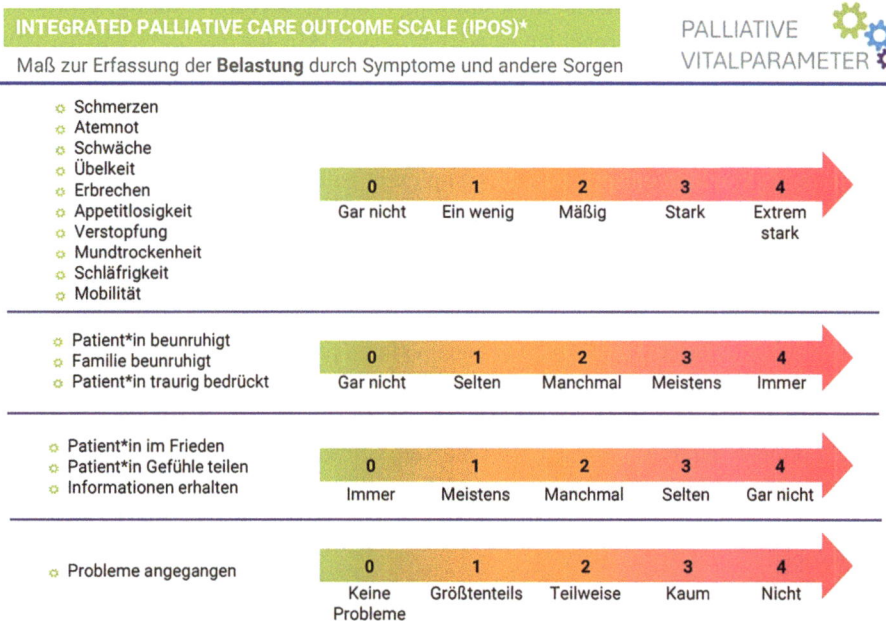

Abb. 17.2 Integrated Palliative Outcome Scale. (Murtagh et al. 2019). Palliative Vitalparameter | Klinik und Poliklinik für Palliativmedizin. (Mit freundlicher Genehmigung von Prof. Claudia Bausewein, LMU München)

- Soll noch eine weitere Diagnostik oder eine gegen die Tumorerkrankung gerichtete Therapie erfolgen?
- Was soll geschehen, wenn es zu einer Komplikation kommt?
- Wer soll meine Zustimmung oder Ablehnung zu Therapiemaßnahmen ausdrücken, wenn ich selbst nicht einwilligungsfähig bin?
- Wo möchte ich versterben?
- Was soll mit meinem Körper nach dem Tode geschehen?

Diese und viele weitere Fragen stehen bei begrenzter Lebenserwartung zur Entscheidung an. Bereits die Frage nach der Einleitung, der Fortführung oder der Beendigung einer Therapiemaßnahme impliziert vor dem palliativmedizinischen Hintergrund von Endlichkeit und Lebensqualität in hohem Maße die Abwägung von individuellen Werten, die sowohl Erkrankte, ihre Nahestehenden als auch das therapeutische Umfeld betreffen.

   Zu den grundlegenden Prinzipien und Prozessen gehören die *partizipative Entscheidungsfindung, Informed Consent* sowie *vorausschauende Verfügungen*. Diese Themen werden aufgrund ihrer zentralen Bedeutung auch in Kap. 11, 13 und 19 behandelt.

Definition: Partizipative Entscheidungsfindung (Shared Decision Making, SDM)
Unter einer partizipativen Entscheidungsfindung („shared decision making") wird die aktive Beteiligung der Erkrankten an Entscheidungsprozessen verstanden. Damit reicht „Partizipation" über die „informierte Einwilligung" („informed consent") zu einem ärztlichen Therapieangebot hinaus. Durch das Konzept der Partizipation wird dem autonomen Denken und Handeln der Erkrankten entsprochen. In komplexen, palliativmedizinisch relevanten Entscheidungssituationen ist die Einbeziehung der Angehörigen und des multiprofessionellen Teams zur Entscheidungsfindung hilfreich.

Die Festsetzung und Priorisierung der anzustrebenden Therapieziele stellen einen bzw. den zentralen Schritt im Entscheidungsfindungsprozess dar. Die Therapieziele werden dabei von der aktuellen Erkrankungssituation und ihren prognostischen Implikationen, den (realistischerweise) zur Verfügung stehenden Therapieoptionen sowie den Wünschen der Betroffenen determiniert. Zudem werden sich umgekehrt die zur Verfügung stehenden Therapieoptionen daran bemessen lassen müssen, ob sie in der Lage sind, die erklärten Therapieziele in angemessener Weise zu erreichen.

In einer palliativen, d. h. inkurablen Erkrankungssituation, verbleiben drei generelle Therapieziele:

- Lebenszeitverlängerung,
- Verbesserung/Erhalt der Lebensqualität/Symptomlinderung,
- Ermöglichung eines Sterbens in Würde.

Für die Durchführung einer Behandlung sind sowohl das Vorliegen einer Indikation als auch die Einwilligung der Erkrankten erforderlich. Das Stellen der Indikation beinhaltet zwei zentrale Schritte: Im ersten wird möglichst evidenzbasiert geprüft, ob die geplante Therapiemaßnahme prinzipiell geeignet ist, das angestrebte Therapieziel zu erreichen, im zweiten, ob die Maßnahme geeignet ist, dem individuell erkrankten Menschen in der konkreten Krankheitssituation zu helfen, und mit Blick auf den möglichen Schaden und Nutzen angemessen ist. Nach entsprechender Kommunikation und Aufklärung über die geplante Maßnahme mit Blick auf das gemeinsam festgelegte Therapieziel, deren möglichen Nutzen und Schaden sowie über mögliche Alternativen erfolgt die Festlegung und Durchführung einer Maßnahme. Einzelheiten sind der Abb. 17.3 zu entnehmen.

Wenn sich Erkrankte intensiv mit ihren Wünschen und Werten bezüglich einer Versorgung am Lebensende auseinandergesetzt haben, gelingt eine bessere Versorgung in dieser Lebensphase. Eine Möglichkeit für einen intensiven Prozess der Auseinandersetzung bietet das sog. *Advance Care Planning*.

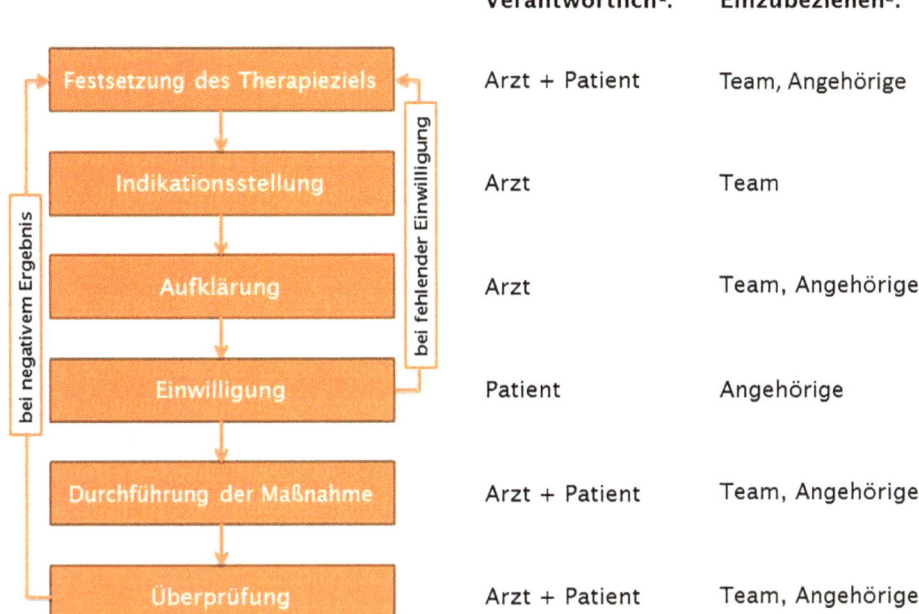

	Verantwortlich[1]:	Einzubeziehen[2]:
Festsetzung des Therapieziels	Arzt + Patient	Team, Angehörige
Indikationsstellung	Arzt	Team
Aufklärung	Arzt	Team, Angehörige
Einwilligung	Patient	Angehörige
Durchführung der Maßnahme	Arzt + Patient	Team, Angehörige
Überprüfung	Arzt + Patient	Team, Angehörige

[1] Bei begründeten Zweifeln an der Einwilligungsfähigkeit des Patienten ist zusätzlich dessen Stellvertreter (Bevollmächtigter/Betreuer) hinzuzuziehen. Dieser hat die Aufgabe, den Patienten im Prozess der Entscheidungsfindung zu unterstützen und bei Bedarf zu vertreten.
[2] Sofern medizinisch sinnvoll bzw. vom Patienten gewünscht.

Abb. 17.3 Entscheidungsbaum zur Festlegung und Durchführung einer medizinischen Maßnahme. (Leitlinienprogramm Onkologie 2020, mit freundlicher Genehmigung)

17.3.2 Integration von Advance Care Planning in den Alltag

In den vergangenen Jahren findet der Begriff *Advance Care Planning* (ACP) zunehmende Verwendung in den verschiedenen Versorgungsstrukturen und medizinischen Handlungsstrategien (Kap. 11,13 und 19).

Definition: Advance Care Planning (ACP)
Die International Society of Advance Care Planning and End-of-Life Care (APCEL) definiert ACP als *„einen andauernden Kommunikationsprozess zwischen Individuen, ihren gesetzlichen Vertretern und ihren Behandelnden und Betreuenden… Es verfolgt das Ziel, mögliche künftige Behandlungsentscheidungen für den Fall, dass die Betroffen selbst nicht entscheiden können, zu verstehen, zu überdenken, zu erörtern und vorauszuplanen."* (Sudore et al. 2017, S. 826).

Durch die Anwendung von ACP sollen Erkrankte so behandelt werden, wie sie es wünschen, auch wenn sie sich aktuell nicht mehr äußern können. Dies setzt voraus, dass

Behandlungen und Entscheidungen für mögliche zukünftige Situationen im Voraus geplant und Wünsche zu bedeutenden pflegerischen, psychosozialen und spirituellen Aspekten festgelegt wurden. In der Schmitten et al. (2022) konnten zeigen, dass hierdurch eine verbesserte Versorgung in der letzten Lebensphase erreicht werden kann.

Im Wesentlichen soll durch ein Advance Care Planning vorausverfügt werden, welche medizinischen Maßnahmen am Lebensende durchgeführt werden sollen und dürfen. In diesem Rahmen sollen u. a. wirksame Patientenverfügungen realisiert werden.

Patientenverfügungen

Herkömmliche Patientenverfügungen gelten häufig nur für bestimmte Situationen: Dies sind z. B. das Endstadium einer schweren Erkrankung, eine fortgeschrittene Demenz oder ein Wachkoma. Eine Patientenverfügung kann als Willensäußerung einer Patientin/eines Patienten herangezogen werden, wenn eine direkte Einwilligung der Betroffenen nicht möglich ist (§ 1901a Abs. 1 BGB). Zum Zeitpunkt der Abfassung müssen Einwilligungsfähigkeit und Volljährigkeit der Verfasserin/des Verfassers bestehen. Eine Schriftlichkeit ist erforderlich. Sie sollte sich stets auf konkrete Behandlungsmaßnahmen beziehen und sich nicht auf Entscheidungen im Sterbeprozess oder ausschließlich lebenserhaltende Maßnahmen begrenzen. Da herkömmliche Patientenverfügungen häufig ohne ausführliche Prozessberatung verfasst werden, kommt es in diesen Dokumenten teilweise zu nicht-sinnvollen Formulierungen. Sätze wie „im Fall einer unheilbaren Erkrankung" oder „für den Fall, dass der Sterbeprozess begonnen hat" sind unterschiedlich auslegbar und daher in den meisten Situationen nicht hilfreich.

Verfügungen, die im Rahmen eines Advance Care Planning verfasst werden, sind im Gegensatz hierzu deutlich differenzierter und aussagekräftiger für Vertretungsberechtigte und Behandelnde. Sie beziehen sich auch auf Lebensumstände, die eine dauerhafte, akute Einwilligungsfähigkeit von unklarer Dauer beinhalten. Hierzu ist es notwendig, definierte Dokumente zu verfassen, die zum einen die Legitimation einer Vertreterin/eines Vertreters für zukünftige medizinische Entscheidungen im Sinne einer Vorsorgevollmacht, zum anderen die Behandlungswünsche bei dauerhafter Einwilligungsunfähigkeit und bei zusätzlichem Auftreten unerwarteter Krisen festhalten. Hierbei bietet eine Werteanamnese mit Herausarbeitung der Einstellung zum Leben, schwerer Krankheit und Sterben die Grundlage des Gespräches. Ein Teil des ACP-Ergebnisses kann eine *ärztliche Anordnung für den Notfall* (ÄNO) sein – eine einseitige Kurzversion der festgelegten Therapielimitationen für den Fall einer akuten Einwilligungsunfähigkeit.

Grundsätzlich sollten die Gesprächsbegleitenden eine offene Grundhaltung mitbringen und annehmen, dass die Betroffenen am besten wissen, was für sie das Beste ist. Die Gesprächsatmosphäre sollte den Betroffenen die Möglichkeit geben, Emotionen und Ängste zu benennen. Auch sollten Wünsche und persönliche Erfahrungen der Erkrankten respektiert und akzeptiert werden – auch wenn sie für die Gesprächsbegleitende/den Gesprächsbegleitenden nicht nachvollziehbar sind. Suggestion oder gar Manipulation hinsichtlich Therapieentscheidungen sollten vermieden werden.

▶ **Praxistipp** Hilfreich ist bei Advanced Care Planning zunächst die Ermittlung der Einstellung der Betroffenen zum Leben und allgemein zum Einsatz medizinischer Maßnahmen bei schwerer Erkrankung in einem freien Gespräch. Zentrale Fragen sind hierbei: Wie gern leben Sie? Was gibt Ihnen Lebenskraft? Darf eine medizinische Behandlung dazu beitragen, Ihr Leben in einer kritischen Phase zu verlängern?

Bisherige Projekte zeigen auf vielfältige Weise wiederholt die positiven Effekte, die die Implementierung von ACP in Behandlungsprozesse bewirken kann. Hierzu gehören neben der Bekanntheit und Berücksichtigung individueller Behandlungswünsche auch die höhere Zufriedenheit der Erkrankten nach Einschätzung der Angehörigen. Mit Blick auf die Hinterbliebenen wiesen diese weniger Symptome von Depression auf und blickten mit einer höheren Zufriedenheit auf die Qualität des Sterbens ihres verstorbenen Zugehörigen zurück (Wright et al. 2008).

17.3.3 Vermeidung von Übertherapie (Futility)

Ein großer Antreiber für ACP ist die Angst vor Übertherapie am Lebensende. Hierzu gehören Chemotherapie oder parenterale Ernährung in den letzten Tagen und Wochen vor dem Tod. Auch z. B. die Anlage von Ernährungssonden bei fortgeschrittener Demenz, die hohe Anzahl an Menschen, die auf Intensivstationen versterben oder auch Reanimationsmaßnahmen bei Menschen mit fortgeschrittener Erkrankung sind Übertherapien am Lebensende.

Definition: Überversorgung (Futility)
Überversorgung bezeichnet Behandlungsmaßnahmen, die nicht angemessen sind, weil sie zu keiner für die Betroffenen bedeutsamen Verbesserung der (Über-)Lebensdauer oder Lebensqualität führen, mehr Schaden als Nutzen verursachen und/oder von Erkrankten nicht gewollt werden. Überversorgung ist nicht von Bedarf und Bedürfnis der Erkrankten in ihrer individuellen Krankheitssituation, sondern durch andere Motive veranlasst. Überversorgung kann mit hohen Belastungen und Risiken für die Erkrankten, ihre Familien und die Behandlungsteams verbunden sein; sie kann Leiden und Trauer verursachen oder verlängern sowie zu Gewissensnot, Moral Distress, Burn-out und Personalabwanderung beitragen (Kap. 19).
Es stellt sich hierbei häufig die Frage, ob palliativmedizinische Behandlungsstrategien als Alternative angeboten wurden.

17.4   Palliativpsychologie

17.4.1   Definition der Deutschen Gesellschaft für Palliativmedizin (DGP) zur Tätigkeit der Palliativpsychologie

„… ein wesentlicher Bereich ist die psychologische Unterstützung und Beratung der Patienten sowie deren Angehörigen/Nahestehenden. Im Zentrum stehen das Lindern belastender Symptome und die Stärkung und Förderung von Lebensqualität, Ressourcen, Würde und Lebenssinn. Mit ihrer Expertise für psychische Prozesse und Kommunikation unterstützen Palliativpsychologen das multiprofessionelle Team." (DGP 2016)

Palliativ arbeitende Psychologinnen/Psychologen bilden einen wesentlichen Teil des multiprofessionellen Teams in der allgemeinen und im Besonderen in der spezialisierten Palliativversorgung – auch wenn bundesweit einige Gebiete eine psychoonkologische Unterversorgung aufweisen. Die größten Einsatzgebiete dieser Profession ist im Bereich der stationären Palliativversorgung auf Palliativstationen und in Palliativdiensten im Krankenhaus. In der ambulanten Begleitung finden sich palliativ arbeitende Psychologinnen/Psychologen v. a. im Bereich der spezialisierten ambulante Palliativversorgung (SAPV). Allerdings ist eine ambulante palliativpsychologische Mitbetreuung weiterhin nur sehr sporadisch zu finden.

17.4.2   Einsatz der Palliativpsychologie

Das Einsatzgebiet dieser Mental Health Professionals ist v. a. die Begleitung von Erkrankten und deren Zugehörigen und umfasst alle Phasen einer palliativen Begleitung. Hierzu gehören neben Beratungen zu Entscheidungsfindungen v. a. stützende Gespräche bei belastenden Momenten im Verlauf einer Erkrankung. Diese können sein:

- Überlegungen zu Vorausverfügungen,
- Unterstützung bei Aufklärung über die Prognose oder bei Progredienzangst,
- Assessment und Stärkung von Ressourcen,
- Begleitung in der Sterbephase,
- Begleitung von Angehörigen über den Tod der Erkrankten hinaus inkl. Trauerbegleitung.

> ▶ **Praxistipp** Für die somatisch orientierten Behandelnden von ambulant und stationär versorgten Palliativpatientinnen/-patienten ist es wichtig, zu wissen, dass sich die Palliativpsychologie bei ihrem Einsatz als aufsuchende Profession versteht und mit den interventionellen Möglichkeiten der Bedürfnisorientierung, Ressourcenorientierung, Achtsamkeit, empathischen Zugewandtheit und Präsenz arbeitet.

Weitere wichtige Aufgaben palliativ arbeitender Psychologinnen/Psychologen sind auch Moderations- und Koordinationsrollen im multiprofessionellen Team, die psychologische Einzelbegleitung von Teammitgliedern sowie die Begleitung von Teamprozessen.

17.5 Sterbesituationen bei Menschen mit Lungenkarzinom, Lungenfibrose und COPD

17.5.1 Wahrnehmung der Sterbephase

Die Sterbephase ist abzugrenzen vom Lebensende und ist aus klinischer Sicht definiert als die letzten 3–7 Tage des Lebens. In diesem Abschnitt des Lebens nehmen die körperlichen und geistigen Fähigkeiten der Sterbenden zunehmend ab. Im Allgemeinen unterscheidet sich der Ablauf der Sterbephase von Menschen mit einer nichtheilbaren Krebserkrankung in der Regel nicht von der von COPD- oder Lungenfibrosekranken. Allerdings führen die genannten Erkrankungen häufig auf sehr unterschiedlichen Wegen in Richtung des Lebensendes. Daher wird in diesem Abschnitt auf Besonderheiten der Sterbesituationen auch krankheitsspezifisch eingegangen.

Neben einer Zunahme an Beschwerden wie Luftnot, Schmerzen oder Schwäche sind die Betroffenen – aber auch ihre Zugehörigen – durch weitere Einschränkungen belastet. Hierzu gehören v. a.:

- Immobilität,
- verminderte geistige Leistungsfähigkeit,
- Einschränkungen in der Kommunikationsfähigkeit,
- Mangel an Durst oder Appetit.

Diese Belastungen können zu einer erheblichen Herausforderung für Erkrankte und Zugehörige werden. Sie umfassen – wie oben beschrieben – alle Bereiche der körperlichen, psychischen, sozialen und spirituellen Dimension. Aufgrund der Zunahme der Symptomlast ist eine noch intensivere Unterstützung als bisher notwendig. Wichtig v. a. in dieser Phase der Begleitung ist eine offene Kommunikation mit allen Betroffenen, um im Sinne einer häufig geänderten Therapiezielfindung die Angemessenheit aller medizinischen Maßnahmen erneut zu bedenken.

▶ **Praxistipp** Die Hauptbehandelnden können durch eine offene Akzeptanz des nahenden Todes eine Atmosphäre erzeugen, welche eine entscheidende Grundlage für eine symptomorientierte und würdevolle Begleitung am Lebensende bietet.

17.5.2 Besonderheiten in der Sterbebegleitung von Lungenkrebskranken

Menschen mit einer fortgeschrittenen Lungenkrebserkrankung mussten sich in ihrem Erkrankungsweg häufig bereits vielen Herausforderungen und Therapieentscheidungen stellen. Aufgrund der immer vielfältigeren onkologischen Behandlungsmöglichkeiten ist die Erwartungshaltung an weitere Therapieoptionen bei einem Krankheitsprogress von Seiten der Erkrankten, aber auch der Zugehörigen oftmals hoch. Das Nichtakzeptieren einer Therapieunfähigkeit stellt in der Begleitung am Lebensende eine erhebliche Barriere dar, welche eine symptomorientierte, aber v. a. auch würdevolle Begleitung behindern kann. Hier hilft eine bewusste und kommunizierte Änderung des Therapieziels. In diesem Wissen ist ein hilfreiches kommunikatives Tool der Perspektivenwechsel für die Behandelnden. So kann durch Wahrung des Double-Awareness-Prinzips in der Sterbephase die Hoffnung von der Lebensverlängerung auf andere Ziele wie z. B. eine gute Symptomlinderung, enge Begleitung durch die Familie oder Vermächtnisse an Hinterbliebene gelenkt werden.

Double-Awareness-Prinzip
Neben dem Wissen um eine lebensbedrohliche Erkrankung besteht gleichzeitig die Hoffnung auf ein Weiterleben. Neben einem starken Lebenswillen kann dabei gleichzeitig ein Wunsch nach einem „schnellen Ende" bestehen (Abb. 17.4).

17.5.3 Besonderheiten in der Sterbebegleitung von Menschen mit COPD und Lungenfibrose

Während Menschen mit nichtheilbarem Lungenkrebs bereits häufig bei Erstdiagnose mit dem Wissen um die schlechte Prognose ihrer Erkrankung konfrontiert werden, setzen sich Menschen mit COPD oder Lungenfibrose vielmals erst sehr spät im Krankheitsverlauf mit ihrer Sterblichkeit auseinander (Abschn. 17.3.2).

Demzufolge kommt der Tod oft „überraschend" für die Betroffenen und die Zugehörigen – innerhalb kürzester Zeit sind wichtige Entscheidungen am Lebensende zu treffen. Auch die finale Begleitung bei COPD- oder Fibrosekranken ist nicht selten weniger selbstbestimmt als z. B. bei Krebskranken: Eine Sterbebegleitung auf einer Intensivstation oder einer Beatmungseinheit erfordern deutlich mehr Anstrengungen für eine würdevolle Abschiednahme.

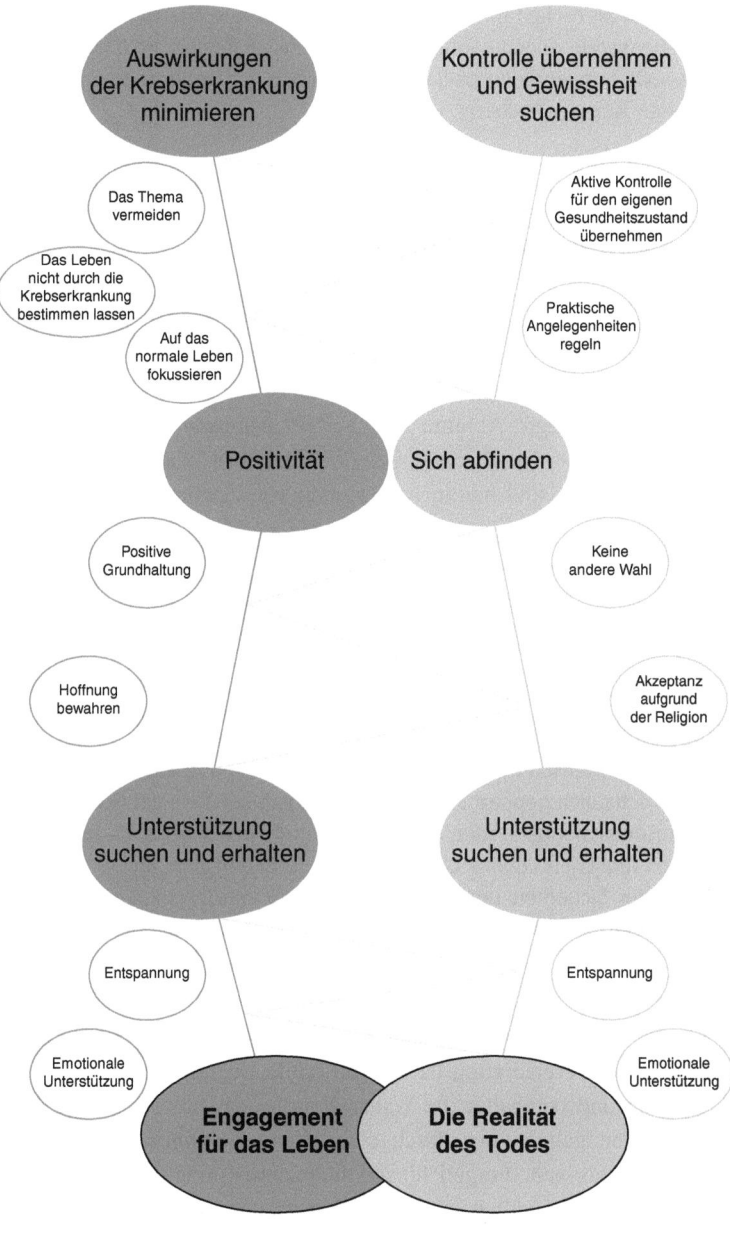

Abb. 17.4 Double-Awareness-Modell. (Burgers et al. 2022; übersetzt und leicht modifiziert. (Mit freundlicher Genehmigung von Olga Husson)

▶   **Praxistipp** Da Menschen mit COPD oder Lungenfibrose ein hohes Maß an Atem-
    not am Lebensende zeigen können, ist eine intensive Begleitung inkl. der Möglich-
    keit einer evtl. notwendigen palliativen Sedierung zur Linderung von gleichzeitig
    bestehenden Ängsten indiziert.

17.6   Rituale in der Sterbephase

Rituale bezeichnen Interaktionen mit der Umwelt und den Umstehenden und werden auch
als geregelte Kommunikationsabläufe beschrieben (Walter Burkerts Definition des Ritu-
als als kommunikative Handlung in Burchard und Dücker 2007). Im Alltag erleben wir
Rituale häufig als festgelegte Abläufe und Verhaltensmuster – z. B. als Konventionen
und Regeln innerhalb einer Gesellschaft, des Familienlebens oder Zusammenkünfte anderer Art. Religiöse Rituale sind häufig im Rahmen von Zeremonien oder Feierlichkeiten
zu finden. Verschiedene Kulturen besitzen verschiedene Rituale. Indem Rituale auf vor-
gefertigte Handlungsabläufe und altbekannte Symbole zurückgreifen, vermitteln sie Halt
und Orientierung. Sogenannte Schwellenrituale markieren wichtige Übergänge in einem
Lebenszyklus, z. B. den Übergang vom Leben zum Sterben (Krankensalbung, „letzte
Ölung").

▶   **Praxistipp** Welche Rituale am Lebensende wichtig sind oder Halt geben, ist
    von Mensch zu Mensch individuell. Während Schwellenrituale eher konfessionell
    oder weltanschaulich geprägt sind, stellen Alltagsrituale (wie ein Gute-Nacht-Kuss,
    Begrüßungsumarmungen oder andere Gewohnheiten wie z. B. der 5-Uhr-Tee)
    Abläufe des täglichen Lebens dar. Diese Rituale geben den Agierenden zumeist
    ein Gefühl der Sicherheit und Geborgenheit und werden in der Regel als sehr
    befriedigend empfunden.

Für Erkrankte und Zugehörige sowie auch Behandelnde können daher Rituale in der
letzten Lebensphase ein wichtiger Baustein sein, um eine schwierige Lebensphase zu
meistern. In der Palliativversorgung ist die spirituelle Begleitung ein wichtiger Bestandteil der Versorgung und beinhaltet die Wahrnehmung der individuellen Spiritualität und
Wünsche. Am besten gelingt dies durch eine offene Kommunikation mit den Betroffenen und den Zugehörigen. Fragen hinsichtlich konfessioneller Prägung, bestehenden
Einschlafritualen, Lieblingsgerüchen, schönen Kindheits- und Familienerinnerungen usw.
helfen einen Eindruck darüber zu erhalten, welche Rituale in der weiteren Begleitung
hilfreich und wohltuend sein können. Wenn Erkrankte im Krankheitsverlauf bereits so
stark geschwächt sind, dass Gespräche dieser Art nicht möglich sind, helfen Fremdana-
mnese, aber v. a. auch die Beobachtung auf Zuwendung, Worte und weitere Reize von
außen. Auch das generelle Wissen um besondere kultureigene Rituale, wie z. B. im Islam
oder im Judentum, kann eine kultursensible Begleitung ermöglichen (Kap. 13). Im Prinzip

kann jede beobachtete oder erfragte Kleinigkeit in Bezug auf das Leben der Erkrankten helfen, Sterbenden spirituell zu begegnen.

Viele Sterbende und ihre Zugehörigen können in der Phase des Abschiedes – teilweise auch schon weit davor – Dinge besprechen, die über den Tod der Betroffenen hinausgehen. Neben einem Testament bzw. einem verfügten Willen gehören dazu aber auch besprochene, verschriftlichte oder bereits organisierte Bestattungsrituale (spirituelles Testament).

▶ **Praxistipp** Für interessierte Laien, aber auch für Menschen, die mit schwerkranken Menschen im beruflichen Kontext stehen, bieten sich zur Vertiefung z. B. der Letzte-Hilfe-Kurs an. Er fokussiert die Themen Lebensende und Sterbebegleitung in einem praxisorientierten Rahmen (www.letztehilfe.info).

17.7 Herausforderungen nach dem Versterben

Nach dem Versterben naher Angehörigen und/oder geliebter Menschen erleben die Hinterbliebenen meist eine Phase der intensiven Trauer. In dieser Zeit kann es extrem belastend für die Betroffenen sein, bestimmte Formalitäten wie z. B. die Benachrichtigung von weiteren Zugehörigen oder Organisation der Bestattung zu realisieren. Es kann den Hinterbliebenen evtl. helfen, sich Zeit mit den Verstorbenen zu nehmen oder beim abschließenden Richten der Verstorbenen mitzuhelfen. Im muslimischen Kulturkreis ist es im Regelfall so, dass Angehörige die Verstorbenen waschen.

Gerade nach dem Versterben haben Symbole wie entzündete Kerzen („ewiges Licht") oder das Öffnen eines Fensters („die Seele in den Himmel ziehen lassen") eine hohe Bedeutung (Abb. 17.5).

Das würdevolle und auch optisch ansprechende Zurechtmachen der Verstorbenen kann ein friedvolles und tröstendes Bild bei den Zugehörigen hinterlassen. Hierzu gehört das Anziehen bestimmter gern getragener Kleidung, das Kämmen der Haare, aber auch das Anlegen von Schmuck bei Verstorbenen. Auch kann der Raum, in dem Abschied genommen wird, besonders gestaltet werden, um eine angenehme Atmosphäre zu erzeugen. Getrocknete Blüten auf dem Totenbett, Blumenarrangements, Kerzen, Musik oder gedämpftes Licht dienen hierzu (Abb. 17.6).

Den Zugehörigen helfen dabei auch Nachgespräche mit den Behandelnden. Eine besondere Form der Anteilnahme und Fürsorge ist eine Trauerfeier im Sinne einer Abschiednahme am Bett. Hierbei gedenken v. a. die Behandelnden der letzten Lebensphase gemeinsam mit den Hinterbliebenen der Verstorbenen. Dieser spirituelle Akt kann religiös gestaltet werden, muss aber nicht.

Nach Übergabe an das Bestattungsinstitut kann auch im nahen Verlauf eine offene Aufbahrung das Begreifen des Todes und den Abschied fördern.

Abb. 17.5 Rituale nach dem Versterben: Kerzenlicht vor dem Zimmer einer Verstorbenen/eines Verstorbenen auf der Palliativstation. (Foto: Privatbesitz, mit freundlicher Genehmigung von Anett Micklisch)

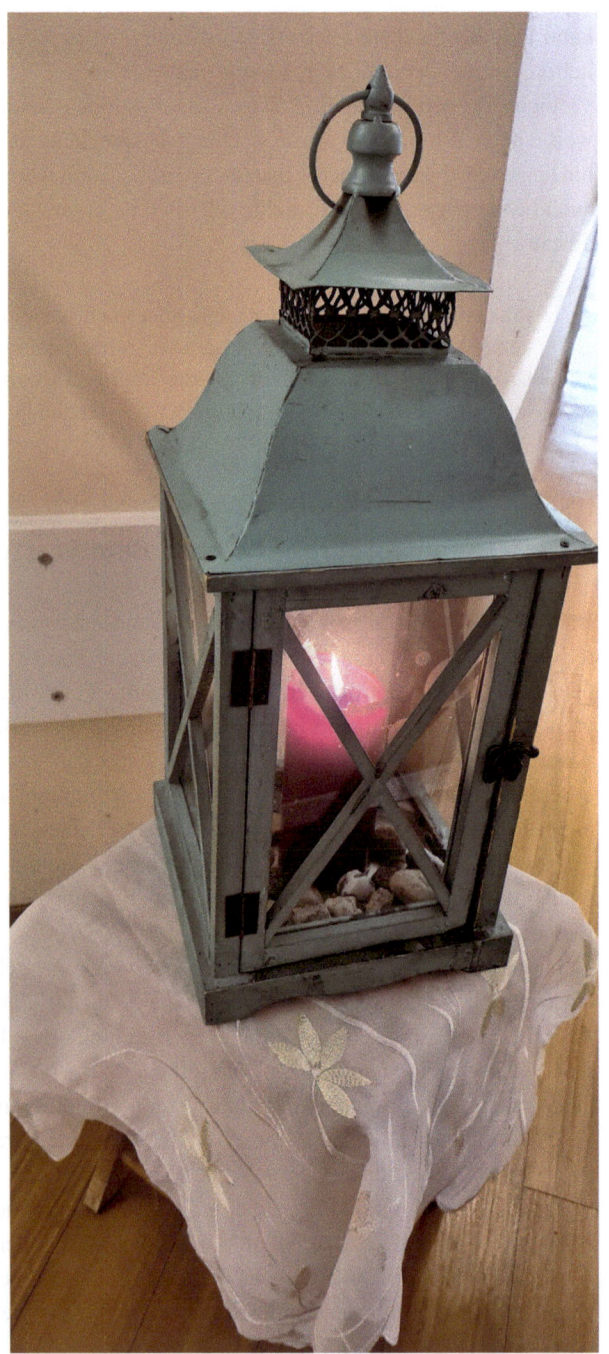

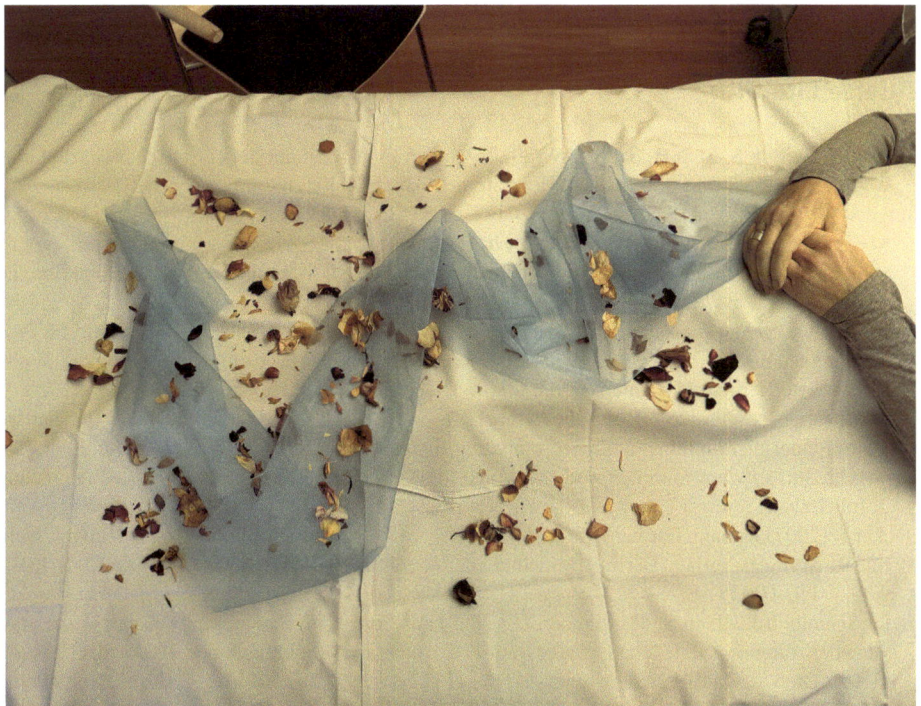

Abb. 17.6 Rituale nach dem Versterben: Herrichten der Verstorbenen/des Verstorbenen durch Verwendung von Blütenblättern und Stoffen. (Foto: Privatbesitz, mit freundlicher Genehmigung von Anett Micklisch)

▶   **Praxistipp** Im Allgemeinen gilt, dass bewusstes Abschiednehmen wichtig für die weitere Trauer und eine bessere Verarbeitung des Verlustes ist.

17.8   Fazit für die Praxis

- Menschen mit malignen und nichtmalignen Lungenerkrankungen werden leider immer noch sehr spät im Krankheitsverlauf palliativmedizinisch betreut.
- Eine vorausschauende Versorgungsplanung ist ein wichtiges Element der Palliativversorgung und kann am Lebensende eine Übertherapie vermeiden sowie die Selbstbestimmung stärken.
- Kenntnisse über Rituale und Abläufe am Lebensende sind elementar für eine umfassende Begleitung von Erkrankten und Zugehörigen – auch über die Sterbephase hinaus.

References

Zitierte Literatur

Claudia B, Steffen S, Sara B, Sabine W (2022) Umgang mit Atemnot bei chronischer Erkrankung, 2. Aufl. — Klinik und Poliklinik für Palliativmedizin, LMU Klinikum

Burgers VWG, van den Bent MJ, Rietjens JAC, Roos DC, Dickhout A, Franssen SA, Noordoek MJ, van der Graaf WTA, Husson O (2022) „Double awareness"—adolescents and young adults coping with an uncertain or poor cancer prognosis: A qualitative study. Front Psychol 13:1026090. https://doi.org/10.3389/fpsyg.2022.1026090

Deutsche Gesellschaft für Palliativmedizin (DGP) (2016) Palliativpsychologie – Berufsbild für Psychologinnen und Psychologen in der Palliativversorgung. https://www.dgpalliativmedizin.de/phocadownload/Berufsbild_PalliativpsychologIn_DGP_2016-1.pdf. Zugegriffen: 10. März 2025

Deutsche Krebsgesellschaft, Deutsche Krebshilfe, AWMF (2020) Palliativmedizin für Patienten mit einer nicht-heilbaren Krebserkrankung, Langversion 2.2, AWMF-Registernummer:128/001OL, https://www.leitlinienprogramm-onkologie.de/leitlinien/palliativmedizin/. Zugegriffen: 7. Juli 2024

Dücker B (2007) Rituale. Formen – Funktionen – Geschichte. Eine Einführung in die Ritualwissenschaft. Springer-Verlag, Berlin, Heidelberg. https://doi.org/10.1007/978-3-476-05015-1. ISBN 978-3-476-02055-0

In der Schmitten J, Rixen S, Marckmann G. (2022) Advance Care Planning: ein Konzept zur Stärkung der Autonomie pflegebedürftiger Menschen (nicht nur) am Lebensende. In: Jacobs K, Kuhlmey A, Greß S, Klauber J, Schwinger A (Hrsg) Pflege-Report 2022. Springer, Berlin, Heidelberg. https://doi.org/10.1007/978-3-662-65204-6_6

Leitlinienprogramm Onkologie (2025) S3-Leitlinie Prävention, Diagnostik, Therapie und Nachsorge des Lungenkarzinoms. AWMF-Registernummer 020–007OL. https://www.leitlinienprogramm-onkologie.de/leitlinien/lungenkarzinom/. Zugegriffen: 10. März 2025

Murtagh FE, Ramsenthaler C, Firth A, Groeneveld EI, Lovell N, Simon ST, Denzel J, Guo P, Bernhardt F, Schildmann E, van Oorschot B, Hodiamont F, Streitwieser S, Higginson IJ, Bausewein C (2019) A brief, patient- and proxy-reported outcome measure in advanced illness: Validity, reliability and responsiveness of the Integrated Palliative care Outcome Scale (IPOS). Palliat Med 33(8):1045–1057. https://doi.org/10.1177/0269216319854264. Epub 2019 Jun 12. PMID: 31185804; PMCID: PMC6691591

Rixen S, Marckmann G, in der Schmitten J (2016) Gesundheitliche Versorgungsplanung für die letzte Lebensphase – Das Hospiz- und Palliativgesetz. Neue Jur Wochenschr 69: 125–129

Saunders C (1966) The care of the dying. Guys Hosp Gaz 80:136–142

Spathis A, Booth S, Moffat C, Hurst R, Ryan R, Chin C, Burkin J (2017Apr 21) The Breathing, Thinking, Functioning clinical model: a proposal to facilitate evidence-based breathlessness management in chronic respiratory disease. NPJ Prim Care Respir Med. 27(1):27. https://doi.org/10.1038/s41533-017-0024-z. PMID:28432286;PMCID:PMC5435098

Strang et al (2021) Chronic obstructive pulmonary disease and lung cancer: access to palliative care, emergency room visits and hospital deaths. BMC Pulm Med 21:170

Sudore et al (2017 Mai) Defining advance care planning for adults: A consensus definition from a multidisciplinary Delphi panel. J Pain Symptom Manage 53(5):821-832.e1. https://doi.org/10.1016/j.jpainsymman.2016.12.331

Sullivan DR et al (2022Sep 15) Palliative Care Early in the Care Continuum among Patients with Serious Respiratory Illness: An Official ATS/AAHPM/HPNA/SWHPN Policy Statement.

Am J Respir Crit Care Med 206(6):e44–e69. https://doi.org/10.1164/rccm.202207-1262ST. PMID:36112774;PMCID:PMC9799127

WHO (2020) Palliative care. https://www.who.int/news-room/fact-sheets/detail/palliative-care. Zugegriffen: 10. März 2025

Wright AA et al (2008 Okt 8) Associations between end-of-life discussions, patient mental health, medical care near death, and caregiver bereavement adjustment. JAMA 300(14):1665–1673. https://doi.org/10.1001/jama.300.14.1665. PMID:18840840;PMCID:PMC2853806

2. Weiterführende Literatur

Claessens MT, Lynn J, Zhong Z et al (2000) Dying with lung cancer or chronic obstructive pulmonary disease: insights from SUPPORT. J Am Geriatr Soc 48(Suppl. 5):S146–S153

Dingfield LE et al (2017) Integrating Advance Care Planning into Practice. Chest 151(6):1387–1393

GKV-Spitzenverband, Vereinbarung nach § 87 Abs. 1b SGB V zur besonders qualifizierten und koordinierten palliativmedizinischen Versorgung vom 29.11.2016; Anlage_30_Palliativversorgung.pdf (kbv.de)

Handlungsempfehlungen im Rahmen der Nationalen Strategie der Charta zur Betreuung schwerstkranker und sterbender Menschen in Deutschland (DGP, DHPV e. V., Bundesärztekammer 2016) https://doi.org/10.1007/s00481-023-00777-3

Elke H (2019) Transkulturelle Pflege am Lebensende. Kohlhammer, Umgang mit Sterbenden und Verstorbenen unterschiedlicher Religionen und Kulturen

Krones T, Budilivschi A, Karzig I, Otto T, Valeri F, Biller-Andorno N, Mitchell C, Loupatatzis B (2019) Advance care planning for the severely ill in the hospital: a randomized trial. BMJ Support Palliat Care. https://doi.org/10.1136/bmjspcare-2017-001489

Marckmann G, Götze K, in der Schmitten J (2018) Advance care planning in Germany: on track for nationwide implementation. In: Thomas K, Lobo B, Detering K (Hrsg) Advance care planning in end of life care, 2. Aufl. Oxford University Press, Oxford

Nationale Versorgungs-Leitlinie COPD, Bundesärztekammer, Teilpublikation der Langfassung 2. Aufl. Version 1 AWMF-Register-Nr. nvl-003

Palliative Care: https://www.who.int/news-room/fact-sheets/detail/palliative-care. Zugegriffen: 10. März 2025

Sozialgesetzbuch (SGB V), Fünftes Buch, Gesetzliche Krankenversicherung, Stand: Zuletzt geändert durch Art. 9 G v. 16.8.2023 I Nr. 217, § 132g SGB V Gesundheitliche Versorgungsplanung für die letzte Lebensphase

Psychopneumologie im Setting einer Intensiv- und Weaning-Station

Teresa Deffner, Andrea Blankenheim und Johannes Ehler

Inhaltsverzeichnis

T. Deffner (✉) · J. Ehler
Anästhesiologie, Intensivmedizin, Universitätsklinikum Jena, Jena, Deutschland
E-Mail: Teresa.Deffner@med.uni-jena.de

J. Ehler
E-Mail: JohannesEhler@med.uni-jena.de

A. Blankenheim
Operative Intensivmedizin, Intermediate Care, Uniklinik RWTH Aachen, Aachen, Deutschland
E-Mail: ablankenheim@ukaachen.de

© Der/die Autor(en), exklusiv lizenziert an Springer-Verlag GmbH, DE, ein Teil von Springer Nature 2026
M. Tempel und P. Köbler (Hrsg.), *Psychopneumologie*,
https://doi.org/10.1007/978-3-662-71757-8_18

Kapitel 18 legt dar

- Wie Erkrankte eine respiratorische Insuffizienz und die dadurch erforderliche intensivmedizinische Behandlung erleben
- Wie traumasensible Kommunikation die vielfältigen Belastungen durch intensivmedizinische Behandlung für Erkrankte und Angehörige erleichtern kann
- Wie die Herausforderungen für invasiv beatmete Erkrankte durch psychopneumologische Unterstützung gemildert werden können
- Welche Besonderheiten bei der psychopneumologischen Begleitung von Erkrankten an der Wach-ECMO zu berücksichtigen sind
- Wie kurative und palliative Behandlung im Weaning-Zentrum durch psychopneumologische Begleitung unterstützt werden kann
- Warum Teamsupervision im Weaning-Zentrum ein unverzichtbares Instrument zur Sicherstellung der Behandlungsqualität und der Zufriedenheit von Erkrankten, Angehörigen und Behandlungsteam darstellt

18.1   Aufnahme auf die Intensivstation mit respiratorischer Insuffizienz

„Dyspnea can only be known from the patient's report about the personal experience." (Campbell 2011, S. 257)

18.1.1   Erleben der Erkrankten bei respiratorischer Insuffizienz

Respiratorische Insuffizienz als Grund für die Aufnahme auf eine Intensivstation geht in der Regel mit dem Erleben von Todesangst bei Betroffenen einher, da eine zentrale Qualität von Dyspnoe ein starkes Bedürfnis nach Luft ist, das nicht ausreichend erfüllt wird (Nishino 2011). Insbesondere ein unerwarteter Zustand von Dyspnoe geht mit starker Angst bei Betroffenen einher (Pavy et al. 2024), die sich in konkreter Angst, zu ersticken, manifestiert (Campbell 2011). Der Zustand einer Happy Hypoxemia, der während der Pandemie bei Erkrankten mit COVID-19 beobachtet wurde, stellt eine Ausnahme von dem sonst vordergründigen Erleben starker Angst dar. In der Anfangsphase einer COVID-19-Pneumonie (aber auch bei anderen Erkrankungen) kann es zu einer arteriellen Hypoxämie zunächst ohne Erhöhung der Atemarbeit kommen, sodass die Hypoxämie noch nicht so ausgeprägt und dadurch das Empfinden von Dyspnoe verringert ist (Dhont et al. 2020).

18.1.2 Ängste der Erkrankten bei respiratorischer Insuffizienz

Angst kann sich neben dem Gefühl zu Ersticken auch in der Angst vor Bewusstseinsverlust aufgrund einer geplanten Sedierung für die Intubation manifestieren (Albanesi et al. 2022). Sie kann sich bei Intubation und auch bei Anlage einer extrakorporalen Membranoxygenierung (ECMO) bei wachen Betroffenen ebenfalls auf die Atmosphäre der Intensivstation, insbesondere auf die unbekannten, alarmierende Geräusche und optische Eindrücke beziehen und/oder sich im Erleben von extremer Hilflosigkeit zeigen. Wenngleich viele Betroffene mit chronischen Lungenerkrankungen wissen, dass ihnen eine solche Erfahrung bevorstehen kann, ist die tatsächliche, unmittelbare Konfrontation einer akuten respiratorischen Insuffizienz mit Intubationspflichtigkeit und das Gefühl, invasiv beatmet zu werden, eine in der Regel nicht vorab zu antizipierende Erlebensqualität. Auf der Intensivstation sehen sich Erkrankte mit respiratorischem Versagen daher ganz konkret mit einer lebensbedrohlichen, potenziell traumatisierenden Situation konfrontiert, die als „Ereignis von extrem bedrohlicher Natur" (ICD11, 6B40) verstanden werden kann.

In dieser von den Betroffenen als existenziell erlebten Situation ist es dennoch möglich, das Erleben zu beeinflussen und dadurch die Wirkung potenziell traumatisierender Stressoren zu reduzieren.

▶ **Praxistipp** Bei einer respiratorischen Insuffizienz und notwendiger Intubation können Stressoren verringert werden. Den Grundsätzen einer traumasensiblen Behandlung folgend, sollte das Erleben von Hilflosigkeit und Bedrohung reduziert sowie Kontrolle und Sicherheitsempfinden der Betroffenen gesteigert werden (Stuber et al. 2006).

18.1.3 Traumasensible Kommunikation zur Stressreduktion während Intubation

Folgende Aspekte können hilfreich sein, um Stressoren während der Intubation zu reduzieren:

- Bei Aufnahme auf die Intensivstation, z. B. mit Sauerstoffmaske unter hohem Sauerstofffluss: *„Sie sind jetzt bei uns auf der Intensivstation. Hier können wir Ihre Atmung gut unterstützen. Sie sind jetzt genau am richtigen Ort."* (Adressieren von Sicherheit).

- Beim Anlegen von nichtinvasiver Beatmungsunterstützung: *„Sie erhalten gleich eine Maske, über die wir Sie besser beim Luftholen unterstützen können. Sie können uns helfen, indem Sie Rückmeldung geben, ob die Maske auch gut und fest sitzt, damit der Sauerstoff in Ihre Lunge gelangen kann."* (Adressieren von Kontrolle, Reduktion von Hilflosigkeit durch Einbinden der Betroffenen).
- Zur Erläuterung der Umgebung: *„Sie hören bei uns viele ungewohnte Geräusche. Diese sind alle dafür da, dass wir zu jeder Zeit sehen können, wie es Ihnen geht. Alle Alarme, die Sie hören können, sind zu Ihrer Sicherheit da. Möchten Sie im Moment irgendetwas dazu wissen?"* (Reduktion von Bedrohung, Adressieren von Sicherheitsempfinden).
- Bei Intubation:
  - *„Sie haben sicherlich selbst gemerkt, dass Ihnen das Luftholen gerade sehr schwerfällt. Damit es wieder leichter für Sie wird, werden wir Sie über einen Beatmungsschlauch unterstützen. Unser Team und ich werden nun ganz in Ruhe alles dafür vorbereiten. Ich bin die ganze Zeit an Ihrer Seite und erkläre Ihnen alles."* (Adressieren von Sicherheit).
  - Präoxygenierung: *„Wir möchten Ihren Körper optimal auf die Intubation vorbereiten. Sie können helfen, indem Sie durch die Maske, die Sie ja schon kennen, tief ein- und ausatmen. Ich werde dabei hinter Ihrem Bett am Kopfende stehen und mit Ihnen sprechen. Sie erhalten dann die Narkosemedikamente."*
  - Während Injektion der Sedativa: *„Sie können sicherlich spüren, dass Sie etwas müder werden. Dabei hören Sie weiter die etwas ungewohnten Geräusche um Sie herum und auch meine Stimme. Sie machen das sehr gut!"* (Reduktion von Bedrohungserleben, Adressieren von Sicherheit).

18.1.4 Traumasensible Kommunikation während ECMO-Anlage bei wachen Erkrankten

Bei Anlage einer Wach-ECMO können die einzelnen Arbeitsschritte ebenfalls erklärt werden. Hier kann die Beteiligung der Betroffenen durch das Zuweisen der Aufgabe, *„Sie können helfen, indem Sie in dieser Position liegen"*, adressiert werden. Zudem ist ein kontinuierlicher verbaler Kontakt v. a., wenn Betroffene unter dem sterilen Tuch liegen, notwendig. Dabei sollte der Dialog mit einer (!) Person aus dem Behandlungsteam erfolgen. Ergänzend sollte die wichtige Funktion des Kardiotechnikers nach erfolgter ECMO-Anlage erläutert werden, da dieser das Sicherheitsgefühl der Betroffenen an der Wach-ECMO unterstützen kann.

Intubation und die Anlage einer Wach-ECMO können durch eine traumasensible Erläuterung dessen, was sich jetzt für Betroffene ändert (Geräusche, Anzahl der Personen, Empfinden der Betroffenen) und routiniertes, professionelles Handeln dazu beitragen, traumatogene Stressoren erheblich zu reduzieren. Dafür ist eine sehr gute Absprache im Team erforderlich, da alle Handlungen und Worte am Krankenbett direkt im Sinne einer Stressreduktion für die Ohren der Betroffenen geeignet sein sollten.

18.1.5 Angehörigenintegration bei nichtinvasiver Beatmung

Angehörige sind während der intensivmedizinischen Behandlung in mehreren Rollen präsent (Davidson et al. 2017).

Damit Angehörige diese Rollen und Aufgaben übernehmen können, benötigen sie Informationen und Instruktionen des Behandlungsteams. Bezogen auf die nichtinvasive Ventilation (NIV) als Beatmungsunterstützung haben Angehörige mitunter mehr Angst als die Erkrankten selbst, da ihnen Erklärungen zur Prozedur selbst fehlen und die Kommunikation der Erkrankten während der NIV erschwert ist (Schmidt et al. 2016).

In der Praxis kann es hilfreich sein,

- Patientinnen/Patienten und Angehörigen das Ziel der NIV unter Vermeidung von Negativsuggestionen zu erläutern: *„Um die Arbeit Ihrer Lunge zu unterstützen, trainieren wir mit dieser Maske. Sie können dabei helfen, indem Sie tief und ruhig Luft holen."* (Reduktion von Bedrohung).

  So eher nicht: *„Sie brauchen die Maske, damit Sie keine Lungenentzündung bekommen. Die sitzt ziemlich fest, das ist unangenehm, muss aber sein. Sie brauchen keine Angst zu haben"*. (Negativsuggestionen sind nichtkursiv gedruckt).
- Angehörigen eine konkrete Aufgabe vorzuschlagen: *„Dabei wird ihr (Bezeichnung der/ des Angehörigen) bei Ihnen sein. Wenn Sie möchten, kann ihr (Bezeichnung der/des Angehörigen) Ihnen dabei von einer angenehmen gemeinsamen Erinnerung berichten oder auch einfach Ihre Hand halten."* (Adressieren von Sicherheit);
- Verbindlichkeit über die Länge der NIV herzustellen und einzuhalten: *„Wir werden das Training für xx Minuten durchführen. Sie können das an der Uhr dort überprüfen. Wenn vor Ablauf dieser Zeit etwas sehr dringend ist, heben Sie einfach die Hand. Es ist für Sie leichter, wenn Sie nicht unter der Maske sprechen. Daher das Handzeichen."* (Adressieren von Kontrolle, Reduktion von Hilflosigkeit).

In Notfallsituationen, wie z. B. eingeschränkter Vigilanz und respiratorischer Insuffizienz oder Panik der Erkrankten, muss sehr kurzfristig und in der Regel ohne Vorinformation über die Angehörigen entschieden werden, ob diese unterstützend sein können oder selbst aufgrund der eigenen Belastungssituation zur Beunruhigung der Erkrankten beitragen. Eine konkrete Instruktion kann hier sein:

- *„Ihre/Ihr (Bezeichnung der/des erkrankten Angehörigen) benötigt jetzt deutlich mehr Unterstützung beim Luftholen. Sie können helfen, indem Sie hier sitzen und einfach die Hand halten. Es ist allerdings möglich, dass wir Sie in den nächsten Minuten bitten werden, das Zimmer vorübergehend zu verlassen, wenn wir den Eindruck haben, dass die Situation zu unruhig ist. (Bezeichnung einer Person des Behandlungsteams) wird Sie dann nach draußen begleiten."*

▶ **Praxistipp** Aufgrund der für Erkrankte existenziellen Situation sind Angehörige einerseits selbst einer akuten psychischen Belastungssituation ausgesetzt, sie können andererseits in ihrer Funktion als emotionale Fürsorgeperson auch eine wichtige Unterstützung für Erkrankte sein und sollten (z. B. durch Übernahme einfacher Aufgaben) in die Behandlung integriert werden.

18.1.6 Psychologische Versorgung bei respiratorischer Insuffizienz

Für Gesundheitsfachkräfte aus den Disziplinen Psychologie, Psychotherapie sowie Psychosomatische Medizin/Psychiatrie ist es zunächst wichtig, die Angst von Erkrankten mit respiratorischer Insuffizienz nicht als Symptomatik einer Angststörung, insbesondere einer Panikstörung, zu bewerten. Angst sollte in diesem Zusammenhang als existenzielle Angst verstanden werden (Leitlinienprogramm Onkologie 2020), die Folge und nicht Ursache einer veränderten Atemmechanik ist. Daher sind die bei Panikstörungen favorisierten Verfahren der kognitiven Verhaltenstherapie (Papola et al. 2022) für die Akutsituation nicht die Interventionen der ersten Wahl. Je nach Situation der Erkrankten können zunächst folgende Schritte hilfreich sein:

1. Die Symptomatik mit wenigen, präzisen Fragen zu differenzieren zwischen
   a. Angst vor bestimmten Formen der (nicht)invasiven Beatmungsunterstützung,
   b. Angst vor Narkose/Bewusstseinsverlust,
   c. Angst aufgrund Verschlechterung des Zustandes/Todesangst.
2. Bei Angst vor NIV ist unbedingt ein gemeinsames Konzept mit dem Behandlungsteam (Fachkräfte aus Pflege, Atmungstherapie und medizinischem Dienst) festzulegen. Dieses enthält:

- psychoedukative Elemente (Beschreibung des Druckes der Maske, der Funktion der positiven Druckbeatmung),
- Elemente der strukturierten Reizkonfrontation in Kombination mit Beteiligung der Erkrankten (Maske in Sichtweite, Maske selbst festhalten lassen, Anpassung und Beatmungseinstellung mithilfe der Rückmeldung der Erkrankten vornehmen, Maskenwechsel),
- Elemente der Distraktion (Vorbereitung der Angehörigen, Begleitung durch Angehörige, hypnotherapeutische Techniken wie Imagination eines sicheren Ortes) (Schmidt et al. 2021),
- sowie – falls erforderlich – eine medikamentöse Unterstützung bei starker Agitation (Deutsche Gesellschaft für Pneumologie und Beatmungsmedizin 2023).

3. Angst vor Narkose bzw. Bewusstseinsverlust kann häufig über die Betroffenen, die im gleichen Zimmer behandelt werden, ganz natürlich aufgegriffen werden. Erkrankte beobachten meist aufmerksam ihre unmittelbare Umgebung, weswegen sie zwangsläufig auch die Behandlung anderer Erkrankter mitverfolgen. Diesen Umstand nutzend, kann ein Gespräch mit den Betroffenen über die Versorgung während der Zeit von Sedierung und Beatmung angestrebt werden, um ihnen ein kognitives Modell für die Situation zu ermöglichen und diese damit für sie überhaupt erst vorstellbar zu machen.

4. Angst aufgrund der Verschlechterung des eigenen Zustandes bzw. Todesangst: In der Akutsituation der respiratorischen Insuffizienz muss häufig basierend auf wenigen Worten und des nonverbalen Verhaltens der Betroffenen abgewogen werden, welche Interventionsangebote angemessen sind. Bereits das An- und Aussprechen von existenziellen Ängsten kann mit Hilflosigkeit und Scham einhergehen (Leitlinienprogramm Onkologie 2020, S. 369), weswegen eine haltgebende therapeutische Arbeitsbeziehung mit den Betroffenen in Verbindung mit sinnzentrierten Interventionen (von Blanckenburg und Leippin 2018) und Containment der existenziellen Empfindungen zentral ist (Abschn. 20.11). In diesem Zusammenhang ist ein authentisches Beziehungsangebot von außerordentlicher Bedeutung. Das Adressieren von Sicherheit im Kontext der intensivmedizinischen Behandlung, das häufig auch die Zuversicht der Erkrankten unterstützt, kann hilfreich sein, bedarf allerdings einer genauen Information der psychologischen Fachkraft über den Gesundheitszustand der Betroffenen, ihren erklärten Willen bezogen auf die Behandlung und evtl. bereits getroffene Therapiebeschränkungen.

► **Praxistipp** Die psychologische Versorgung bei respiratorischer Insuffizienz umfasst beispielsweise die Differenzierung der Angstsymptomatik, die Unterstützung von kognitiver Vorbereitung, das Containment und sinnzentrierte Interventionen, sowie die Begleitung der Angehörigen.

Eine weitere zentrale Aufgabe psychologischer Versorgung im Kontext von respiratorischer Insuffizienz besteht in der Begleitung der Angehörigen. Neben Informationsübermittlung ist die Unterstützung von Emotionsregulation und das An- sowie Aussprechen der Ängste von Angehörigen zentraler Inhalt während dieser Behandlungsphase. Sie werden dadurch als Mitbetroffene der Situation wahrgenommen und in ihrer Handlungsfähigkeit während der Besuche bei den Patientinnen/Patienten gestärkt.

18.2 Invasive Beatmung – Herausforderung für Erkrankte

18.2.1 Erleben der invasiv beatmeten Erkrankten

„Ich werde deutlich wacher, und weil ich das werde, hämmert das Beatmungsgerät unweigerlich und ununterbrochen Luft in mich rein, sodass ich das Gefühl habe, meine Lunge explodiert gleich. Bei jeder Bewegung fühle ich mich, wie an einem Galgen festgebunden, der durch meinen Hals in meiner Körpermitte befestigt wurde. Ich weiß nicht, wie es sich anfühlen soll, wach an der Beatmung zu sein, aber so kann es nicht sein. Hier muss jemand was ändern!" (Leinen 2022, S. 76)

So beschreibt eine Patientin die Situation, invasiv beatmet auf der Intensivstation zu sein. Unabhängig davon, welche Ursache zur Notwendigkeit einer invasiven Beatmung geführt hat, sind Betroffene in dieser Situation besonderen Stressoren ausgesetzt. Das Gefühl, trotz Beatmung keine Luft zu bekommen, kann eine zentrale und ängstigende Empfindung sein (Albanesi et al. 2022). Zudem kann die Schwierigkeit, zu kommunizieren, für Betroffene sehr frustrierend sein und Leid für sie verursachen (Danielis et al. 2020), v. a., wenn sie selbst nicht aktiv Kommunikation initiieren können (Laerkner et al. 2017). Vor dem Hintergrund, dass Erkrankte während der intensivmedizinischen Behandlung möglichst wach sein sollen (S3-Leitlinie Analgesie, Sedierung und Delirmanagement in der Intensivmedizin 2020), ist eine engmaschige Erfassung des Befindens von Erkrankten, die wach am Tubus sind, wichtig, um Stressoren frühzeitig zu erkennen und diese zu reduzieren.

18.2.2 Beteiligung der/des Erkrankten während invasiver Beatmung

Betroffene erleben während der invasiven Beatmung häufig Hilflosigkeit durch unzureichende Beteiligung und Verständigungsschwierigkeiten (Guttormson et al. 2015). Folgende Behandlungsschritte erleichtern Erkrankten und Angehörigen eine systematische Beteiligung und die proaktive Kommunikation der Betroffenen:

1. Es sollte für jede/jeden Betroffenen jeden Tag bzw. einmal pro Schicht bei Veränderung der Vigilanz die jeweils beste Kommunikationsmethode eruiert und dokumentiert werden. Dabei kann ein Entscheidungsalgorithmus, der die aktuelle Aufmerksamkeitsspanne sowie den Grad der quantitativen und qualitativen Bewusstseinseinschränkung berücksichtigt, hilfreich sein (ten Hoorn et al. 2016). Zudem sollten auch Kommunikationsmethoden wie Sprechventile, die während invasiver Beatmung nutzbar sind, im Sinne einer optimierten Kommunikation mit der/dem Betroffenen Anwendung finden (Egbers und Boerma 2017).
2. Erkrankte sollten möglichst oft Kommunikation initiieren können. Dazu benötigen sie häufig Blickkontakt zu Personen des Behandlungsteams und/oder die Möglichkeit, sich

akustisch auch ohne die eigene Stimme bemerkbar zu machen. Eine zugewandte, Ruhe vermittelnde Körperhaltung, Blickkontakt sowie Zeit, die den Patientinnen/Patienten zur Verfügung gestellt wird, ist von außerordentlicher Relevanz für die Unterstützung proaktiver Kommunikation (Holm et al. 2020).

3. Darüber hinaus ist eine kommentierende und dialogisierende Arbeitsweise bei der Behandlung von Patientinnen/Patienten grundsätzlich hilfreich, um Erkrankte zu informieren und ihre Selbstwirksamkeit durch Anregung von eigenen Handlungen zu unterstützen (ebd.).

4. In der Kommunikation sollte das Behandlungsteam aktiv das Befinden und auch mögliche Gedanken der Betroffenen ansprechen (z. B. *„Ich kann mir vorstellen, dass Sie…"*). Betroffene sollten die Möglichkeit haben, Zustimmung und Ablehnung zu diesen Äußerungen zu zeigen.

▶ **Praxistipp** Grundsätzlich sollte das Behandlungsteam die Asymmetrie der Kommunikationsbeziehung während invasiver Beatmung registrieren und Betroffenen möglichst häufig ein Kommunikationsangebot unterbreiten.

18.2.3 Psychologische Interventionen während invasiver Beatmung

Während der invasiven Beatmung können psychologische Interventionen nach Bedarf der Betroffenen Anwendung finden. Ein Schwerpunkt kann neben dem Aufbau einer tragfähigen therapeutischen Beziehung und der Unterstützung der aktiven Kommunikation der Betroffenen in Interventionen liegen, die aufseiten der Erkrankten nichtsprachlich erfolgen. Zu nennen sind hier u. a.:

- Eine vereinfachte Form der *Alptraumtherapie* (*Imagery Rehearsal Therapy*) (Gieselmann et al. 2019), im Rahmen derer ein nächtlicher Alptraum der Erkrankten umgestaltet werden kann.
- Daneben sind auch imaginative Verfahren wie *imaginäre Körperreisen* (Fruth 2021) zur Unterstützung des Wohlbefindens oder Übungen wie die *Tresorübung* zur Regulation unangenehmer Emotionen (Reddemann 2002) sowie Übungen zur Annahme der Beatmung (DIVI-Sektion Psychologische Versorgungsstrukturen 2024) so durchführbar, dass Erkrankte diese auf Basis einer einfachen Kommunikation (Kopfnicken und -schütteln) angeboten werden können. (Abschn. 20.13),
- Weitere Vorschläge sind in den manualisierten Interventionen für die psychologische Versorgung intensivmedizinisch behandelter Erkrankter zu finden (DIVI-Sektion Psychologische Versorgungsstrukturen 2024).

Während der invasiven Beatmung besteht für das gesamte Behandlungsteam die Herausforderung darin, den Erkrankten – meist ohne verbale Äußerungsfähigkeit – konsequent am Behandlungsprozess zu beteiligen. Dies erfordert sehr viel Aufmerksamkeit und Feinfühligkeit gegenüber ihren Bedürfnissen. Ebenso sind Angehörige im Sinne der Edukation (Wie kann ich mich jetzt mit der/dem Erkrankten verständigen?) und dem Umgang mit Phasen fehlender Realitätsorientierung (u. a. im Rahmen eines Delirs) konsequent als Teil des Behandlungsprozesses einzubeziehen.

18.3 Besonderheiten bei Erkrankten an der Wach-ECMO

18.3.1 Hintergrundwissen zur extrakorporalen Membranoxygenierung (ECMO)

Grundsätzlich besteht auch bei Erkrankten, die aufgrund respiratorischer Insuffizienz eine *extrakorporale Membranoxygenierung* (ECMO) benötigen, das Ziel, diese möglichst frühzeitig aktiv an ihrer Behandlung mitwirken zu lassen. Auch hier sollte – wie bei allen kritisch Erkrankten – täglich das Sedierungsziel evaluiert werden. Eine leichte Sedierung bzw. die Behandlung ohne Sedierung ist auch bei Erkrankten mit ECMO möglich (deBacker et al. 2018).

Da das Konzept der Wach-ECMO noch verhältnismäßig neu ist, werden dabei verschiedene Vor- und Nachteile diskutiert (Eckman und Hryniewicz 2021), u. a. die Frage, ob das Risiko für Traumafolgestörungen höher ist, wenn Erkrankte die Behandlung an einer lebenserhaltenden Ultima-Ratio-Therapie wach erleben. Da allerdings der negative Einfluss von Anästhetika, Sedativa und Opioiden auf die Entwicklung einer posttraumatischen Belastungsstörungen evident ist (Tramm et al. 2015), kann nicht davon ausgegangen werden, dass Sedierung an der ECMO traumapräventiv ist. Betrachtet man vielmehr die Gründe für den Abbruch einer Wach-ECMO, lässt sich daraus nicht ableiten, dass Erkrankte in der Regel aufgrund starker Angst wieder intubiert werden. Häufig sind dafür manifeste körperliche Symptome wie respiratorisches Versagen, Blutungen oder fehlendes Sekretmanagement ausschlaggebend (Belletti et al. 2023a). Daneben kann auch fehlende Realitätsorientierung z. B. im Rahmen eines Delirs dazu beitragen, dass Erkrankte wieder sediert werden müssen (ebd.).

Aktuell werden die Bedingungen, unter denen ECMO-Patientinnen/Patienten wach behandelt werden können, noch diskutiert (Belletti et al. 2023b), wobei Aspekte der Patientensicherheit wichtig für die Abwägung sind, wie wach Betroffene mit dieser Ultima-Ratio-Behandlung sein können.

Unabhängig davon sollten aus psychologischer Perspektive einige Aspekte zur Unterstützung der Erkrankten, die wach an der ECMO sind, unbedingt berücksichtigt werden.

18.3.2 Unterstützung von Erkranken an der Wach-ECMO

1. Betroffene sind in Abhängigkeit der Lokalisation der eingebrachten ECMO-Kanülen in ihrer Bewegungsfreiheit limitiert. Neben der obligatorischen Physiotherapie und Pflegehandlungen, im Rahmen derer Betroffene beteiligt werden, ist die Unterstützung von Selbstwirksamkeit durch das eigeninitiative Erfüllen basaler Bedürfnisse, wie Trinken, Essen, Kopflagerung, Veränderung der Höhe des Kopfteils des Bettes, Nutzung des Handys etc. bedeutsam und sollte unterstützt werden: Betroffene sollten in ihrem eingeschränkten Radius möglichst viel selbst tun können, ohne jedoch die ECMO-Therapie und damit sich selbst zu gefährden.
2. Aufgrund der häufig unklaren Behandlungsdauer sollten mit Betroffenen gemeinsam die Tagesziele besprochen und diese ggf. auch für die Betroffenen sichtbar sein, um kurzfristig erreichbare Ziele zu markieren und ein Feedback über erreichte Fortschritte zu ermöglichen. Dies ist eine Aufgabe des gesamten multiprofessionellen Teams.
3. Therapieziele sollten regelmäßig mit den Erkrankten und ihren Angehörigen evaluiert werden. Dabei sollten aktiv auch palliative Behandlungsstrategien angesprochen und den Erkrankten die Möglichkeit zur Thematisierung von Ängsten bezogen auf die Behandlung und/oder das Sterben/den Tod gegeben werden (Deffner et al. 2022a).
4. Eine engmaschige psychologische Mitbehandlung ist sinnvoll zur Einübung von Techniken der Emotionsregulation, zur Thematisierung existenzieller Ängste, zur Unterstützung der Kommunikation der Erkrankten mit der Familie und regelmäßigen Evaluation des Willens der Patientinnen/Patienten.
5. Gemeinsam mit Erkrankten und Angehörigen sollte ein individualisiertes Konzept zur Angehörigenintegration erarbeitet werden, damit Erkrankte bestmöglich von der Unterstützung ihres Umfeldes profitieren kann. Dafür ist eine systematische Entwicklung der Angehörigenintegration auf der betreffenden Intensivstation Voraussetzung (s. z. B. Deffner et al. 2022b), damit das Konzept nicht personalabhängig, sondern mit Fokus auf das Wohl der Betroffenen umgesetzt wird. Dies ist auch für die Zufriedenheit der Erkrankten und der Angehörigen bezogen auf die Integration wichtig. Beispielhaft können hier, bezogen auf Punkt 1, folgende Tätigkeiten genannt werden, die Angehörige unterstützend und unter ärztlicher sowie pflegerischer Supervision tun können:
   - Begleitung bei der Nahrungsaufnahme und beim Trinken,
   - Unterstützung von Spontanbewegung und Kräftigung der Hände/Arme nach Rücksprache mit der Physiotherapie,
   - Entspannungsübungen und Handmassage,
   - gemeinsame Videotelefonate mit Kindern/Enkelkindern oder Besuche derselben,
   - gemeinsames kognitives Training und Biografiearbeit,
   - Beteiligung am Intensivtagebuch,
   - Motivationsunterstützung während Mobilisation und Begleitung beim Laufen an der ECMO, Begleitung bei Frischlufttherapie im Rahmen eines Ausfluges.

6. Daneben gelten alle Aspekte der traumasensiblen Kommunikation zur Reduktion von Stressoren (Abschn. 18.1) insbesondere bei ECMO-bezogenen Zwischenfällen.

▶ **Praxistipp** Bei der Begleitung von Patientinnen/Patienten an der Wach-ECMO sind die Vereinbarung kurzfristiger Behandlungsziele und deren regelmäßige Evaluation wichtig. Wird sie als Ultima-Ratio-Therapie zur Überbrückung („bridge to transplant") eingesetzt, ist es sinnvoll, frühzeitig palliative Behandlungsmöglichkeiten proaktiv mit Betroffenen und Angehörigen anzusprechen.

18.4 Weaning – kurative und palliative Behandlung

18.4.1 Hintergrundwissen zum Weaning

In Deutschland existieren 64 spezialisierte Beatmungsentwöhnungszentren (Deutsche Gesellschaft für Pneumologie o. J.), in denen eine Beatmungsentwöhnung mittels standardisierter Protokolle individualisiert und durch ein multiprofessionelles Team erfolgt (Schönhofer et al. 2019). Die Mehrzahl intensivmedizinisch behandelter Erkrankter, die eine Beatmung benötigen, kann außerhalb dieser Zentren von der Beatmung entwöhnt werden. Circa 15–20 % der Erkrankten haben jedoch einen erschwerten bzw. prolongierten Weaning-Prozess (Jeong et al. 2015), von denen wiederum ca. 20 % während der Behandlung im Weaning-Zentrum versterben (Schönhofer et al. 2002). Die überlebenden Patientinnen/Patienten werden nach Abschluss der Behandlung entweder in anderen Krankenhäusern, in der spezialisierten ambulanten Intensivpflege und zu einem geringen Anteil zu Hause weiter versorgt. Allerdings besteht auch nach der Behandlung im Weaning-Zentrum eine erhöhte Letalität, welche im 3-Jahres-Verlauf bei bis zu 38 % liegt (Schönhofer et al. 2002).

Während der multimodalen und multiprofessionellen Behandlung im Weaning-Zentrum können Erkrankte und Angehörige im gesamten Verlauf durch Psychologinnen/Psychologen begleitet und unterstützt werden. Eine Vorhaltung dieser Berufsgruppe ist – anders als in der Intensivmedizin – in diesem Versorgungsbereich auch durch die OPS 8–718.8 gefordert.

18.4.2 Ein systemischer Blick auf Patientin/Patient

Die Erkrankte/den Erkrankten eingebettet in ihr/sein soziales System zu verstehen und zunächst ein vertieftes Wissen darüber zu erlangen, stellt eine wichtige Aufgabe der psychologischen Versorgung am Beginn der Behandlung auf Weaning-Stationen dar. Einen pragmatischen Vorschlag für die Erfassung einer umfassenden Sozialanamnese stellt die

Deutsche Gesellschaft für Palliativmedizin (2016) in Form eines Überblickgenogramms bereit, welches die Beziehung der Betroffenen zu ihrem sozialen Umfeld veranschaulicht (DGP 2016). Die Belastungsbereiche der Betroffenen sollten engmaschig durch eine psychopathologische Befundung und ergänzende multiprofessionelle Erfassung eruiert werden. Der multiprofessionellen Fallbesprechung kommt dabei eine herausragende Bedeutung in der Bewertung der physischen, psychischen und kognitiven Symptomatik und der daraus abzuleitenden Interventionsplanung zu. Grundsätzlich sollten psychologische Interventionen wie z. B. reizkonfrontierende Verfahren zur Angstreduktion (Cohen et al. 2019) während des Weaning-Prozesses stets als Teil eines Gesamtbehandlungskonzeptes in enger Absprache mit dem Behandlungsteam (Fachkräfte des medizinischen Dienstes, der Krankenpflege, der Atmungstherapie, der Physiotherapie, der Logopädie) erfolgen.

Ergänzend hierzu können wichtige Belastungsbereiche der Angehörigen erfasst werden mit dem Ziel einer

- gemeinsamen Behandlungsplanung,
- Unterstützung der Angehörigen in der Begleitung der Erkrankten,
- Unterstützung der Angehörigen in der Auseinandersetzung mit der Erkrankung der Betroffenen und im Umgang mit der eigenen Belastung (Deffner et al. 2022a, b).

▶ **Praxistipp** Auch die Perspektive der Angehörigen, ebenso wie wichtige biografische Informationen, sollten fester Bestandteil der Fallbesprechungen sein, um ein möglichst ganzheitliches Verständnis der Erlebenswelt der Erkrankten und ihres sozialen Umfeldes zu erhalten.

18.4.3 Krankheitsverständnis und Therapieziele der Erkrankten und ihrer Angehörigen

Die Behandlungsdauer in Weaning-Zentren ist mit durchschnittlich 41 Tagen (Schönhofer et al. 2002) deutlich länger als die durchschnittliche Verweildauer auf Intensivstationen (12 Tage [Daten stammen aus dem Pandemiejahr und können sich daher vom Durchschnitt unterscheiden]) (Gesundheitsberichterstattung des Bundes 2021). Eine strukturierte Erfassung und regelmäßige Reevaluation erreichbarer Therapieziele ist vor diesem Hintergrund und der erhöhten Letalität auch nach Behandlung in einem Weaning-Zentrum von herausragender Bedeutung. Dazu können die Qualitätsindikatoren für Intensivstationen als Empfehlung für die Prozessqualität herangezogen werden (Kumpf et al. 2023). Hier ist ein initiales Angehörigengespräch innerhalb der ersten 3 Tage empfohlen. Alle Angehörigengespräche müssen für das Behandlungsteam gut auffindbar in der Patientenakte dokumentiert werden und sie sollten als wichtigen Gesprächsbestandteil klar formulierte

Behandlungsziele, basierend auf dem (mutmaßlichen) Willen der Patientinnen/Patienten und der medizinischen Indikation, enthalten. Auch dieser Aspekt der Gespräche soll für das gesamte Behandlungsteam nachvollziehbar dokumentiert werden.

Aufgrund der durchschnittlich langen Behandlungsdauer im Weaning-Zentrum ist es sinnvoll, die Erreichbarkeit der Therapieziele regelmäßig zu reevaluieren. Diese Evaluation sollte einerseits innerhalb des Behandlungsteams im Rahmen der Fallbesprechungen bezogen auf erreichte Fortschritte und die Überprüfung der medizinischen Indikation erfolgen. Andererseits sind die so gewonnenen Erkenntnisse mit den Erkrankten bzw. bei Einwilligungsunfähigkeit mit ihren Stellvertreterinnen/Stellvertretern, häufig den Angehörigen, zu besprechen.

Integraler Bestandteil des Gespräches sollte ein Abgleich zwischen dem erreichbaren Behandlungsziel und dem (mutmaßlichen) Willen der Patientinnen/Patienten sein. Wenn Erkrankte durch eine Berufsbetreuungsperson vertreten werden, kann das Eruieren deren mutmaßlichen Willens durch fehlende biografische Informationen erschwert sein. Als erweiternde Perspektive kann hier eine Ethikberatung unterstützen, um die Behandlung bei Unsicherheit über den Willen der Patientinnen/Patienten im Spannungsfeld zwischen Respekt vor Autonomie der/des Betreuten, Nicht-Schaden, Wohltun und Gerechtigkeit zu planen (Kap. 19).

Für Entscheidungen zur Begrenzung der Behandlung wird für die Zertifizierung von Weaning-Zentren von der Deutschen Gesellschaft für Pneumologie ein Forum zur Fallbesprechung sowie das Angebot einer Supervision für das Behandlungsteam gefordert (Deutsche Gesellschaft für Pneumologie 2018). Ergänzend können für die Reevaluation Leitfragen, die auf Überversorgung hinweisen, für eine strukturierte Besprechung herangezogen werden (Michalsen et al. 2021).

18.4.4 Psychologische Begleitung in palliativen Situationen und am Lebensende

Eine palliative Situation entwickelt sich in Weaning-Zentren häufig während eines längeren Behandlungsverlaufes, im Rahmen dessen sich ein von Erkrankten gewünschtes Therapieziel nicht mehr als erreichbar darstellt. Während dieser Behandlungsphase hat sich der Bewusstseinszustand der Erkrankten mitunter verbessert, sie haben versucht, aktiv an Therapien und bei den Pflegehandlungen mitzuwirken und mit ihren Angehörigen kommuniziert. An diesem Punkt kann es sehr herausfordernd für alle Beteiligten sein, das Therapieziel neu zu formulieren und die Versorgung auf ein palliatives Behandlungskonzept umzustellen.

In der psychologischen Arbeit mit den Erkrankten können Gedanken und Gefühle bezogen auf die Behandlung und eine Begrenzung der Therapie sowie bezogen auf den Sterbeprozess einen Raum erhalten (Leitlinienprogramm Onkologie 2020). Sofern der Wunsch besteht, können palliativpsychologische Verfahren der Erinnerungsgestaltung (z. B. ressourcenorientierter Lebensrückblick) (Hölzle und Jansen 2009) und zur Unterstützung der Kommunikation mit der Familie (Kissane et al. 2006) zur Anwendung kommen. Darüber hinaus kann das systematische Adressieren von Wünschen am Lebensende (z. B. 3-Wünsche-Programm) hilfreich für eine individualisierte Versorgung sein (Neville et al. 2023). Insbesondere, da viele Erkrankte lange Zeit im Krankenhaus verbracht haben, ist das Realisieren eher aufwendiger Wünsche wie z. B. die Begegnung mit eigenen Haustieren im Krankenhaus oder die Fahrt nach Hause mit dem „Wünschewagen" ein wichtiges Signal der würdezentrierten Versorgung (Abschn. 20.11).

In der psychologischen Begleitung der Angehörigen können die Sorgen Platz finden, die diese nicht im Gespräch mit den Erkrankten äußern wollen oder können. So kann Sprachlosigkeit im Kontakt mit den Erkranken verringert werden, da sorgenvolle Gedanken zunächst mit einer neutralen Person vorbesprochen werden und darauf aufbauend Gesprächsperspektiven für den Kontakt mit den Erkrankten eröffnet werden. Psychologische Angehörigenbetreuung unterstützt daher in palliativen Situationen die Auseinandersetzung mit dem bevorstehenden Verlust und regt die Formulierung und Umsetzung von Patientinnen/Patienten- und Angehörigenwünschen v. a. bezogen auf Kommunikation, Nähe und Kontakthäufigkeit in dieser Phase an. Auch die Verabschiedung durch minderjährige Kinder kann angeregt und begleitet werden (Brauchle et al. 2023). Wenn konflikthafte Themen innerhalb der Familien oder in der Interaktion mit den Erkrankten aufkommen, ist eine psychologische Gesprächsmoderation möglich und kann das gesamte System entlasten.

▶ **Praxistipp** Zur End-of-Life-Begleitung von Intensiv- und Weaning-Patientinnen/-patienten gehören u. a. Vor- und Nachbereitung von Familiengesprächen sowie deren Moderation, Eruieren von Wünschen und Ängsten und Unterstützung von Emotionsregulation und Regulation von Nähe/Distanz.

18.5   Teamsupervision in Weaning-Zentren

Ein zentrales Qualitätskriterium von Supervision ist die Überparteilichkeit der supervidierenden Fachkraft (Deutsche Gesellschaft für Supervision und Coaching 2023). Das bedeutet im Kontext von Weaning-Zentren, dass die supervidierende Person außerhalb des Systems, welches sie durch Supervision unterstützt, stehen sollte. Aus diesem Grund kann die Supervisionsfachkraft des Weaning-Zentrums nicht gleichzeitig die dort in der Versorgung tätige psychologische Fachkraft sein.

Supervision ermöglicht die Reflexion von Entscheidungs- und Behandlungsprozessen, der Interaktion mit Erkrankten und Angehörigen sowie eigener moralischer Überzeugungen und deren Einfluss auf die Behandlung.

Konkrete Anlässe der Supervision können daher sein:

- Konfliktsituationen in der Behandlung von Erkrankten,
- Konfliktsituationen in der Behandlung von Erkrankten,
- moralischer Distress („moral distress") bezogen auf die Behandlung von Patientinnen/
  Patienten,
- eigene Belastung in der kurativen und palliativen Begleitung von Erkrankten.

Eine professionelle Supervision ermöglicht dem Behandlungsteam:

1. Die Versprachlichung meist impliziter, unausgesprochener Themen.
2. Die strukturierte Besprechung von Konflikten und das Finden eines Konsens im
   Behandlungsteam.
3. Die Reduktion von eigener psychischer Belastung durch Verständnis der Belastungs-
   gründe und Erweiterung der Bewältigungsmöglichkeiten im Umgang mit Belastungen.

Übergeordnetes Ziel der Supervision im Weaning-Zentrum ist die Sicherstellung und
Steigerung von Professionalität in Kommunikationsprozessen sowie der eigenen professionellen Haltung.

18.6   Fazit für die Praxis

- Psychopneumologie in der Intensivmedizin und im Bereich des Weanings basiert
  auf einem notfallpsychologischen und psychotraumatologischen Handlungsverständ-
  nis. Im Kern ist die Unterstützung von Erkrankten und Angehörigen in diesem Bereich
  sekundärpräventiv.
- Ziel ist die Reduktion von Stressoren und die Stärkung der Handlungsfähigkeit.
  Dieses Ziel wird hauptsächlich durch (kommunikative) Handlungen von Ärztinnen/
  Ärzten und Pflegepersonen realisiert, weswegen diese die Behandlung verantworten-
  den Berufsgruppen für traumabezogene Stressoren sensibilisiert sein sollten. Daraus
  leitet sich ein traumasensibles Vorgehen in der Behandlung, Multiprofessionalität durch
  die verbindliche Einbeziehung psychosozialer Berufsgruppen sowie die Förderung
  von Patientenstärkung und -befähigung (Empowerment) auch bezogen auf das soziale
  Umfeld der Erkrankten ab.
- Eine verbindliche sowie regelmäßige inhaltliche Abstimmung und personelle Kontinuität in der multiprofessionellen Behandlung der Erkrankten sind essenzielle Bestandteile
  der Versorgungsqualität.
- Der umfassende Anspruch an Professionalität in der Behandlung, während die Erkrankten sich in nahezu vollständiger Abhängigkeit von lebenserhaltender Medizin und
  Pflege befinden, kann aber nur realisiert werden, wenn auch die psychische Gesundheit

des Behandlungsteams als wichtige Voraussetzung für die Versorgungsqualität gesehen und diese dementsprechend verbindlich unterstützt wird.

References

Zitierte Literatur

Albanesi B, Nania T, Barello S et al (2022) Lived experience of patients in ICU after cardiac surgery: A phenomenological study. Nurs Crit Care 27(2):204–213. https://doi.org/10.1111/nicc.12562

Belletti A, D'Andria Ursoleo J, Scandroglio AM, Landoni G, Zangrillo A (2023a Nov 29) Extubation during extracorporeal membrane oxygenation in severe acute respiratory distress syndrome: time for a paradigm shift? Ann Intensive Care 13(1):118. https://doi.org/10.1186/s13613-023-01214-w.. PMID:38019342;PMCID:PMC10686917

Belletti A, Sofia R, Cicero P et al (2023b) Extracorporeal membrane oxygenation without invasive ventilation for respiratory failure in adults: A systematic review. Crit Care Med 51(12):1790–1801. https://doi.org/10.1097/CCM.0000000000006027

von Blanckenburg P, Leppin N (2018) Psychological interventions in palliative care. Curr Opin Psychiatry 31(5):389–395. https://doi.org/10.1097/YCO.0000000000000441

Brauchle M, Deffner T, Brinkmann A et al (2023) Besuche von minderjährigen Angehörigen in der Intensiv- und Notfallmedizin : Kinder als Besucher willkommen! [Children visiting intensive care units and emergency departments : Kids are welcome!]. Med Klin Intensivmed Notfmed. 118(5):351–357. https://doi.org/10.1007/s00063-023-01004-z

Campbell ML (2011) Dyspnea. AACN Adv Crit Care 22(3):257–264. https://doi.org/10.1097/NCI.0b013e318220bc4d

Cohen JN, Gopal A, Roberts KJ, Anderson E, Siegel AM (2019) Ventilator dependent patients successfully weaned with cognitive behavioral therapy: a case series. Psychosomatics. https://doi.org/10.1016/j.psym.2019.02.003

Danielis M, Povoli A, Mattiussi E, Palese A (2020) Understanding patients' experiences of being mechanically ventilated in the intensive care unit: Findings from a meta-synthesis and meta-summary. J Clin Nurs 29(13–14):2107–2124. https://doi.org/10.1111/jocn.15259

Davidson JE, Aslakson RA, Long AC et al (2017) Guidelines for family-centered care in the neonatal, pediatric, and adult ICU. Crit Care Med 45(1):103–128. https://doi.org/10.1097/CCM.0000000000002169

deBacker J, Tamberg E, Munshi L, Burry L, Fan E, Mehta S (2018) Sedation practice in extracorporeal membrane oxygenation-Treated patients with acute respiratory distress syndrome: A retrospective study. ASAIO J 64(4):544–551. https://doi.org/10.1097/MAT.0000000000000658

Deffner T, Hierundar A, Kargiannidis C (2022a) Psychologische Aspekte während und nach intensivmedizinischer Behandlung von ARDS. Intensivmedizin up2date 18:193–206. https://doi.org/10.1055/a-0715-2821

Deffner T, Münch U, Riessen R, Nydahl P, Hierundar A (2022b) Psychosoziale Angehörigenversorgung: Rahmenkonzept für Intensivstationen [Psychosocial care for relatives in the ICU: framework concept]. Med Klin Intensivmed Notfmed 117(8):600–606. https://doi.org/10.1007/s00063-022-00966-w

Deutsche Gesellschaft für Anästhesiologie und Intensivmedizin (DGAI) und Deutsche Interdisziplinäre Vereinigung für Intensiv- und Notfallmedizin (DIVI) (2020) S3-Leitlinie Analgesie,

Sedierung und Delirmanagement in der Intensivmedizin. AWMF-Registernummer 001/012. https://register.awmf.org/assets/guidelines/001-012l_S3_Analgesie-Sedierung-Delirmanagem ent-in-der-Intensivmedizin-DAS_2021-08.pdf. Zugegriffen: 27. März 2021

Deutsche Gesellschaft für Palliativmedizin (2016) Palliativmedizinisches Basisassessment. https:// www.dgpalliativmedizin.de/images/DGP_Palliativmedizinisches_Basisassessment_2016_% C3%84nd_2022.pdf. Zugegriffen: 1. Apr 2021

Deutsche Gesellschaft für Pneumologie (2018) Erfassungsbogen zur Zertifizierung von Weaning-Zentren. https://www.pneumologie.de/storage/app/media/uploaded-files/Erhebungsbogen_zur_ Zertifizierung_Weaning-Zentren_Version_06.pdf. Zugegriffen: 1. Apr 2021

Deutsche Gesellschaft für Pneumologie und Beatmungsmedizin (2023) S2k-Leitlinie Nichtinvasive Beatmung als Therapie der akuten respiratorischen Insuffizienz. AWMF-Registernummer: 020-004. https://register.awmf.org/assets/guidelines/020-004l_Nichtinvasive-Beatmung-Therapie-akute-respiratorische-Insuffizienz_2024-01.pdf. Zugegriffen: 27. März 2021

Deutsche Gesellschaft für Pneumologie (o. J.) WeanNet-Zentren. https://www.pneumologie.de/akt uelles-service/weannet. Zugegriffen: 28. März 2021

Deutsche Gesellschaft für Supervision und Coaching e. V. (2023). Ethische Leitlinien der Deutschen Gesellschaft für Supervision und Coaching e.V. https://www.dgsv.de/wp-content/uploads/2023/ 10/DGSv_Ethische-Leitlinien_2023.pdf. Zugegriffen: 5. Apr 2024

Dhont S, Derom E, Van Braeckel E, Depuydt P, Lambrecht BN (2020) The pathophysiology of ‚happy' hypoxemia in COVID-19. Respir Res 21(1):198. Published. https://doi.org/10.1186/s12 931-020-01462-5

DIVI-Sektion Psychologische Versorgungsstrukturen in der Intensivmedizin (2024) Manualisierte Interventionen für die Psychologische Versorgung intensivmedizinisch behandelter PatientInnen und ihrer Angehörigen. https://www.divi.de/empfehlungen/publikationen/manualisierte-interv entionen-fuer-die-psychologische-versorgung-intensivmedizinisch-behandelter-patientinnen-und-ihrer-angehoerigen. Zugegriffen: 27. März 2021

Eckman PM, Hryniewicz K (2021) Awake: benefits and caveats during extracorporeal membrane oxygenation. Eur Heart J Acute Cardiovasc Care 10(6):602–603. https://doi.org/10.1093/ehjacc/ zuab034

Egbers PH, Boerma EC (2017) Communicating with conscious mechanically ventilated critically ill patients: let them speak with deflated cuff and an in-line speaking valve!. Crit Care 21(1):7. Published 2017 Jan 10. https://doi.org/10.1186/s13054-016-1587-8

Fruth S (2021) Imaginäre Körperreisen – Neue Wege zum individuellen Heilungsprozess. Carl Auer, Heidelberg

Gesundheitsberichterstattung des Bundes (2020) Grunddaten der Krankenhäuser – Fachserie 12 Reihe 6.1.1 https://www.destatis.de/DE/Themen/Gesellschaft

Gesundheitsberichterstattung des Bundes (2021) Durchschnittliche Verweildauer in deutschen Krankenhäusern nach medizinischer Fachabteilung im Jahr 2021. https://de.statista.com/statis tik/daten/studie/369355/umfrage/verweildauer-in-deutschen-krankenhaeusern-nach-medizinis chen-fachabteilungen/. Zugegriffen: 1. Apr 2021

Gieselmann A, Ait Aoudia M, Carr M et al (2019) Aetiology and treatment of nightmare disorder: State of the art and future perspectives. J Sleep Res 28(4):e12820. https://doi.org/10.1111/jsr. 12820

Guttormson JL, Bremer KL, Jones RM (2015) „Not being able to talk was horrid": A descriptive, correlational study of communication during mechanical ventilation. Intensive Crit Care Nurs 31(3):179–186. https://doi.org/10.1016/j.iccn.2014.10.007

Holm A, Viftrup A, Karlsson V, Nikolajsen L, Dreyer P (2020) Nurses' communication with mecha-nically ventilated patients in the intensive care unit: Umbrella review. J Adv Nurs 76(11):2909–2920. https://doi.org/10.1111/jan.14524

Hölzle C, Jansen I (2009): Ressourcenorientierte Biografiearbeit: Grundlagen – Zielgruppen – kreative Methoden, S. 33f. Ruhe, H. G. (1998): Methoden der Biografiearbeit. Weinheim und Basel: Beltz, S. 29

Jeong BH, Ko MG, Nam J, et al (2015) Differences in clinical outcomes according to weaning classifications in medical intensive care units. PLoS One 10(4):e0122810. Published 2015 Apr 15. https://doi.org/10.1371/journal.pone.0122810

Kissane DW, McKenzie M, Bloch S, Moskowitz C, McKenzie DP, O'Neill I (2006 Jul) Family focused grief therapy: a randomized, controlled trial in palliative care and bereavement. Am J Psychiatry 163(7):1208–1218. https://doi.org/10.1176/ajp.2006

Kumpf O, Assenheimer M, Bloos F, Brauchle M, Braun J-P, Brinkmann A et al (2023) Intensivmedizinische Qualitätsindikatoren für Deutschland. Anästh Intensivmed 64:333–354. https://doi.org/10.19224/ai2023.333

Laerkner E, Egerod I, Olesen F, Hansen HP (2017) A sense of agency: An ethnographic exploration of being awake during mechanical ventilation in the intensive care unit. Int J Nurs Stud 75:1–9. https://doi.org/10.1016/j.ijnurstu.2017.06.016

Leinen A (2022). 1. Ein Erfahrungsbericht: Der Patient ohne Worte – Invasiv beatmet auf der Intensivstation. In: Deffner T, Janssens U, Strauß B (Hrsg) Praxisbuch Psychologie in der Intensiv- und Notfallmedizin. Medizinisch-wissenschaftliche Verlagsgesellschaft, Berlin

Leitlinienprogramm Onkologie (Deutsche Krebsgesellschaft, Deutsche Krebshilfe, AWMF) (2020) Palliativmedizin für Patienten mit einer nicht-heilbaren Krebserkrankung, Langversion 2.2, AWMF-Registernummer: 128/001OL, https://www.leitlinienprogramm-onkologie.de/leitlinien/palliativmedizin/

Michalsen A, Neitzke G, Dutzmann J, Rogge A, Seidlein AH, Jöbges S et al (2021) Überversorgung in der Intensivmedizin: erkennen, benennen, vermeiden: Positionspapier der Sektion Ethik der DIVI und der Sektion Ethik der DGIIN [Overtreatment in intensive care medicine-recognition, designation, and avoidance: Position paper of the Ethics Section of the DIVI and the Ethics section of the DGIIN]. Med Klin Intensivmed Notfmed 116(4):281–294. German. https://doi.org/10.1007/s00063-021-00794-4

Neville TH, Taich Z, Walling AM, Bear D, Cook DJ, Tseng CH, Wenger NS (2023) The 3 Wishes Program Improves Families' Experience of Emotional and Spiritual Support at the End of Life. J Gen Intern Med 38(1):115–121. https://doi.org/10.1007/s11606-022-07638-7

Nishino T (2011) Dyspnoea: underlying mechanisms and treatment. Br J Anaesth 106(4):463–474. https://doi.org/10.1093/bja/aer040

Papola D, Ostuzzi G, Tedeschi F et al (2022) Comparative efficacy and acceptability of psychotherapies for panic disorder with or without agoraphobia: systematic review and network meta-analysis of randomised controlled trials. Br J Psychiatry 221(3):507–519. https://doi.org/10.1192/bjp.2021.148

Pavy F, Torta DM, von Leupoldt A (2024) The effect of unpredictability on the perception of breathlessness: a narrative review. Front Rehabil Sci 4:1339072. Published 2024 Jan 9. https://doi.org/10.3389/fresc.2023.1339072

Reddemann L (2002) Imagination als heilsame Kraft. Klett-Cotta, Stuttgart

Schmidt M, Boutmy-Deslandes E, Perbet S et al (2016) Differential perceptions of noninvasive ventilation in intensive care among medical caregivers, patients, and their relatives: A multicenter prospective study-The PARVENIR study. Anesthesiology 124(6):1347–1359. https://doi.org/10.1097/ALN.0000000000001124

Schmidt B, Schneider J, Deffner T, Rosendahl J (2021) Hypnotic suggestions of safety improve well-being in non-invasively ventilated patients in the intensive care unit. Intensive Care Med 47(4):485–486. https://doi.org/10.1007/s00134-021-06364-8

Schönhofer B, Geiseler J, Dellweg D et al (2019) Prolongiertes weaning [Prolonged Weaning – S2k-Guideline Published by the German Respiratory Society]. Pneumologie 73(12):723–814. https://doi.org/10.1055/a-1010-8764

Schönhofer B, Euteneuer S, Nava S et al (2002) Survival of mechanically ventilated patients admitted to a specialised weaning centre. Intensive Care Med 28:908–916. https://doi.org/10.1007/s00134-002-1287-5

Stuber ML, Schneider S, Kassam-Adams N, Kazak AE, Saxe G (2006) The medical traumatic stress toolkit. CNS Spectr 11(2):137–142. https://doi.org/10.1017/S1092852900010671

Ten Hoorn S, Elbers PW, Girbes AR, Tuinman PR (2016) Communicating with conscious and mechanically ventilated critically ill patients: a systematic review. Crit Care 20(1):333. Published 2016 Oct 19. https://doi.org/10.1186/s13054-016-1483-2

Tramm R, Hodgson C, Ilic D, Sheldrake J, Pellegrino V (2015) Identification and prevalence of PTSD risk factors in ECMO patients: A single centre study. Aust Crit Care 28(1):31–36. https://doi.org/10.1016/j.aucc.2014.04.005

Weiterführende Literatur

https://doi.org/Umwelt/Gesundheit/Krankenhaeuser/_inhalt.html#sprg234206.   Zugegriffen: 26. März 2021

Ethische Aspekte in der Beatmungsmedizin

19

Monika Tempel

Inhaltsverzeichnis

M. Tempel (✉)
die LungenCouch®, Regensburg, Deutschland
E-Mail: info@monikatempel.de

M. Tempel und P. Köbler (Hrsg.), *Psychopneumologie*,
https://doi.org/10.1007/978-3-662-71757-8_19

Kap. 19 legt dar

- Welche Hintergründe, Begrifflichkeiten, rechtlichen und standesrechtlichen Grundlagen die medizinethischen Entscheidungen in der Beatmungsmedizin bestimmen
- Welche ethischen Prinzipien bei der Entscheidungsfindung in der Beatmungsmedizin zumeist zum Tragen kommen
- Welche gängigen Modelle der Ethikberatung in der Praxis zur Verfügung stehen
- Worin die Bedeutung des *Advance Care Planning* (ACP) im Hinblick auf medizinethische Entscheidungen liegen kann
- Wie spezielle ethikbezogene Unterstützungsangebote *Moral Distress* und Burnout des Behandlungsteams wirksam begegnen können

19.1 Ausgangslage/Hintergrund/Begrifflichkeiten

19.1.1 Hintergrundwissen zur Beatmungsmedizin

Den großartigen Möglichkeiten der Beatmungsmedizin stehen mitunter gravierende Auswirkungen auf Betroffene und Behandlungsteams gegenüber. Dies hat mehrere Gründe:

Die Häufigkeit von chronisch-kritischen Erkrankungen nimmt zu (Fröhlich 2015). Parallel dazu vermehren sich die Therapieoptionen der Beatmungsmedizin (intermittierende nichtinvasive Beatmung und invasive Dauer- bzw. Langzeitbeatmung) (Pfeifer 2013). Die Fortschritte der operativen Medizin ermöglichen Eingriffe bei immer älteren und kränkeren Patientinnen/Patienten. Postoperatives Weaning-Versagen ist (neben anderen Ursachen) gerade bei diesen Erkrankten mitverantwortlich für die steigende Zahl der invasiven Dauer- bzw. Langzeitbeatmungen (Karagiannidis et al. 2019).

Diese Konstellationen führen fast zwangsläufig auch zu einer Zunahme der Diskussionen über ethische Fragestellungen und infolgedessen zu einem Bedeutungszuwachs der Medizinethik im Kontext der Beatmungsmedizin.

Die häufigsten medizinethischen Fragestellungen im Rahmen der Beatmungsmedizin betreffen Therapiezieländerung und Therapielimitierung.

Im Hintergrund wirken meist folgende Konstellationen:

- konflikthafte Interaktionen zwischen den mitbehandelnden Ärztinnen/Ärzten,
- mangelhafte Informationsvermittlung und Kommunikation zwischen Team und Angehörigen,
- Umgang mit unrealistischen Erwartungen, Ambivalenzen und Konflikten bei bzw. mit Angehörigen,
- Einschätzung von und Umgang mit unsicheren Prognosen,

- Unsicherheiten in der Umsetzung von Vorausverfügungen (Patientenverfügung, Vorsorgevollmacht) oder bei der Rekonstruktion des mutmaßlichen Willens,
- Konflikte sowohl innerhalb des Teams, innerhalb der Angehörigen als auch zwischen den Beteiligten.

Die Begrifflichkeiten, die in diesem Zusammenhang verwendet werden, sind teilweise missverständlich und führen oft zu erheblicher Verwirrung. Sie müssen deshalb mit der notwendigen Präzision verwendet oder als Begriff verworfen werden.

19.1.2 Aktive Sterbehilfe (§ 216 StGB)

Bei der direkten aktiven Sterbehilfe handelt es sich um die beabsichtigte und aktive Beschleunigung oder Herbeiführung des Todes von Erkrankten. Der Tod wird hierbei im Gegensatz zur indirekten aktiven Sterbehilfe nicht nur in Kauf genommen, sondern vorsätzlich herbeigeführt. Die direkte aktive Sterbehilfe ist in Deutschland strafbar. Sie wird nach § 216 StGB mit bis zu 5 Jahren Haft bestraft.

19.1.3 (Ärztlich) assistierter Suizid (§ 217 StGB)

Unter einem assistierten Suizid versteht man die *Beihilfe zur Selbsttötung*. Sterbewillige nehmen selbstständig eine Substanz zur Selbsttötung ein. Eine andere Person (Angehörige/Nahestehende, Ärztinnen/Ärzte oder Sterbehelfende) haben hierzu einen Beitrag geleistet, z. B. die tödliche Substanz zur Verfügung gestellt.

Der (ärztlich) assistierte Suizid ist in Deutschland erlaubt. Am 26. Februar 2020 erklärte das Bundesverfassungsgericht den 2015 eingeführten § 217 StGB für verfassungswidrig und somit nichtig. Das frühere Verbot einer *geschäftsmäßigen Beihilfe* (Ärztinnen/Ärzte, Sterbehilfeverein) wurde aufgehoben.

Das Urteil löste heftige Diskussionen aus und provozierte mehrere Stellungnahmen:

- Im Juni 2020 veröffentlichte die Deutsche Gesellschaft für Psychoanalyse, Psychotherapie, Psychosomatik und Tiefenpsychologie (DGPT) ihre Stellungnahme unter dem Titel „Vorstellungen und Vorschläge zu wesentlichen Eckpunkten einer möglichen Neuregelung der Suizidassistenz" (DGPT 2020). Einleitend begrüßt die DGPT ausdrücklich die Initiative des Bundesgesundheitsministers zu einem breiten politischen und fachlichen Diskussionsprozess zur Neuregelung des § 217 Strafgesetzbuch (StGB).
- Im Sommer 2021 legte die Bundesärztekammer ihre „Hinweise zum ärztlichen Umgang mit Suizidalität und Todeswünschen", sowie eine „Handreichung zum Umgang mit nachhaltigen Suizidwünschen bei schwerer Krankheit" vor (BÄK 2021). Die ärztliche Position zu Suizidalität, zum Umgang mit Suizidwünschen und zur

Assistenz bei der Durchführung von Suizidwünschen orientiert sich an den wissenschaftlichen Erkenntnissen über Suizid und Suizidalität und betont aus Sicht der Ärzteschaft die Notwendigkeit und den Primat der Suizidprävention.

- Im September 2021 gab die Deutsche Gesellschaft für Palliativmedizin (DGP) ihre „Empfehlungen zum Umgang mit dem Wunsch nach Suizidassistenz in der Hospizarbeit und Palliativversorgung" heraus (DGP 2021). Die DGP sieht die Durchführung der Suizidhilfe nicht als Aufgabe der Hospiz- und Palliativversorgung. Angesichts der möglichen ethischen Konflikte und unbefriedigenden Lösungen wünscht die DGP eine offene Diskussion des Themas.

Zum aktuellen Zeitpunkt (Stand September 2025) steht die Regelung der Gesetzlage weiterhin aus.

19.1.4 Sterben zulassen

Die immer noch gebräuchlichen Begriffe *indirekte Sterbehilfe* und *passive Sterbehilfe* sollten u. a. nach Meinung der Bundesärztekammer nicht mehr verwendet werden. Sie umfassen nämlich auch lebensverkürzende Therapien am Lebensende und das Sterbenlassen, was in bestimmten Situationen durchaus gebotenes Handeln sein kann (Sterben zulassen).

Sowohl *indirekte Sterbehilfe* als auch *passive Sterbehilfe* sind legal, wenn eine diesbezügliche Willensäußerung der Betroffenen oder eine gültige Patientenverfügung vorliegt.

▶ **Praxistipp**
  Im Zentrum der Entscheidungen am Lebensende steht der (mutmaßliche) Wille der Patientinnen/Patienten. Die ärztliche Pflicht zur Lebenserhaltung besteht unter der Voraussetzung, dass die Patientin/der Patient diese auch will. Daraus ergibt sich für Behandelnde keine absolute Garantenstellung für das Leben, sondern vielmehr eine Garantenstellung für den Willen der Betroffenen.

19.2   Rechtliche und standesrechtliche Grundlagen

19.2.1 Patientenwille (Bürgerliches Gesetzbuch)

Laut Bürgerlichem Gesetzbuch (§ 223 BGB) kann jede medizinische Maßnahme als Eingriff in die körperliche Unversehrtheit tatbestandlich eine strafbare Körperverletzung mit potenzieller Schadensersatzpflicht darstellen.

Legal ist eine medizinische Maßnahme nur unter drei Voraussetzungen:

- Der Eingriff ist medizinisch indiziert.
- Der Eingriff wird lege artis (nach den Regeln der ärztlichen Kunst und mit der notwendigen Sorgfalt) durchgeführt.
- Der Eingriff entspricht dem Willen der aufgeklärten Patientin/des aufgeklärten Patienten.

In der Beatmungsmedizin geht es oft um das Schicksal von nichteinwilligungsfähigen Erkrankten. In diesen Fällen muss gemeinsam mit den Vertretenden der Erkrankten (Bevollmächtigte oder Betreuungspersonen) auf Dokumente des vorausverfügten wahren Willens (Patientenverfügung) oder auf die Rekonstruktionen des mutmaßlichen Willens zurückgegriffen werden (§ 1901 ff. BGB).

19.2.2 Stellungnahmen der Bundesärztekammer (BÄK)

Zum Umgang mit den Vorsorgeinstrumenten und zur ärztlichen Sterbebegleitung hat die BÄK Stellungnahmen und Empfehlungen veröffentlicht:

- BÄK 2018 Umgang mit Patientenverfügung (PV) und Vorsorgevollmacht (VV),
- BÄK 2018 Umgang mit PV und VV bei Demenz,
- BÄK 2011 Grundsätze zur ärztlichen Sterbebegleitung.

Diese Dokumente enthalten zahlreiche Aussagen, die in der Beatmungsmedizin besondere Bedeutung gewinnen können. Sie sind grundsätzlich getragen von der Überzeugung, dass es

> „… Aufgabe des Arztes ist, unter Achtung des Selbstbestimmungsrechts des Patienten Leben zu erhalten, Gesundheit zu schützen und wiederherzustellen sowie Leiden zu lindern und Sterbenden bis zum Tod beizustehen. Die ärztliche Verpflichtung zur Lebenserhaltung besteht daher nicht unter allen Umständen…
>
> Ein offensichtlicher Sterbevorgang soll nicht durch lebenserhaltende Therapien künstlich in die Länge gezogen werden. Darüber hinaus darf das Sterben durch Unterlassen, Begrenzen oder Beenden einer begonnenen medizinischen Behandlung ermöglicht werden, wenn dies dem Willen des Patienten entspricht. Dies gilt auch für die künstliche Nahrungs- und Flüssigkeitszufuhr." (Aus der Präambel der Grundsätze der Bundesärztekammer zur ärztlichen Sterbebegleitung, BÄK 2011)

Die Angst vor juristischen Konsequenzen führt, trotz fraglicher Sinnhaftigkeit der intensivmedizinischen Bemühungen, zunächst häufig zu Maximaltherapie. Bei ungünstigem Verlauf ergibt sich dann für Behandlungsteams und Betreuungspersonen zunehmend die Notwendigkeit einer abwägenden Reflexion des technisch Machbaren mit dem medizinisch und ethisch Sinnvollen. Fragen hinsichtlich Therapiezieländerung bzw. Therapielimitierung werden virulent.

19.2.3 Positionspapiere und Leitlinien

Für die Beatmungsmedizin sind folgende Leitlinien (LL) von besonderer Bedeutung:

- S3-Leitlinie Nichtinvasive Beatmung als Therapie der chronischen respiratorischen Insuffizienz (DGP 2024),
- S2k-Leitlinie Nichtinvasive Beatmung als Therapie der akuten respiratorischen Insuffizienz (DGP 2023),
- S3-Leitlinie Konsultationsfassung: Invasive Beatmung und Einsatz extrakorporaler Verfahren bei akuter respiratorischer Insuffizienz (DGAI 2024),
- S2k-Leitlinie Prolongiertes Weaning (DGP 2019, in Überarbeitung),
- S1-Leitlinie Motoneuronenerkrankungen (DGN 2021),
- S3-Leitlinie Analgesie, Sedierung und Delirmanagement in der Intensivmedizin (DAS-Leitlinie) (DGAI und DIVI 2021).

Diese Leitlinien enthalten relativ ausführliche ethische Reflexionen und Empfehlungen. Sie umfassen zum einen allgemeine Aspekte des Umgangs mit Erkrankten am Lebensende, zum anderen konkrete Empfehlungen für die Ausgestaltung der Begleitung am Lebensende.

Zusätzlich werden in einem Positionspapier und in einer Prozessempfehlung der Deutschen Interdisziplinären Vereinigung für Intensiv- und Notfallmedizin (DIVI) ausführliche Hilfestellungen für eine ethisch begründete Entscheidungsfindung und ein strukturiertes Vorgehen bei schwerkranken Patientinnen/Patienten in der Intensivmedizin dargestellt (Sektion Ethik der DIVI: Jöbges et al. 2024; Michalsen et al. 2021).

Die allgemeinen Aspekte orientieren sich an den Prinzipien der Palliativmedizin. Dazu zählen:

- Freiheit von Schmerz und Agitation,
- keine Beschleunigung, aber auch keine Verzögerung des Sterbens,
- Anerkennung von Leben und Sterben als physiologische Prozesse,
- Integration von psychologischen und spirituellen Aspekten,
- Frage nach der Sinnhaftigkeit der Behandlung (Futility),
- Unterstützung des Lebens bis zum Ende und Unterstützung der Angehörigen.

Die konkreten Empfehlungen variieren in den einzelnen Leitlinien und Empfehlungen, gründen jedoch allesamt auf bewährten Vorgehensweisen in der Beatmungsmedizin.

Exemplarisch lässt sich dies verdeutlichen an den Empfehlungen zum Umgang mit Erkrankten am Lebensende in der S3-Leitlinie Nichtinvasive Beatmung als Therapie der chronischen respiratorischen Insuffizienz (DGP 2024):

„Bei weit fortgeschrittener oder rasch progredienter chronischer ventilatorischer Insuffizienz sollen Patienten und deren Angehörige frühzeitig über drohende respiratorische Notfallsituationen und therapeutische Optionen für das Endstadium der Erkrankung informiert werden.

Die Versorgung soll gerade auch in der letzten Lebensphase patientenzentriert erfolgen, wobei sowohl die ärztliche und pflegerische Kompetenz, insbesondere hinsichtlich der Prognostizierung und der End-of-Life Care bzw. einer palliativmedizinischen Versorgung, als auch die Berücksichtigung des Patientenwillens unverzichtbar bleiben.

Patienten und Zugehörige sollen in der Sterbephase in Behandlungseinrichtungen oder im häuslichen Umfeld angemessen unterstützt und optimal begleitet werden. Hierzu gehören neben symptomlindernden Maßnahmen auch psychosoziale Unterstützung und die Ermöglichung eines Rooming-In." (13. Ethische Erwägungen, S. 88)

„Die in einer Patientenverfügung zum Ausdruck gebrachten Wünsche zur Beschränkung des Behandlungsumfangs, insbesondere hinsichtlich der Ablehnung bestimmter Behandlungsmaßnahmen, ist für das Behandlungsteam bindend, sofern die konkrete Lebens- und Erkrankungssituation derjenigen entspricht, die der Patient in der Verfügung beschrieben hat, und keine Anhaltspunkte für eine nachträgliche Willensänderung erkennbar sind (§ 1827 BGB). Die Patientenverfügung ist umso verbindlicher für den behandelnden Arzt, je konkreter der geäußerte Wille formuliert ist; dies mag insbesondere dann gelten, wenn eine sachkundige Beratung dokumentiert wurde." (13.4. Umgang mit einwilligungsunfähigen Patienten, S. 91)

„Therapielimitierungen umfassen einerseits die Möglichkeit, prinzipiell indizierte Therapiemaßnahmen nicht zu beginnen („withholding"), und andererseits die Option, bereits begonnene Therapiemaßnahmen zu beenden („withdrawing") (Avidan et al. 2021; Michalsen et al. 2023). Die Therapie als solche wird niemals „abgebrochen"; vielmehr besteht sie gerade nach einem Therapiezielwechsel aus der besten Symptomkontrolle und Hinwendung zum Patienten (daher auch „End-of-Life-Care")." (13.5. Limitierung der Beatmungstherapie, S. 92)

Für den Umgang mit Erkrankten am Lebensende empfiehlt die Leitlinie zusammenfassend:

- patienten- und familienorientierte Entscheidungsfindung,
- angemessene (patienten- und familienorientierte) Kommunikation,
- Kontinuität der Versorgung und im Versorgungsteam,
- emotionale und praktisch-organisatorische Unterstützung,
- Symptomkontrolle (v. a. Therapie von Dyspnoe, Agitation, Schmerzen) und Zuspruch,
- spirituelle Begleitung und Unterstützung (Spiritual Care),
- emotionale und organisatorische Unterstützung für das Behandlungsteam (z. B. ethische Fallberatung, Supervision).

▶ **Praxistipp**
   Mit dem „Curriculum zur Fort- und Weiterbildung ethische Entscheidungsfindung"
   der DIVI liegt ein Vorschlag zur praxisnahen Kompetenzvermittlung im Hinblick
   auf ethische Fragestellungen vor (Jöbges et al. 2024).

19.3   Ethische Prinzipien

Intensiv- und Beatmungsmedizin haben mit der Ausweitung ihrer Behandlungsmöglich-
keiten moralisches „Neuland" (Bein und Schönhofer 2018) betreten. Die Medizinethik
sucht nach begründeten und praktikablen Antworten auf Fragen nach dem moralisch
Gebotenen, Erlaubten und Zulässigen. Eine Hilfestellung für Betroffene versucht die
Ethikberatung zu liefern, indem sie medizinethische Prinzipien darlegt und daraus ethische
Argumentationslinien entwickelt.

19.3.1 Prinzipienethik von Beauchamp und Childress

Die *Prinzipienethik* von Beauchamp und Childress erweist sich für die Entscheidungsfindung im medizinischen Alltag als besonders praxistauglich. In ihrem Buch *Principles
of Biomedical Ethics* (Beauchamp und Childress 2001) erläutern die beiden Autoren vier
medizinethische Prinzipien als Grundlage ihres prinzipienbasierten Paradigmas:

- Respekt vor Autonomie,
- Nichtschaden (Non-Malefizienz),
- Wohltun (Benefizienz),
- Gerechtigkeit.

Beauchamp und Childress gehen dabei nicht von einer allgemeinen ethischen Theorie
aus, sondern greifen auf anerkannte Prinzipien mittlerer Ebene *(„common morality"* =
Alltagsmoral) zurück.

- Dem Autonomieprinzip messen Beauchamp und Childress einen herausragenden Stellenwert zu. Es stärkt das Selbstbestimmungsrecht der Erkrankten und hegt den
  Paternalismus der Behandelnden ein.
- Nichtschaden und Wohltun sind seit der antiken Medizin anerkannte Prinzipien, die
  unter dem Aspekt der Lebensqualität gerade bei Entscheidungen am Lebensende
  immer wieder abgewogen werden müssen.

- Gerechtigkeit umfasst die faire Verteilung von Nutzen, Risiken, Kosten und Ressourcen. Gerechtigkeit betrifft sowohl individuelle als auch gesundheitspolitische oder gesetzgeberische Bereiche.

Die vier medizinethischen Prinzipien sollen in einer Entscheidungsfindung nicht automatisch und isoliert voneinander abgearbeitet, sondern spezifiziert, gegeneinander abgewogen und miteinander in ein Überlegungsgleichgewicht gesetzt werden.

19.3.2 Sinnhaftigkeit/Nützlichkeit (Futility)

In der Beatmungsmedizin kommt häufig die Frage nach der Sinnhaftigkeit (*Futility*) bestimmter Behandlungsmethoden auf. Die Sinnhaftigkeit einer Therapieoption lässt sich nur bezogen auf den jeweiligen Einzelfall klären, wobei das Lebenskonzept der Patientin/des Patienten ebenso berücksichtigt werden muss wie die erreichbare Lebensqualität. Die Erreichbarkeit des Therapieziels im Sinne des Willens der Patientinnen/Patienten (oberste Priorität) muss regelmäßig überprüft werden, um die Sinnhaftigkeit einer Behandlungsmaßnahme zu garantieren (Abschn. 17.3.3).

Die Prinzipien der ethischen Entscheidungsfindung räumen dem Willen der Patientinnen/Patienten oberste Priorität ein. Dabei gilt zu beachten, dass die subjektive Einschätzung der Sinnhaftigkeit einer Behandlungsmaßnahme durch Erkrankte sehr breit ist und bei vergleichbarer medizinischer Ausgangslage von „sinnvoller Lebenserhaltung" bis zu „qualvoller Verlängerung des Sterbeprozesses" reichen kann.

▶ **Praxistipp**
In der Kommunikation über Therapieoptionen zwischen Betroffenen und Behandelnden sollen deshalb nicht nur Wissen und Entscheidungsgrundlagen vermittelt werden. Es müssen auch Ängste und Nöte, Sorgen und emotionale Befindlichkeiten, Werte und ethische Prinzipien der Erkrankten und ihrer Angehörigen empathisch ermittelt und bei der Entscheidungsfindung angemessen berücksichtigt werden.

19.4 Entscheidungsfindung

In der Intensivmedizin soll die Therapie durch Wiederherstellung der Organfunktionen das Überleben der Patientin/des Patienten mit akzeptabler Lebensqualität ermöglichen. Die Entscheidungsfindung beruht dabei auf der medizinischen Indikation und dem Willen der Patientinnen/Patienten. Nur wenn beide Voraussetzungen erfüllt sind, kann eine Behandlungsmaßnahme begonnen oder fortgesetzt werden.

19.4.1 Medizinische Indikation

Die Indikation beruht auf einem aktiven Entscheidungsvorgang. Sie ist definiert als die Beurteilung einer Ärztin/eines Arztes, dass eine konkrete medizinische Maßnahme angezeigt ist, um ein bestimmtes Behandlungsziel zu erreichen.

Als Grundlage einer medizinischen Indikation gelten:

- Evaluierung von Nutzen und Risiko vor dem Hintergrund bestehender Handlungsorientierungen,
- Abwägung der objektiven Befunde im Hinblick auf die etablierten Ziele der Medizin (Behandlung und Vorbeugung von Krankheiten, Leidens- und Schmerzlinderung),
- Individualität der Patientin/des Patienten.

Um eine medizinische Indikation zu stellen, muss also die Frage geprüft werden, ob eine Therapiemaßnahme geeignet ist, ein bestimmtes Therapieziel für eine bestimmte erkrankte Person zu erreichen. Ist eine Behandlungsmaßnahme für das Therapieziel bei einer erkrankten Person nutzlos (sinnlos, nicht angemessen) oder sogar schädlich, so ist diese Therapie nicht indiziert. Sie fällt unter den Begriff *Futility* und sollte der erkrankten Person (bzw. ihren Angehörigen) erst gar nicht angeboten werden. Die Entscheidung darüber liegt bei der behandelnden Person und sollte von dieser sorgfältig dokumentiert werden.

19.4.2 Patientenwille

Dem Willen der Patientinnen/Patienten kommt im Prozess der Entscheidungsfindung oberste Priorität zu. In der Intensiv- und Beatmungsmedizin ist die Ermittlung dieses Willens häufig durch die Bewusstseinslage der erkrankten Person erschwert.

Es wird unterschieden zwischen:

- einwilligungsfähig,
- nichteinwilligungsfähig (mit oder ohne wirksame Patientenverfügung, Vorsorgevollmacht, Betreuungsverfügung).

19.4.3 Umgang mit Patientenverfügung, Vorsorgevollmacht, Betreuungsverfügung

Als Instrumente zur Ermittlung des tatsächlichen oder mutmaßlichen Willens der Patientinnen/Patienten sind folgende Vorausverfügungen möglich:

- Patientenverfügung (PV),
- Vorsorgevollmacht (VV),
- Betreuungsverfügung (BV).

Die Patientenverfügung (PV) sollte möglichst konkrete Behandlungswünsche für evtl. zukünftig auftretende Krankheitszustände festlegen.

Die Vorsorgevollmacht (VV) benennt einen oder mehrere bevollmächtigte Personen, die im Sinne der erkrankten Person bereit sind, die Vorgaben der PV durchzusetzen. Bei unklaren Bestimmungen der PV oder bei Verzicht auf eine PV soll die/der Vorsorgebevollmächtigte maßgeblich zur Ermittlung des mutmaßlichen Willens der Patientinnen/Patienten beitragen.

Die Betreuungsverfügung (BV) kann für den Fall einer notwendigen gesetzlichen Betreuung eine Vertrauensperson (und ggf. eine Ersatzperson) vorschlagen, die vom Vormundschaftsgericht als gesetzliche Betreuungsperson bestellt werden soll. Diese Vorschläge sind üblicherweise bindend für das Vormundschaftsgericht.

Bei fehlender Einwilligungsfähigkeit (eingeschränktes oder fehlendes Bewusstsein z. B. durch Delir, Sedierung, Hirnschädigung) bilden die Vorausverfügungen der erkrankten Person eine wichtige Grundlage für die Entscheidungsfindung und sind bei Eindeutigkeit bindend für behandelnde und betreuende Personen.

Bei der Erstellung der Vorausverfügungen müssen folgende Kriterien erfüllt sein:

- Einwilligungsfähigkeit,
- Volljährigkeit,
- Schriftform,
- eigenhändige Unterschrift.

Schwierigkeiten bei der Deutung im Anwendungsfall ergeben sich meist aus der mangelhaften Qualität der PV (unpräzise, uneindeutige Formulierungen, unkonkreter Situationsbezug). Weicht in einer konkreten Behandlungssituation der aktuelle Wille der Patientinnen/Patienten vom in der PV aufgeführten (und meist in einer relativ stabilen Situation formulierten) Willen ab, so gilt der aktuell geäußerte oder mutmaßliche Wille in der konkreten Behandlungssituation.

Eine ärztliche bzw. fachärztliche Beratung (durch Fachkräfte der Disziplinen Pneumologie, Intensivmedizin) bei der Abfassung der PV ist gerade für Erkrankte mit chronischen oder onkologischen Lungenerkrankungen unbedingt zu empfehlen, um beispielsweise sinnvolle Entscheidungen im Hinblick auf Beatmungswünsche zu klären und zu dokumentieren (Abschn. 20.2).

▶ **Praxistipp**
  Das Gespräch zwischen behandelnder und erkrankter Person über die Inhalte von
  Patientenverfügung, Vorsorgevollmacht, Betreuungsverfügung kann als „Türöff-
  ner" für eine Kommunikation über Vorstellungen, Wünsche und Entscheidungen
  am Lebensende genutzt werden (Kap. 11 und 17).

19.5 Modelle der Ethikberatung

19.5.1 Konstellationen im Prozess der ethischen Entscheidungsfindung

Im Prozess der Entscheidungsfindung kann bei Dissens ein schrittweises Vorgehen
sinnvoll sein. Die Eskalationsstufen reichen von der Familienkonferenz bis zu einer
gerichtlichen Entscheidung.

Mögliche Konstellationen im Prozess der ethischen Entscheidungsfindung sind:

- Familienkonferenz (Behandlungsteam und An- bzw. Zugehörige),
- teamorientierte Entscheidungsfindung (unterstützt von niedrigschwelligen Ethikbera-
  tungsangeboten wie Ethikcafé, Ethikkonsil),
- klinische Ethikberatung,
- gerichtliche Entscheidung (Amtsgericht, Betreuungsgericht).

Es gibt unterschiedliche Modelle der Ethikberatung zur Unterstützung für Angehörige
und Teams bei ethischen Konfliktkonstellationen im Zusammenhang mit einer Beatmung.

Erprobte Modelle der Ethikberatung sind das *Basler Modell* (Reiter-Theil 2005) und
die *klinisch orientierte Beratungsmethode* (Neitzke 2018).

19.5.2 Basler Modell

Das *Basler Modell* (Reiter-Theil 2005) legt ein komplexes Konzept zugrunde und
berücksichtigt:

- den Vier-Prinzipien-Ansatz (von Beauchamp und Childress),
- den systematischen Perspektivenwechsel (nach Rawls und Kohlberg),
- die Kasuistik (die methodische *ethische Fallanalyse*),
- Ansätze der systemischen Therapie,
- die Diskursethik (Habermas).

Im Behandlungsalltag der Beatmungsmedizin spielen psychologische Faktoren eine zwar selten erwähnte, jedoch (unterschwellig) bedeutsame Rolle. Erfreulicherweise finden psychologische Faktoren im *Basler Modell* eine angemessene Würdigung, v. a. im Rahmen folgender Aspekte:

Werturteile
Wohltun (Nutzen), Nichtschaden, Autonomie und Gerechtigkeit sind Prinzipien der Medizinethik (Schöne-Seifert 2007). Bereits in das Prinzip des Nutzens fließt das Werturteil der behandelnden Person ein („Welches Behandlungsziel ist erstrebenswert?"). Werturteile sind nicht frei von psychologischen Einflüssen.

Erleben der Therapiebeendigung als „aktives Schaden"
Die Rechtsprechung macht keinen Unterschied zwischen Entscheidungen zur Einleitung, Anpassung oder Beendigung von lebenserhaltenden Maßnahmen. Dennoch erleben behandelnde Personen die Entscheidung zur Beendigung von lebenserhaltenden Maßnahmen psychisch belastender als die Entscheidungen zur Einleitung oder Modifikation solcher Maßnahmen (Erbguth 2021; Schwarzkopf et al. 2012).

Futility
Vor allem Mitglieder in intensivmedizinischen Teams berichten von einer hohen psychischen Belastung durch subjektiv empfundene Übertherapie von Erkrankten (*Futility*) (Schleger et al. 2008; Lipp und Bauer 2013; Neitzke et al. 2016).

Moral Distress
Das Berufsethos (Leben erhalten!) steht in der Intensiv- und Beatmungsmedizin häufig in Konflikt mit dem persönlichen Empfinden der Mitglieder des Behandlungsteams im Hinblick auf die Würde der Erkrankten. Daraus resultieren psychische Belastungen, die im Terminus *Moral Distress* zusammengefasst werden.

19.5.3 Klinisch orientierte Beratungsmethode

Das Modell der *klinisch orientierten Beratungsmethode* ist im Wesentlichen ein Zwei-Säulen-Modell und berücksichtigt insbesondere die Indikation und den Willen der Patientinnen/Patienten (Neitzke 2018).

Gerald Neitzke charakterisiert die „klinisch orientierte Beratungsmethode" folgendermaßen:

> „Sie orientiert sich an dem üblichen Prozess der klinischen Entscheidungsfindung, beleuchtet aber darüber hinaus auf allen Stufen die moralischen Bewertungen. Das verhindert, dass

der ethische Konflikt und die ihm zugrundeliegenden Bewertungen (z. B. über die Sinnhaftigkeit von Therapien) durch ausschließlich sachbezogene Einschätzungen verdeckt werden. Damit wird Ethikberatung ihrer zentralen Aufgabe gerecht: Sie trägt zu einer Verständigung über die moralischen Bewertungsaspekte des Behandlungsfalls bei. Gleichzeitig wird erreicht, dass die am Ende getroffene Entscheidung so gut wie möglich auch ethisch reflektiert wurde." (Neitzke 2018, S. 29)

Mit Blick auf das Anliegen der „klinisch orientierten Beratungsmethode" formuliert er:

„Die ausführliche Unterstützung bei der Ermittlung des Patientenwillens hat ein ethisches Ziel: Alle Beteiligten – das Behandlungsteam ebenso wie die Angehörigen – sollen so überzeugt wie möglich sein, dass die Behandlungsentscheidung wirklich im Interesse des Patienten getroffen wurde." (Neitzke 2018, S. 33)

▶	**Praxistipp**
	Ethische Kompetenz kann erlernt werden. Praxistaugliche Modelle der Ethikberatung bieten die Möglichkeit, ethische Dilemmata fallbezogen zu diskutieren, um jeweils eine fundierte Entscheidung fällen zu können.

## 19.6	Advance Care Planning (ACP)

Advance Care Planning (ACP) ist als vorausschauende Kommunikation und Gesundheitsplanung gerade bei Erkrankten mit chronischen Lungenerkrankungen im Hinblick auf mögliche ethische Konflikte im Zusammenhang mit Beatmung besonders bedeutsam.

Es ist in Deutschland noch keineswegs etabliert, Behandlungs- oder Pflegeplangespräche mit Erkrankten und Angehörigen zu führen, die künftige Behandlungsentscheidungen klären und festlegen. Trotz nachweislich bestehender grundsätzlicher Offenheit und Bereitschaft für ACP vonseiten der Erkrankten (Zwakman et al. 2018) bestehen häufig Vorbehalte und Aversionen, sich mit dem Thema „Entscheidungen am Lebensende" auseinanderzusetzen. Nicht selten ist diese Ambivalenz, besonders bei Erkrankten mit chronischen Lungenerkrankungen, in unzureichendem Wissen und Unsicherheiten über den Verlauf und die Prognose begründet (Jabbarian et al. 2018). Eine bessere Aufklärung über die Therapieoptionen der Beatmungsmedizin könnte den Erkrankten das Gespräch über mögliche *End-of-Life-Szenarien* erleichtern.

Aufklärungsgespräche im Rahmen des ACP sollten eingehen auf:

- Beatmungsformen (LTOT, NIV, IV) mit jeweiligen Vor- und Nachteilen,
- Kriterien für oder gegen eine Beatmungstherapie,
- Einleitung und Beendigung einer Beatmungstherapie,

- palliativmedizinische Maßnahmen als Ergänzung oder Alternative zu einer Beatmungstherapie (Kap. 17).

▶ **Praxistipp**
Advance Care Planning (ACP) als vorausschauende Gesundheitsplanung bedeutet gemeinsame Entscheidungsfindung (*Shared Decision Making*, SDM) für den Fall künftiger gesundheitlicher Krisen, insbesondere am Lebensende. Es ist keine einmalige Festlegung, sondern ein Prozess, der offen ist für Anpassungen an die jeweilige Lebens- und Krankheitssituation. ACP muss die Balance zwischen Vertrauen in die Zukunft und Vorsorge für den Ernstfall halten („Hope for the best and prepare for the worst").

19.7 Ethikbezogene Angebote für Teams in der Beatmungsmedizin

Die hohe Belastung im Rahmen der Betreuung von beatmeten Patientinnen/Patienten kann bei Mitgliedern des Beatmungs- oder Weaning-Teams zu psychischen Problemen führen. Eine häufige Ursache dieser Entwicklung ist die Belastung durch ethische Dilemmata, die als *Moral Distress* beschrieben werden. Das Berufsethos (Leben erhalten!) steht in der Intensiv- und Beatmungsmedizin häufig in Konflikt mit dem persönlichen Empfinden der behandelnden Fachkräfte im Hinblick auf die Würde der erkrankten Person.

Um der Entwicklung von *Moral Distress* und beruflichem Burn-out vorzubeugen bzw. entgegenzuwirken, sollten vielfältige Möglichkeiten der psychologischen Unterstützung für das Behandlungsteam angeboten werden, die ausführlicher in Kap. 18 dargestellt werden.

Als Unterstützungsmöglichkeiten im Hinblick auf *Moral Distress* bieten sich an:

- ethikorientierte Teamsupervision,
- ethische Fallbesprechung,
- „Ethikcafé",
- Ethikkonsil,
- Ethikfortbildungen,
- klinische Ethikkonferenz.

▶ **Praxistipp**
Ethikberatung für Behandlungsteams und ethikbezogene Unterstützungsangebote sollten alle Berufsgruppen einbeziehen und den Beteiligten die Möglichkeit eröffnen, allgemeine und fallbezogene Belastungssituationen anzusprechen und gemeinsam nach Lösungen zur Reduktion der psychischen Belastung zu suchen (Kap. 18).

19.8   Fazit für die Praxis

- Aufgrund der rasch zunehmenden Einsatzmöglichkeiten beatmungsmedizinischer Therapieoptionen nehmen ethische Dilemmata für Behandlungsteams und Angehörige von Erkrankten zu.
- Um Konflikte und Burn-out infolge dieser Dilemmata zu vermeiden bzw. möglichst gering zu halten, kommt immer häufiger die klinische Ethikberatung zum Einsatz.
- Unter Berücksichtigung ethischer Prinzipien können gängige Modelle der Ethikberatung Behandlungsteams, Familienmitglieder und gesetzliche Betreuungspersonen bei der Entscheidungsfindung, auch im Rahmen von *Advance Care Planning* (ACP), unterstützen.
- Eine wesentliche Aufgabe der Ethikberatung liegt in der Schulung und Supervision von Beatmungsteams im Hinblick auf medizinethische Fragestellungen.

References

BÄK (2018) Hinweise und Empfehlungen zum Umgang mit Vorsorgevollmachten und Patientenverfügungen im ärztlichen Alltag. https://www.bundesaerztekammer.de/fileadmin/user_upload/_old-files/downloads/pdf-Ordner/Patienten/Hinweise_Patientenverfuegung.pdf. Zugegriffen: 12. Sept. 2025

BÄK (2018) Hinweise und Empfehlungen der Bundesärztekammer zu Patientenverfügungen und anderen vorsorglichen Willensbekundungen bei Patienten mit einer Demenzerkrankung. https://www.bundesaerztekammer.de/fileadmin/user_upload/_old-files/downloads/pdf-Ordner/Recht/Patientenverfuegung_Demenz.pdf. Zugegriffen: 12. Sept. 2025

BÄK (2011) Grundsätze der Bundesärztekammer zur ärztlichen Sterbebegleitung. https://www.bundesaerztekammer.de/fileadmin/user_upload/_old-files/downloads/Sterbebegleitung_17022011.pdf. Zugegriffen: 12. Sept. 2025

BÄK (2021)Hinweise der Bundesärztekammer zum ärztlichen Umgang mit Suizidalität und Todeswünschen nach dem Urteil des Bundesverfassungsgerichtes zu § 217 StGB. https://www.bundesaerztekammer.de/fileadmin/user_upload/_old-files/downloads/pdf-Ordner/Recht/Hinweise_der_BAEK_zum_aerztlichen_Umgang_mit_Suizidalitaet_und_Todeswuenschen_nach_dem_Urteil_des_Bundesverfassungsgerichts_zu_Paragraf_217_StGB_Stand_25.06.2021.pdf. Zugegriffen: 31.Dez.2024

Beauchamp T, Childress J (2001) Principles of biomedical ethics. Oxford University Press, New York/Oxford

Bein T, Schönhofer B (2018) End of life–Ethische Aspekte beim terminalen Weaning. In: Bickenbach et al. (Hrsg) Weaning: Grundlagen–Strategien–klinische Umsetzung–Besonderheiten. Springer, S 75–87

„Curriculum zur Fort- und Weiterbildung ethische Entscheidungsfindung" der DIVI: https://www.thieme-connect.de/media/ains/202401/supmat/10-1055-a-2211-9608-sup_ai_joebges.pdf. Zugegriffen: 31. Dez. 2024. als Supplement zu: Jöbges et al. 2024

Barndt I, Burchardi H, Duttge G, Grautoff S, Janssens U (2024) Ethisch begründet entscheiden in der Intensivmedizin. AINS-Anästhesiologie· Intensivmedizin· Notfallmedizin· Schmerztherapie 59(01):52–57

Deutsche Gesellschaft für Anästhesiologie und Intensivmedizin (DGAI) (2024) S3-Leitlinie Konsultationsfassung: Invasive Beatmung und Einsatz extrakorporaler Verfahren bei akuter respiratorischer Insuffizienz. Registernummer 001–021 KF. https://www.awmf.org/service/awmf-aktuell/konsultationsfassung-invasive-beatmung-und-einsatz-extrakorporaler-verfahren-bei-akuter-respiratorischer-insuffizienz. Zugegriffen: 31. Dez 2024

Deutsche Gesellschaft für Anästhesiologie und Intensivmedizin (DGAI) Deutsche Interdisziplinäre Vereinigung für Intensiv- und Notfallmedizin (DIVI) (2021) S3-Leitlinie Analgesie, Sedierung und Delirmanagement in der Intensivmedizin (DAS-Leitlinie). https://www.awmf.org/service/awmf-aktuell/analgesie-sedierung-und-delirmanagement-in-der-intensivmedizin-das-leitlinie-1. Zugegriffen: 31. Dez 2024

Deutsche Gesellschaft für Neurologie (DGN) (2021) S1-Leitlinie Motoneuronenerkrankungen. Registernummer 030-001. https://www.awmf.org/service/awmf-aktuell/motoneuronerkrankungen. Zugegriffen: 31.12.2024

Deutsche Gesellschaft für Palliativmedizin (DGP) (2021)Empfehlungen der Deutschen Gesellschaft für Palliativmedizin (DGP) zum Umgang mit dem Wunsch nach Suizidassistenz in der Hospizarbeit und Palliativversorgung: https://www.dgpalliativmedizin.de/images/DGP_Empfehlungen_zum_Umgang_mit_Wu%CC%88nschen_nach_Suizidassistenz_20210916.pdf. Zugegriffen: 31. Dez 2024

Deutsche Gesellschaft für Pneumologie und Beatmungsmedizin (DGP) (2019) S2k-Leitlinie Prolongiertes Weaning. Registernummer 020–015 (2019, in Überarbeitung); https://www.awmf.org/service/awmf-aktuell/prolongiertes-weaning. Zugegriffen: 31. Dez 2024

Deutsche Gesellschaft für Pneumologie und Beatmungsmedizin (DGP) (2023) S2k-Leitlinie Nichtinvasive Beatmung als Therapie der akuten respiratorischen Insuffizienz. Registernummer 020–004. https://www.awmf.org/service/awmf-aktuell/nichtinvasive-beatmung-als-therapie-der-akuten-respiratorischen-insuffizienz. Zugegriffen: 31. Dez 2024

Deutsche Gesellschaft für Pneumologie und Beatmungsmedizin (DGP) (2024) S3-Leitlinie Nichtinvasive Beatmung als Therapie der chronischen respiratorischen Insuffizienz (2024). Registernummer020–008. https://www.awmf.org/service/awmf-aktuell/nichtinvasive-beatmung-als-therapie-der-chronischen-respiratorischen-insuffizienz. Zugegriffen: 31. Dez 2024

Deutsche Gesellschaft für Psychoanalyse, Psychotherapie, Psychosomatik und Tiefenpsychologie (DGPT) (2020) Stellungnahme der DGPT zur möglichen Neuregelung der Suizidassistenz §217 StGB: https://dgpt.de/artikel/stellungnahme-der-dgpt-zur-moeglichen-neuregelung-der-suizidassistenz-217-stgb. Zugegriffen: 31. Dez 2024

Erbguth F (2021) Entscheidungen am Lebensende und Palliativtherapie in der Intensivmedizin. Intensivmedizin up2date, 17(02):179–196

Fröhlich MR (2015) Der besondere Patient. intensiv 23(03):120–122

Jabbarian LJ, Zwakman M, van der Heide A, Kars MC, Janssen DJ, van Delden JJ, Korfage IJ (2018) Advance care planning for patients with chronic respiratory diseases: a systematic review of preferences and practices. Thorax 73(3):222–230

Jöbges S, Dutzmann J, Barndt I, Burchardi H, Duttge G, Grautof, S, Janssens U (2024) Ethisch begründet entscheiden in der Intensivmedizin. AINS-Anästhesiologie· Intensivmedizin· Notfallmedizin· Schmerztherapie 59(01):52–57

Karagiannidis C, Strassmann S, Callegari J, Kochanek M, Janssens U, Windisch W (2019) Epidemiologische Entwicklung der außerklinischen Beatmung: Eine rasant zunehmende Herausforderung für die ambulante und stationäre Patientenversorgung. Pneumologie 73(11):670–676

Lipp V, Brauer D (2013) Behandlungsbegrenzung und „futility "aus rechtlicher Sicht. Zeitschrift für Palliativmedizin 14(03):121–126

Michalsen A, Neitzke G, Dutzmann J, Rogge A, Seidlein AH, Jöbges S, Janssens U (2021) Overtreatment in intensive care medicine – recognition, designation, and avoidance: position paper of the ethics section of the DIVI and the ethics section of the DGIIN. Medizinische Klinik-Intensivmedizin und Notfallmedizin 116:281–294

Neitzke G (2018) Ethikberatung auf der Intensivstation: die „Klinisch Orientierte Beratungsmethode ". DMW-Deutsche Medizinische Wochenschrift 143(01):27–34

Neitzke G, Burchardi H, Duttge G, Hartog C, Erchinger R, Gretenkort P, Janssens U (2016) Grenzen der Sinnhaftigkeit von Intensivmedizin. Med Klin Intensivmed Notfmed 111(6):486–492

Pfeifer M (2013) Der kritisch chronisch kranke Patient aus pneumologischer Sicht. Medizinische Klinik-Intensivmedizin und Notfallmedizin 108(4):279–284

Reiter-Theil S (2005) Klinische Ethikkonsultation–eine methodische Orientierung zur ethischen Beratung am Krankenbett. Schweizerische Ärztezeitung 86(06):436–351

Schleger HA, Pargger H, Reiter-Theil S (2008) „Futility"-Übertherapie am Lebensende? Gründe für ausbleibende Therapiebegrenzung in Geriatrie und Intensivmedizin. Zeitschrift für Palliativmedizin 9(02):67–75

Schöne-Seifert, B. (2007). Grundlagen der Medizinethik. Alfred Kröner Verlag, Stuttgart

Schwarzkopf D, Meissner W, Wedding U, Riedemann NC, Pfeifer R, Fritzenwanger M, Hartog CS (2012) Kommunikation im Team und Burnout. Zeitschrift für Palliativmedizin 13(06):293–300

Zwakman M, Jabbarian LJ, van Delden JJ, van der Heide A, Korfage IJ, Pollock K, Kars MC (2018) Advance care planning: a systematic review about experiences of patients with a life-threatening or life-limiting illness. Palliat Med 32(8):1305–1321

Weiterführende Literatur

Avidan A et al (2021) https://doi.org/10.1016/S2213-2600(21)00261-7

Michalsen A et al (2023) https://doi.org/10.1007/978-3-031-29390-0_8

Tools und Tipps für häufige Problemstellungen in der Praxis

20

Monika Tempel und Paul Köbler

Inhaltsverzeichnis

M. Tempel (✉)
die LungenCouch®, Regensburg, Deutschland
E-Mail: info@monikatempel.de

P. Köbler
Universitätsklinik für Psychosomatische Medizin und Psychotherapie, Paracelsus Medizinische Universität, Klinikum Nürnberg, Nürnberg, Deutschland
E-Mail: paul.koebler@klinikum-nuernberg.de

M. Tempel und P. Köbler (Hrsg.), *Psychopneumologie*,
https://doi.org/10.1007/978-3-662-71757-8_20

20.1   Gebrauchsanweisung für die Tools und Tipps

Die folgenden Tools und Tipps haben sich in der Praxis bewährt; sind teilweise evidenzbasiert, zum größten Teil jedoch erfahrungsbasiert.

Für den Einsatz in der psychopneumologischen Begleitung empfiehlt sich die Verwendung von anschaulichen Darstellungen, die den Betroffenen als Handout zur Verfügung gestellt werden sollten. In einigen Fällen reicht es aus, das Handout mit einer Lese- und Reflexionsempfehlung auszuhändigen (*„Bitte lesen Sie das, lassen Sie den Inhalt wirken und berichten Sie mir bei unserem nächsten Kontakt von Ihren Gedanken und Erfahrungen dazu."*). Es ist wichtig, beim nächsten Kontakt nachzuhaken.

Einige Handouts sind eher für den Einsatz während des Beratungsgesprächs oder sogar als Inhalt für eine gesamte Therapiestunde gedacht. In diesen Fällen gibt es jeweils eine Beschreibung der Übung vor dem Text des Handouts.

Die Beispiel-Handouts nutzen die Du-Anrede, um eine direktere Ansprache zu erreichen. In den Beispiel-Anleitungen zur Gesprächsgestaltung (Protokolle) wird hingegen in der Regel die Sie-Anrede verwendet, wie es in den jeweiligen Behandlungssituationen im Kontakt zumeist üblich ist.

Die Beispiel-Handouts in diesem Kapitel stammen überwiegend aus dem Programm der LungenCouch®. Diese und weitere Handouts für die psychopneumologische Begleitung können bei der Autorin (Monika Tempel) bezogen werden (E-Mail an: service@ psychopneumologie.de).

20.2   Grundlegendes für das Gelingen der psychopneumologischen Begleitung

20.2.1 Voraussetzungen auf Seite der Patientinnen/Patienten

Damit eine psychopneumologische Begleitung gelingen kann, sind bestimmte Voraussetzungen auf Seite der Patientinnen/Patienten förderlich. Diese Grundlagen sollten bei der Beziehungsaufnahme vermittelt werden (im Gespräch und, wenn eben möglich, durch Handouts zum Mitnehmen). Als Anregungen für die Gestaltung dieser Grundlagenvermittlung können die folgenden Handouts genutzt werden.

Die Tools und Tipps in diesem Abschnitt sind jeweils einzelnen oder mehreren Elementen des 4plus2-Konzeptes (Abb. 20.1) zugeordnet. Die Übungen wirken jedoch nicht nur auf das jeweilige Element, sondern beeinflussen einzeln oder im Zusammenspiel meist mehrere oder sogar alle Bereiche.

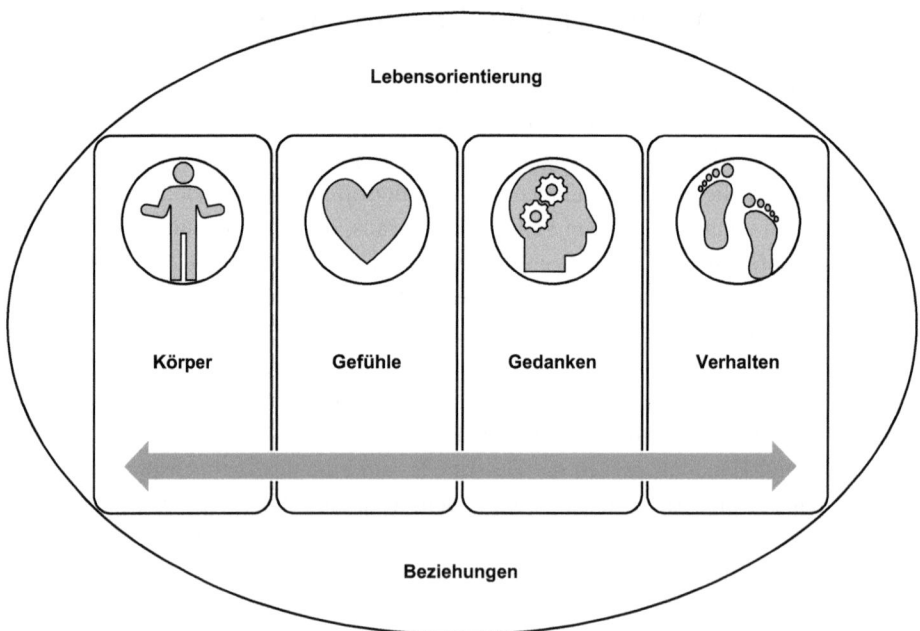

Abb. 20.1 Das 4plus2-Konzept

Handout – Voraussetzungen auf Seite der Patientinnen/Patienten

Wie die tägliche *Lungenpflege* (Inhalation, Lungenentblähung, Atemmuskeltraining …) und das tägliche *Bewegungsprogramm* (Kraft- und Ausdauertraining), so sollte auch die tägliche *Psychopflege* ihren festen Platz im Tagesablauf haben.

Warum Routine bei der Psychopflege wichtig ist

Die meisten der folgenden Übungen basieren auf einer Haltung der Achtsamkeit. *Haltung* bedeutet, dass sich ein Mensch in der Welt bewegt auf eine bestimmte Art und Weise, die seine Gedanken, Gefühle, Körperreaktionen und Verhaltensweisen von innen heraus prägt.

Durch die tägliche Praxis der *Psychopflege* werden nach und nach mehrere Prozesse durchlaufen (Abb. 20.2):

- vom Kampf mit der Krankheit und ihren Symptomen (wie Atemnot, Angst, Niedergeschlagenheit) hin zur Offenheit für neue Erfahrungen,
- von der Vermeidung unangenehmer Gefühle und Gedanken hin zur Bereitschaft für alle Erfahrungen,
- von Kontrollverlust, Resignation und Hoffnungslosigkeit hin zum Engagement für mehr Luft und Laune.

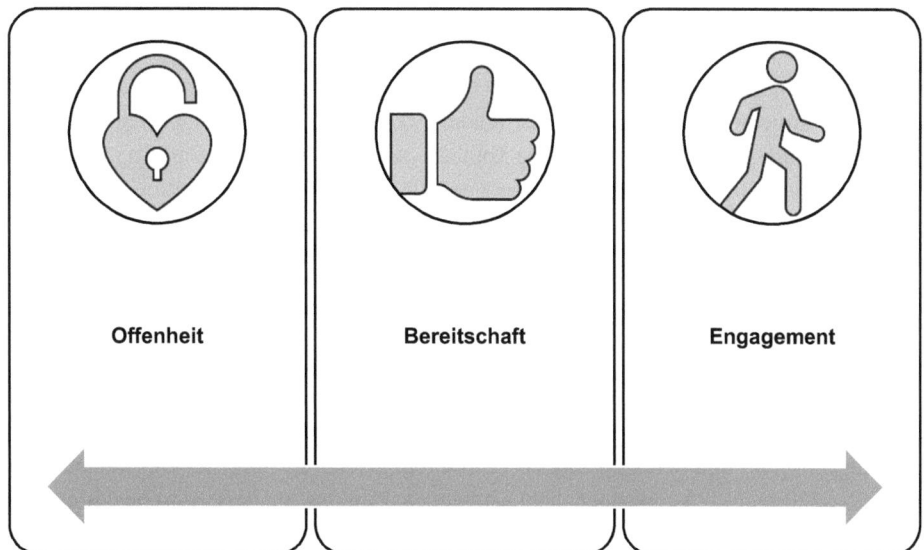

Abb. 20.2 Die tägliche Psychopflege

Das folgende 4plus2-Konzept ist ein Grundkonzept, um Mechanismen darzustellen, wie (körperliche und psychische) Probleme entstehen, wie sie aufrechterhalten und verstärkt werden und wie sie beeinflussbar sind.

Das Grundkonzept ist ein stark vereinfachtes Modell. Durch die Vereinfachung ist es möglich, komplexe menschliche Phänomene (z. B. Angst, Traurigkeit, Trauma) in Einzelfaktoren zu zerlegen, die – jeder für sich genommen – beobachtet und verändert werden können.

Die Faktoren Körper, Gefühle, Gedanken, Verhalten stehen miteinander in Wechselwirkung und sind eingebettet in unser System von Beziehungen und Lebensorientierung. Unsere Erfahrungen betreffen diese Bereiche in unterschiedlichem Maße und mit unterschiedlichen Wechselwirkungen.

20.2.2 Voraussetzungen auf Seite der Behandlerinnen/Behandler

Eine personenzentrierte Grundhaltung und erlernbare Gesprächstechniken erleichtern Gesundheitsfachkräften den Zugang zu und den Umgang mit den körperlichen und emotionalen Belastungen von Erkrankten und pflegenden Angehörigen.

Personenzentrierte Grundhaltung

Bei einer personenzentrierten Grundhaltung ist ein unterstützendes, nichtdirektives Klima in der Kommunikation führend, indem sich Gesundheitsfachkräfte bereits von der Diagnosestellung an gemeinsam mit den Betroffenen (Erkrankte und ggf. Angehörige) aktiv für einen Behandlungsweg entscheiden. Die Voraussetzung hierfür ist laut Carl Rogers (Rogers 1951) eine Veränderung der Grundhaltung gegenüber Betroffenen durch drei Haltungen:

- Empathie,
- bedingungslose Wertschätzung (Akzeptanz),
- Kongruenz (Echtheit der Therapeutinnen/Therapeuten).

Empathie und bedingungslose positive Wertschätzung umfassen das Einfühlungsvermögen in die allmähliche und stufenweise Annäherung an die eigene Entscheidung (der Betroffenen und Angehörigen) und deren Akzeptanz. Diese real gelebte Haltung der Gesundheitsfachkräfte – so Rogers – kann einen begünstigenden Einfluss auf das Entscheidungs- und Entwicklungspotenzial der Betroffenen haben (Rogers 1951, 1995).

Partizipative Entscheidungsfindung (Shared Decision Making, SDM)

Es werden die individuellen Werte, die Präferenzen und Bedürfnisse der Erkrankten evaluiert, um auf diesem Boden die bestmöglichen Behandlungsentscheidungen zu treffen. Hierbei wird die partnerschaftliche Beziehung zwischen behandelnder und erkrankter Person betont und die aktive Beteiligung von Erkrankten (und Angehörigen) am Entscheidungsprozess. Der Gesundheitsfachkraft fällt die Aufgabe zu, die wissenschaftlichen Informationen über Behandlungsoptionen, sowie die Diskussion der Vor- und Nachteile aller Optionen zu erklären und den Abwägungsprozess zu moderieren, indem sie ihre medizinische Expertise bereitstellt, aber die anstehende Entscheidung einem gemeinsamen Prozess zuführt.

Konsequent umgesetzt bedeutet dieses Vorgehen eine bedeutsame Änderung der gewohnten und traditionellen ärztlichen Rolle: Im Gespräch der erkrankten Person mit der Haltung zu begegnen, dass nur gemeinsam festgelegt wird, was jetzt geschehen „soll", „sollte" oder „muss", ist im Alltag der somatischen Medizin noch nicht sehr verbreitet. Es ist dabei eine Gratwanderung zu bestehen, denn sowohl die Abstinenz der ärztlichen Empfehlung wie die „Infiltrierung" der ärztlichen Sicht in die Urteilsbildung der Betroffenen widerspricht der Idee der Partizipation. Die Kommunikation über die Diagnose und die Expertenempfehlung bleibt in diesem Modell in einem Spannungsfeld zwischen Bevormundung durch die Gesundheitsfachkraft und Freigelassen-Werden bzw. Alleingelassen-Werden in der Wahrnehmung der Betroffenen.

Partizipative Entscheidungen entstehen idealerweise in einem „ko-kreativen Schwebezustand", einer gemeinsamen Handlungsentscheidung. Die Bedeutung von SDM für die Qualität der Versorgung und die Zufriedenheit der Patientinnen/Patienten ist in Studien untersucht worden. Demnach führt SDM tatsächlich zu besseren Behandlungsergebnissen und zu einer höheren Zufriedenheit von Erkrankten (Charles et al. 1997; Elwyn et al. 1999; Stiggelbout et al. 2012).

20.3 Grundlegende Gesprächstechniken und -inhalte in der Psychopneumologie

Kommunikationstechniken für belastende Situationen (*Meilensteinkommunikation*; Gespräche in Schwellensituationen) lassen sich meist leicht erlernen. Die *Meilensteinkommunikation* folgt einem bewährten Ablaufschema. Exemplarisch werden zwei wichtige Modelle der Gesprächsführung (*SPIKES-Protokoll* und *NURSE-Protokoll*) vorgestellt.

20.3.1 Meilensteinkommunikation (Villalobos et al. 2020)

Meilensteingespräche
Diese Gespräche werden (bei einem optimalen Setting) durchgeführt von interprofessionellen Tandems (Ärztinnen/Ärzte und Pflegende) auf der einen Seite, Patientinnen/Patienten und Angehörige auf der anderen Seite.

Sie orientieren sich an den typischen Meilensteinen (bzw. Schwellensituationen) im Krankheitsverlauf bei chronischen und onkologischen (Lungen)Erkrankungen (Abb. 20.3).

Follow-up-Telefonate durch Pflegende
Zwischen den Meilensteingesprächen finden Follow-up-Telefonate statt. Sie dienen vorrangig der Unterstützung von Krankheitsverständnis und -verarbeitung, der Erhebung palliativer Bedürfnisse, der Erhebung und Unterstützung von *Prognostic Awareness* (prognostische Bewusstheit, d. h. die Fähigkeit, die Prognose und den wahrscheinlichsten Krankheitsverlauf

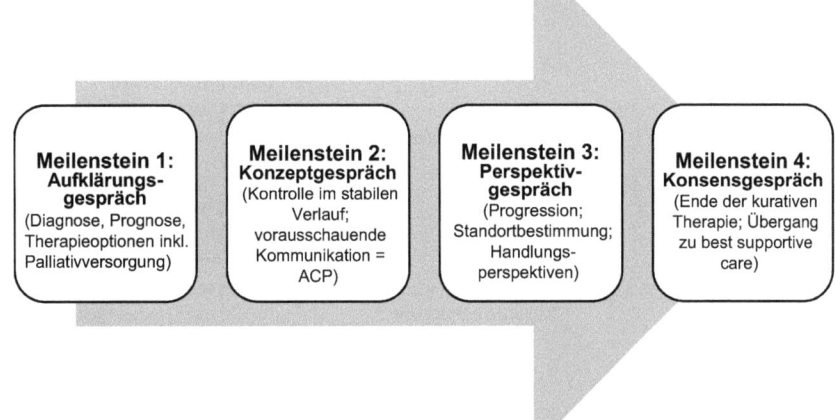

Abb. 20.3 Meilensteinkommunikation im Krankheitsverlauf. (Nach Villalobos et al. 2020, S. 9)

zu verstehen), dem Symptommanagement, der Orientierung im Gesundheitssystem und der Koordination sektorenübergreifender Versorgung.

Die Gesprächsführung im Rahmen der Meilensteinkommunikation kann sich an den folgenden Protokollen und Empfehlungen orientieren (Tab. 20.1 und 20.2).

20.3.2 SPIKES-Protokoll (Baile et al. 2000)

Tab. 20.1 SPIKES-Protokoll für Diagnosegespräche. (In Anlehnung an Baile et al. 2000)

Abkürzung	Überbegriff	Hauptthema	Beispiele
S	*Setting*	Geschützte Umgebung schaffen	Bezugspersonen einbeziehen Hinsetzen auf Augenhöhe Unterbrechungen vermeiden
P	*Perception*	Informationsstand erfragen	*„Was wissen Sie bisher über Ihre gesundheitliche Situation?"* *„Was denken Sie, warum wir diese Untersuchung durchgeführt haben?"*
I	*Invitation*	Einwilligung der Patientinnen/ Patienten ermitteln und einholen	*„Wie soll ich Ihnen die Untersuchungsergebnisse vorstellen: ausführlich – nur die wichtigsten Ergebnisse – eher den Behandlungsplan?"* Hinweis auf Gesprächsmöglichkeit zu einem späteren Zeitpunkt
K	*Knowledge*	Nachricht anbahnen, dann mitteilen	*„Leider habe ich schlechte Nachrichten für Sie…"* *„Es tut mir leid, aber ich muss Ihnen mitteilen, dass…"* An Sprache des Gegenübers anpassen Fachsprache vermeiden (z. B. „streuen" statt „metastasieren") Informationen in kleinen Portionen mitteilen Sowohl Phrasen als auch zu große Direktheit vermeiden Pausen machen
E	*Emotions*	Emotionen erkennen – zulassen – benennen	Emotionen erfassen (z. B. Trauer, Wut, Schock) Gefühle benennen Ursache für die Emotion identifizieren Gegenüber Raum geben, um die Gefühle auszusprechen
S	*Summary & Strategy*	Zusammenfassen und weiteres Vorgehen besprechen	Aufnahmefähigkeit beachten Ängste und Ungewissheit vermindern Wünsche der Patientinnen/Patienten möglichst berücksichtigen Missverständnisse verhindern oder ausräumen Weitere Gesprächsmöglichkeiten anbieten

20.3.3 NURSE-Protokoll (Back et al. 2007)

Tab. 20.2 NURSE-Protokoll für Gespräche in Schwellensituationen. (In Anlehnung an Back et al. 2007)

Abkürzung	Überbegriff	Hauptthema	Beispiele
N	*N*aming	Emotionen ansprechen und explizit benennen lassen	A: *„Die jetzige Situation macht Sie wütend?"* B: *„Ich bin nicht wütend, sondern hoffnungslos."*
U	*U*nderstanding	(Wenn möglich) Verständnis für Gefühle äußern	A: *„Ich kann gut nachvollziehen, dass Sie sich im Moment so hoffnungslos fühlen."*
R	*R*especting	Vermitteln, dass die Gefühle und der Umgang mit diesen Respekt verdienen	A: *„Sie haben in letzter Zeit sehr viel durchgemacht und dennoch die Therapien bisher so gut bewältigt."*
S	Supporting	Beim Umgang mit belastenden Gefühlen Unterstützung anbieten	A: *„Was würde Ihnen helfen, besser mit der Situation fertig zu werden?"*
E	*E*xploring	Nicht eindeutige oder nachvollziehbare Stimmungen ansprechen und klären	A: *„Ich bin nicht sicher, ob die bisher genannten Gründe erklären, warum Sie so hoffnungslos sind. Gibt es noch mehr, was Sie zurzeit sehr belastet?"*

20.3.4 ACCEPT®-Programm (Schibel et al. 2022)

Das ACCEPT®-Programm ist ein 12-wöchiges multimodales Interventionskonzept während der First-Line-Therapie von Menschen mit Lungenkrebs (Abb. 20.4 und 20.5).[1]

Die Elemente der drei Module bestehen aus:

- Edukationsmodul,
- psychoonkologischem Modul,
- Schulung für ein häusliches Trainingsprogramm.

Das Edukationsprogramm wird von Fachkräften aus der Kranken- und Gesundheitspflege durchgeführt und erweitert durch Fachkräfte für Ernährung, Bewegung, Atemtherapie sowie durch ärztliche Informationen und Basisvorträge aus der Psychoonkologie. Das Modul der psychoonkologischen Einzelgespräche wird von Psychoonkologinnen/Psychoonkologen angeboten und umfasst einen Katalog an Themen als Gesprächsleitfaden (Abb. 20.5).

---

[1] Für die Darstellung der Inhalte des ACCEPT®-Programms und die Überlassung der Abbildungen danken wir Herrn Dr. Christian Grah, Klinik Havelhöhe.

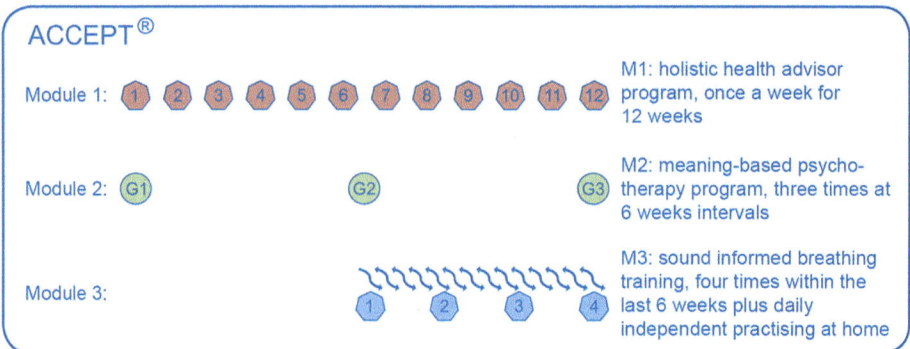

Abb. 20.4 Drei Module des ACCEPT®-Programms, in der zeitlichen Anordnung innerhalb der ersten 3 Monate nach Diagnosestellung. (Nach Schibel et al. 2022, S. 29; mit freundlicher Genehmigung von Dr. Ch. Grah, Klinik Havelhöhe))

Modul 2 (3 Termine):
Sinnstiftende (meaningfully based psychotherapy program) Psychoonkologische Einzelgespräche / Interventionen

	Themenkomplex	Fragen
Vergegenwärtigung	1. Angst / Vermeidungsangst	Welche Angst/Vermeidungsangst und Krankheitswahrnehmungen könnten Bedeutung haben?
	2. Sucht / Vermeidungsstrategien	Welche Sucht, bzw. Vermeidungsstrategien (von Konflikten, Ambivalenzen) könnten Bedeutung haben?
	3. Soziale Belastungen / Hilfen	Wo genau sind soziale Belastungen und wo Hilfen (soziales Netz: Ausbau, Aufbau, Gestaltung)?
Kernfragen	1. Bedeutung / Entstehung / Ursachen	„Welche Bedeutung hat Ihre Krebserkrankung für Sie? Welche Bedeutung hat Ihre Krebserkrankung für Ihre Familie?"
	2. Bedeutung von Leben und Tod	„Was bedeutet Ihr Lebensende für Sie? Was bedeutet Ihr Lebensende für Ihre Familie?"
Ressourcen	1. Krisen & Bewältigungsstrategien	„Was war bei früheren Krisen das Entscheidende, was geholfen hat diese zu meistern?"
	2. Selbstfürsorge / Kraftquellen	„Welche inneren Kraftquellen kennen Sie und wie pflegen Sie diese?"

Abb. 20.5 Gesprächsleitfaden der psychoonkologischen Gespräche im ACCEPT®-Programm. Drei Gespräch innerhalb von 3 Monaten. (Mit freundlicher Genehmigung von Dr. Ch. Grah, Klinik Havelhöhe)

Das Trainingsprogramm enthält einfache Übungen, die aus den Erfahrungen der Physiotherapie und der anthroposophisch-integrativen Medizin heraus entwickelt wurden und je nach Präferenz für tägliches Training zu Hause erlernt werden.

Als wichtige Elemente von *ACCEPT®* haben sich die Einbeziehung der Angehörigen und die multiprofessionelle Durchführung durch verschiedene Gesundheitsfachkräfte erwiesen.

20.4   Kommunikation mit Angehörigen

Für die Unterstützung der Kommunikation mit Angehörigen gibt es inzwischen zahlreiche Angebote, von denen einige interessante Perspektiven für die Psychopneumologie eröffnen. Stellvertretend werden Elemente aus dem Comfort Communication Project und CSNAT-I/KOMMA vorgestellt (Anhang A10).

20.4.1   Interventionen in Bezug auf die Kümmerer-Typologie (Wittenberg et al. 2016)

Einsatzmöglichkeit: Beziehungsgestaltung mit pflegenden Angehörigen.

Fokus Psychoedukation (Kommunikation, Selbstfürsorge).

Dauer 15 min.

Benötigtes Material Handout.

Handout – Interventionen in Bezug auf die Kümmerer-Typologie

Prinzip Um als pflegendes Familienmitglied eine erkrankte Person möglichst gut zu unterstützen, ist es hilfreich, sich über die eigenen Motive und Ziele, Möglichkeiten und Grenzen klarzuwerden.

Erkennst Du Dich in einer oder mehreren der folgenden Beschreibungen von Kümmerern?

Bist Du ein Träger-Kümmerer? Mag sein, Du befindest Dich in einer Gemeinschaft von Angehörigen, in der nicht über die Erkrankung gesprochen wird. Deine Angehörigen vermeiden typischerweise Konflikte. Die Gemeinschaft ist zwar um Dich und das erkrankte Familienmitglied herum, aber Du kümmerst Dich allein um den geliebten erkrankten Menschen. Das ist erfüllend, aber es lässt Dir wenig Zeit und Energie für alles andere, auch für Dich selbst. Das erkrankte Familienmitglied trifft die Entscheidungen und Du sorgst dafür, dass diese Entscheidungen in die Tat umgesetzt werden. Angehörige könnten Dir einen Teil Deines Stresses abnehmen, aber es fällt Dir schwer, Hilfe anzunehmen oder zu erbitten.

Empfehlungen für Träger-Kümmerer

- *Fordere Dich selbst heraus, heute um Hilfe zu bitten.*
- *Sage dem erkrankten Familienmitglied, was Du heute zu tun hast.*

- *Nimm Dir heute 20 min Zeit für Dich selbst – und sei es, um auf dem Sofa zu sitzen und Deine Lieblingsmusik zu hören.*

Bist Du ein Manager-Kümmerer?

Mag sein, Du bist über jeden Aspekt der Erkrankung des erkrankten Familienmitglieds auf dem Laufenden. Es ist für Dich sehr wichtig, die Angehörigen bei Entscheidungen über die Erkrankung und die Behandlung anzuleiten und zu führen. In der Tat bist Du wahrscheinlich die hauptsächlich handelnde Person bei medizinischen Terminen und im Gespräch mit den Angehörigen. Das erkrankte Familienmitglied respektiert Deine Ideen und Behandlungsentscheidungen. Die Angehörigen genießen den regelmäßigen Kontakt und die Gespräche und konzentrieren sich auf das Positive. Du betrachtest Dich vielleicht als eine Art Forscherin/Forscher über die Erkrankung und damit verknüpfte medizinische Informationen.

Empfehlungen für Manager-Kümmerer

- *Teile Deine Sorgen über das erkrankte Familienmitglied mit einer anderen Person.*
- *Frage das erkrankte Familienmitglied über seine Meinung, wie die Dinge laufen.*
- *Lege Deine To-Do-Liste für einen Nachmittag beiseite und tue etwas Entspannendes.*

Bist Du ein Partner-Kümmerer?

Mag sein, Du erhältst Unterstützung von vielen Angehörigen, ebenso wie das erkrankte Familienmitglied. Die Angehörigen tun, was sie können, um die Pflege mit Dir zu teilen. Ihr sprecht offen über die Erkrankung und tauscht verschiedene Ideen aus. Wenn Angehörige unterschiedlicher Meinung sind, sprecht Ihr über die Meinungsverschiedenheiten und kommt zu einer Lösung. Das erkrankte Familienmitglied macht sich Gedanken um Dich, wie es Dir geht und wie sich die Erkrankung auf Dein Leben auswirkt. Die Angehörigen helfen Dir, Zeit für Dich selbst zu finden.

Empfehlungen für Partner-Kümmerer

- *Lade ein Familienmitglied ein, für Dich einzuspringen und Dich einen Tag lang zu vertreten.*
- *Teile dem erkrankten Familienmitglied mit, wie dankbar Du ihm bist.*
- *Iss heute drei gesunde Mahlzeiten. Unternimm etwas Schönes mit Deinen Bekannten, während andere Angehörige Zeit mit dem erkrankten Familienmitglied verbringen.*

Bist Du ein Allein-Kümmerer?

Mag sein, Du bist die einzige Person, die sich um das erkrankte Familienmitglied kümmert und Entscheidungen für es trifft. Die Patientin/der Patient verlässt sich auf Dich. Es ist wahrscheinlich, dass das erkrankte Familienmitglied viele Bedürfnisse hat, die Dich betreffen. Vielleicht fühlst du Dich von den Angehörigen frustriert, weil sie Dich nicht stärker unterstützen. Es ist schwierig, Hilfe zu finden und Du hast wenig Energie für Dich selbst.

Empfehlungen für Allein-Kümmerer

- *Nimm Dir 10 min, um etwas aufzuschreiben, was Dir in der nächsten Woche helfen könnte, und wie Du es in die Tat umsetzen kannst.*
- *Sage „Ja" zu einem Hilfsangebot und schau Dir an, wie es funktioniert.*
- *Rufe eine Freundin/einen Freund an und tausche Dich mit ihr/ihm aus.*

20.4.2 Interventionen in Bezug auf den Belastungsgrad

CSNAT-I (Ewing et al. 2015) bzw. die deutschsprachige Version KOMMA (Kreyer und Pleschberger 2018) sind ein personenzentrierter Ansatz zur Unterstützung von pflegenden Angehörigen in der Hospiz- und Palliativversorgung (https://csnat.org/ bzw. https:// komma.online/) (Anhang A10).

Das Assessment-Tool CSNAT (Carer Support Needs Assessment Tool), ein Instrument zur Erfassung der Unterstützungsbedürfnisse von pflegenden Angehörigen, ist in 15 umfassende Unterstützungsbereiche gegliedert. Diese sind als Fragen zu den praktischen, emotionalen, existenziellen und sozialen Unterstützungsbedürfnissen pflegender Angehöriger formuliert. Darüber hinaus gibt es eine „Sonstiges-Frage", mit der pflegende Angehörige alle Aspekte des Unterstützungsbedarfs ansprechen können, die nicht bereits durch die vorhandenen Fragen abgedeckt sind.

Das CSNAT-Tool berücksichtigt die Doppelrolle pflegender Angehöriger. Sieben Fragen befassen sich mit der Frage, welche Unterstützung pflegende Personen benötigen, um die Erkrankten pflegen zu können (ermöglichende Unterstützung), und acht Fragen mit der Frage, welche Unterstützung pflegende Angehörige für ihre eigene Gesundheit und ihr Wohlbefinden benötigen (direkte Unterstützung).

Pflegende Angehörige können im CSNAT mithilfe von vier Antwortkategorien angeben, wie viel zusätzliche Unterstützung sie benötigen – von „keine weitere Unterstützung" bis „sehr viel mehr Unterstützung".

CSNAT bzw. der KOMMA-Einschätzungsbogen (deutschsprachige Version des CSNAT) sind urheberrechtlich geschützt. Der folgende Link führt zu einer Prüfkopie des englischsprachigen Einschätzungsbogens: https://csnat.org/licensing/.

CSNAT dient als Anregung für ein bedarfsorientiertes Gespräch über den ungedeckten Unterstützungsbedarf der pflegenden Angehörigen. So kann die Unterstützung gezielt auf ihre individuellen Bedürfnisse zugeschnitten werden.

CSNAT ist eingebettet in einen fünfstufigen Begleitprozess, die CSNAT-Intervention (CSNAT-I) bzw. den KOMMA-Ansatz.

Carer Support Needs Assessment Tool (CSNAT-I)

Stufe 1: Einführung des CSNAT-I (KOMMA) Die CSNAT-I (KOMMA) wird der Pflegeperson (pflegende Angehörige) als Einstieg in ein Gespräch über den möglichen Unterstützungsbedarf vorgestellt, unabhängig von den Bedürfnissen der erkrankten Person. CSNAT bzw. der KOMMA-Einschätzungsbogen (das Instrument selbst) wird der Pflegeperson zum Ausfüllen übergeben.

Stufe 2: Bedarfsermittlung durch die Pflegeperson Die Pflegeperson prüft die 15 evidenzbasierten Fragen des Tools und gibt an, ob sie in einem der Bereiche mehr Unterstützung benötigt. Anschließend werden die Pflegepersonen gebeten, zu überlegen und zu priorisieren, welche Bereiche sie am liebsten mit einer Pflegefachkraft besprechen möchten.

Stufe 3: Bewertungsgespräch Das Bewertungsgespräch ist bedarfsorientiert. Der Fokus liegt auf den von der Pflegeperson priorisierten Bereichen, nicht auf allen Instrumentenbereichen. Die Pflegefachkraft erkundet den individuellen Unterstützungsbedarf der Pflegeperson in jedem der priorisierten Bereiche und erörtert, welche Maßnahmen zur Deckung dieses Bedarfs hilfreich sein könnten.

Stufe 4: Gemeinsamer Aktionsplan Der gemeinsame Aktionsplan dokumentiert das Gespräch mit der Pflegeperson. Die ermittelten individuellen Bedürfnisse der Pflegeperson und die vereinbarten Maßnahmen zur Deckung dieser Bedürfnisse werden im CSNAT-I-/KOMMA-Unterstützungsplan festgehalten.

Stufe 5: Gemeinsame Überprüfung Die Bedürfnisse pflegender Angehöriger ändern sich im Laufe der Zeit. Daher sollte der Unterstützungsplan auf seine Wirksamkeit überprüft und eine Wiederholung des CSNAT-I zu einem späteren Zeitpunkt in Betracht gezogen werden.

20.5 Umgang mit Atemnot, achtsames Atmen

20.5.1 Das Nebelhorn (Wuuu-Atmen) (Levine 2011)

Einsatzmöglichkeit Zur Selbstberuhigung bei aufkommendem atemnotbezogenen Stress bei Menschen mit chronischen und onkologischen Lungenerkrankungen.

Fokus Atemphysiotherapeutischer Ansatz (in Kombination mit Imagination) mit den Schwerpunkten „Warten und Zulassen"; mehrdimensionale Wirkungen (körperlich: Verstärkung der Ausatmung durch Vibrationen; psychisch: Orientierung und Sicherheit durch Bild vom „Nebelhorn").

Dauer Einige Minuten (bis zur Stressreduktion).

Benötigtes Material Handout.

Hinweis Das Wuuu-Atmen sollte einmal im Beratungsgespräch praktiziert werden, um Anwendungsfehler ggf. sofort zu korrigieren.

Handout – Das Nebelhorn (Wuuu-Atmen)

Wuuu-Atmen ist ein einfaches, aber effektives Training, das Achtsamkeit und Imagination miteinander verknüpft, um aufkommende oder bestehende Anspannung zuverlässig zu vermindern.

Dieses „Wuuu-Tönen" – mit der Betonung auf Warten und Zulassen – wirkt auf mehreren Ebenen:

- Am wichtigsten sind die körperlichen Wirkungen des „Nebelhorns": Die Vibrationen des „Wuuu" verstärken die Empfindungen in den inneren Organen und erreichen durch die volle Ausatmung eine optimale Balance von Sauerstoff (O_2) und Kohlendioxid (CO_2).
- Als psychischen Begleiteffekt vermittelt das Bild vom „Nebelhorn" ein Gefühl von Orientierung und von sicherer Führung.

Übungsvorschlag

Schritt 1 Suche Dir für diese Übung eine bequeme Sitzposition (oder Stehposition).

Schritt 2 Atme jetzt langsam ein – halte kurz inne – mache beim Ausatmen ein sanftes, langes „Wuuu" (mit weichem „U" wie bei „Du").

Halte den Ton „Wuuu" bis zum Ende der Ausatmung und lasse ihn vibrieren, als käme er aus Deinem Bauch. Stelle Dir bei diesem Ton „Wuuu" ein Nebelhorn vor. Es signalisiert dem Kapitän bei Nebel, dass das Festland nahe ist und er Schiff und Besatzung sicher in den Hafen leitet.

Schritt 3 Am Ende des Ausatmens hältst Du wieder kurz inne und lässt dann bei dem nächsten Einatmen zu, dass die Luft langsam Bauch und Brustkorb füllt.

Wenn Du ganz eingeatmet hast – hältst Du erneut kurz inne – und lässt beim Ausatmen wieder den Ton „Wuuu" erklingen, bis der Atem vollständig entwichen ist.

Wichtig

- Entscheidend ist, so vollständig wie möglich die Luft ausatmen zu lassen und bis zum Ende des Ausatmens zu tönen – dann kurz innezuhalten – bis die Luft beim nächsten Einatmen von selbst in den Körper strömt, wenn sie so weit ist.

- Wiederhole diesen Ablauf mehrmals, und ruhe Dich dann aus.
- Richte dann Deine Aufmerksamkeit auf den Körper, v. a. auf den Unterleib, die innere Höhle für Deine Bauchorgane.

Bonusübung: Wuuu-Atmen und Widerstandsatmen mit Hilfsmittel

Neu entwickelte Atemtherapiegeräte (z. B. RC Fit Classic®) erleichtern die Kombination von Widerstandsatmen und Wuuu-Atmen. Sie kombinieren ein oszillierendes Atemphysiotherapiegerät mit einen Atemmuskeltrainer in einem Instrument. Die erzeugten meditativen Töne bei der Ein- und Ausatmung geben ein Feedback zur Anwendung, wirken beruhigend und können als Atemnotanker in Notfallsituationen Hyperventilation verhindern oder abmildern.

Übungsvorschlag

Den Trainingsgeräten liegt eine ausführliche Gebrauchsanweisung bei. Die darin beschriebenen Schritte erlauben eine einfache Handhabung und eine sofort spürbare Wirkung.

20.5.2 Die Ruhe-Hand (Emery 2016; Coulthard 2004)

Einsatzmöglichkeit Zur Selbstberuhigung bei aufkommendem atemnotbezogenen Stress bei Menschen mit chronischen und onkologischen Lungenerkrankungen

Fokus Körpertherapeutischer Ansatz mit Kombination von Atmung und Körperanker.

Dauer Einige Minuten (bis zur Stressreduktion).

Benötigtes Material Handout.

Hinweise Die Ruhe-Hand sollte (in beiden Versionen) im Beratungsgespräch praktiziert werden. So kann die bevorzugte Version ermittelt und Anwendungsfehler können ggf. sofort korrigiert werden.

Handout – Ruhe-Hand

Prinzip Diese Übung ist eine geführte Atmung mit der gesamten Hand als Körperanker. Ein Körperanker ist eine Stelle im Körper, um Zugang zu den eigenen Kraftquellen zu bekommen. Durch die Konzentration auf das Nachfahren der einzelnen Finger im Atemrhythmus kommt es zur Selbstberuhigung bei aufkommenden atemnotbezogenen Ängsten.

Anleitung
Fahre mit Deinem rechten Zeigefinger entlang der Außenseiten der Finger Deiner linken Hand (Linkshänder entsprechend umgekehrt). Beginne einatmend mit der Außenseite des Daumens und ende ausatmend mit der Außenseite des Kleinfingers (Abb. 20.6).

Abb. 20.6 Die Ruhe-Hand

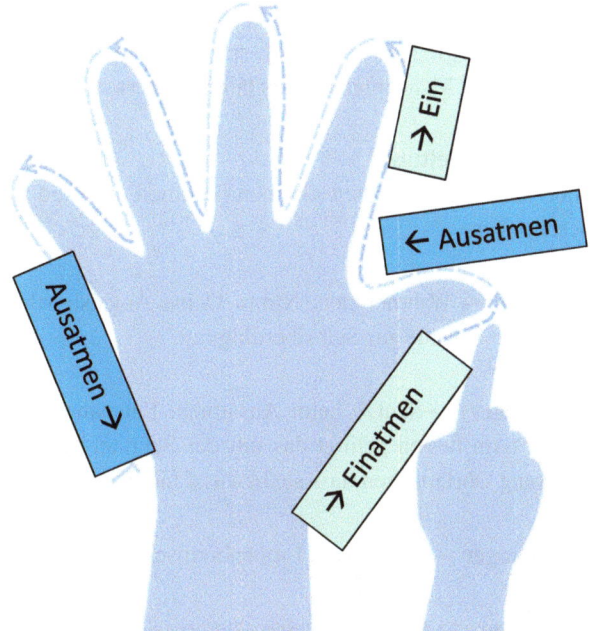

Wichtig Wenn Du beim kleinen Finger angekommen bist, starte erneut beim Daumen und wiederhole die Schritte solange, bis die Angstspitze merklich kleiner geworden ist und schließlich ganz verschwindet.

Vorgehen in der Anleitung von Coulthard (Coulthard 2004)

Daumen: Akzeptieren Erkenne die Anzeichen von Panik und stelle sicher, dass sie nichts Bedrohliches sind. Halte Deinen Daumen fest und erinnere Dich daran, was als Nächstes zu tun ist. Dies hilft, Deine Atmung zu beruhigen.

Zeigefinger: Ausatmen Dadurch Kannst Du Deine Schultern und Deinen oberen Brustkorb entspannen. Versuche, wenn möglich, länger auszuatmen als einzuatmen.

Mittelfinger: Einatmen Atme langsam und sanft ein, gefolgt von …

Ringfinger: Ausatmen Atme sanft aus. Entspanntes Atmen hilft, das Gefühl der Atemnot zu lindern.

Kleiner Finger: Hände strecken, entspannen und kurze Pause Händestrecken ist hilfreich bei akuten Panikattacken; es ist auch an öffentlichen Orten möglich.

Nach Abschluss der beruhigenden Handbewegung verschwinden Deine Panikgefühle/ Atemnot möglicherweise nicht sofort. Möglicherweise musst Du Schritte 1–5 erneut durchführen. Manchmal kann es länger dauern, bis die Panik nachlässt.

Alternativanleitung

Hier sind die Aufgaben für den Daumen und die einzelnen Finger der Reihe nach beschrieben.

Daumen → Wahrnehmen. Nimm Deine Angstsignale frühzeitig wahr und benutze die folgenden Schritte zur Selbstberuhigung.

Zeigefinger → Seufze beim Ausatmen. Entspanne dabei bewusst Deine Schultern und Arme. (Am besten gelingt das mit der Schulter-zum-Ohr-Übung: Ziehe beide Schultern Richtung Ohrläppchen, lass sie bewusst fallen und spüre nach).

Mittelfinger → Atme (mit Lippenbremse) aus.

Ringfinger → Gönne Dir eine Atempause. Warte ab, bis der Atem von selbst wieder einströmt.

Kleiner Finger → Strecke Deine Hand aus. Mach sie locker und entspanne sie. Wiederhole die Schritte so lange, bis Du Dich ruhiger fühlst.

20.5.3 Ein offenes Fenster atmen

Einsatzmöglichkeit Zur Selbstberuhigung bei aufkommendem atemnotbezogenen Stress bei Menschen mit chronischen und onkologischen Lungenerkrankungen.

Fokus Geführte Atemtechnik, die an die Atemphysiologie angepasst ist.

Dauer Einige Minuten (bis zur Stressreduktion).

Benötigtes Material Handout.

Hinweise Durch die etwas verlängerte Ausatmungsphase wird nach und nach wieder eine physiologische Atmung erreicht. Es kann sinnvoll sein, die Seiten des „offenen Fensters" mit dem Finger in die Luft zu zeichnen.

Handout – Ein offenes Fenster atmen
Prinzip Diese geführte Atemtechnik ist an die Atemphysiologie angepasst und senkt das Stressniveau.

Übungsvorschlag
Schritt 1 Schaue Dir das Atemschema an.

Schritt 2 Atme solange nach diesem Schema, bis sich Atmung und Angst beruhigen. Du kannst die Wirkung unterstützen, indem Du mit dem rechten Zeigefinger die Seiten des „offenen Fensters" in die Luft zeichnest (Abb. 20.7).

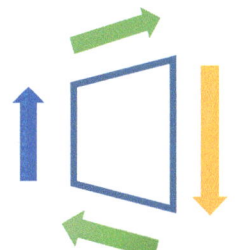

Starte mit dem gelben Pfeil (rechts von oben nach unten): **Ausatmen**

Weiter mit dem grünen Pfeil (unten): **Atempause**

Dann mit dem blauen Pfeil (links von unten nach oben): **Einatmen**

Weiter mit dem grünen Pfeil (oben): **Atempause**

Abb. 20.7 Ein offenes Fenster atmen

20.5.4 A.L.I.-Übung (in Anlehnung an Hanh 2024)

Einsatzmöglichkeit Zur Selbstberuhigung bei aufkommendem (atemnotbezogenen) Stress und bei Anspannung.

Fokus A.L.I. ist eine vereinfachte Übung aus der buddhistischen Meditationstradition, speziell aus der Praxis des bewussten Atmens.

Dauer Einige Minuten (bis zur Stressreduktion).

Benötigtes Material Handout.

Handout – A.L.I.-Übung

Diese Übung ist unter dem Namen A.L.I. sehr verbreitet. A.L.I. ist ein Akronym und steht für A wie Atmen, L wie Lächeln und I wie Innehalten.

Anleitung

Fühlst Du Dich erschöpft oder verspannt oder rasen gerade Deine Gedanken, dann mache einfach eine Minipause.

- A = Atmen,
- L = Lächeln,
- I = Innehalten.

Drei Atemzüge reichen meist bereits aus, um Dich neu zu zentrieren und innere Weite zu schaffen.

A = Atmen bringt Körper und Geist zusammen.

L = Lächeln schenkt Dir selbst liebevolle Zuwendung und besänftigt den inneren Kritiker.

I = Innehalten gibt Dir einen Augenblick jenseits des bloßen Funktionierens, stärkt so Dein Gefühl innerer Freiheit und eröffnet Raum zum „Durchatmen".

Du kannst Dich selbst regelmäßig an A.L.I. erinnern, z. B. durch alltägliche "Achtsamkeitsglocken", die Dich ans Innehalten erinnern. Eine ausgezeichnete "Achtsamkeitsglocke" kann Dein Telefon sein. Statt unmittelbar zum Hörer zu greifen, übst Du erst:

- A = Atmen,
- L = Lächeln,
- I = Innehalten.

Bonus Rote Ampeln, Wartezeiten in medizinischen Praxen oder an der Supermarktkasse, Kirchenglocken und Computerabstürze – alles kann Dich erinnern, dreimal mit der A.L.I.-Formel durchzuatmen. So kannst Du mit einem Lächeln eine andere, entspannte Richtung einschlagen.

20.6   Umgang mit Anspannung/Stress/Angst

20.6.1 Atemnot-Angst-Teufelskreis (in Anlehnung an Bailey 2004)

Einsatzmöglichkeit Anleitung zum Umgang mit Atemnot und Angst bei chronisch und/oder onkologisch Lungenerkrankten.

Fokus Psychoedukation, kognitive Umstrukturierung (Analyse und Modifikation der physiologischen, kognitiven, emotionalen und behavioralen Zusammenhänge von Atemnot und Angst).

Dauer 30 min.

Benötigtes Material Handout.

Beschreibung der Übung In Abb. 20.8 ist zunächst ein typischer Angst-Teufelskreislauf der Atemnot dargestellt. Dieser kann mit den Patientinnen/Patienten besprochen werden. Wenn es möglich ist, sollte jedoch mit den Betroffenen gemeinsam ein individueller Kreislauf durch die Schilderung des eigenen Erlebens erarbeitet werden (Abb. 20.9). Anschließend werden günstigere Alternativen und Wege heraus zusammengetragen (Ablenkung der Aufmerksamkeit weg von der bedrohlichen Körpersensation; selbstberuhigende Affirmationen: „Ich schaffe das!", „Es geht bald wieder vorbei", … statt katastrophisierender Gedanken; ruhige Atemtechniken zur Gegenwirkung auf der Körperebene). Als *Hausaufgabe* kann vereinbart werden, Erfahrungen mit alternativen Kognitionen und Verhaltensweisen zu sammeln und zu dokumentieren.

Abb. 20.8
Atemnot-Angst-Teufelskreis

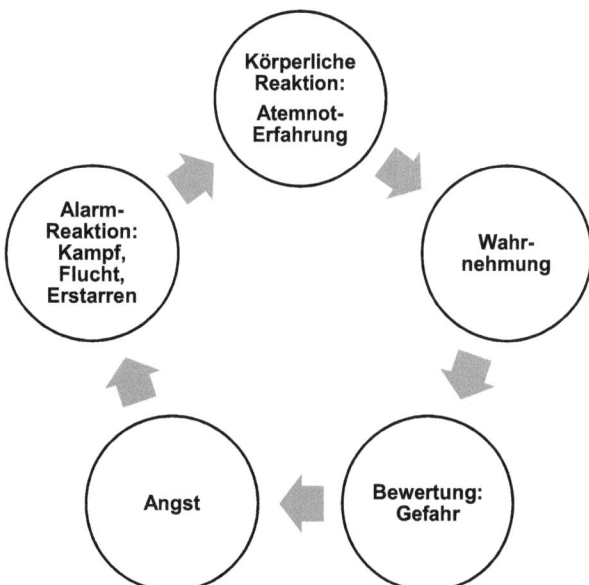

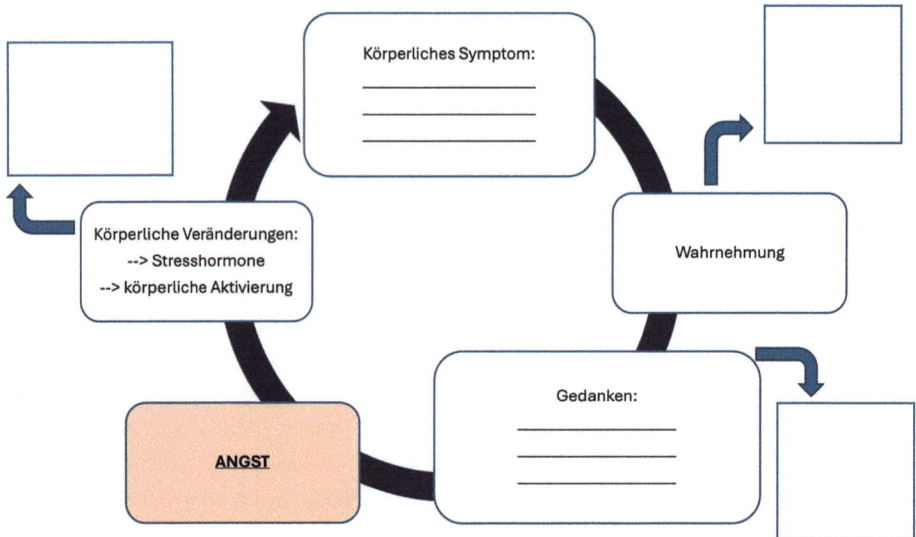

Abb. 20.9 Atemnot-Angst-Teufelskreis zum Selbstausfüllen

Handout – Atemnot-Angst-Teufelskreis

Bonus Atemnot-Angst-Dekonditionierung-Teufelskreis als Grundlage für dauerhaften Umgang mit Atemnot (Abb. 20.10).

Abb. 20.10 Atemnot-Angst-Dekonditionierungs-Teufelskreis

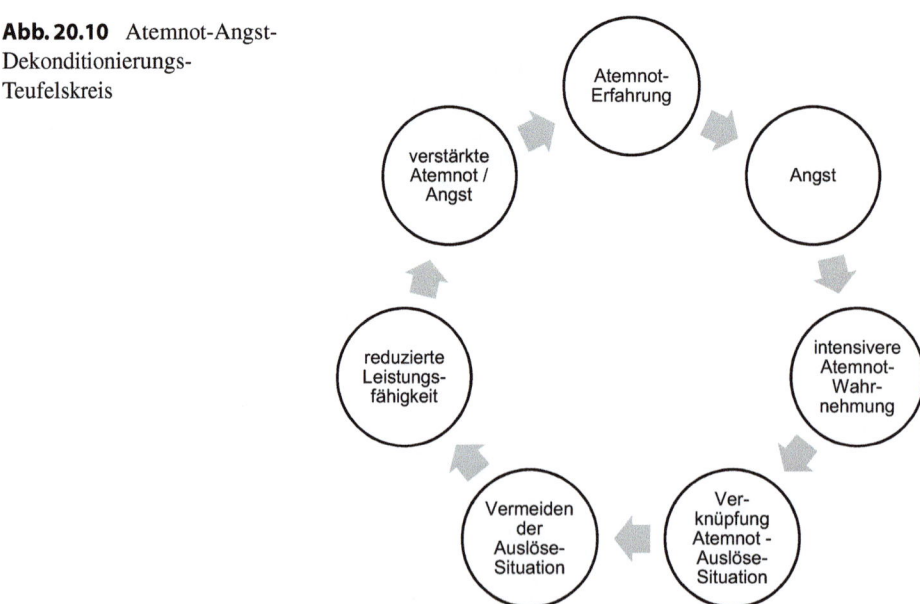

20.6.2 T2-R2-Prinzip (Timing-Tempo-Rhythmus-Routine)

Einsatzmöglichkeit Reduktion von Kinesiophobie wegen atemnotbezogener Ängste im Zusammenhang mit körperlicher Belastung bei Personen mit chronischen und onkologischen Lungenerkrankungen.

Fokus Psychoedukation, Verhaltensanalyse und -modifikation.

Dauer 15 min.

Benötigtes Material Handout.

Beschreibung der Übung Das T2-R2-Prinzip (Auswirkungen von Timing, Tempo, Rhythmus und Routine der Aktivitäten) wird erläutert. Betroffene werden ermutigt zum Nachfragen und zur Schilderung des eigenen Erlebens im Zusammenhang mit „Timing-Tempo-Rhythmus-Routine".

Mögliche Fragen (z. B. im Hinblick auf ein tägliches „Treppentraining"):

- *„Wann sind Ihre optimalen Aktivitätszeiten im Tagesverlauf?"* (Timing).
- *„Wie viele Treppenstufen schaffen Sie ohne Atemnot?"* (Tempo).
- *„Wie lange müssen Sie jeweils pausieren, um ohne Atemnot die Treppe absatzweise zu bewältigen?"* (Rhythmus).
- *„Was erleichtert es Ihnen, jeden Tag wenigstens ein bisschen Treppentraining zu absolvieren?"* (Routine).

Das individuelle T2-R2-Prinzip wird anhand der Antworten zusammengestellt und auf einem *Zettel für die Kühlschranktür* dokumentiert.

Hausaufgabe Erfahrungen mit dem individuellen T2-R2-Prinzip sammeln, dokumentieren, (beim nächsten Kontakt) auswerten.

20.6.3 Stress-Ressourcen-Waage

Einsatzmöglichkeit Bei schwer belasteten Menschen, deren Grundstressor (v. a. schwere Krankheit) wenig veränderbar erscheint. Es werden Kraftquellen/Ressourcen als Gegengewicht eingeführt, mit deren Hilfe auch schwerste Belastungen gehalten werden können. Betroffene fühlen sich durch ein Erarbeiten der beiden Seiten oft gesehen und verstanden.

Fokus Psychoedukation zur Resilienzförderung und Ressourcenarbeit, Illustration eines ganzheitlichen Fokus auf Belastungen und hilfreiche Ressourcen eines Menschen.

Dauer 20–30 min, kann Ausgangspunkt einer ganzen Psychotherapiestunde sein.

Benötigtes Material Handout.

Beschreibung der Übung Das Aufstellen der Ressourcenaspekte (Abb. 20.11) bereitet manchmal etwas Mühe. Dies ist aber sehr wertvoll, hier kommt es auf ein Dranbleiben und genaues Hinhören an. Zunächst sollten die Belastungen gesammelt werden. Dann kann auf dieser Seite gemeinsam nachgedacht werden, ob es Aspekte gibt, die reduziert werden können (z. B. das Delegieren von Aufgaben, schwierigen Pflichten). Anschließend sollten Ressourcenaspekte gesammelt werden: „Was hilft Ihnen dabei/hat Ihnen im Leben schon einmal geholfen, mit Schwierigkeiten umzugehen oder durch schwierige Lebensphasen zu kommen? Was tut Ihnen gut?"

Handout – Stress-Ressourcen-Waage

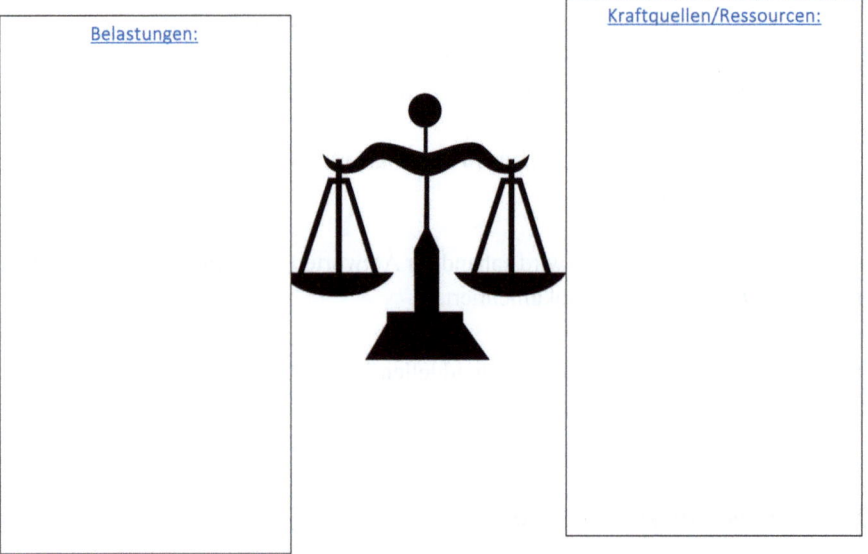

Abb. 20.11 Stress-Ressourcen-Waage

20.6.4 Wenn-Dann-Plan (Burck 2019)

Einsatzmöglichkeit Im Vorfeld von Angst- und Panikreaktionen (im Zusammenhang mit Atemnot oder anderen angstauslösenden Situationen, z. B. Untersuchungen).

Fokus Kombination von atemphysiotherapeutischem und kognitiv-behavioralem Ansatz im Sinne einer Problemlösestrategie.

Dauer Einige Minuten (bis zur Stressreduktion).

Benötigtes Material Handout.

Handout – Wenn-Dann-Plan

Anleitung für die hilfesuchende Person:

Schritt 1 Erlerne eine ganz einfache Atemtechnik. *(Beispielsweise diese Technik: „Lege eine Hand auf Deine Brust, eine Hand auf Deinen Bauch. Spüre für einen Moment Deinem Atem nach, aber verändere Deinen Atem noch nicht. Nun atme durch Deine Nase ein und durch Deinen Mund (mit Lippenbremse) aus. Zähle beim Ausatmen langsam bis FÜNF. Zähle auch beim Einatmen langsam bis FÜNF. Stelle Dir vor, wie sich Deine Lunge von selbst ausreichend mit Luft füllt und nimm wahr, wie sich Dein Bauch dabei mehr hebt als Deine Brust." Du kannst auch eine andere Technik üben, die Dir guttut.)*

Schritt 2 Übe täglich 3-mal diese ganz einfache Atemtechnik für einige Minuten.

Schritt 3 Erstelle einen Wenn-Dann-Plan. *(„Wenn ich das nächste Mal in die angstauslösende Situation (z. B. Angst vor der Treppe) komme, dann wende ich meine einfache Atemtechnik an.")*.

Bonusübung: Kombination von Wenn-Dann-Plan mit Du-Anrede

Anleitung für die hilfesuchende Person:

Schritt 1 Erstelle einen Merkzettel mit der Basisregel für die Du-Form. *(„Wenn Du das nächste Mal in eine angstauslösende Situation kommst, dann verwendest Du Deinen Namen und sprichst Du mit Dir in der Du-Form!")*.

Schritt 2 Formuliere einen konkreten Wenn-Dann-Plan mit einer Du-Anrede um. *(„Anja, wenn Du das nächste Mal Angst vor der Treppe bekommst, dann wendest Du Deine einfache Atemtechnik an.")*.

20.6.5 Schmetterlingsumarmung

Einsatzmöglichkeit Anspannung und Angst, Ohnmachtserleben, bei Menschen, welche aufgrund von Ängsten und/oder traumatischen Erfahrungen in Übererregung geraten. Einfache Übung zur körperlichen Zentrierung und Beruhigung.

Fokus Entspannung und Beruhigung durch Selbstberührung.

Dauer Wenige Minuten bis zur Anspannungsreduktion

Benötigtes Material Keines.

Beschreibung der Übung Arme vor der Brust kreuzen und die Fingerspitzen direkt unter den Schlüsselbeinen platzieren. Dabei die Hände möglichst eher nah am Hals als an den Schultern halten. Nun sanft mit den Fingerspitzen auf den Bereich unter den Schlüsselbeinen klopfen – abwechselnd oder gleichzeitig, je nach Befinden. Die Patientinnen/Patienten werden ermuntert, einen individuellen, angenehmen Rhythmus für die Klopfbewegungen zu finden. Die Beruhigung kann durch langsames Einatmen und etwas längeres Ausatmen verstärkt werden.

20.6.6 Drei-Schritte-Atemraum (Farver-Vestergaard et al. 2018)

Einsatzmöglichkeit Im Vorfeld von Angst- und Panikreaktionen (im Zusammenhang mit Atemnot oder anderen angstauslösenden Situationen, z. B. Untersuchungen).

Fokus Stressreduktion und Entspannung durch angenehme Vorstellungen (Imaginationen).

Dauer Einige Minuten (bis zur Stressreduktion).

Benötigtes Material: Handout.

Handout – Drei-Schritte-Atemraum
1. Schritt: Aufmerksamkeit Der erste Schritt bedeutet: Gewahr werden, was ich gerade erfahre.

- Welche Gedanken sind hier?
- Welche Gefühle…?
- Und die Körperempfindung … der Atem …?
- Nur wahrnehmen, was gerade hier ist – ohne jede Beurteilung.

2. Schritt: Sammlung Dann der zweite Schritt: Die Aufmerksamkeit lenken zu den Beinen und den Füßen auf einem festen Untergrund.

- Mit Deinen Füßen auf dem Boden, bist Du verbunden mit etwas Festem und Beständigem.
- Du bist gegenwärtig gerade hier und gerade jetzt.
- Ganz gleich, was sonst so in Deinem Körper und in Deinem Geist geschieht.

3. Schritt: Ausweitung Und dann der dritte Schritt: Die Aufmerksamkeit auf den gesamten Körper ausweiten, der hier sitzt oder steht.

- Spüre, wie das Herz schlägt und das Blut im Körper fließt und Energie und Wärme verteilt, Sanftheit und Offenheit.
- Was immer gerade jetzt gegenwärtig ist … offen sein dafür … es ist bereits da … spüren, wie das Blut hineinfließt, es mit Energie füllt, mit Sanftheit und Wärme.
- Vielleicht das Gefühl von Offenheit und Bereitwilligkeit mitnehmen in den Rest Deines Tages … zum Mittagessen … zum Sandkuchenbacken mit den Enkelkindern … zur Treppe im Stammtischlokal.

20.6.7 Blitzentspannung/beruhigende Imaginationen

Einsatzmöglichkeit Im Vorfeld von Angst- und Panikreaktionen (im Zusammenhang mit Atemnot oder anderen angstauslösenden Situationen, z. B. Untersuchungen).

Fokus Stressreduktion und Entspannung durch angenehme Vorstellungen (Imaginationen).

Dauer Einige Minuten (bis zur Stressreduktion).

Benötigtes Material Handout, ggf. Smartphone zum Aufsprechen der Entspannungsanleitung.

Hinweis Alternativ lässt sich ein innerer Wohlfühlort auch mit der Übung „Der innere Garten" (Abschn. 20.13.3) etablieren.

Handout – Blitzentspannung
Übung 1: Anderer Ort, andere Zeit
Prinzip Durch eine angenehme Vorstellung wird eine Blitzentspannungsreaktion ausgelöst.

Übungsvorschlag Stelle Dir bei Anspannung ein Erlebnis oder einen Ort vor, an dem Du Dich in der Vergangenheit entspannt und glücklich gefühlt hast.

- Dein Lieblingsplatz in der Natur…
- An einem Urlaubstag im Strandkorb den Wellen zusehen…
- An einem Bach- oder Flussufer sitzen und dem Rauschen des Wassers lauschen…
- Gemütlich auf dem Sofa unter einer kuscheligen Decke vor einem offenen Kaminfeuer liegen…
- Nachts auf einer Wiese liegen und den Sternschnuppen beim Verglühen zusehen…

Betrachte aufmerksam die *Farben*, erlebe die *Sinneseindrücke auf Deinem Gesicht und Körper* – Wärme? Luftzug? Gischt? Plätschern? Prasseln? … Nimm *Geräusche und Gerüche* wahr.

Übung 2: Ein langsamer Countdown

Zähle langsam von 200 auf 1 herunter, um Deinen Geist zu fokussieren. Du kannst Dich dabei auf einer langsam fahrenden Rolltreppe vorstellen, die Dich sanft in eine tiefe Entspannung führt. Vielleicht wirst Du am Ende an dem Lieblingsplatz ankommen, an den Du Dich in Deiner Vorstellung erinnert hast…

Übung 3: Seifenblasen

Stelle Dir Deine Sorgen als Blasen in einem Glas mit sprudelndem Wasser vor. Während Du zusiehst, wie die Blasen an die Oberfläche steigen und zerplatzen, lass Deine Schultern sinken und genieße die Entspannung.

Welche Übung Du auch wählst: Nimm mit allen Sinnen wahr (hören, vorstellen, riechen, spüren, schmecken).

Übung 4: Innerer Wohlfühlort

Prinzip An einem *Ort, der nur positiv besetzt ist,* wird durch eine geführte Imagination ein Gefühl der Sicherheit und Entspannung erfahren.

Schritt 1 Es wird eine kurze *Erdungsübung* angeleitet: „*Setze Dich bequem hin, spüre wie Dein Körper Kontakt (mit der Sitzfläche, der Unterlage, dem Boden) hat… Wenn Du magst, kannst Du die Augen zufallen lassen… Nimm Dir etwas Zeit zum Entspannen… Vielleicht, indem Du wahrnimmst, wie sich Deine Bauchdecke ganz natürlich hebt und senkt, mit jedem Ausatmen sinkst Du tiefer in die Entspannung…*"

Schritt 2 Es wird der *innere Wohlfühlort* aufgesucht: „*Lasse jetzt einen Ort oder eine Situation auftauchen, wo Du Dich vollkommen wohl und entspannt fühlst… Das kann eine Situation aus Deinem Alltag oder eine Urlaubssituation sein oder auch ein Ort, den es nur in Deiner Phantasie gibt… Lasse eine innere Vorstellung entstehen, in der alles nur angenehm ist…*"

Schritt 3 Es werden *alle Sinnesqualitäten* eingesetzt: „*Spüre mit allen Sinnen, was Du brauchst, um Dich vollkommen wohl zu fühlen, spüre nach, welche Sinneserfahrungen Dir dabei wichtig sind, vielleicht sind es bestimmte Farben oder Düfte … vielleicht bestimmte Geräusche oder Klänge … ein bestimmter Geschmack … oder eine bestimmte Jahreszeit oder Temperatur… Spüre nach, was Du brauchst, um Dich richtig wohl zu fühlen… Du kannst Dir alles so vorstellen, wie es für Dich angenehm ist …*"

Schritt 4 Die *Entspannungserfahrung wird vertieft*: „*Genieße diesen Zustand von Wohlbefinden und spüre nach, wie sich dieses Wohlgefühl in Deinem Körper ausbreitet… Genieße diesen Zustand vollkommenen Wohlbefindens, wenn Du magst, lächle dabei… Spüre, in welchen Bereichen Deines Körpers es sich besonders angenehm anfühlt… Wenn Du magst, gib diesem Zustand des Wohlbefindens einen Namen oder ein Motto…*"

Schritt 5 Die *Rücknahme*: „*Stelle Dich jetzt darauf ein, in Deinem Tempo allmählich wieder mit Deiner Aufmerksamkeit zurück in diesen Raum zu kommen… Nimm die Entspannung zurück, zum Beispiel, indem Du Dich reckst und streckst und dann wieder die Augen öffnest und ganz hier bist.*"

20.6.8 Entspannungsimagination: Atemhypnose (Anlló et al. 2020)

Einsatzmöglichkeit Bei häufigen Ängsten und damit zusammenhängendem Dyspnoeerleben, aber auch zur Verbesserung der Atemmuster in der allgemeinen psychopneumologischen Versorgung.

Fokus Suggestive Atemerleichterung, Ressourcenaktivierung und Entspannung.

Dauer Ca. 20–30 min.

Benötigtes Material Hypnoseanleitung.

Beschreibung der Übung Es handelt sich um eine Übersetzung der angeleiteten Hypnose nach Anlló et al. (2020). Sie sollte nur von psychologisch geschultem Personal durchgeführt werden, welches bereits Erfahrung mit der Anleitung von Hypnosen/Tranceinduktionen sammeln konnte. Der Text wird mit einer ruhigen und eher monotonen Stimme langsam vorgelesen. Die Patientinnen/Patienten werden vorher darüber aufgeklärt, dass sie jederzeit die Kontrolle haben und die Übung beenden können.

Anleitung zur Atemhypnose

Vorwort Um den Zugang der Betroffenen für Suggestionen zu verbessern, muss die anleitende Fachkraft explizit darauf hinweisen:

- Dass es sich um eine Hypnoseübung handelt, deren Ziel es ist, den Körper in ein natürliches Gleichgewicht zu bringen und die Atmungsfähigkeit auf eine sehr effektive Weise zu verbessern.
- Dass die Betroffenen durch Zuhören und Befolgen der Anweisungen die ganze Arbeit selbst machen und sich aller Vorgänge bewusst bleiben. Die lesende Person ist dazu da, sie anzuleiten und zu helfen, die Arbeit so zu tun, dass das bestmögliche Ergebnis erzielt wird. Sagen Sie den Betroffenen, dass sie sich gehen lassen sollen, ohne viel über die Empfindungen oder Gedanken nachzudenken, die während der Übung auftreten könnten.

Induktion (ruhig, fest, monoton) Beginnen wir also mit dieser Hypnoseübung. Ich werde Sie bitten, sehr einfache Anweisungen zu befolgen. Wenn Sie diese befolgen, und Sie sind sicherlich gewillt und in der Lage, dies zu tun, werden Sie ganz leicht die Vorteile der Hypnose für Ihre Atmung, Ihr Wohlbefinden und Ihren allgemeinen Zustand spüren, da sie ganz unerwartete, wohltuende Auswirkungen haben kann.

Damit meine Worte noch besseren Zugang finden, werde ich nun vom Sie in das DU wechseln…

Bitte schließe jetzt die Augen … sehr gut … und nimm so, während deine Augen geschlossen bleiben, die Position deines Körpers wahr. Nimm dir einen Moment Zeit, um dir wirklich der Position deines Körpers bewusst zu werden … deines Kopfes … deines Halses … deiner Schultern … deiner Hüften … deiner Beine … ja, sehr gut … bleib entspannt, aber gleichzeitig sehr aufmerksam auf den Klang meiner Stimme … Konzentriere dich darauf und tu, was ich dir vorschlage, so wie du es jetzt schon tust … sehr gut.

Lass deinen Körper die Arbeit machen und achte auf deine Atmung… Deine Atmung wird sich von selbst regulieren … wie bei einem ruhigen Spaziergang oder wenn wir gemächlich Treppen steigen… Der Körper findet seinen eigenen Rhythmus, und das ist gut so… Du musst nur meiner Stimme und meinen Anweisungen folgen und loslassen… Dein Körper wird tun, was er tun muss…

Jetzt lade ich dich ein, deine Augen geschlossen zu halten, fest und zugleich bequem geschlossen … wie wenn du sehr tief und angenehm schläfst… Du kannst versuchen, die Augen zu öffnen, aber sie bleiben entspannt geschlossen … sehr, sehr gut. Schaue jetzt mit geschlossenen Augen nach oben, als würdest du zwischen die Augenbrauen schauen … genauso…

Versuche, zwischen die Augenbrauen zu schauen… Es ist völlig normal, wenn du dabei eine leichte Spannung über den Augen spürst … das ist in Ordnung. Bitte halte diese Spannung noch einen Moment… Es ist eine kleine Konzentrationsübung, keine körperliche Anstrengung, und es lohnt sich … sehr gut…

In einem Moment werde ich dich bitten, diese Spannung loszulassen … und es wird dir ein intensives Gefühl der Entspannung bringen… Bald werde ich dich dazu einladen … und du wirst spüren, wie sich ein großes Wohlgefühl in deinem Kopf ausbreitet … in deiner Brust… in deinem ganzen Körper… Manche beschreiben es wie warmes Wasser, das über die Stirn fließt … sehr gut… lass es geschehen… Entspanne jetzt deine Augen … lass die Spannung los … die Augen bleiben geschlossen … und entspanne dich.

Das ist sehr gut. Vielleicht spürst du jetzt oder in einigen Augenblicken, wie deine Augen hinter deinen Lidern vibrieren … als würden sie sich bewegen… Das ist normal … lass einfach los und genieße diese aktive, aufmerksame Entspannung … und höre auf meine Stimme. Erlaube dir, jede Empfindung zu spüren, die sich einstellen mag … und genieße.

Perfekt. Du hast meine Anweisungen bis jetzt sehr gut befolgt. Nun, ob du es spüren kannst oder nicht. Das spielt keine Rolle, die Hypnose funktioniert bereits, du arbeitest bereits.

…

In Kürze werde ich dich bitten, zu nicken, um Ja zu sagen… Langsam, nur eine kleine Bewegung … und tatsächlich wirst du spüren, dass sich beim Nicken dein ganzer Körper entspannt und du zu mehr Ruhe und Stabilität gelangst.

Also … nicke jetzt, um Ja zu sagen (Pause) … genieß dieses Gefühl … gut.

Jetzt lade ich dich ein, alle Empfindungen wahrzunehmen … die Berührung der Laken oder deiner Kleidung auf deiner Haut… Sammle all diese Empfindungen in dir … und wenn du diese Sammlung gemacht hast, zeige es mir mit einem sanften Nicken (Pause)… Das ist gut, sehr gut sogar. Lass alle Empfindungen zu, die jetzt entstehen…

Jetzt achte auf alle Geräusche um dich herum… All die kleinen Klänge … sammle sie in Gedanken … und wenn du diese Sammlung von Klängen gemacht hast, nicke leicht (Pause) … sehr gut.

Ich lade dich nun ein, auf alle Gerüche zu achten… Kleine Düfte, die dir sonst vielleicht entgehen … sammle sie in Gedanken … und wenn du diese Sammlung von Gerüchen abgeschlossen hast, zeige es mir durch ein sanftes Nicken (Pause) … sehr gut. Genieße weiter diese Aufmerksamkeit und diesen Zustand.

Du bist bereit, dich noch mehr zu entspannen und dich noch mehr zu stabilisieren.

Suggestion (ruhig, fest, monoton, mehr und mehr beruhigend) Nimm dir einen Moment Zeit, um dir vorzustellen, dass du an einem anderen Ort bist… Du wirst immer den Klang meiner Stimme hören, aber du bist weit weg von hier … an einem sehr schönen, unberührten Strand.

Du findest ihn schön und fühlst dich an diesem Strand sehr wohl… Ob dieser Strand in deiner Erinnerung existiert oder nicht, spielt keine Rolle, du kannst einfach hier sein… Vielleicht spürst du die Sonne oder die Luft auf deiner Haut… Vielleicht spürst du auch den Sand unter deinen Füßen, und das ist gut so.

Wir wissen, dass die Luft am Strand besonders rein und klar ist, … weil die Wellen sich brechen und dabei viel, sehr viel Sauerstoff freisetzen … reiner Sauerstoff, der ganz von selbst in deine Lungen strömt.

Nimm dir einen Moment Zeit, um dich an diesem Strand niederzulassen (Pause).

Das ist gut. Genieße … (Pause).

Ich möchte, dass du gleich fünf Schritte in Richtung Meer machst… Dieses Meer, sein Anblick, macht dich sehr glücklich und ruhig … und bei jedem Schritt wirst du nicken, um mir zu zeigen, dass du ihn gemacht hast… Mit jedem Schritt kommst du diesem herrlichen Sauerstoff näher… Und etwas ganz Besonderes wird geschehen… Mit jedem Schritt zum Meer genießt du diese schöne Umgebung und die Meeresbrise noch mehr.

Also los, gehen wir! Bei jedem Schritt wirst du nicken… (Anweisung: Die Schritte können bei Bedarf dirigiert werden: „Ein Schritt … sehr gut … zwei Schritte…") Ausgezeichnet. Genieße es.

Beendigung Genieße diese Ruhe und den Frieden weiter, so lange du willst…

Wenn du bereit bist – und nimm dir alle Zeit, die du brauchst – wirst du dich sanft strecken und dieses angenehme Gefühl bei dir behalten. Du wirst sanft deine Augen öffnen…

Diese Ruhe wird dich so lange begleiten, wie du es wünschst. Gut, mache weiter. Sehr gut… Du bist nun bereit, den Tag fortzusetzen.

Und diese Ruhe, dieser Strand, diese Brise, sie stehen dir jederzeit zur Verfügung… Es wird genügen, die Augen zu schließen und an diesen Ort, in diesen Zustand zurückzukehren, und dein Körper wird sich selbst ausgleichen. Perfekt, sehr gut. Du hast sehr gut gearbeitet.

Genieße diese Ruhe und den Frieden weiter, so lange du willst…

Wenn du bereit bist – und nimm dir alle Zeit, die du brauchst – wirst du dich sanft strecken und dieses angenehme Gefühl bei dir behalten. Du wirst sanft deine Augen öffnen.

Diese Ruhe wird dich so lange begleiten, wie du es wünschst. Gut, mache weiter. Sehr gut… Du bist nun bereit, den Tag fortzusetzen.

Und diese Ruhe, dieser Strand, diese Brise, sie stehen dir jederzeit zur Verfügung… Es wird genügen, die Augen zu schließen und an diesen Ort, in diesen Zustand zurückzukehren, und dein Körper wird sich selbst ausgleichen. Perfekt, sehr gut. Du hast sehr gut gearbeitet.

20.7   Umgang mit Exazerbations- und Progredienzängsten

20.7.1 Unterscheidungstraining: Lunge oder Psyche?

Einsatzmöglichkeit Bei aufkommender körperlicher oder psychischer Symptomatik in stabilen Phasen.

Fokus Wahrnehmungsschulung und Selbstmanagement.

Dauer Einige Minuten.

Benötigtes Material: Handout.

Handout – Unterscheidungstraining: Lunge oder Psyche?

Prinzip Das Unterscheidungstraining erleichtert die *Einordnung von vermehrter Atemnot* im Auf und Ab von guten und schlechten Tagen bei chronisch Lungenerkrankten.

Übungsvorschlag

Schritt 1 Nimm bei vermehrter Atemnot die Unterscheidungsmatrix zur Hand (Abb. 20.12): Ist es Angst oder ist es meine Lunge?

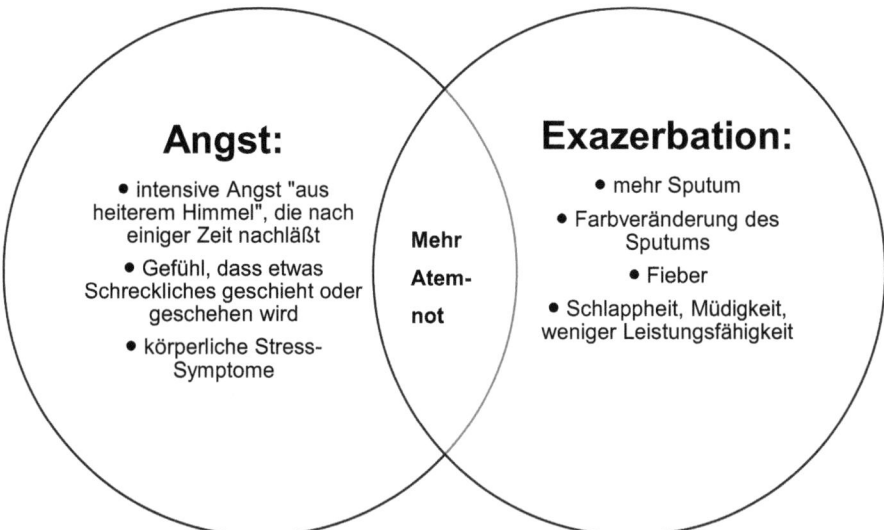

Abb. 20.12 Unterscheidungsmatrix: Ist es Angst oder ist es meine Lunge?

Schritt 2 Das Ergebnis der Unterscheidungsübung bestimmt Deine nächsten Schritte. Deutet Dein Ergebnis eher Richtung Angst, geht es weiter wie folgt.

Schritt 3 bei Angst Wende Deine bevorzugten Übungen zum Umgang mit Atemnot, Anspannung, Stress, Angst an (Abschn. 20.4 und 20.5).

Deutet das Ergebnis beim Unterscheidungstraining „Ist es Angst oder ist es meine Lunge" eher auf eine beginnende Exazerbation hin, geht es weiter mit den folgenden Übungen (Abschn. 20.7.2 und 20.7.3).

20.7.2 Checkliste Exazerbation Lunge und Psyche

Einsatzmöglichkeit Vorbereitung zum Einsatz in der Frühphase einer Exazerbation.

Fokus Psychoedukation, Wahrnehmungsschulung, Selbstwirksamkeitsstärkung.

Dauer Ca. 30 min.

Benötigtes Material Handout.

Handout – Checkliste Exazerbation und Psyche
Prinzip Eine Checkliste Exazerbation und Psyche erleichtert den *Umgang mit den Ängsten* in dieser Frühphase der Exazerbation.

Wichtig Die Checkliste Exazerbation und Psyche solltest Du in einer *stabilen Phase* (nach einer akuten Verschlechterung) erstellen – am besten *gemeinsam mit Deinen Angehörigen*. *Kümmerer* spielen gerade bei Krankheitsschüben eine entscheidende Rolle.

Hier sind einige hilfreiche Gedankenanstöße und Fragen für Dich und Deine *Kümmerer* zum Erstellen der Checkliste Exazerbation und Psyche.

Aus psychopneumologischer Sicht ist es für das Management von Exazerbationen wichtig, gezielt die *Selbstwirksamkeitserwartungen* zu stärken.

Anleitung
Betrachte dazu zunächst etwas genauer Deine *eigenen Erfahrungen* im Zusammenhang mit einem akuten Krankheitsschub. Die folgenden Fragen können als Leitfaden für den *„Aktionsplan Exazerbation und Psyche"* dienen:

- Was ist passiert, bevor Du das letzte Mal wegen einer Exazerbation ins Krankenhaus musstest?
- Wie bist Du ins Krankenhaus gekommen?
- Was geschah, als Du dort eintrafst?
- Wie hast Du Dich während der Zeit vom Auftreten der ersten starken Atemnot bis zum Eintreffen in der Klinik gefühlt (z. B. ängstlich, aufgeregt, panisch, durcheinander …)?
- Hatten diese Gefühle eine Auswirkung auf Deine Atemnot?
- Warst Du allein, als Du die ersten Probleme mit dem Atmen hattest?
- Wenn nicht: Wer war bei Dir?
- Was hat die betreffende Person getan?
- Wer hat Hilfe (ärztliches Personal/Rettungsdienst) gerufen?
- Wie hast Du Dich gefühlt, als der Anruf geschah?

- Wie hast Du Dich gefühlt, als Hilfe eintraf bzw. als Du im Krankenhaus ankamst?
- Hatte die Ankunft des ärztlichen Personals/Rettungsdienstes oder die Ankunft im Krankenhaus Einfluss auf Deine Atmung (sofort oder noch einiger Zeit)?
- Gibt es etwas, was Du selbst oder Angehörige gegen die Atemnot tun können, bevor ärztliches Personal oder Rettungsdienst eintreffen?
- Falls ja: Was tust Du selbst?
- Was tun die Angehörigen?
- Hilft es Dir?
- Falls ja: Auf welche Art und Weise hilft es Dir?

Anhand der *individuellen hilfreichen Maßnahmen* kannst Du Deine persönliche *Checkliste Exazerbation und Psyche* schriftlich erstellen.

Tab. 20.3 zeigt beispielhaft eine Checkliste Exazerbation und Psyche zum Ausfüllen.

Tab. 20.3 Checkliste Exazerbation und Psyche (zum Ausfüllen)

Thema	Ich	Kümmerer
Was geschieht in der Regel, bevor ich eine Exazerbation habe?	*Was kann ich dann tun?*	*Wer kann mich dabei unterstützen?*
Wie fühle ich mich, wenn die Atemnot schlimmer wird?	*Was kann ich dann tun?*	*Wer kann mich dabei unterstützen?*
Wie reagiere ich bei Atemnot auf die Anwesenheit von Angehörigen?	*Was kann ich dann tun?*	*Was können die Angehörigen dann tun?*
Wie reagiere ich auf die Hilfe von ärztlichem Personal/Rettungsdienst?	*Was bedeutet das für mich?*	*Was bedeutet das für meine Kümmerer?*
Wie reagiere ich bei Klinikeinlieferung?	*Was bedeutet das für mich?*	*Was bedeutet das für meine Kümmerer?*
Wie kann ich mich bei Atemnot am besten selbst beruhigen?	*Was bedeutet das für mich?*	*Wer kann mich dabei unterstützen?*
Wie können mich Angehörige bei einer Exazerbation am besten unterstützen?	*Was bedeutet das für mich?*	*Was bedeutet das für die Angehörigen?*

20.7.3 Aktionsplan Exazerbation

Einsatzmöglichkeit Beginnende Exazerbation.

Fokus Problem- und lösungsorientiertes Coping.

Dauer Etwa 30 min bzw. bis zum Abklingen der Symptome.

Benötigtes Material Handout.

Handout – Aktionsplan Exazerbation

Prinzip Ein Aktionsplan ist im Grunde ein detaillierter und umfangreicherer Wenn-Dann-Plan. Als Wenn-Dann-Plan überbrückt ein Aktionsplan die Kluft zwischen Einsicht und Handeln durch unbewusst und automatisch ablaufende Prozesse im Vorfeld einer kritischen Situation (in diesem Falle einer beginnenden Exazerbation).

Übungsvorschlag

Ein Aktionsplan konzentriert sich auf die körperlichen Aspekte eines beginnenden Krankheitsschubes. Einen solchen Aktionsplan solltest Du stets griffbereit haben.

Schritt 1 Setze den Aktionsplan Exazerbation ein, wenn das Unterscheidungstraining deutliche Hinweise auf eine Exazerbation geliefert hat.

Schritt 2 Wenn Du alle Anweisungen des Aktionsplans umgesetzt hast, ohne eine spürbare und nachhaltige Besserung zu erzielen, solltest Du (je nach Befinden) eine *ambulante oder stationäre Behandlung* in Anspruch nehmen.

Wichtig Im Internet oder bei Deiner Lungenfachärztin/Lungenfacharzt findest Du verschiedene Versionen von Aktionsplänen, z. B. den *persönlichen COPD-Aktionsplan* (z. B. Atemwegsliga). Es ist nicht entscheidend, welchen Plan Du anwendest. Mache Dich aber mit einen Aktionsplan so vertraut, dass die einzelnen Schritte bei Bedarf (fast) automatisch ablaufen. Bewahre den Aktionsplan, zusammen mit Deinen Notfallmedikamenten und den Notfalltelefonnummern an einem festen Platz auf.

20.7.4 Da-ist-Übung (Lohmann und Annies 2018)

Einsatzmöglichkeit Anspannung, Ängste, v. a. Progredienzängste.

Fokus Distanzierung.

Dauer Einige Minuten (bis zur Stressreduzierung).

Benötigtes Material Handout.

Handout – Da-ist-Übung

Prinzip Die Da ist-Übung ermöglicht die *Distanz zu eigenen Bewertungen*. Das sind die Gedanken, die sich automatisch aufdrängen (auch Gedanken zu Gefühlen und Körperreaktionen).

Schritt 1 Berichte, was in der Angstspitze gerade passiert. (*„Ich fühle mich heute kraftlos und stelle mir plötzlich vor, wie es wäre, wenn ich in Zukunft dauerhaft bettlägerig würde. Ich wäre dann auf Pflege angewiesen. Wenn meine Familie dasnicht mehr leisten könnte, müsste ich in ein teures Pflegeheim. Wenn ich bloß daran denke, schnürt es mir die Kehle zu.*").

Schritt 2 Berichte dieselbe Situation noch einmal in der „Da ist-Form". (*„Da ist die Erfahrung der Kraftlosigkeit... Da ist der Gedanke, dass ich vielleicht dauerhaft bettlägerig werden könnte... Da ist die Befürchtung, dass ich auf Pflege angewiesen sein könnte... Da ist die Vorstellung, dass meine Familie überfordert ist und ich kostspielige professionelle Pflege benötige... Da sind Gedanken, Befürchtungen, Vorstellungen, Ideen, Empfindungen, Anspannung.*").

Schritt 3 Spüre dem Unterschied in Deinem Empfinden zwischen dem ersten und dem zweiten Bericht nach.

Schritt 4 Gewöhne Dich an die ungewohnten Formulierungen in der „Da-ist-Form", indem Du sie im Alltag übst, z. B. beim Essen oder bei täglichen Routinen (wie Körperpflege oder Hausarbeit).

20.7.5 Die Angst aus der Schublade holen (Waadt 2011)

Einsatzmöglichkeit: Anspannung, Ängste, v. a. Progredienzängste.

Fokus Akzeptanzübung.

Dauer 15 min (bis zur Stressreduzierung)

Benötigtes Material Handout.

Handout – Die Angst aus der Schublade holen

Prinzip Die bewusste und offene Begegnung mit der Angst gilt als effektivster Weg, um besser mit ihr umzugehen. Durch Begegnen, Verfolgen, Beobachten des *„schlimmsten Falls"* und das abschließende Entwickeln eines Konzeptes für den *„besten Fall"* wird der Weg zwischen Bangen und Hoffen bewusst durchschritten.

Wichtige Vorbemerkung In dieser Übung wirst Du Deiner Angst bewusst begegnen und sie nach der größten Bedrohung fragen: *„Was kann mir im schlimmsten Fall geschehen?"*

Meist sind die ersten Einfälle zu diesen Befürchtungen relativ oberflächlich. Das ist normal, denn es erfordert Mut, sich an die wirklich belastenden Vorstellungen heranzuwagen. Schrittweise kannst Du weiterfragen: *„Was, wenn der schlimmste Fall eingetreten ist? Was kann dann noch schlimmer sein?"*

Am besten beantwortest Du die folgenden Fragen schriftlich und versiehst sie mit einem Datum. So wird deutlich, dass es sich um eine *Momentaufnahme* handelt. Wenn Du die Übung zu einem anderen Zeitpunkt erneut machst, können sich andere Antworten ergeben.

Die Übung sollte *ohne inneren „Ausstieg" von Anfang bis Ende* durchlaufen werden, um möglichst hilfreich zu wirken. Gehe die Übung also mit Mut und Zuversicht an (evtl. gemeinsam mit einer vertrauten Person).

Übungsvorschlag
Schritt 1 Was ist meine größte Angst?

Was fürchte ich im „schlimmsten Fall"?

Schritt 2

- Was geschieht, wenn der „schlimmste Fall" eingetreten ist?
- Welche Sinneseindrücke habe ich dann (Sehen, Hören, Riechen, Schmecken, auf der Haut spüren)?
- Welche Gefühle habe ich dann?
- Welche Gedanken gehen mir dann vermutlich durch den Kopf?
- Wie verhalte ich mich, was tue ich dann?

Schritt 3

- Wie wahrscheinlich und berechtigt ist diese Sorge?
- Wann tritt es möglicherweise ein?

Schritt 4

- Wie reagiert mein Umfeld vermutlich?
- Was wäre an der Reaktion der anderen schwierig für mich?
- Was würde mich an der Reaktion der anderen freuen?

Schritt 5

- Was möchte ich im „schlimmsten Fall" am liebsten tun?

Schritt 6

- Wie kann ich dem „schlimmsten Fall" vielleicht zuvorkommen?
- Wie kann ich selbstfürsorglich vorsorgen?

Schritt 7 Wie viel Angst vor dem „schlimmsten Fall" möchte ich mir erlauben?

20.8 Umgang mit Beatmungsängsten

20.8.1 Musik-Playlist (Messika et al. 2016, 2019)

Einsatzmöglichkeit Bei Stress und Ängsten (v. a. durch NIV) im Rahmen von ICU- oder IMC-Aufenthalten.

Fokus Distraktion durch auditive Reize (kombiniert mit sensorischer optischer Deprivation).

Dauer 30 min (bzw. länger)

Benötigtes Material Smartphone (oder MP3-Player) mit Playlist, ggf. Kopfhörer, evtl. Schlafmaske.

Hinweis Dieses Tool sollte im Sinne einer Stärkung der Selbstwirksamkeitserwartung mit Erkrankten (und deren Angehörigen) am besten in einer stabilen Phase der Erkrankung besprochen werden. Danach sollte die individuelle Musik-Playlist von den Erkrankten (und Angehörigen) erstellt und diese beim nächsten Behandlungskontakt besprochen und ggf. angepasst werden.

Handout – Musik-Playlist

Prinzip Ein 30-minütiges Musikprogramm (mit einer festgelegten Abfolge von lebhafter zu getragener Musik), evtl. kombiniert mit der Anwendung einer Schlafmaske, verringert die Symptome, die mit dem Trauma einer nichtinvasiven Beatmung verknüpft sind (gemessen bei der Entlassung aus der Intensivstation).

Die musikalische Intervention dauert 30 min und umfasst zwei Phasen, die als L-Sequenz bezeichnet werden.

Die Abschwungphase wird erreicht durch Reduzierung der musikalischen Rhythmen, beginnend mit hohem Tempo und einer hohen Anzahl von Instrumenten, die allmählich zu langsamerem Tempo und einer verringerten Zahl der Instrumente, niedrigeren Frequenzen und geringerer Lautstärke führen.

Dann wirst Du durch eine Musikphase mit einem sehr langsamen Rhythmus und nur ein bis zwei Instrumenten bis zu einer maximalen Entspannung geführt (unteres Ende des „L").

Selbsthilfevorschlag

Prinzip Die Kombination von ausgewählten Musikelementen (Aufmerksamkeitslenkung durch Hörreize = auditive Distraktion) mit einer Schlafmaske (Ausschaltung von Sehreizen = sensorische optische Deprivation) mindert die traumatisierenden Auswirkungen.

Übungsvorschlag.

Schritt 1 In der stabilen Phase stellst Du eine individuelle Playlist mit Deinen Lieblingsmusikstücken zusammen. Wähle dazu eine *Abfolge von rhythmisch-lebhaften zu eher langsam-getragenen Musikstücken* und spiele sie auf Dein Smartphone (oder einen MP3-Player) auf.

Vorschläge für die Auswahl von geeigneten Musikstücken findest Du unten.

Schritt 2 Falls Du gerne eine Schlafmaske zum Abschalten nutzt, lege Deine liebste Schlafmaske in Deinen Kliniknotfallkoffer. Falls Du besser ohne Schlafmaske abschalten kannst, so ist das auch in Ordnung.

Schritt 3 Nutze bei einer notwendigen NIV-Behandlung Deine individuelle Playlist auf dem Smartphone (oder dem MP3-Player) und ggf. Deine liebste Schlafmaske, um Dein Stressniveau effektiv zu senken.

Vorschlag einer klassischen Playlist

Hier folgen Vorschläge von Musikstücken für eine Playlist (in Anlehnung an Messika et al. 2016):

- Ungarischer Tanz No. 5 (J. Brahms),
- Air (J. S. Bach),
- Kanon in D-Dur II Pachelbel-Canon (Johann Pachelbel) – arrangiert für Piano und Cello,
- Mondscheinsonate 1. Satz (L. van Beethoven).

Das ist eine Playlist mit klassischen Musikstücken. Du kannst natürlich auch moderne Musik (Jazz, Soul, Blues, Pop) wählen. Wichtig ist nur das *Prinzip: von lebhaften zu getragenen Rhythmen – von mehreren Instrumenten (Orchester) zum Soloinstrument.*

Wenn Du mehr als 30 min musikalische Intervention angenehm findest, wird die Sitzung in Richtung einer „U-Form" verlängert(d. h., es folgen wieder zunehmend lebhaftere Musikstücke). Bei Bedarf kannst Du danach die Playlist wieder von vorne abspielen und damit fortfahren, solange es Dir guttut.

20.8.2 Suggestive Kommunikation (Varga et al. 2007)

Einsatzmöglichkeit Stress und Ängste im Rahmen des Weanings.

Fokus Suggestive Kommunikation, Vermeidung von Nocebo-Interventionen.

Dauer Einige Minuten pro Intervention.

Benötigtes Material Kommunikationsprotokoll (für Beatmungsteam).

Protokoll – Suggestive Kommunikation (im Weaning)

Grundlage: Intensiv- oder Weaning-Station als „sicheren Ort" etablieren Die entsprechende suggestive Formel zur Etablierung der ICU als „sicherer Ort" wird im Rahmen der Kommunikation möglichst beiläufig immer wiederholt, z. B.:

„Unser Team sorgt rund um die Uhr für Ihr Wohlbefinden und Ihre Heilung. "

Schritt 1: Allgemeine Weaning-Vorbereitung Stärkt die Selbstwirksamkeitserwartung der erkrankten Person:

„Inzwischen ist Ihre Heilung vorangeschritten. Als Ergebnis dieser Heilung hat Ihr Körper genug Kraft gesammelt und er benötigtim Augenblick nicht die Unterstützung der Maschine zum Atmen. "

Schritt 2: Spezielle Weaning-Vorbereitung Appelliert an die Neugier und bahnt „interessante Atemerfahrungen", um die neuromuskuläre Kompetenz des Atmungssystems zu stärken:

„Sie werden erfahren, wie interessant es ist, Ihre eigenen Muskeln wieder zu benutzen, um einen angenehm tiefen Atemzug zu schöpfen. "

Schritt 3: Frustrationstoleranz Beugt Rückschlägen und einer möglichen Enttäuschung vor:

„Es ist vollkommen normal, wenn Sie vorübergehend die Unterstützung der Maschine wieder benötigen. "

Schritt 4: Selbstwirksamkeit Aktiviert und lenkt die Aufmerksamkeit auf wünschenswerte Ziele:

„Bitte beobachten Sie genau, in welchen Körperpositionen (Liegen, Sitzen, Herumgehen...) Ihnen das Atmen leichter und angenehmer fällt. "

Schritt 5: Kontrollbedürfnis Steigert durch das Anbieten von Entscheidungsmöglichkeiten das Kontroll- und Sicherheitsgefühl:

„Wie möchten Sie Frischluft erhalten – durch die Nasenbrille oder durch die Sauerstoffmaske?… Spucken Sie das Sekret aus oder schlucken Sie es herunter, wie es für Sie angenehmer ist… Wann wollen Sie aufstehen?"

Schritt 6: Anstrengung Deutet die (möglicherweise unangenehme) Erfahrung der Anstrengung um zum Anlass für angenehme Selbstfürsorge:

Wenn Sie eine Anstrengung spüren, haben Sie die Botschaft Ihres Körpers wahrgenommen: Du musst jetzt einen angenehm tiefen Atemzug nehmen. Ihr Körper drückt in diesem Signal aus, dass er einen langsamen, entspannten, tiefen Seufzer braucht."

Schritt 7: Ermüdung Deutet die Ermüdung um als Zeichen der voranschreitenden Stärkung:

„Es ist wie das Gefühl von angenehm erschöpften Muskeln nach einem Training oder einer langen Wanderung. Das ist ein Zeichen, dass die Muskeln stärker werden."

Schritt 8: Angst Normalisiert Ängste durch Betonung der „Natürlichkeit", um die innere Sicherheit zu stärken:

„Beobachten Sie den rasch auftauchenden angenehmen Rhythmus Ihres eigenen Atmens, wie Ihr Körper ihn selbständig zustande bringt. Sie können sich mehr und mehr sicher auf Ihr eigenes Atmen verlassen, sodass es bald wieder so natürlich ist wie vor Ihrer Krise … so natürlich, dass Sie nicht länger darauf achten werden."

20.9   Umgang mit Niedergeschlagenheit/Depressivität

20.9.1 Körper-Gedanken-Verhalten-Schema

Einsatzmöglichkeit Besonders für Menschen mit keiner Psychotherapieerfahrung oder geringer Übung in Selbstreflexion. Die Übung hilft als Erstzugang zu dem psychosomatischen Verstehen, dass man eigenem inneren Erleben nicht hilflos ausgeliefert ist, und dass oft als automatisiert wahrgenommene Gefühle in körperlichen Vorgängen auch durch Gedanken und Verhalten beeinflusst werden können.

Fokus Psychoedukation zur Verhaltensmodifikation bei Verstimmungen, Hoffnungslosigkeit, Depressivität.

Dauer Circa 30–45 min, gut geeignet, um eine gesamte Psychotherapiesitzung zu gestalten.

Benötigtes Material Handout.

Beschreibung der Übung Behandelnde sollten Beispiele aus der unmittelbaren Realität der erkrankten Person verwenden, z. B. Demoralisierung und Entmutigung aufgrund zu langsamer Fortschritte und die Konsequenz des Aufgebens und Rückzugs auf Verhaltensebene. Ein Gegenmodell wäre der Gedanke „besser ein kleiner Schritt als keiner!" (Gedanke). → Erkrankte Person entscheidet sich für einen kurzen Spaziergang auf dem Klinikgelände (Verhalten). → Es kommt zu einer leichten emotionalen Erleichterung (körperlich wahrnehmbares Gefühl).

Handout – Die drei Komponenten von Gefühlen am Beispiel der Angst

Angst ist eine natürliche Reaktion deines Körpers auf wahrgenommene Bedrohungen. Um deine Angst besser zu verstehen und zu bewältigen, hilft es, ihre drei grundlegenden Komponenten zu kennen. Diese Komponenten beeinflussen sich gegenseitig.

1. Körperliche Komponente Wenn du Angst verspürst, wird dein autonomes Nervensystem aktiviert. Dieses System steuert körperliche Funktionen, die weitgehend außerhalb deiner bewussten Kontrolle liegen, wie Herzschlag, Atmung und Verdauung.

Häufige körperliche Anzeichen sind:

- beschleunigter Herzschlag,
- schnellere, flachere Atmung,
- Schwindel oder Benommenheit,
- Muskelverspannungen,
- Zittern,
- vermehrtes Schwitzen.

Dein Körper bereitet sich auf „Kampf oder Flucht" vor – eine evolutionäre Reaktion, die den Stoffwechsel ankurbelt, um dich auf mögliche Gefahren vorzubereiten.

2. Gedankenkomponente Deine Gedanken haben starken Einfluss auf deine Gefühle und dein Verhalten. Bei Angst spielen besonders zwei Bewertungen eine entscheidende Rolle:

1. Wie gefährlich du eine Situation oder körperliche Empfindung einschätzt.
2. Wie du deine Fähigkeit bewertest, mit dieser Situation umzugehen.

Typische angstfördernde Gedanken sind:

- „Gleich passiert etwas Schreckliches."
- „Ich bin dieser Situation hilflos ausgeliefert."
- „Das halte ich nicht aus."

3. Verhaltenskomponente Angst wirkt sich auch auf dein Verhalten aus:

- Du kannst Schwierigkeiten haben, Aufgaben auszuführen, die Konzentration oder Geschicklichkeit erfordern.
- Du suchst möglicherweise nach Hilfe oder zeigst Sicherheitsverhalten (z. B. Medikamente, ständiges Rückversichern).
- Du neigst dazu, angstauslösende Situationen zu meiden oder aus ihnen zu flüchten.

Übung an eigenen Beispielen Nimm dir nun etwas Zeit, um über deine persönlichen Angstsituationen nachzudenken. Notiere für mindestens zwei konkrete Situationen, in denen du kürzlich Angst verspürt hast, welche körperlichen Symptome auftraten, welche Gedanken dir durch den Kopf gingen und wie du dich verhalten hast. Diese Selbstbeobachtung ist ein wichtiger erster Schritt, um deine individuellen Angstmuster zu erkennen und gezielt daran arbeiten zu können.

20.9.2 Die vier antidepressiven Elemente im Alltag

Einsatzmöglichkeit Bei depressiven Verstimmungen und Inaktivität, zur Steigerung der Selbstfürsorge, besonders bei fehlender Tagesstrukturierung.

Fokus Psychoedukation zur Verbesserung des Selbstmanagements.

Dauer Circa 15–20 min.

Benötigtes Material Handout.

Beschreibung der Übung Einführen, dass Tagesstrukturierung psychisch stabilisierend und antidepressiv wirken kann und dass es Tätigkeitgruppen gibt, für die dies auch sehr gut belegt ist. Dann mit den Patientinnen/Patienten das Handout durchgehen. Jedes Feld kann kurz erklärt und anschließend mit individuellen Beispielen gefüllt werden. Anschließend kann mit den Patientinnen/Patienten vereinbart werden, sich zu Beginn eines Tages konkrete Aspekte der Felder vorzunehmen (jedes Feld sollte an jedem Tag berücksichtigt werden!).

Handout – Die vier antidepressiven Elemente im Alltag
Bemühen Sie sich, Ihren Alltag so zu strukturieren, dass möglichst an jedem Tag jedes Element mindestens einmal vorkommt – wie in Abb. 20.13 dargestellt.

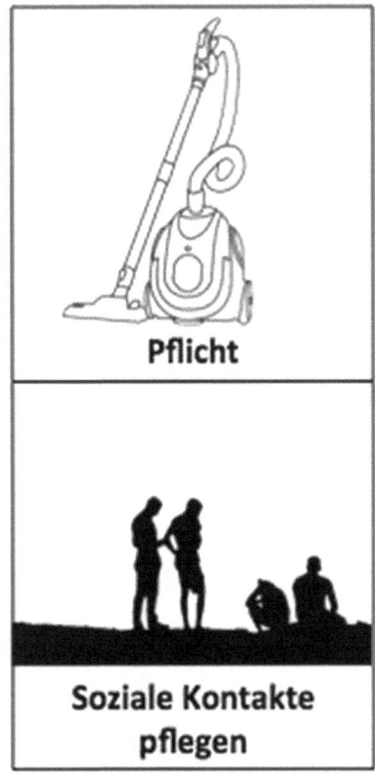 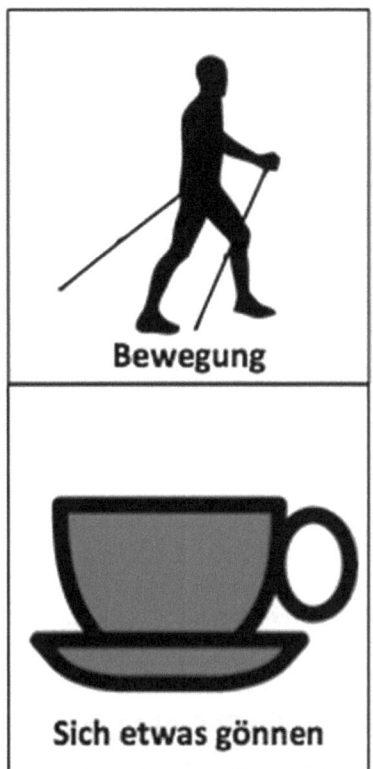

Abb. 20.13 Die vier antidepressiven Elemente im Alltag

20.9.3 Aus einem ABER ein UND machen (Wengenroth 2012)

Einsatzmöglichkeit Antriebs- und Entscheidungsmangel, Angst vor dem Verlassen der Komfortzone.

Fokus Aktivierung durch Änderung der Sprachgewohnheiten.

Dauer 10 min.

Benötigtes Material Papier und Stift.

Beschreibung der Übung: Unser Verstand ist ein „ABER-Sager" – besonders, wenn die erwarteten Reaktionen (Gefühle, Erinnerungen…) unangenehm sein könnten. Durch die Übung „Aus einem ABER ein UND machen" werden sprachliche Gewohnheiten verändert und dadurch Akzeptanz und Bereitschaft für Erfahrungen gesteigert. Es geht um eine Wahl, die ich treffe und die Konsequenzen haben wird.

Übungsvorschlag

Anhand von einigen Beispielen wird (möglichst schriftlich) geübt, aus dem ABER ein UND zu machen. (Beispiel: Es würde mir guttun, heute zum Lungensport zu gehen, ABER ich fühle mich so lustlos. → Ich fühle mich lustlos UND ich gehe zum Lungensport, weil es mir guttut.) Wenn das Prinzip (Bereitschaft für die Konsequenzen) verinnerlicht ist, kann die Übung im Alltag auf jede „Ja-Aber-Situation" angewendet werden.

20.9.4 Gedanken sind wie Angelhaken

Einsatzmöglichkeit Gedankenkreisen, Grübelzwang.

Fokus Distanzierung.

Dauer Einige Minuten.

Benötigtes Material Handout.

Handout – Gedanken sind wie Angelhaken

Prinzip Gedanken über die Wirklichkeit sind etwas anderes als die Wirklichkeit. Glaube nicht alles, was Du denkst!

Übungsvorschlag

Schritt 1 Mache Dir bewusst, welche Gedanken an den Angelhaken hängen, die Dich daran hindern, Dinge zu tun, die Dir wichtig sind.

Schritt 2 Experimentiere mit einer Distanzierungsübung, z. B. indem Du Dir vorstellst, wie ein Fisch, von einem Gedanken am Angelhaken zum nächsten Gedanken am Angelhaken zu schwimmen – ohne zuzuschnappen.

Schritt 3 Nimm wahr, wie sich beim Herumschwimmen (OHNE Zuschnappen!) möglicherweise neue Blickwinkel auf die Wirklichkeit eröffnen.

Schritt 4 Klebe einen Merkzettel (vielleicht mit einem passenden Bild) an Deine Kühlschranktür: „Gedanken sind wie Angelhaken."

20.9.5 Geschichte: Weiße Bohnen des Glücks

Einsatzmöglichkeit Depressive Gedankenmuster und negative Gedankenspiralen.

Fokus Ressourcenaktivierung, Aufmerksamkeitsverschiebung, Aktivierung, Reflexion.

Dauer 5 min vorlesen, dann regelmäßige Reflexion.

Benötigtes Material Handout, ggf. kleines Notizbuch oder Handy-App zum Notieren (bzw. Aufsprechen der Geschichte).

Beschreibung der Übung Die Geschichte vorlesen. Sie ermutigt zum achtsamen Sammeln kleiner positiver Momente, selbst im belastenden Alltag. Oft kann die Geschichte als Ausgangspunkt für die Erarbeitung eines *Positivtagebuchs* genutzt werden, wobei dazu motiviert wird, drei positive Momente pro Tag aufzuschreiben. Es ist wichtig, dabei auf möglichst kleine Erlebnisse aufmerksam zu machen: ein lustiger Witz im Fernsehprogramm, der Sieg der Lieblingsmannschaft, der Besuch des Enkelkindes, das Lächeln eines Mitmenschen und dergleichen.

Handout – Weiße Bohnen des Glücks

Es war einmal ein alter weiser Mann. Er wurde oft gefragt, warum er immer so glücklich und zufrieden ist, darauf antwortete er: „Das kommt von den Bohnen" und er lächelte. „Wisst ihr, ich schaue mir die positiven Dinge, die schönen Seiten im Leben an und das mache ich folgendermaßen:

Ich habe in meiner linken Hosentasche einige weiße Bohnen. Immer wenn mir etwas Schönes am Tag begegnet, wenn ich ein nettes Gespräch geführt habe, mir ein Lächeln geschenkt wurde, ein gutes Essen meine Geschmacksnerven kitzelte oder etwas anderes Gutes passiert ist, nehme ich eine Bohne aus meiner linken Tasche und stecke sie in die rechte. Abends, wenn sich der Tag dem Ende neigt, nehme ich die Bohnen aus der rechten Hosentasche, zähle sie und lasse somit meine positiven Begegnungen des Tages noch mal an mir vorüberziehen. Ich erlebe Dinge, die mich heute glücklich gemacht haben, noch einmal und ich weiß, dieser Tag hat sich gelohnt. Dadurch konzentriere ich mich stärker auf die positiven Seiten des Lebens."

Die Menschen sagen dann oft: „Es gibt doch auch schwarze Bohnen!" Darauf erwiderte der weise Mann: „Warum sollte ich mir diese anschauen? Natürlich nehme ich auch die schwarzen Bohnen, die negativen Seiten wahr, nur ich schenke ihnen keine zusätzliche Beachtung, damit sie nicht zu groß werden, zu viel Raum einnehmen und mich letztendlich belasten." (Quelle unbekannt).

20.10 Umgang mit Sinnverlust/Hoffnungslosigkeit/ Demoralisation

20.10.1 Von schwarz-weiß zu Grautönen

Einsatzmöglichkeit Neigung zu Pessimismus und Katastrophendenken.

Fokus Kognitive Umstrukturierung.

Dauer Einige Minuten.

Benötigtes Material Handout.

Beschreibung der Übung Betroffene, die zum Schwarz-Weiß-Denken neigen, sollen ihren systematische Denk- und Wahrnehmungsfehler erkennen lernen. Dies gelingt am besten durch Prüfen auf Rationalität und Identifizieren von Generalisierungen („immer, nie") und Extremen („nur wenn, …"). In einer Tabelle lassen sich typische individuelle Schwarz-Weiß-Gedanken den hilfreichen Gedanken in Grautönen gegenüberstellen.

Handout – Von schwarz-weiß zu Grautönen
Prinzip Statt „Schwarz-Weiß-Denken" die Aufmerksamkeit auf „Grautöne" lenken; statt Alles-oder-Nichts" ein „Sowohl-als-auch" akzeptieren lernen (Tab. 20.4).

Tab. 20.4 Vom Schwarz-Weiß-Denken zu den Grautönen

Schwarz-Weiß-Denken	Grautöne wahrnehmen
„Es ist wertlos, wenn ich die Hausarbeit nicht auf einen Schlag schaffe."	*„Es ist nicht entscheidend, wie lange es braucht – mein Tempo und mein Rhythmus sind wichtig."*

20.10.2 Den eigenen Polarstern finden (Forsyth und Eifert 2020)

Einsatzmöglichkeit Sinnlosigkeitsgefühle, Hoffnungsverlust.

Fokus Fokussierung auf Werte und Sinn.

Dauer 10 min.

Benötigtes Material Handout.

Handout – Den eigenen Polarstern finden

Prinzip Der eigene Polarstern steht für deine persönlichen Werte. Er dient als Orientierung, gerade bei stürmischer See und in dunkler Nacht. Das klare Verständnis dafür, was wirklich zählt, gibt Kraft und Hoffnung.

Übungsvorschlag.

Schritt 1 Schließe für einen Moment die Augen und sinne nach: „Wenn Ängste und Sorgen kein Problem für mich wären, was würde ich dann am liebsten jetzt gerade tun?"

Schritt 2 Wenn Du eine Antwort gefunden hast, öffne die Augen und notiere Deine Antwort.

Schritt 3 Schau Dir Deine Antwort an und überlege, für welchen Wert sie steht. Steht sie für Freiheit, Familiensinn, Kreativität, Neugier, Genuss, Leistung, Verbundenheit, Selbstentfaltung oder für ein anderes Herzensanliegen?

Schritt 4 Finde das treffendste Wort für das, worum es Dir im Herzen am meisten geht.

20.10.3 Geschichte: Beppo, der Straßenkehrer

Einsatzmöglichkeit Hadern, Ungeduld mit dem Heilungsverlauf oder der strapaziösen Therapie oder mit starken Einschränkungen.

Fokus Ressourcenaktivierung und Achtsamkeit, kleine Schritte auf einem unüberwindbar langen Weg ausmachen. Die Geschichte regt ein Nachdenken über die kleinen Schritte zum Ziel und das Fokussieren auf den Moment an und ist für manche auch eine wertvolle Ressourcenerinnerung an die Kindheit und Jugendzeit.

Dauer 5 min vorlesen, anschließende Reflexion mehrere Minuten.

Benötigtes Material Handout mit Geschichte.

Handout – Beppo, der Straßenkehrer

Beppo, der Straßenkehrer, tat seine Arbeit gern und gründlich. Er wusste, es war eine sehr notwendige Arbeit. Wenn er die Straßen kehrte, tat er es langsam, aber stetig: bei jedem Schritt einen Atemzug und bei jedem Atemzug einen Besenstrich. Schritt – Atemzug – Besenstrich. Schritt – Atemzug – Besenstrich. Dazwischen blieb er manchmal ein Weilchen stehen und blickte nachdenklich vor sich hin. Und dann ging es wieder weiter – Schritt – Atemzug – Besenstrich…

Während er sich so dahin bewegte, vor sich die schmutzige Straße und hinter sich die saubere, kamen ihm oft große Gedanken. Aber es waren Gedanken ohne Worte, Gedanken, die sich so schwer mitteilen ließen wie ein bestimmter Duft, an den man sich nur gerade eben noch erinnert, oder wie eine Farbe, von der man geträumt hat. Nach der Arbeit, wenn er bei dem Mädchen Momo saß, erklärte er ihr seine großen Gedanken. Und da sie auf ihre besondere Art zuhörte, löste sich seine Zunge, und er fand die richtigen Worte.

„Siehst du, Momo," sagte er dann zum Beispiel, „es ist so: Manchmal hat man eine sehr lange Straße vor sich. Man denkt, die ist so schrecklich lang; das kann man niemals schaffen, denkt man." – Er blickte eine Weile schweigend vor sich hin, dann fuhr er fort: „Und dann fängt man an, sich zu eilen. Und man eilt sich immer mehr. Jedes Mal, wenn man aufguckt, sieht man, dass es gar nicht weniger wird, was noch vor einem liegt. Und man strengt sich noch mehr an, man kriegt es mit der Angst, und zum Schluss ist man ganz außer Puste und kann nicht mehr. Und die Straße liegt immer noch vor einem. So darf man es nicht machen." Er dachte einige Zeit nach. Dann sprach er weiter: „Man darf nie an die ganze Straße auf einmal denken, verstehst du? Man muss nur an den nächsten Schritt denken, an den nächsten Atemzug, an den nächsten Besenstrich. Und immer wieder nur an den nächsten." Wieder hielt er inne und überlegte, ehe er hinzufügte: „Dann macht es Freude, das ist wichtig, dann macht man seine Sache gut. Und so soll es sein." Und abermals nach einer langen Pause fuhr er fort: „Auf einmal merkt man, dass man Schritt für Schritt die ganze Straße gemacht hat. Man hat gar nicht gemerkt wie, und man ist nicht außer Puste." Er nickt vor sich hin und sagte abschließend: „Das ist wichtig." (Aus Michael Ende. Momo: Schulausgabe, 17. Auflage, 2023. Thienemann-Esslinger-Verlag, S. 39–41).

20.11 Würdeorientierte Interventionen (Lang et al. 2007)

Einsatzmöglichkeit Würdewahrung bei schwer und final Erkrankten.

Fokus Auf die Patientinnen/Patienten und deren Probleme bezogene Kommunikation und deren Unterstützung.

Dauer Einige Minuten.

Prinzip Durch würdebezogene Fragen und darauf abgestimmte, Würde bewahrende Interventionen werden die krankheitsbezogenen Belastungen gemindert, die individuellen Ressourcen gestärkt und die sozialen Bereiche begrenzt bzw. angemessen berücksichtigt (Tab. 20.5, 20.6 und 20.7).

20.11.1 Würde bewahren bei krankheitsbezogenen Belastungen

Tab. 20.5 Würde bewahren bei krankheitsbezogenen Belastungen

Belastung	Beispielfragen	Beispielinterventionen
Psychische Belastung	*Wie gehen Sie mit Ihrer aktuellen Situation um?*	Empathische Grundhaltung Angemessene Beratung und gezielte Unterstützung
Unsicherheit	*Erhalten Sie alle Informationen, die Ihnen wichtig sind, oder gibt es etwas, was Sie zusätzlich über Ihre Erkrankung wissen möchten?*	Präzise und verständliche Informationen Strategien für mögliche Krisensituationen
Abhängigkeit	*Wie abhängig fühlen Sie sich aufgrund Ihrer Erkrankung? Wie könnte Ihre Unabhängigkeit gestärkt werden?*	Shared Decision Making Teilhabe an Entscheidungen bzgl. der medizinischen und persönlichen Belange

20.11.2 Würde stärken durch Unterstützung individueller Ressourcen

Tab. 20.6 Würde stärken durch Unterstützung individueller Ressourcen

Perspektiven	Beispielfragen	Beispielinterventionen
Widerstandskraft	*Welche Seite, welche Eigenschaft, welcher Persönlichkeitsanteil an Ihnen ist im Moment besonders stark?*	Ermutigung zur Steigerung des Wohlbefindens (Entspannung, leichte Aktivität, Genuss)
Stolz	*Auf was sind Sie in Ihrem Leben besonders stolz?*	Aktives Zuhören
Spiritualität	*Gibt es eine (religiöse, oder anderweitig sinnstiftende) Gemeinschaft, die Sie unterstützen könnte?*	Ermöglichung von Kontakt und Teilhabe an Praktiken

20.11.3 Würde achten im Hinblick auf soziale Bereiche

Tab. 20.7 Würde achten im Hinblick auf soziale Bereiche

Bereich	Beispielfragen	Beispielinterventionen
Privatsphäre	*Welche Bereiche Ihrer Privatsphäre sind Ihnen wichtig?*	Wahrung der Intimsphäre (bei Gesprächen, Untersuchungen) Erlaubnis einholen (z. B. vor Untersuchungen)
Behandlung	*Gibt es irgendetwas im Rahmen der Behandlung, das Ihre Würde verletzt?*	Respektvolle und wertschätzende Grundhaltung
Belastung für andere	*Fühlen Sie sich als Last für andere? Falls ja: für wen, in welcher Hinsicht?*	Ermutigung zur Kommunikation über die Befürchtung, eine Belastung zu sein

20.12 Resilienzförderung

20.12.1 Das Ressourcenteam

Einsatzmöglichkeit Resilienzförderung (v. a. vor der Therapieeinleitung, bei Progredienz).

Fokus Psychoedukation.

Dauer 30 min.

Benötigtes Material Handout.

Handout – Mein Ressourcenteam

Prinzip Jede Krankengeschichte klingt anders. Es ist, als ob jeder erkrankte Mensch eine ganz individuelle „Reise" erlebt, nachdem er die Diagnose einer chronischen Lungenerkrankung erhalten hat. Deshalb ist eine Bestandsaufnahme sinnvoll. Dazu kann es hilfreich sein, in Gedanken eine Erkundungstour zu unternehmen.

Auf dieser Erkundungstour nimmst Du nacheinander alle Unterstützer wahr.

- Wer wohnt mit Dir zusammen oder in der Nähe (Familie, Nachbarn)?
- Auf welche *Kümmerer* kannst Du zählen im Hinblick auf Deinen Krankheitsalltag (Angehörige, Freunde, Selbsthilfegruppe, Lungensportgruppe)?
- Welche Kapazitäten (ärztliches, physiotherapeutisches oder ernährungsberatendes Personal) sorgen für Deine Behandlung?

Schritt 1 Trage die Namen Deiner *Kümmerer* und Kapazitäten in die Grafik ein (Abb. 20.14).

Schritt 2 Schreibe hinter jeden Unterstützer in der Grafik einen typischen hilfreichen Satz (oder eine hilfreiche Handlung), den er oder sie in einer kritischen Situation oder zur Unterstützung im Alltag äußern (bzw. unternehmen) würden. Überlege, ob Du Dir diesen hilfreichen Satz (oder diese hilfreiche Handlung) zu eigen machen willst.

Schritt 3 Wenn Du alle Unterstützer eingetragen hast, kannst Du jedem einzelnen einen lieben Gruß senden – in Gedanken (gerne auch: auf einer Postkarte oder per E-Mail oder durchs Telefon). Dabei ist es wichtig, im Gruß genau die Eigenschaft oder Fähigkeit zu benennen, durch die Du Dich am meisten bestärkt fühlst (z. B. *„Liebe Freundin, ich danke Dir für Deine Besonnenheit, mit der Du in kritischen Situationen einen Schritt nach dem anderen unternimmst. "*).

Abb. 20.14 Mein
Ressourcenteam

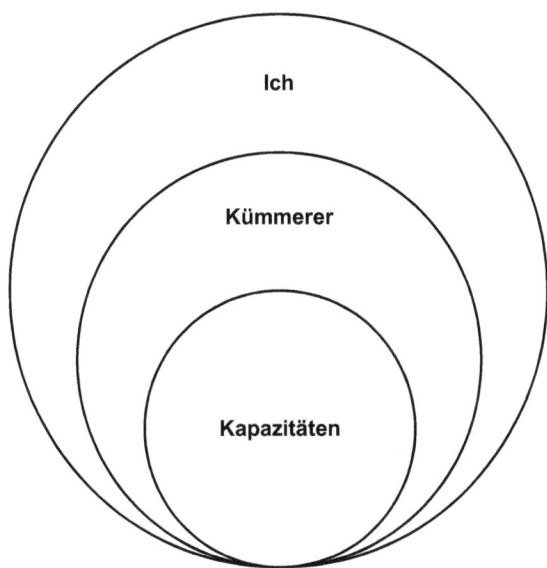

20.12.2 Dankbarkeitstagebuch

Einsatzmöglichkeit Resilienzförderung.

Fokus Achtsamkeit, Sinnorientierung.

Dauer 5–10 min.

Benötigtes Material Handout (und ein schönes Tagebuch).

Handout – Dankbarkeitstagebuch
Prinzip Dankbarkeit als Haltung verlangt Zeit und regelmäßige Übung. Es reichen nachweislich schon ein paar Minuten tägliche Dankbarkeitsübung, um positive Effekte auf das körperliche und psychische Wohlbefinden zu erzielen.

Übungsvorschlag
Schritt 1 Nimm Dir jeden Abend etwas Zeit, um zu überlegen, wofür Du dankbar bist in Deinem Leben und speziell an diesem Tag.

- Welche Dinge geben mir Halt?
- Womit bin ich zufrieden?
- Was macht mich glücklich?

- Welche positiven Erfahrungen gibt es, die das Leben für mich bereithält oder bereitgehalten hat?

Schritt 2 Dein Verstand sieht diese Dinge meist als selbstverständlich an. Aber sind sie das wirklich? Ist nicht im Grunde genommen nichts selbstverständlich?

- Gibt es Erfahrungen, die ich einfach als Geschenk betrachten kann, zu denen ich selbst gar nichts beigetragen habe?
- Gibt es Dinge, zu denen ich selbst mit beigetragen habe oder die ich mithilfe anderer Menschen zuwege gebracht habe?

Schritt 3 Schreibe täglich fünf Dinge, für die Du dankbar bist, in ein schönes Tagebuch. Die Dinge dürfen sich im Laufe der Zeit durchaus wiederholen…

20.12.3 Umgang mit den 3 S (Schuldgefühle, Scham, Stigma) (Lammers und Ohls 2017)

Einsatzmöglichkeit Schuldgefühle, Scham, Stigmatisierung aufgrund der Krankheit oder wegen Krankheitsfolgen.

Fokus Psychoedukation, Selbstwertstärkung.

Dauer 10 min.

Benötigtes Material: Handout.

Hinweis Das Handout fokussiert auf die Langzeitsauerstofftherapie (LTOT), da diese von den Betroffenen häufig als Anlass für Scham und Stigmatisierung genannt wird. Die selbstwertstärkenden Prinzipien, die im Handout dargestellt werden, können aber auch zum Umgang mit den 3 S in anderen Krankheitssituationen genutzt werden (z. B. bei Mobilitätseinschränkung, Rollator- oder Rollstuhlabhängigkeit…).

Handout – LTOT: Selbstbewusst mit Sauerstoff
Die modernen LTOT-Geräte ermöglichen Mobilität und Aktivität. Nutze diese Chance zum Training Deines Selbstwertgefühls.

1. Geh raus – mit einem Lächeln! Das Lächeln kannst Du zu Hause vor dem Spiegel üben. Egal, wie es Dir gerade geht: Lächle Dich etwa 30 s (oder länger) im Spiegel an und nimm dabei wahr, ob und wie sich Dein emotionales Befinden ändert.

Das Prinzip dahinter: Du kannst selbst Emotionen bei Dir auslösen, wenn Du eine veränderte Mimik einsetzt.

Und das Prinzip auf der Straße: Ein Lächeln lädt andere ein, dies spontan zu erwidern.

2. Menschen lieben es, zu helfen, – wenn Du sie lässt! Grundsätzlich kümmern sich Menschen um andere, wenn sie es können.

Gelegentlich um Hilfe zu bitten, eröffnet Dir wahrscheinlich den Weg zu überraschenden Erfahrungen. Achte aber darauf, im Kontakt mit anderen Menschen auch über die angenehmen Dinge im Leben zu sprechen.

3. Humor ist ein Weg zum Herzen – meistens! Fast alle Menschen sind im Alltag offen dafür, auf humorvolle Weise angesprochen zu werden.

Finde also immer wieder einen Grund, um herzlich miteinander zu lachen.

4. Such keine Lösung für Probleme, die nicht Deine Probleme sind! Gelegentlich macht Dich das Verhalten von anderen Menschen vielleicht betroffen. Sie äußern versehentlich eine ungeschickte Bemerkung oder verletzen Dich mehr oder weniger bewusst. Damit erweisen sie sich als Grenzverletzende.

Ihr Problem – nicht Deines! Du ziehst eine Grenze – das Problem liegt auf der anderen Seite.

5. Akzeptiere die anderen – und Dich selbst! Einen guten Umgang mit sich selbst kann man einüben, z. B. anhand folgender Fragen:

- Fünf Dinge, die mir an mir selbst gefallen.
- Fünf Erfahrungen, die mich in dieser Einschätzung bestärken.
- Wem und wie kann ich das Liebenswerte meiner Person konkret am besten mitteilen?
- In welcher schwierigen Situation habe ich mich zuletzt erfolgreich selbstbewusst verhalten?

20.13 Umgang mit Traumafolgen

20.13.1 Die 5-4-3-2-1-Präsenzübung

Einsatzmöglichkeit Anspannung, Angst (v. a. aufgrund traumatischer Erfahrungen).

Fokus Aufmerksamkeitslenkung durch Fokussierung.

Dauer Einige Minuten (bis zur Symptomreduktion).

Benötigtes Material Handout.

Handout – 5-4-3-2-1-Präsenzübung

Prinzip Die achtsame Wahrnehmung im Hier und Jetzt unterbricht Angst- und Panikzu-
stände durch eine strukturierte Selbsthypnose.

Übungsvorschlag

Es geht darum, laut oder in Gedanken zu sagen, was Du mit Deinen Sinnen im Moment
gerade wahrnimmst:

- 5 Gegenstände in der Umgebung aufmerksam betrachten und benennen (5-mal: „Ich
  sehe…!").
- 5 Geräusche/Laute aufmerksam wahrnehmen und nennen (5-mal: „Ich höre…!").
- 5 Materialien in der Umgebung entdecken und benennen (5-mal: „Ich spüre…!").
  Dann:
- 4 Gegenstände beobachten und nennen (es können dieselben wie oben sein oder
  andere).
- 4 Geräusche/Laute …
- 4 Materialien … Danach:
- 3 Gegenstände …
- 3 Geräusche/Laute.
- 3 Materialien … usw.

Wichtig Es ist vollkommen in Ordnung, immer wieder dieselben Wahrnehmungen zu
benennen.

Wenn Dich beispielsweise während der Phase des Sehens Geräusche stören, wechsle
einfach zum Hören und integriere die Geräusche in Deine Wahrnehmung.

Wenn Du mit der Abfolge der Übung durcheinanderkommst, ist das ein Zeichen, dass Du
es gut machst und besonders rasch entspannst. Du kannst dann entweder in diesem Zustand
verweilen oder versuchen, zu raten, bei welcher Wahrnehmung Du gerade warst, und dann
fortfahren.

Wenn Du während der Übung spürst, dass sich Deine Augen schließen wollen, lass Deine
Augen einfach zufallen. Du kannst entweder die Gegenstände in Deiner Vorstellung „sehen"
und beschreiben oder Du machst nur noch mit dem Hören und Spüren weiter.

Manchmal verstärkt sich der positive, entspannende Effekt der Übung, wenn die
Wahrnehmungen laut ausgesprochen werden und Du dabei Deine eigene Stimme hörst.

20.13.2 Die fünf Päckchen (Huber 2010)

Einsatzmöglichkeit Bei sich aufdrängenden belastenden Gedanken und Gefühlen.

Fokus Imaginative Übung zum Gedanken- und Grübelstopp durch Distanzierung.

Dauer 30 min.

Benötigtes Material Handout.

Beschreibung der Übung Diese Übung sollte vorgelesen werden, um in die Imagination anzuleiten. Der Text kann mit dem Smartphone aufgenommen werden, um zu Hause eigenständig die Selbsthypnose zu üben.

Handout – Die fünf Päckchen

Prinzip Mithilfe dieser Übung kannst Du Deinen Problemen und Sorgen eine konkrete Form (Gepäck) geben und damit herausfinden, was Dich aktuell am meisten beschäftigt. Darüber hinaus kannst Du Distanz zu belastenden Themen finden, indem Du Deine Sorgen, Ängste und Befürchtungen für kurze Zeit ablegst und Dich ausruhst. Nach einer Ruhepause kannst du diese wieder mitnehmen. Du entscheidest intuitiv, was dringend ist und was eher nach hinten geschoben werden kann. Damit schaffst Du wichtige Prioritäten, die Deinen Alltag erleichtern und Dein Wohlbefinden steigern.

Schritt 1 Stelle einen Zustand der Achtsamkeit her, z. B. durch die Übung zum Drei-Schritte-Atemraum.

Schritt 2 Stelle Dir vor, wie Du von einem Raum Deiner Wohnung in den nächsten gehst. Nimm dabei wahr, was bzw. wie schwer der Rucksack auf Deinen Schultern ist, den Du mit Befürchtungen, Sorgen, Ängsten mit Dir herumträgst. Überlege, ob Du das eine oder andere „Sorgenpäckchen" aus dem Sack nehmen und irgendwo ablegen kannst.

Schritt 3 Beginne im ersten Zimmer mit dem derzeit größten Problem. Öffne in Deiner Vorstellung ein Behältnis und lege die Last mit diesem Problem hinein. Wenn Du magst, kannst Du einen guten Gedanken hinzufügen und das Behältnis wieder verschließen.

Schritt 4 Im nächsten Zimmer legst Du das derzeit zweitschwerste Problem versuchsweise in Deiner Vorstellung in ein Behältnis, fügst einen guten Gedanken hinzu und verschließt das Behältnis wieder. So machst Du es mit den jeweils etwas leichteren Sorgenpäckchen bis zum fünften Päckchen, das alles enthält, was Du noch loswerden möchtest.

Schritt 5 Blicke in Deiner Vorstellung aus der Vogelperspektive noch einmal auf Deine Wohnung und die fünf Behältnisse. Dort sind die Befürchtungen, Sorgen und Gedanken so lange aufgehoben, bis Du wieder mit ihnen umgehen möchtest – in ein paar Stunden, morgen, demnächst...

Schritt 6 Finde zurück aus Deiner Vorstellung in das Hier und Jetzt. Nimm Deinen Rücken wahr, der sich möglicherweise etwas anders, vielleicht etwas leichter anfühlt, und wende Dich wieder der Gegenwart zu.

20.13.3 Der innere Garten (Huber 2010)

Einsatzmöglichkeit Vermittlung von Sicherheit, innerer Stabilität und Zuversicht.

Fokus Imaginative Vorstellung eines „sicheren Wohlfühlortes".

Dauer 30 min.

Benötigtes Material Handout.

Beschreibung der Übung Diese Übung sollte vorgelesen werden, um in die Imagination anzuleiten. Der Text kann mit dem Smartphone aufgenommen werden, um zu Hause eigenständig die Selbsthypnose zu üben.

Handout – Der innere Garten
Prinzip Mithilfe dieser Übung kannst Du auf eine grundlegende Weise einen Zustand innerer Stabilität und Zuversicht erreichen. Dadurch kannst Du eine Balance herstellen inmitten der Unwägbarkeiten der Erkrankung und des Lebens. Die Metapher eines „inneren Gartens" eignet sich besonders, um in der Vorstellung eine friedliche Oase im eigenen Innern entstehen zu lassen.

Schritt1 Stelle einen Zustand der Achtsamkeit her, z. B. durch die Übung zum Drei-Schritte-Atemraum.

Schritt 2 Richte Dir in Deiner Vorstellung einen Garten ganz nach Deinem Geschmack ein. Wie sollte er aussehen? Wie groß sollte er sein? Welche Umgrenzung sollte er haben? Welchen Zugang sollte er haben?

Schritt 3 Geh in Deiner Vorstellung ganz bewusst in den Garten hinein und schaue Dich aufmerksam um: Welches Wetter herrscht gerade? Welche Bäume und Blumen kannst Du entdecken? Gibt es eine Wasserquelle, einen Bach, einen Teich …? Was kannst Du hören und riechen: Wasserplätschern, Vogelgezwitscher, Blumenduft …?

Schritt 4 Suche Dir einen guten, sicheren Ort, um einen Ruheplatz für Dich einzurichten. Lass Deiner Phantasie freien Lauf, welcher Ruheplatz Dir am meisten Erholung spenden könnte: Gibt es dort einen Liegestuhl, eine Hängematte, eine Gartenbank …? Wenn Du Dich in Deiner Vorstellung umblickst: Gibt es noch etwas, das wie ein „I-Tüpfelchen" Deinen inneren Garten perfekt machen könnte?

Schritt 5 Nimm zum Schluss Deinen Garten aus der Vogelperspektive in einem Gesamtbild wahr: Mit seiner Begrenzung nach außen, mit seiner Nachbarschaft, mit seinem Ein- bzw. Ausgang, durch den Du den Garten in Deiner Vorstellung nun verlässt.

Schritt 6 Wenn Du in Deiner Vorstellung schließlich mit dem Rücken zum Ausgang stehst, kannst Du von dort in Deinem eigenen Tempo zurückkehren in das Hier und Jetzt.

20.14 Nikotin- und Tabakentwöhnung/Lebensstiländerung

20.14.1 Fagerström-Test (Heatherton et al. 1991)

Einsatzmöglichkeit Erfassung des Schweregrades der Nikotin- und Tabakabhängigkeit.

Fokus Screening.

Dauer 10 min.

Benötigtes Material Fragebogen Fagerström-Test (Tab. 20.8).

20.14.2 ABC-Methode (Kotz und Kastaun 2021)

Einsatzmöglichkeit Regelmäßig bei Kontakt zu Erkrankten, zur Unterstützung bei der Tabak- und Nikotinentwöhnung bzw. Motivationssteigerung.

Fokus Kurzberatung.

Dauer 10 min.

Tab. 20.8 Fagerström-Test

Frage	Antwortauswahl	Punktzahl
Wann nach dem Aufstehen rauchen Sie Ihre erste Zigarette?	Nach 5 min	3
	Nach 6–30 min	2
	Nach 31–60 min	1
	Nach mehr als 60 min	0
Finden Sie es schwierig, an Orten, wo das Rauchen verboten ist, das Rauchen zu unterlassen?	Ja	1
	Nein	0
Auf welche Zigarette würden Sie nicht verzichten wollen?	Die erste am Morgen	1
	Andere	0
Wie viele Zigaretten rauchen Sie im Allgemeinen pro Tag?	31 und mehr	3
	21–30	2
	11–20	1
	Bis 1	0
Rauchen Sie am Morgen im Allgemeinen mehr als am Rest des Tages?	Ja	1
	Nein	0
Kommt es vor, dass Sie rauchen, wenn Sie krank sind und tagsüber im Bett bleiben müssen?	Ja	1
	Nein	0
	Summe	

Auswertung des Fagerström-Tests:
Die Gesamtpunktzahl liefert eine zuverlässige Einschätzung der Stärke der Tabakabhängigkeit
0–2 Punkte: Geringe körperliche Abhängigkeit. Wenn Sie sich für einen Rauchstopp entscheiden, haben Sie gute Chancen rauchfrei zu werden. Sie sollten möglichst bald einen Tag für den Rauchstopp festlegen
3–4 Punkte: Mittlere körperliche Abhängigkeit. Sie sollten Ihren Rauchstopp sorgfältig planen und sich ggf. Rat von Experten einholen, die Ihnen dabei helfen, Strategien zur Bewältigung des Rauchverlangens und für den Umgang mit Rückfallrisiken zu entwickeln
5–6 Punkte: Starke körperliche Abhängigkeit. Sie sollten sich in jedem Fall von Experten beraten und bei Ihrem Rauchausstieg unterstützen lassen
7–10 Punkte: Sehr starke körperliche Abhängigkeit. Zur Bewältigung des Rauchverlangens sollte die Nutzung einer medikamentösen Unterstützung erwogen werden

Benötigtes Material Beratungsprotokoll ABC-Kurzberatung (Tab. 20.9).

20.14.3 Motivierende Gesprächsführung

Die motivierende Gesprächsführung (Motivational Interview nach Miller und Rollnik 2004, 2012) basiert im Wesentlichen auf drei Grundsätzen:

1. Kollaboration statt Konfrontation.
2. Änderungsbereitschaft wecken und hervorrufen statt Belehren.
3. Autonomie (der Patientinnen/Patienten) statt Autorität (der Behandelnden).

Tab. 20.9 ABC-Kurzberatung zum Rauchstopp. (Nach Kotz und Kastaun 2021)

Abkürzung	Überbegriff	Hauptthema	Beispiele
A	Ask	Rauchstatus ermitteln	*„Rauchen Sie (noch)?"* *Gegebenenfalls: „Wie viele Zigaretten am Tag? Seit wann?"*
B	Brief Advice	Dringende Empfehlung zum Rauchstopp aussprechen Wenn möglich, Zusammenhang zu aktuellen Beschwerden und Lebenssituation der Behandelten herstellen	*„Ich empfehle Ihnen dringend, mit dem Rauchen aufzuhören, damit Sie wieder besser Luft bekommen und Ihre Arbeit wieder aufnehmen können."*
C	Cessation Support	Grundsätzliche Unterstützung (jetzt, in Zukunft) und leitliniengerechte Therapien anbieten bzw. vermitteln	*„Es gibt gute Methoden, Sie beim Rauchstopp zu unterstützen, auch mit Hilfe von Nikotinersatzpräparaten und Medikamenten. Es wird dann vermutlich einfacher, mit dem Rauchen aufzuhören. Ich möchte Sie gerne beim Rauchstopp unterstützen. Sie können z. B. folgende professionelle Beratungsangebote in Anspruch nehmen: im persönlichen Kontakt, telefonisch, über Internet… "*

Als Merkhilfe für die wesentlichen Elemente einer motivationsstärkenden Kurzintervention eignet sich das Akronym FRAMES (Tab. 20.10).

Tab. 20.10
FRAMES-Protokoll

*F*eedback	Rückmeldung geben
*R*esponsibility	Eigenverantwortung wahren
*A*dvice	Ratschläge geben, die passen
*M*enu	Verschiedene Behandlungsmöglichkeiten anbieten
*E*mpathy	Empathie zeigen
*S*elf-Efficacy	Zuversicht, Selbstwirksamkeitserwartung stärken

Motivierende Gesprächsführung will sowohl Änderungsbereitschaft als auch Änderungskompetenz fördern.

Zur Förderung der Änderungsbereitschaft eignen sich Gesprächstechniken wie:

- „Anklopfen",
- empathisch formulierte offene (und geschlossene) Fragen,
- aktives Zuhören und Feedback geben,
- bestätigen und Ressourcen aktivieren.

Zur Förderung der Änderungskompetenz bieten sich folgende Gesprächstechniken an:

- offene Fragen,
- vergangene Erfolge und individuelle Ressourcen aktivieren,

- verschiedene Optionen aufzeigen,
- Wahlmöglichkeiten lassen.

In den Fortbildungen zur suchtmedizinischen Grundversorgung nehmen die Schulungen zur motivierenden Gesprächsführung einen breiten Raum ein. Diese sind allen Behandelnden von pneumologisch Erkrankten sehr zu empfehlen.

20.14.4 Motivationspyramide (Fuller und Taylor 2012)

Einsatzmöglichkeit Motivationsermittlung und -stärkung für eine Lebensstiländerung (z. B. körperliche Aktivität).

Fokus Psychoedukation.

Dauer 10 min.

Benötigtes Material Handout.

Beschreibung der Übung Mit der Motivationspyramide können Betroffene zum einen ihre aktuelle Motivationslage ermitteln. Im Beratungsgespräch können zum anderen konkrete Ziele für jede Stufe nach Priorität geordnet werden.

Hinweis Die Motivationspyramide im Handout bezieht sich auf die körperliche Aktivität. Die Inhalte können an jede gewünschte Lebensstiländerung (Nikotin- und Tabakentwöhnung, Ernährungsumstellung, Stressabbau durch Entspannung …) angepasst werden.

Handout – Motivationspyramide
Die Motivation zur körperlichen Aktivität ist entscheidend für den Erfolg. Es gibt unterschiedliche Stufen auf dem Weg zu einer nachhaltigen Motivation. Du kannst Deine konkreten Aktivitätsziele den Stufen der Motivationspyramide zuordnen (Abb. 20.15).

- Auf welcher Ebene der Motivationspyramide befinde ich mich derzeit im Hinblick auf die körperliche Aktivität?
- Welches meiner Aktivitätsziele erfüllt die oberen Ebenen der Pyramide?
- Wie kann ich ggf. zur nächsthöheren Stufe gelangen?
- Wie sieht der erste konkrete Schritt dazu aus?

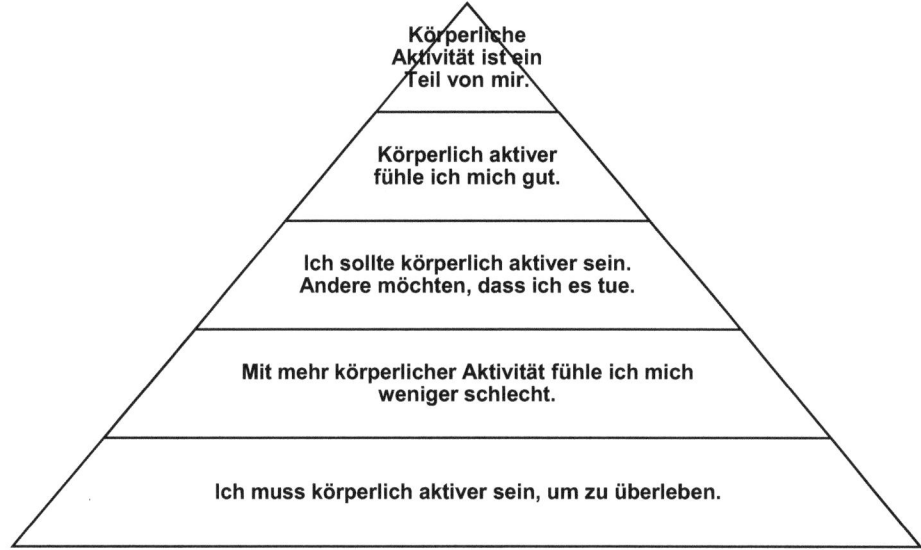

Abb. 20.15 Meine Motivationspyramide

20.14.5 Selbstwirksamkeitszielscheibe (Fuller und Taylor 2012)

Einsatzmöglichkeit Ermittlung und Stärkung der Selbstwirksamkeitserwartung.

Fokus Psychoedukation.

Dauer 10 min.

Benötigtes Material: Handout.

Beschreibung der Übung Die Selbstwirksamkeitserwartung für körperliche Aktivität ist entscheidend für den Erfolg. Es gibt unterschiedliche Ausprägungen, wie stark der Glaube an den Einsatz für die Lebensstiländerung ist. Diese Zusammenhänge werden kurz erläutert. Mithilfe der Zielscheibe wird im Beratungsgespräch individuell der Grad der Selbstwirksamkeitserwartung ermittelt.

Handout – Selbstwirksamkeitszielscheibe

- Wie sehr glaube ich daran, dass ich meinen Lebensstil ändere, also z. B. körperlich aktiver werde?

Abb. 20.16 Meine
Selbstwirksamkeitszielscheibe

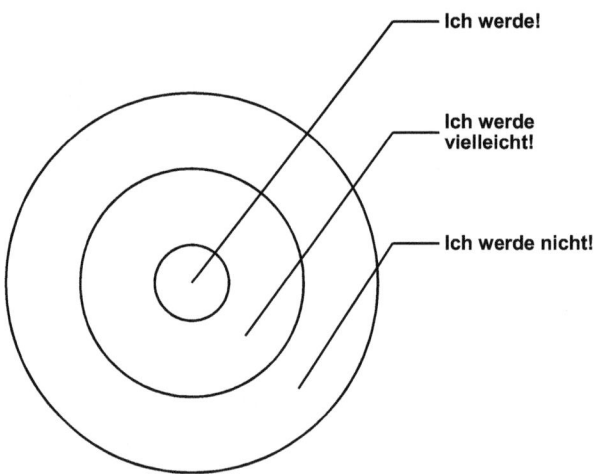

- Markiere an der Zielscheibe, was Du denkst, wie nahe Du Deinem Ziel kommst (Abb. 20.16).
- Wenn Du denkst, Du erreichst nichts, machst Du ein Kreuz im äußeren Kreis (Ich werde nicht!).
- Wenn Du denkst, Du wirst vielleicht etwas verändern, mache ein Kreuz im mittleren Kreis (Ich werde vielleicht!).
- Wenn Du denkst, Du wirst definitiv die geplante Veränderung vollständig durchziehen, mache ein Kreuz in der Mitte der Zielscheibe (Ich werde!).

Überlege:

- Wie kann ich meine Selbstwirksamkeitserwartung stärken?
- Was könnte meine Selbstwirksamkeitserwartung schwächen?

Weiterführende Literatur

Anlló H, Herer B, Delignières A, Bocahu Y, Segundo I, Mach Alingrin V, Larue F (2020) Hypnosis for the management of anxiety and dyspnea in COPD: A randomized, sham-controlled crossover trial. Int J Chron Obstruct Pulmon Dis 15:2609–2620

Back AL, Arnold RM, Baile WF, Fryer-Edwards KA, Alexander SC, Barley GE, Tulsky JA (2007) Efficacy of communication skills training for giving bad news and discussing transitions to palliative care. Arch Intern Med 167(5):453–460

Baile WF, Buckman R, Lenzi R, Glober G, Beale EA, Kudelka AP (2000) SPIKES – a six-step protocol for delivering bad news: application to the patient with cancer. Oncologist 5(4):302–311

Bailey PH (2004Jul) The dyspnea-anxiety-dyspnea cycle–COPD patients' stories of breathlessness: „It's scary /when you can't breathe". Qual Health Res 14(6):760–778. https://doi.org/10.1177/1049732304265973

Burck E (2019) Angst-Was hilft wirklich gegen Angst und Panikattacken?: Die effektivsten Strategien gegen Angst und Panik aus Sicht der Forschung. BoD-Books on Demand

Charles C, Gafni A, Whelan T (1997) Shared decision-making in the medical encounter: what does it mean?(or it takes at least two to tango). Soc Sci Med 44(5):681–692

Comfort Communication Project (o.J.) A Communication Guide for Caregivers: https://www.communicatecomfort.com/family-caregiver-communication. Zugegriffen: 21.März 2025

Coulthard M (2004) Non-pharmacological intervention with breathless patients in a palliative care setting. Chartered Society of Physiotherapy (CSP) Congress. London: Association of chartered physiotherapists in oncology and palliative care (ACPOPC), 2004:10e12

Elwyn G, Edwards A, Kinnersley P (1999) Shared decision-making in primary care: the neglected second half of the consultation. Br J Gen Pract 49(443):477–482

Emery HA (2016) Physiotherapie bei Atemnot – Stellenwert und Umsetzung in der Praxis. Ars Med 3:120–124. https://www.rosenfluh.ch/media/arsmedici/2016/03/Physiotherapie-bei-Atemnot.pdf (Abrufdatum: 21.3.2025)

Ewing G, Austin L, Diffin J, Grande G (2015) Developing a person-centred approach to carer assessment and support. Br J Community Nurs 20(12):580–584

Farver-Vestergaard I, O'Toole MS, O'ConnorM, Løkke A, Bendstrup E, Basdeo SA, Zachariae R (2018) Mindfulness-based cognitive therapy in COPD: a cluster randomised controlled trial. Eur Respir J 51(2)

Forsyth JP, Eifert GH (2020) Angst kommt und geht: 55 Wege, inneren Frieden zu finden. Hogrefe AG

Fuller C, Taylor P (2012) Therapie-Tools Motivierende Gesprächsführung. Beltz

Hanh TN (2024) Das Wunder des bewussten Atmens. Arkana

Heatherton TF, Kozlowski LT, Frecker RC, Fagerstrom KO (1991) The Fagerström test for nicotine dependence: a revision of the Fagerstrom Tolerance Questionnaire. Br J Addict 86(9):1119-1127.

Huber M (2010) Der innere Garten-Ein achtsamer Weg zur persönlichen Veränderung, 4. Aufl. Junfermann, Paderborn

Kotz D, Kastaun S (2021) Evidenzbasierte und effiziente Kurzberatung zum Rauchstopp in der Gesundheitsversorgung. Rechtsdepesche für das Gesundheitswesen 2021, 18(S2) – Sonderausgabe 2

Kreyer C, Pleschberger S (2018) KOMMA–ein nutzerorientierter Ansatz zur Unterstützung von Angehörigen in der häuslichen Hospiz- und Palliativversorgung. Zeitschrift für Palliativmedizin 19(06):299–304

Lammers M,Ohls I (2017) Mit Schuld, Scham und Methode: Ein Selbsthilfebuch. Psychiatrie Verlag, Imprint BALANCE buch+ medien verlag.

Lang K, Schmeling-Kludas C,Koch U (2007) Die Begleitung schwer kranker und sterbender Menschen: das Hamburger Kursprogramm; mit 11 Tabellen, 34 Arbeitspapieren und 222 Arbeitsfolien;[Praxismanual]. Schattauer Verlag

Levine PA (2011) Sprache ohne Worte: Wie unser Körper Trauma verarbeitet und uns in die innere Balance zurückführt. Kösel-Verlag

Lohmann B, Annies S (2018) Achtsamkeit in der Verhaltenstherapie: Störungsspezifische Interventionen und praktische Übungen – inkl. Audio-Dateien zum Download. Klett-Cotta

Messika J, Hajage D, Panneckoucke N, Villard S, Martin Y, Renard E, Ricard JD (2016) Effect of a musical intervention on tolerance and efficacy of non-invasive ventilation in the ICU: study protocol for a randomized controlled trial (MUSique pour l'Insuffisance Respiratoire Aigue-Mus-IRA). Trials 17:1–13

Messika J, Martin Y, Maquigneau N, Puechberty C, Henry-Lagarrigue M, Stoclin A, Vinatier I (2019) A musical intervention for respiratory comfort during noninvasive ventilation in the ICU. Eur Resp J 53(1)

Miller WR, Rollnick S (2004) Talking oneself into change: Motivational interviewing, stages of change, and therapeutic process. J Cogn Psychother 18(4):299–308

Miller WR, Rollnick S (2012) Motivational interviewing: Helping people change. Guilford press

Rogers CR (1951) Perceptual reorganization in client-centered therapy. In: Blake RR, Ramsey GV (eds) Perception: An approach to personality. Ronald Press Company, pp 307-327

Rogers CR (1995). On becoming a person: A therapist's view of psychotherapy. Houghton Mifflin Harcourt

Schibel S, Steinert M, Matthes H, Grah C (2022) ACCEPT®: A complementary anthroposophical program for the palliative treatment of lung cancer-rationale and a randomized feasibility study. Complement Med Res 29(1):27–34

Stiggelbout AM, Van der Weijden T, De Wit MP, Frosch D, Légaré F, Montori VM, Elwyn G (2012) Shared decision making: really putting patients at the centre of healthcare. BMJ 344

Varga K, Diószeghy C, Fritúz G (2007) Suggestive Kommunikation mit beatmeten Patienten. Eur J Ment Health 2(2):137–147

Villalobos M, Apondo E, Vetter I, Müller A, Dies N, Siegle A (2020) Patientenberatung im Arzt-Pflege-Tandem: Heidelberger Meilenstein KOMmunikation (HeiMeKOM). Webinar Pflegekongress 20(10):2020

Waadt S (2011) Progredienzangst: Manual zur Behandlung von Zukunftsängsten bei chronisch Kranken; mit 31 Tabellen. Schattauer Verlag

Wengenroth M (2012). Therapie-Tools Akzeptanz- und Commitmenttherapie: Mit Online-Materialien. Beltz

Wittenberg E, Goldsmith J, Ferrell B,Ragan SL (2016) Promoting improved family caregiver health literacy: evaluation of caregiver communication resources. Psycho-Oncol NIHMSID: 26:766734

A Anhang

A1 Leseempfehlungen

1. Diegelmann C, Iserman M, Zimmermann T (2023) Psychoonkologie. Resilienz innovativ stärken – Ein Praxishandbuch. Stuttgart, Kohlhammer
2. Kroegel C, Costabel U, Bals R, Taube C (2024) Referenz Pneumologie. Thieme
3. Kusch M, Labouvie H, Hein-Nau B (2013) Klinische Psychoonkologie. Heidelberg, Springer
4. Schellenberg M, Iberl G (2024) Pflegewissen Pneumologie. Springer
5. Söllner W (2017) Kranker Körper – kranke Seele: Psychotherapie mit körperlich Kranken. Springer

A2 Fachgesellschaften

- *Deutsche Gesellschaft für Pneumologie und Beatmungsmedizin e. V. (DGP)→AG Psychopneumologie:*
  https://www.pneumologie.de/
- *Deutsche Gesellschaft für Psychosomatische Medizin e. V. (DGPM)*
  https://www.dgpm.de/
- *Deutsches Kollegium für Psychosomatische Medizin e. V. (DKPM)→AG Psychopneumologie (in Gründung):*
  https://dkpm.de/
- *Deutsche Gesellschaft für Psychiatrie und Psychotherapie, Psychosomatik und Nervenheilkunde e. V. (DGPPN):*
  https://www.dgppn.de/
- *Deutsche Gesellschaft für Palliativmedizin e. V. (DPG)*
  https://www.dgpalliativmedizin.de/

- *Deutsche Arbeitsgemeinschaft für Psychosoziale Onkologie e. V. (dapo)*
  https://www.dapo-ev.de/
- *Arbeitsgemeinschaft für Psychoonkologie in der Deutschen Krebsgesellschaft e. V. (PSO)*
  https://pso-ag.org/de/index.php
- *Deutsche Interdisziplinäre Vereinigung für Intensiv- und Notfallmedizin e. V. (DIVI)*
  https://www.divi.de/
- *Deutsche Interdisziplinäre Gesellschaft für Außerklinische Beatmung und Intensivversorgung e. V. (DIGAB)*
  https://digab.de/

A3 Weitere Interessenvertretungen

- *Deutsche Lungenstiftung e. V. (DLS):*
  https://lungenstiftung.de/
- *Deutsche Atemwegsliga e. V. (DAL):*
  https://www.atemwegsliga.de/
- *Aktionsbündnis Nichtrauchen e. V. (ABNR):*
  https://www.abnr.de/
- *Advance Care Planning Deutschland e. V. (ACP):*
  https://www.advancecareplanning.de/
- *Global Initiative for Chronic Obstructive Lung Disease (GOLD):*
  https://goldcopd.org/
- Helmholtz-Zentrum München – Deutsches Forschungszentrum für Gesundheit und Umwelt GmbH https://lungeninformationsdienst.de
- Monks – Ärzte im Netz GmbH Verband Pneumologischer Kliniken e. V. (VPK) https://www.lungenaerzte-im-netz.de

A4 Patientenorganisationen

Asthma, COPD, Lungenkrebs, seltene (Lungen)Erkrankungen: Lungenfibrose, Alpha-1-Antitrypsin-Mangel (AATM), Sarkoidose, Tuberkulose, Lymphangioleiomyomatose (LAM) (Abschn. 9.5).

A5 Forschungsinstitute

- *Deutsches Zentrum für Lungenforschung e. V. (DZL):*
  https://dzl.de/
- *Deutsches Zentralkomitee zur Bekämpfung der Tuberkulose e. V. (DZK):*
  https://www.dzk-tuberkulose.de/

A6 Leitlinien/Empfehlungen/Positionspapiere (national und international)

Leitlinien (national)

- *DGP* – https://pneumologie.de/publikationen/leitlinien
- *DGPM* – https://www.dgpm.de/wissenschaft/leitlinien/
- *DKPM* – https://dkpm.de/leitlinien/
- *DGPPN* – https://www.dgppn.de/publikationen/leitlinien.html
- *DIVI* – https://www.awmf.org/fachgesellschaften/deutsche-interdisziplinaere-vereinigung-fuer-intensiv-und-notfallmedizin-e-v-divi

NICE Guidelines

- https://www.nice.org.uk/

Empfehlungen/Stellungnahmen/Publikationen

- *DGP* – https://pneumologie.de/publikationen/empfehlungen
- *DGPPN* – https://www.dgppn.de/aktuelles/stellungnahmen-und-positionen.html
- *DPG* – https://www.dgpalliativmedizin.de/dgp-veroeffentlichungen/publikationen/aktuelle-publikationen.html
- *PSO* – https://pso-ag.org/de/veroeffentlichungen/stellungnahmen.php
- *DIVI* – https://www.divi.de/publikationen/alle-publikationen/empfehlungen

Positionspapiere

- *DGP* – https://pneumologie.de/publikationen/positionspapiere
- *DIGAB* – https://digab.de/positionspapier/

A7 Atemnotambulanz/Palliativmedizin

- *Atemnotambulanz (LMU München):*
  https://www.lmu-klinikum.de/palliativmedizin/patienten-und-angehorige/atemnotambulanz/7c7349cce237f3f9
- *Umgang mit Atemnot (CoBeMEB – Uniklinik Köln):*
  https://palliativzentrum.uk-koeln.de/forschung/symptomkontrolle/cobemeb/

A8 Reha-Kliniken (mit psychopneumologischem Schwerpunkt)

- *Schön-Klinik Berchtesgaden:*
  https://www.schoen-klinik.de/berchtesgadener-land
- *Reha-Zentrum Todtmoos:*
  https://www.reha-klinik-wehrawald.de/klinik/wehrawald/startseite/startseite_node.html
- *Nordseeklinik Westfalen Insel Föhr:*
  https://nordseeklinik-westfalen.de/koerper-geist-und-seele/

A9 DMP-Programme

- *DMP-Programme (Asthma, COPD):*
  https://www.bundesamtsozialesicherung.de/de/themen/disease-management-progra
  mme/ueberblick/

A10 Digitale Informations- und Schulungsplattformen

- *Asthma-Campus:*
- https://www.asthma-campus.de/#home
- *Arbeitsgemeinschaft Asthmaschulung im Kindes- und Jugendalter e. V.:*
  https://www.asthmaschulung.de/fuer-fachleute/wie-werde-ich-asthmatrainer
- *Selpers (verschiedenen Lungenerkrankungen):*
  https://selpers.com/lunge/
- *ComfortCommunicationApp (Patienten- und Angehörigenkommunikation):*
  https://app.communicatecomfort.com/
- *CSNAT-I (The Carer Support Needs Assessment Tool Intervention – Angehörigenkommunikation):*
  https://csnat.org/
- *KOMMA (Kommunikation mit Angehörigen):*
  https://www.komma.online/
- *MYLOH© (Managing Your Loved One's Health – Angehörigenkommunikation):*
  https://www.tatianasadak.com/myloh

A11 Digitale (Präventions/Therapie)Angebote

- *Therakey (Asthma, COPD):*
  https://www.therakey.de/

- *Kaia Health (COPD):*
  https://kaiahealth.de/patient-kaia-copd/
- *Digitale Gesundheitsanwendungen = DiGAs (Psyche):*
  https://diga.bfarm.de/de
- *PRiVent (Beatmung):*
  https://wieder-selbst-atmen.de/
- *Rauchfrei-Ticket (Tabak- und Nikotinabhängigkeit):*
  https://rauchfrei-ticket.de/

A12 Lizenzfreie Screening-Tools

- *Demenz-Tests (DemTect, MMS, MoCa, Uhrentest):*
  https://www.pflege.de/krankheiten/demenz/test/
- *Palliativmedizinisches Basisassessment (PBA):*
  https://www.dgpalliativmedizin.de/category/3-pba-dokumentationshilfen.html
- *Psychoonkologische Basisdokumentation (PO-Bado):*
  https://po-bado.med.tum.de/de
- *Loneliness Scale-SOEP (LS-S):*
  https://companion.soep.de/Survey%20Design/Loneliness.html
  https://www.bmfsfj.de/bmfsfj/service/publikationen/einsamkeitsbarometer-2024-237576

A13 Selbsthilfeanleitungen

- *Akzeptanz-Commitment-Therapie (ACT-Audioübungen):*
  https://daslebenannehmen.de/Audio-Uebungen
- *Mindful Self-Compassion (MSC):*
  https://self-compassion.org/self-compassion-practices/
- *TRUST-Resilienz-Training:*
  https://www.idinstitut.de/downloads_tools.php

Stichwortverzeichnis